Massoterapia clínica

Massoterapia clínica
integrando anatomia e tratamento

Laura Allen, BA, LMBT
David M. Pounds, MA, CMI, FAMI

Fotografias de Vicki Overman e Black Horse Studio
Ilustrações de David M. Pounds, ilustrador médico certificado

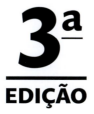

Título original em inglês: *Basic Clinical Massage Therapy: Integrating Anatomy and Treatment, 3rd edition*
Copyright © 2016 Jones & Bartlett Learning. Todos os direitos reservados.
Publicado mediante acordo com Jones & Bartlett Learning.

Produção editorial: Retroflexo Serviços Editoriais

Tradução da 2ª edição: Maria de Lourdes Giannini

Tradução das atualizações da 3ª edição: Fernando Gomes do Nascimento

Revisão científica da 2ª edição: Profa. Dra. Fátima A. Caromano

> Professora da disciplina de Recursos Terapêuticos Manuais do Curso de Fisioterapia da Universidade de São Paulo (USP)
>
> Doutorado na área de Psicologia Experimental da Universidade de São Paulo (USP)

Revisão de tradução e revisão de prova: Depto. editorial da Editora Manole

Projeto gráfico: Depto. editorial da Editora Manole

Diagramação: Elisabeth Miyuki Fucuda

Adaptação da capa para a edição brasileira: Depto. de arte da Editora Manole

CIP-BRASIL. CATALOGAÇÃO NA PUBLICAÇÃO
SINDICATO NACIONAL DOS EDITORES DE LIVROS, RJ

A427m
3. ed.

Allen, Laura.
Massoterapia clínica : integrando anatomia e tratamento / Laura Allen , David M. Pounds ; tradução Fernando Gomes do Nascimento. - 3. ed. - Santana de Parnaíba [SP] : Manole, 2022.

Tradução de: Basic clinical massage therapy: integrating anatomy and treatment.
Apêndice
ISBN 9786555766578

1. Massagem terapêutica. I. Nascimento, Fernando Gomes do. II. Título.

22-78842	CDD: 615.822
	CDU: 615.821

Gabriela Faray Ferreira Lopes - Bibliotecária - CRB-7/6643

Todos os direitos reservados.
Nenhuma parte desta obra poderá ser reproduzida, por qualquer processo, sem a permissão expressa dos editores.
É proibida a reprodução por fotocópia.

A Editora Manole é filiada à ABDR –
Associação Brasileira de Direitos Reprográficos.

3ª edição brasileira – 2022

Direitos em língua portuguesa adquiridos pela:
Editora Manole Ltda.
Alameda América, 876
Tamboré – Santana de Parnaíba – SP – Brasil
CEP: 06543-315
Fone: (11) 4196-6000
www.manole.com.br | https://atendimento.manole.com.br/

Impresso no Brasil
Printed in Brazil

Durante o processo de edição desta obra, foram tomados todos os cuidados para assegurar a publicação de informações técnicas, precisas e atualizadas conforme lei, normas e regras de órgãos de classe aplicáveis à matéria, incluindo códigos de ética, bem como sobre práticas geralmente aceitas pela comunidade acadêmica e/ou técnica, segundo a experiência do autor da obra, pesquisa científica e dados existentes até a data da publicação. As linhas de pesquisa ou de argumentação do autor, assim como suas opiniões, não são necessariamente as da Editora, de modo que esta não pode ser responsabilizada por quaisquer erros ou omissões desta obra que sirvam de apoio à prática profissional do leitor.

Do mesmo modo, foram empregados todos os esforços para garantir a proteção dos direitos de autor envolvidos na obra, inclusive quanto às obras de terceiros, imagens e ilustrações aqui reproduzidas. Caso algum autor se sinta prejudicado, favor entrar em contato com a Editora.

Finalmente, cabe orientar o leitor que a citação de passagens da obra com o objetivo de debate ou exemplificação ou ainda a reprodução de pequenos trechos da obra para uso privado, sem intuito comercial e desde que não prejudique a normal exploração da obra, são, por um lado, permitidas pela Lei de Direitos Autorais, art. 46, incisos II e III. Por outro, a mesma Lei de Direitos Autorais, no art. 29, incisos I, VI e VII, proíbe a reprodução parcial ou integral desta obra, sem prévia autorização, para uso coletivo, bem como o compartilhamento indiscriminado de cópias não autorizadas, inclusive em grupos de grande audiência em redes sociais e aplicativos de mensagens instantâneas. Essa prática prejudica a normal exploração da obra pelo seu autor, ameaçando a edição técnica e universitária de livros científicos e didáticos e a produção de novas obras de qualquer autor.

Dedicatória

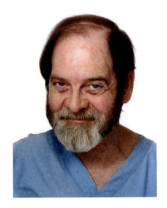

Esta terceira edição do *Massoterapia clínica* é a primeira sem o envolvimento direto do coautor original, James ("Doc") Clay. Embora ele tenha nos deixado em 2013, continuam indeléveis sua contribuição para este livro e sua importância para a massagem terapêutica.

Nascido no Texas e criado em Winston-Salem, Carolina do Norte, Doc chegou à massoterapia por um caminho indireto. Ele estudou nas Universidades Duke e Johns Hopkins, obtendo um mestrado em saúde mental. Depois de trabalhar em aconselhamento na Alemanha e em Maryland, Doc retornou à Carolina do Norte para estudar na Carolina School of Massage, obter sua certificação NCTMB no início dos anos 1990 e abrir uma clínica em Winston-Salem.

Doc era apaixonado pelo teatro, tendo representado em muitas produções locais. Sua sagacidade e inteligência, seu senso de humor e amor pelos trocadilhos e jogos de palavras (especialmente o *Anguish Languish* de Howard L. Chace) ficaram sacramentados neste livro nas Figuras 1.13 e 1.26.

Doc acalentou sua visão – do que este livro poderia vir a ser mais de um ano antes de nossos caminhos se cruzarem; então, começamos a desenvolver nossas ideias. Sua curiosidade e mente aberta o revelavam como bom colaborador que era, enquanto fazíamos nossas pesquisas. Em certa oportunidade, Doc chegou mesmo a participar da elaboração de um estudo investigativo de dissecação de músculos profundos das costas em um cadáver humano.

Este livro foi extremamente beneficiado pela clareza de propósitos de Doc; e essa é uma razão significativa pela qual você, leitor, certamente encontrará conteúdos úteis nestas páginas. Embora Doc fosse um homem de muitos interesses e realizações, acredito que sua contribuição para a elaboração deste livro e para a compreensão da massagem é o feito do qual ele mais se orgulhava.

Esta terceira edição é dedicada à memória de James H. Clay.

David M. Pounds

Sobre os autores

Laura Allen, BA, LMBT

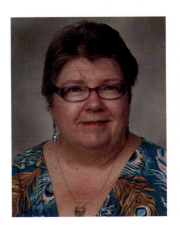

Laura Allen veio para a massagem terapêutica como uma carreira depois de passar mais de 20 anos como *chef* de cozinha e *restaurateur*. Laura estava pronta para uma mudança, mas não sabia bem o que fazer. Então, aceitou um emprego como administradora de uma escola de massagem. Passados alguns dias observando os pacientes entrarem na sala de massagem com aspecto estressado e com dores, e vendo-os sair da sala uma hora depois com aspecto relaxado e visivelmente se sentindo melhor, Laura decidiu frequentar a escola, obtendo ao mesmo tempo o seu diploma de massagista e um diploma em psicologia da Shaw University. Antes de se decidir pelo caminho da massoterapia, Laura também completou um estágio de 2.000 horas em aconselhamento. Ela permaneceu trabalhando na escola de massagem por mais cinco anos antes de abrir sua própria clínica na região oeste da Carolina do Norte, onde ela e seu marido, Champ (também massoterapeuta), contrataram um quiropraxista, vários outros massoterapeutas e uma enfermeira com treinamento em estética.

Laura sempre gostou de escrever, desde quando fazia textos para o jornal da escola e para o anuário escolar no ensino médio. Em 1999, viu publicado em revista o seu primeiro artigo e, desde então, ela já teve vários artigos publicados e escreveu mais de 300 *blogs* sobre questões ligadas à profissão de massagista. Ela também é autora de *Plain & Simple Guide to Therapeutic Massage & Bodywork Examinations* (terceira edição publicada em 2016), *One Year to a Successful Massage Therapy Practice* (2008), *A Massage Therapist's Guide to Business* (2011), e outros quatro títulos com publicação independente.

Laura recebeu inúmeras honrarias na profissão de massagista. Em 2011, por exemplo, ela foi introduzida no Hall da fama da massagem terapêutica, e foi nomeada como massoterapeuta norte-americana do ano, além de ser homenageada com o *Silver Award* de 2013 da Massage Therapy Foundation por seu relato de caso profissional sobre massoterapia para a dor lombar crônica. A mídia também concedeu prêmios a Laura por sua produção escrita e, em 2014, ela e seu marido receberam conjuntamente o *Bonnie Prudden Meritorious Service Award*.

Laura é diretora da divisão de massagem da Soothing Touch, cargo que aceitou em 2015. Ela se concentra em produzir textos, ministrar aulas de educação continuada nos Estados Unidos e também internacionalmente, e a escrever.

David M. Pounds, MA, CMI, FAMI

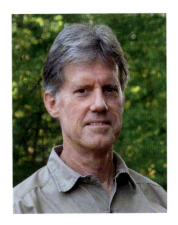

David Pounds passou toda a sua carreira profissional nas áreas visual, de comunicação e ensino no campo da biomedicina. David gosta de explicar verbal e visualmente como o corpo humano funciona – e essa propensão pode ser parte da sua natureza e também parte da criação. Seu pai era engenheiro químico com uma segunda carreira como professor na Bradley University, e sua mãe era uma artista plástica. As coleções de fósseis e as tentativas de dissecação de pássaros mortos ainda quando muito jovem evoluíram para relatórios laboratoriais ilustrados e cursos de arte na faculdade. David chegou à conclusão de que seus interesses poderiam ser combinados em uma carreira como instrutor e ilustrador médico.

David leciona cursos de "Anatomia e fisiologia humana" e "A biologia do movimento" na University of North Carolina School of the Arts em Winston-Salem, Carolina do Norte, e vem fazendo isso desde 1998. David é também proprietário da *D. Pounds Illustration*, uma empresa independente que fornece comunicação e ilustrações biomédicas para inúmeras publicações de revistas científicas, livros didáticos, apresentações e exposições.

David obteve seu bacharelado em biologia pela Bradley University em Peoria, Illinois. Depois de concluir seu mestrado em comunicações biomédicas (com ênfase em ilustração médica) no Centro Médico da University of Texas Southwestern (antigo UT Health Science Center em Dallas), David ocupou um cargo de professor na Escola de Medicina Wake Forest (antiga The Bowman Gray School of Medicine) por 16 anos.

David é *Certified Medical Illustrator* (CMI; ilustrador médico certificado) desde 1992, ano em que o Board of Certification of Medical Illustrators estabeleceu o programa, e foi nomeado *Fellow* da The Association of Medical Illustrators (FAMI) em 1989.

Prefácio

Ao ser publicado pela primeira vez em 2003, o *Massoterapia clínica*, originalmente escrito pelo falecido James "Doc" Clay e por David Pounds, com ilustrações deste último, foi um texto inovador. Rapidamente o livro se tornou um campeão de vendas, e uma segunda edição foi então publicada em 2008. A integração de anatomia e aplicações clínicas da massoterapia apresentada nesta terceira edição é uma continuação da visão original do livro, ou seja, chamar a atenção dos estudantes de massoterapia que estejam prontos para refinar suas habilidades de palpação e de avaliação, aumentar seus conhecimentos sobre a estrutura e função e ultrapassar as técnicas de massagem sueca no tratamento das queixas de dor e de disfunção dos tecidos moles.

Tivemos um enorme prazer de revisar o texto para a terceira edição. Ao conversar com estudantes e instrutores de massoterapia, tomamos conhecimento de que as detalhadas ilustrações anatômicas, sobrepostas em fotografias do corpo humano, estão entre os recursos mais úteis do livro, não apenas como um meio auxiliar para as aulas, mas também para instruir nossos pacientes. Esta terceira edição vem com mais de 550 imagens coloridas que ilustram músculos, tecidos circundantes, pontos de referência anatômicos, técnicas de drapejamento adequadas para cada área do corpo, o posicionamento das mãos do massoterapeuta e setas direcionais de execução das sequências para tratamento de músculos específicos. Nesta edição, incluímos pequenas fotografias que, ao longo do texto, funcionam como orientadoras para as técnicas de drapejamento em cada área do corpo.

Cada grupo muscular fica destacado com o nome, a etimologia, um resumo, ações, fixações, cuidados, área de dor referida, outros músculos a serem examinados e uma descrição das sequências utilizadas no tratamento de músculos e queixas específicas. Os ícones fazem com que os olhos dos leitores se concentrem em informações importantes. Ao final de cada capítulo, estudos de caso e perguntas ajudam os leitores a integrar o que aprenderam e a aplicar seus novos conhecimentos à prática clínica da massoterapia.

ELAP

Esta terceira edição também fornece objetivos de aprendizagem que refletem o conhecimento e as competências do *The Core: Entry Level Massage Education Blueprint*, documento resultante do ELAP (*Entry-Level Analysis Project*), um trabalho coletivo que foi apoiado por todas as sete organizações norte-americanas de massagem. O ELAP procura definir os conhecimentos e habilidades que todo graduado em um programa de massagem terapêutica de 625 horas deve dominar. Embora sejam muitos os assuntos abrangidos no ELAP que estão fora do escopo deste livro, boa parte das habilidades e conhecimentos recomendados no *Blueprint* estão incluídos nesta edição: a história e a evolução da massagem; princípios da mecânica corporal; terminologia anatômica; estruturas e funções dos sistemas esquelético, nervoso, fascial e muscular; formulários de avaliação; habilidades de entrevista e comunicação em massagem e trabalho corporal; orientações de posicionamento e drapejamento; palpação; planejamento da sessão; observações de contraindicações; cuidados físicos e éticos; além de técnicas miofasciais e neuromusculares.

Ao anunciarmos nas redes sociais que estávamos realizando este projeto, muitos proprietários de escolas e instrutores de massagem responderam imediatamente com um enfático "Não mude!". No entanto, esperamos que as mudanças que fizemos sejam para melhor. Tivemos o cuidado de incorporar pesquisas nas áreas de pontos-gatilho, fáscia e ciência da dor – e sem dúvida tais estudos serão atualizados novamente nas edições subsequentes – à proporção que antigas teorias forem sendo expandidas, refinadas ou alteradas por inteiro. À medida que a tecnologia médica avança, o mesmo acontece com nosso conhecimento do corpo humano e de como ele funciona. Embora ainda haja muito a ser investigado, a pesquisa em massoterapia é um corpo de conhecimento em franco crescimento.

Agradecimentos

Para esta terceira edição, tivemos o prazer de trabalhar com Lee Runion e Jennifer Bostic do Black Horse Studio, em Winston-Salem, Carolina do Norte, habilmente auxiliados por Griffin Gough na produção do estúdio de fotografia.

Muito obrigado aos modelos que participaram nesta edição, incluindo nosso modelo-terapeuta, Marti Macon (da Marti Macon Massage, em Winston-Salem), Alexander Bodine, Courtnee A. Carter, Lilly Nelson, Dean Wilcox e Steven Williford. Além disso, gostaríamos de agradecer aos modelos das edições anteriores deste texto: Joe Cox, Jack Edmonds, Lindsay Fisher, Amanda Furches, Blakeney Griffin, Sabrina Hertel, Jessica Hightower, Olivia Honeycutt, Erica Jimbo, Sarah Kelly, Jason Kittleberger, Cullen Massenberg, Kate Merritt, Helen Naples, Mike Orsillo, Bronwyn Queen, Nike Roach, Shanta Rudd, Shana Schwarz, Elizabeth Shuler, Emily Sparkman, Matt Swaim, Katie Swords, Joshua Willhite e Yvonne Truhon.

Agradecemos aos revisores desta edição: Christine Tinner, Lotus Education Institute; Otis S. Watson, WellSpring School of Allied Health; Christopher Moyer; e Ravensara Travillian.

Laura Allen gostaria de agradecer ao marido Champ por seu apoio inabalável, e também a Ravensara Travillian, Christopher Moyer, Alice Sanvito, Paul Ingraham e Bodhi Haraldsson, por ensiná-la a usar a pesquisa e o pensamento crítico, imprescindíveis para o seu avanço em seu próprio estudo de massoterapia.

David Pounds deseja agradecer o apoio paciente e a assistência de sua esposa Katheen Pounds e de seus pais Arthur M. e Jean T. Pounds por sua influência formativa e pelo seu envolvimento em uma defesa contínua e incondicional do livro. David também quer agradecer aos alunos e professores da UNC School of the Arts por terem propiciado um ambiente onde lhe foi facilitado o aprimoramento de suas habilidades de ensino.

Sumário

1 Abordagem da massoterapia clínica 1

Visão geral 2
Posição da massoterapia clínica no campo da saúde 3
Princípios da massoterapia clínica 4
Estrutura e função dos músculos 6
Pontos de dor à palpação, pontos-gatilho, liberação 9
Agonistas e antagonistas 10
Tipos de contração muscular 10
Fáscia 10
Biomecânica corporal 15
Variedades de manipulação do tecido mole 19
Mesas ou macas 26
Drapejamento 26
Revisão do capítulo 30

2 Abordagem da avaliação 31

Introdução 32
História do paciente 33
Avaliação corporal integral 37
Agregação das informações e encaminhamento 46
Sintetizando as descobertas 46
Comunicando-se com os pacientes 47
Aplicando a síntese ao tratamento 48
Comunicando-se com outros profissionais da saúde 48
Populações especiais 49
Revisão do capítulo 52

3 Cabeça, face e pescoço 53

Visão geral da região 64
Visão geral dos músculos posteriores do pescoço 92
Revisão do capítulo 102

4 Região do ombro e parte superior do tórax 103

Visão geral da região 111
Região anterior do ombro 112
Parte superior do tórax 123
Manguito rotador 132
Músculos torácicos 141
Músculos da respiração 145
Ensinando a respiração diafragmática 155
Revisão do capítulo 158

5 Braço e mão 161

Visão geral da região 172
Músculos do braço 172
Músculos do antebraço e da mão 179
Visão geral dos músculos extensores da mão, do punho e dos dedos 184
Terapia manual para os músculos extensores da mão, do punho e dos dedos 191
Visão geral dos músculos flexores do punho e dos dedos 191
Terapia manual para os músculos flexores da mão, do punho e dos dedos 198
Músculos da mão 199
Terapia manual para os músculos palmares do polegar 203
Revisão do capítulo 209

6 Coluna vertebral 211

Visão geral da região 215
Músculos paraespinais superficiais 216
Visão geral do grupo iliocostal 218
Músculos profundos da coluna vertebral 225
Revisão do capítulo 229

7 Região lombar e abdome 231

Visão geral da região 237
Visão geral dos músculos do abdome 237
Visão geral dos músculos da região lombar 244
Revisão do capítulo 248

8 Pelve 251

Visão geral da região 259
Visão geral dos músculos do assoalho
  pélvico 265
Visão geral dos músculos glúteos 267
Músculos rotadores laterais profundos do
  quadril 274
Revisão do capítulo 281

9 Coxa 283

Visão geral da região 290
Visão geral dos músculos anteriores da coxa 290
Visão geral dos músculos posteriores da
  coxa 296
Visão geral da região lateral da coxa: músculo
  tensor da fáscia lata e trato iliotibial 299
Visão geral dos músculos da região medial da
  coxa (músculos adutores do quadril) 302
Revisão do capítulo 311

10 Perna, tornozelo e pé 313

Visão geral da região 322
Tecido conjuntivo da perna, do tornozelo e do
  pé 322
Retináculos dos músculos flexores, extensores e
  fibulares 324
Músculos anteriores da perna 327
Músculos laterais da perna 331
Músculos posteriores da perna 334
Terapia manual para os músculos da
  panturrilha 341
Músculos intrínsecos do pé 341
Terapia manual para os flexores dos dedos
  do pé 345
Terapia manual geral para o pé 352
Revisão do capítulo 353

Apêndice A: Prefixos e sufixos anatômicos 355
Apêndice B: Terminologia direcional e
  cinética 359
Apêndice C: Músculos segundo as áreas de dor
  referida 367
Apêndice D: Sugestões de leitura 373

Glossário 375
Referências bibliográficas 379
Índice remissivo 381

CAPÍTULO **1**

Abordagem da massoterapia clínica

OBJETIVOS DE APRENDIZADO

Ao final deste capítulo, o leitor será capaz de:
- Descrever em poucas palavras a história e a evolução da massoterapia.
- Descrever o lugar ocupado pela massoterapia em diferentes disciplinas da saúde.
- Relembrar os princípios da massoterapia clínica.
- Reafirmar as teorias da ciência da dor.
- Explicar a estrutura e função dos músculos.
- Identificar pontos-gatilho, pontos dolorosos e liberação.
- Identificar agonistas e antagonistas.
- Definir fáscia e suas funções em diferentes áreas do corpo.
- Listar as diferentes técnicas de manipulação de tecidos moles.
- Selecionar o equipamento adequado para realizar a massagem.
- Demonstrar técnicas adequadas de drapejamento.

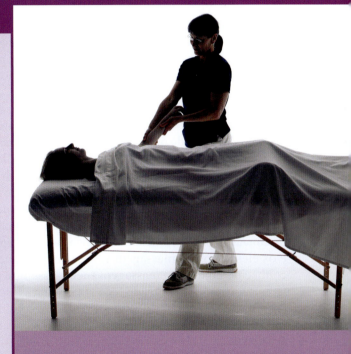

"Não existe dor corporal difusa tal, que se estende e irradia para outras partes, a qual, no entanto, cede, para desaparecer por completo, se o terapeuta aplicar seus dedos no ponto preciso de que ela emana? E ainda assim, até esse momento, sua distribuição fez com que parecesse tão vaga e sinistra que, incapazes de explicá-la ou até mesmo localizá-la, imaginávamos que não houvesse possibilidade de cura."

Marcel Proust, Em busca do tempo perdido
(O caminho de guermantes, 1920)

Visão geral

Uma menina sente uma dor incessante nas costas que não cede. A mãe ouviu de uma amiga que existe um curandeiro, não muito longe de casa, capaz de curá-la. Um dia, a mãe leva a menina ao curandeiro. Ele faz algumas perguntas e, em vez de lhe dar algo para engolir, pressiona e esfrega vários pontos com suas mãos hábeis. Quando o curandeiro termina, a menina percebe que a dor diminuiu. A mãe paga ao curandeiro e elas partem. Um ou dois dias depois, a dor desaparece completamente.

Esses eventos poderiam muito bem ter ocorrido na China 700 anos a.C. Também poderiam ter se passado no Egito, pelo menos em 2330 a.C. Também há evidências do uso da massagem na história antiga da Coreia, Índia e Mesopotâmia. O curandeiro em questão poderia ter sido Herodicus ou seu aluno Hipócrates, na Grécia do século V a.C., ou ainda Asclepíades, que instituiu a prática em Roma no século I a.C. Essa história também pode ser usual hoje, graças à redescoberta e ao desenvolvimento da **massoterapia clínica**, o uso da manipulação manual dos tecidos moles para aliviar queixas específicas de dor e disfunção.

A prática registrada da massoterapia caiu em desuso no mundo ocidental desde o declínio de Roma até o século XVIII, quando o Iluminismo renovou o interesse na exploração das fronteiras do conhecimento médico. No começo do século XIX, Per Henrik Ling desenvolveu um sistema de massagem e exercícios médicos, que foi disseminado por seus seguidores em todo o mundo ocidental nos anos seguintes. Esse sistema influenciou profundamente o nascimento e o avanço da fisioterapia, e os elementos da massagem tornaram-se o que é conhecido hoje como **massagem sueca**. Esse tipo de terapia foi praticado de modo regular em clínicas especializadas e spas durante o século XX, mas era considerado um luxo disponível apenas para os ricos; não foi acatado como um procedimento terapêutico até o ressurgimento gradual da massoterapia, nos últimos 30 a 40 anos.

Nos Estados Unidos, a massoterapia demorou muitos anos, mas na maioria dos seus estados a legislação sobre a massagem já está inserida nos estatutos de várias agências reguladoras, algumas delas relacionadas à saúde, outras sob a égide de outros conselhos profissionais, ou com o estabelecimento de um conselho de licenciamento independente. Restam apenas alguns estados norte-americanos que ainda não têm a massagem regulamentada como profissão licenciada. Para tanto, há a exigência legal de um número específico de horas (o que varia em diferentes estados) de educação nas áreas de anatomia, fisiologia, patologia, cinesiologia, ética profissional, teoria e prática de massagem, bem como outras disciplinas correlatas.

Nem todos concordam que a massagem terapêutica se constitui em cuidado da saúde. A proliferação de redes corporativas de escolas e franquias de massagem (e seus esforços de *marketing*) tornou a massagem terapêutica mais prontamente disponível e acessível ao público, mas essa situação também traz consigo uma mensagem confusa sobre a massagem ser, no final das contas, um tratamento para a saúde ou apenas outro serviço pessoal, como fazer o cabelo. A massoterapia como profissão sofreu e continua a sofrer suas próprias dores do crescimento.

Assim como a massoterapia, o termo **trabalho corporal** (*bodywork*) passou a ser de uso comum. Ele surgiu de duas fontes principais: primeiro, o psiquiatra Wilhelm Reich, originalmente discípulo de Freud, pressupôs a expressão da personalidade pela estrutura corporal e formulou a abordagem do tratamento simultâneo do corpo e das emoções. Reich usou a expressão "armadura corporal" para descrever a reação do corpo à neurose; ele acreditava que a palpação e mesmo as cócegas poderiam resultar em uma catarse emocional e, subsequentemente, na liberação da tensão do corpo. Seu trabalho teve continuidade com Alexander Lowen, no sistema denominado bioenergética. Outros terapeutas, como Ron Kurtz, que desenvolveu o método Hakomi, também atuaram em linhas terapêuticas semelhantes. Embora existam evidências em apoio ao real alívio do estresse e da tensão proporcionado pela massagem, são muito escassas as evidências de que os massoterapeutas devem ser facilitadores da catarse emocional – ou que eles estejam preparados para lidar com esse resultado, caso isso aconteça. Embora os terapeutas precisem ter conhecimento dos conceitos psicológicos básicos inerentes às relações terapêuticas, a prática da psicologia está fora do nosso escopo de prática, a menos que, além de massoterapeuta, o profissional também seja um conselheiro licenciado.

Posteriormente, Ida Rolf desenvolveu um sistema que denominou integração estrutural, mas que acabou sendo chamado de **Rolfing®**, em sua homenagem. A abordagem de Rolf enfatizava a importância da restauração da elasticidade e capacidade de deslizamento da fáscia – uma teoria que ainda é ensinada em nossos dias.

Hoje em dia, o termo *trabalho corporal* caiu no gosto do público, e embora muitos terapeutas se considerem herdeiros e praticantes de ambas as tradições, existe um número equivalente de profissionais que baseiam sua prática em evidências ou que são informados por evidências (como alguns preferem dizer) que não gostam do termo, em decorrência da frequente inclusão de técnicas energéticas na sua descrição.

Nos dois últimos séculos, duas outras abordagens também contribuíram de modo significativo com a formação da massoterapia clínica e do trabalho corporal:

a osteopatia e a manipulação direta dos tecidos moles. A osteopatia (ver mais adiante neste Capítulo) desenvolveu-se como uma especialidade clínica que busca aliviar os problemas de saúde por meio da manipulação das articulações e dos tecidos moles. Muitas práticas osteopáticas foram incorporadas na massoterapia clínica. O Dr. Leon Chaitow, que pratica a osteopatia desde 1960, contribuiu significativamente tanto para a osteopatia como para a massagem, tendo inclusive fundado e atuado como editor-chefe do periódico científico *Journal of Bodywork and Movement Therapies*, além de ter sido autor de mais de 70 livros.

Na medicina, em 1992, a falecida Janet G. Travell, MD e David G. Simons, MD publicaram um livro influente sobre o fenômeno da dor referida dos **pontos-gatilho** (*trigger-points*), que são pontos de tecido mole sensíveis à palpação, a partir dos quais a dor é desencadeada ou irradiada para áreas distantes. Embora esse livro ainda seja amplamente utilizado como referência, Fred Wolfe, um reumatologista que trabalhou com Travell e Simons, vem desde então afirmando que nenhum dos pontos-gatilho ou tratamentos sugeridos pelos autores foram validados ou testados quanto à confiabilidade, e que quase não havia estudos citados, apenas evidências casuais – que é o tipo mais frágil de evidência. Pesquisas posteriores, inclusive algumas conduzidas pessoalmente por Simons, resultaram em revisões da teoria do ponto-gatilho. Um estudo publicado refuta a ideia dos pontos-gatilho como a causa da síndrome da dor miofascial e da dor crônica generalizada. No estudo, os autores afirmam que simplesmente inexistem evidências em apoio a essas antigas teorias, embora os pontos-gatilho em si sejam reconhecidos.[1] Embora realmente exista a dor descrita como pontos-gatilho (e pontos dolorosos), certamente percebida pelos pacientes, já foram propostas várias hipóteses acerca do mecanismo exato de seu funcionamento, e o conceito ainda é objeto de discussão, podendo continuar a evoluir nos próximos anos, à medida que mais pesquisas forem sendo realizadas. Vale a pena lembrar que a dor, como toda experiência sensorial, não existe na periferia do corpo, sendo uma construção do nosso cérebro. Tanto o processamento consciente como o subconsciente estão envolvidos na experiência da dor e essa complexidade conduz a uma considerável dificuldade na compreensão de causa e efeito, além de gerar ampla variação naquilo que cada indivíduo pode vivenciar. (Consultar a seção *Ciência da dor e suas aplicações em massoterapia*).

Portanto, em uma época em que muitas pessoas estão buscando algo além dos tradicionais tratamentos médicos no âmbito da intervenção farmacológica e cirúrgica, a fusão dessas múltiplas influências produziu o campo da massoterapia clínica, que é um dos mais antigos e, ao mesmo tempo, um dos mais novos campos de atuação dentro das profissões da área de saúde.

Posição da massoterapia clínica no campo da saúde

Em virtude da complexidade do organismo humano, foram desenvolvidas várias abordagens de tratamento manual dos tecidos moles. Outras disciplinas da saúde utilizam as seguintes abordagens da dor e da disfunção:

- A ***medicina ocidental tradicional***, *corretamente denominada* ***biomedicina***, emprega três meios básicos de tratamento: farmacologia, cirurgia e encaminhamento a um profissional especializado em terapêuticas aliadas. Um dos problemas dessa abordagem, no que diz respeito às disfunções musculares, é que nenhuma especialidade médica se concentra principalmente nos músculos, exceto na medicina esportiva – e nem todos são atletas. Além de consultar um clínico geral (médico de família, pediatra, ginecologista, etc.), um paciente com dor ou disfunção no tecido mole talvez consulte um neurologista ou neurocirurgião (especialistas no sistema nervoso), um ortopedista (especialista nos ossos) ou um reumatologista (especialista nas articulações). Dependendo de aspectos específicos do caso, ele poderá ser submetido a tratamento cirúrgico, farmacológico ou encaminhado a um fisioterapeuta.

Talvez essa tendência venha a mudar. Um dos maiores estudos de pesquisa já publicados sobre a eficácia da massoterapia, que envolveu 401 pessoas, comparou pacientes que receberam cuidados farmacológicos habituais de medicamentos e fisioterapia com dois grupos: um deles tratado com massagem de relaxamento e o outro tratado com massagem estrutural. Os autores do estudo definiram a massagem estrutural como aquela voltada a identificar e aliviar as estruturas musculoesqueléticas que contribuem para dores nas costas e que permitem técnicas miofasciais, neuromusculares e outros tipos de técnicas dos tecidos moles, tendo afirmado que as áreas do corpo tratadas variaram entre pacientes e sessões de tratamento. Os terapeutas também podiam recomendar um exercício domiciliar de alongamento do psoas para melhorar e prolongar quaisquer benefícios advindos da massagem estrutural. Os dois grupos que receberam massagem apresentaram resultados muito mais auspiciosos em termos de diminuição da dor e aumento da função, em comparação com o grupo submetido aos cuidados habituais.[2] Não foi observada diferença significativa no resultado dos dois grupos tratados com massagem; em outras palavras, a massagem de relaxamento se revelou tão eficaz para aliviar a dor como a massagem estrutural.

- A **medicina osteopática** começou como uma abordagem terapêutica que se concentrava na manipulação dos ossos e das articulações, na nutrição e em meios terapêuticos naturais, mas, desde então, tem avançado na direção da biomedicina. Nos Estados Unidos, os osteopatas têm permissão para prescrever e realizar cirurgias, e seu *status* profissional está no mesmo nível dos médicos. Naquele país, para se formar em osteopatia devem ser cursados quatro anos de graduação, mais outros quatro anos de treinamento em osteopatia, um ano de internato e uma residência com duração de dois a oito anos, dependendo da especialidade. A osteopatia se concentra intensamente no sistema musculoesquelético. (A osteopatia em outros países é significativamente diferente em termos da educação formal e de prática, em comparação com a osteopatia norte-americana, e apenas nos Estados Unidos os profissionais osteopatas são considerados como médicos.) Certos representantes dessa especialidade, como Leon Chaitow e Phillip Greenman, mantiveram a tradição de examinar e tratar a dor pela manipulação articular. Eles têm contribuído de forma significativa para o avanço da massoterapia clínica.
- A **quiropraxia** concentra-se no tratamento das articulações, principalmente das vértebras. Os quiropraxistas atribuem a dor e outros problemas de saúde aos desalinhamentos das articulações vertebrais, que, por sua vez, colidem com as raízes nervosas, daí resultando um funcionamento anormal do sistema nervoso. A quiropraxia tem sido objeto de controvérsia desde sua origem; muitos médicos ignoram a quiropraxia porque a consideram fundamentada em premissas cientificamente falsas; e muitos osteopatas a consideram como uma versão diluída de sua própria disciplina. Para se formarem, os quiropraxistas precisam ter 90 horas de graduação e um grau de 4 anos em quiropraxia, mas sem a necessidade de internato ou residência. Existe mesmo uma divisão no seio da própria comunidade quiroprática, pois muitos quiropraxistas vêm reivindicando uma reforma da profissão, de modo que sejam abandonados todos os conceitos cientificamente não comprovados – inclusive o conceito fundamental da subluxação.
- A **fisioterapia** utiliza o exercício físico e o movimento como formas de restaurar a função saudável dos músculos e articulações. Embora os fisioterapeutas tirem proveito de muitos avanços tecnológicos como hidroterapia, ultrassom e estimulação elétrica dos músculos, sua ênfase ainda recai no exercício e no movimento. Embora a massagem esteja inserida no escopo da prática dos fisioterapeutas, esse não é habitualmente o seu foco. Além disso, eles tendem a tratar de condições mais graves, como a reabilitação após cirurgia ou lesão grave, além das deformidades congênitas. Nos últimos anos, a American Physical Therapy Association vem fazendo um grande esforço no sentido de elevar os padrões da educação básica, e o antigo mestrado em fisioterapia está sendo eliminado, devendo ser substituído pela exigência mínima de um diploma de doutor em fisioterapia.
- A outra abordagem é a **manipulação direta dos tecidos moles**. Essa abordagem, embora se insira no escopo da prática dos profissionais acima listados, é especialmente o domínio do massoterapeuta clínico, e o objeto de estudo deste livro.

Evidentemente, existem várias modalidades de massagem. Para este texto, optamos por nos concentrar nas técnicas de massagem de deslizamento muscular (*muscle stripping*) e de liberação miofascial, com a ressalva de não haver necessidade de descartar técnicas de massagem que venham sendo empregadas de forma efetiva no tratamento da dor neuromuscular apenas porque elas talvez não funcionem da maneira originalmente pretendida. A teoria do ponto-gatilho, a teoria fascial, a ciência da dor – e a própria profissão da massoterapia – encontram-se todas em um estágio de evolução; contudo, durante este período de evolução, todos os dias em todas as partes do mundo, massoterapeutas continuam a aliviar a dor e o sofrimento de seus pacientes por meio de modalidades práticas.

Princípios da massoterapia clínica

O massoterapeuta clínico trabalha de acordo com certas suposições, tão evidentes que podem ser consideradas axiomas do campo.

1. **O indivíduo é um organismo global: tudo está interligado e relacionado.** Sistemas complexos nada mais são do que a mera soma de suas partes, ou seja, por analogia, é fundamental ver a floresta, mas também é essencial ver as árvores. Embora este livro faça um recorte com o objetivo de aprofundar o estudo, não podemos entender o todo sem conhecer as partes, e estas devem ser examinadas de maneira linear – o terapeuta deve

lembrar-se de que cada parte também deve ser vista no contexto do todo. Por exemplo, um paciente com uma entorse no tornozelo protege a perna lesionada, causando tensão nos músculos do quadril e da coluna lombar. O resultante desequilíbrio do dorso pode afetar os músculos cervicais, provocando cefaleia. Tratar apenas os músculos cervicais não resolverá o problema. Como massoterapeutas, devemos sempre ter em mente que a *origem* da dor nem sempre se situa na mesma localização da dor, sendo importante que nossos pacientes sejam instruídos com relação a esse efeito.

2. ***O tecido muscular encurtado pode não funcionar de modo ideal.*** O tecido muscular funciona pela contração e, portanto, não pode trabalhar com eficiência se estiver encurtado. Nosso interesse como terapeutas é o tecido patológico ou persistentemente encurtado; em outras palavras, o tecido que se encurta, muito provavelmente por motivos de defesa, é incapaz de funcionar de modo satisfatório e resiste ao alongamento.

   O músculo pode ser encurtado de forma ativa ou passiva. Exemplos de encurtamento passivo crônico são o do bíceps braquial, que ocorre na colocação do braço em uma tipoia durante o período da consolidação de uma fratura e na posição flexionada dos músculos iliopsoas (flexores do quadril) no bebê que ainda não fica em pé ou anda. O desalinhamento postural sempre envolve encurtamento funcional passivo comum em muitos músculos posturais.

   O encurtamento ativo, por outro lado, é a contração muscular, que pode ser intencional e, neste caso, implica trabalho do músculo, ou defensiva, quando representa a resposta do músculo a ameaças como sobrecarga, movimento repetitivo ou alongamento excessivo. Quando uma parte do tecido muscular está contraída dessa forma, ela não consegue contrair mais e se torna indisponível para realizar a atividade muscular.

3. ***Os tecidos moles do corpo reagem ao toque.*** Existem muitas teorias que explicam esse fato. Uma das mais persuasivas é que a dor miofascial é causada por um circuito de retroalimentação (*feedback*) neuromuscular autoperpetuadora, no qual a estimulação por meio do toque interfere, restaurando assim a função normal. Dependendo da escolha da técnica, a intervenção manual nos tecidos disfuncionais interrompe esse processo de *feedback*, forçando uma certa mudança na resposta neural e, portanto, no funcionamento do tecido afetado propriamente dito. Um exemplo seria o avermelhamento da pele depois de ser friccionada ou submetida a uma pressão. A manipulação física do tecido muda o *feedback* neural, o que resulta em dilatação dos vasos sanguíneos. Uma resposta similar de aumento do fluxo sanguíneo pode permitir que o tecido relaxe e alongue (i. e., a liberação das pontes cruzadas moleculares, a ser descrita mais adiante). A intervenção pode assumir a forma de **compressão isquêmica**, **alongamento passivo**, **encurtamento passivo** ou ainda de qualquer combinação simultânea ou sequencial entre essas manobras.

A massoterapia clínica (e, portanto, este livro) baseia-se firmemente nesses três princípios. O massoterapeuta clínico é aquele que trata os tecidos moles persistentemente encurtados e tenta restaurar sua função natural e indolor por meio do toque, sem deixar de considerar o paciente como um todo.

A ciência da dor e suas aplicações em massoterapia

A definição de dor mais amplamente aceita na atualidade, que provém da taxonomia da International Association of the Study of Pain, é: "uma experiência sensorial e emocional desagradável associada com potencial dano tecidual real, ou descrita em termos de tal dano".[3]

Nos últimos anos, a ciência do cérebro e de sua relação com o corpo têm sido objeto de inúmeros estudos. Nossa compreensão da dor reconhece que esta é uma experiência complexa, multifatorial e altamente individual. Hoje em dia, as principais abordagens da ciência da dor são o modelo biopsicossocial e a teoria da neuromatriz.

A visão do modelo biopsicossocial da dor, de acordo com a teoria do psiquiatra George L. Engel[4] publicada em 1977, é de uma interação dinâmica entre fatores biológicos, psicológicos e sociais que afetam de forma singular a percepção e a experiência da dor percebida por cada indivíduo, particularmente a dor crônica. Como massagistas, percebemos imediatamente o sentido dessa teoria; em muitas ocasiões testemunhamos pacientes que padecem do mesmo problema; e todos podem se apresentar com uma resposta física diferente ao problema e com atitudes diferentes.

O conceito de uma "neuromatriz" da dor sugere que a percepção da dor é regulada simultaneamente por várias influências. A teoria da neuromatriz foi desenvolvida por Ronald Melzack[5] e representa uma expansão e um avanço da teoria original da comporta para o controle da dor, apresentada por Melzack e Patrick Wall[6] em 1962, propondo a nova ideia de que a dor física não é diretamente resultante da ativação dos neurônios receptores da dor, mas, em vez disso, sua percepção é modulada pela interação entre diferentes neurônios.

Nas próprias palavras de Melzack,[7] "Essa nova teoria propõe que os padrões de saída da neuromatriz corpo-ego ativam programas perceptivos, homeostáticos e comportamentais após uma lesão, patologia ou estresse crônico. Nesse caso, a dor é então gerada pela saída de uma rede neural de ampla distribuição no cérebro, e não diretamente pela entrada sensitiva evocada por alguma lesão, inflamação ou outra patologia qualquer. A neuromatriz, geneticamente determinada e modificada pela experiência sensorial, é o mecanismo primário que gera o padrão neural que produz a dor. Seu padrão de saída é determinado por influências variadas (das quais a entrada sensorial somática é apenas uma parte) que convergem na neuromatriz".

Essas duas teorias não são mutuamente exclusivas e, parafraseando Melzack, "O destino das boas teorias é a sua evolução". Uma atitude entre pesquisadores da dor é que a intervenção eficaz depende do reconhecimento das diferenças fundamentais entre a dor aguda e a dor crônica, dos efeitos da neuromatriz sobre a saúde biopsicossocial do indivíduo e da integração desse conhecimento em um plano terapêutico multidisciplinar abrangente.[8] Esperamos que, à medida que mais médicos e outros profissionais de saúde passem a se conscientizar dos benefícios da massagem terapêutica, nós, massoterapeutas, venhamos a fazer parte desse plano terapêutico multidisciplinar.

Estrutura e função dos músculos

Embora os músculos sejam tratados como entidades distintas por conveniência anatômica, deve-se lembrar que o sistema neuromuscular não ativa os músculos dessa forma. O sistema nervoso estimula porções do tecido contrátil para que elas se contraiam em padrões que produzam o efeito desejado. Essa ativação geralmente envolve partes de vários músculos agindo em plena coordenação. Não existem ações que requeiram todas as partes de um músculo, e nem que requeiram apenas um músculo. Dizer que o músculo bíceps braquial flexiona o cotovelo, por exemplo, é uma generalização. Dependendo da posição do braço quando fazemos esse movimento, certas porções do músculo bíceps braquial serão ativadas. Além disso, partes do músculo braquial também irão se contrair, assim como porções de certos músculos do antebraço. Dependendo da velocidade e da intensidade do movimento, o tônus muscular em algumas partes do músculo tríceps braquial será recrutado para amenizar o movimento e mantê-lo uniforme. À medida que o movimento ocorre, existe um deslocamento do peso. Partes de músculos de todo o tronco e das pernas respondem, a fim de manter o equilíbrio. Portanto, os músculos não realizam o trabalho do organismo individualmente, mas sim os padrões das partes de tecido muscular. Com o intuito de obter um conhecimento dos diferentes padrões da ação muscular por todo o corpo, devemos primeiro nos familiarizar com partes elementares do tecido muscular e com o funcionamento delas.

Célula muscular

Os filamentos contráteis de proteína que realizam o trabalho no interior da célula muscular são denominados **miofilamentos**. Existem dois tipos básicos de miofilamento que realizam o trabalho muscular: um deles é um feixe de moléculas de miosina que formam o filamento grosso de **miosina**, e o outro é o filamento fino de **actina**. O filamento de miosina tem "cabeças" moleculares, que se estendem até locais específicos de conexão no filamento de actina adjacente e que se inclinam em direção ao centro do feixe de miosina para realizar a contração. Esses filamentos de miosina e actina são paralelos uns aos outros em um padrão sobreposto, que produz a aparência listrada (estriada), característica dos músculos esqueléticos. Vários desses miofilamentos formam um **sarcômero**, considerado a "unidade" de contração em uma célula muscular.

Uma fileira de **sarcômeros** alinhados em sequência forma uma **miofibrila** (filamento muscular) (Fig. 1.1). Ao redor das miofibrilas e atravessando-as, existe um sistema de tubos microscópicos denominados **túbulos transversos** e o **retículo sarcoplasmático**. Esses túbulos transportam cálcio, ativador químico necessário para iniciar contração no nível molecular. Uma célula muscular é composta de várias miofibrilas.

A expressão **célula muscular** é equivalente à expressão **fibra muscular**. Acredita-se que o número de células musculares permaneça constante no corpo depois dos 20 anos, aproximadamente. Quando alongamos os músculos ou aumentamos seu tamanho e volume, o que está sendo alterado é o conteúdo contrátil, e não o número de células ou fibras. Ao contrário da maioria das células, as musculares contêm muitos núcleos disseminados ao longo de seu comprimento. Diversos núcleos são necessários porque elas podem ser bastante longas e suas necessidades internas para a síntese das proteínas contráteis actina e miosina, por exemplo, devem ser atendidas pelos núcleos em todo o comprimento da célula. Em termos de comprimento, as células musculares perdem apenas para as células nervosas, e podem medir mais de 30 cm em alguns músculos.

Teoria da ponte cruzada

A teoria mais comumente aceita da função muscular é a da **ponte cruzada**. Ela tenta explicar a ação contrátil

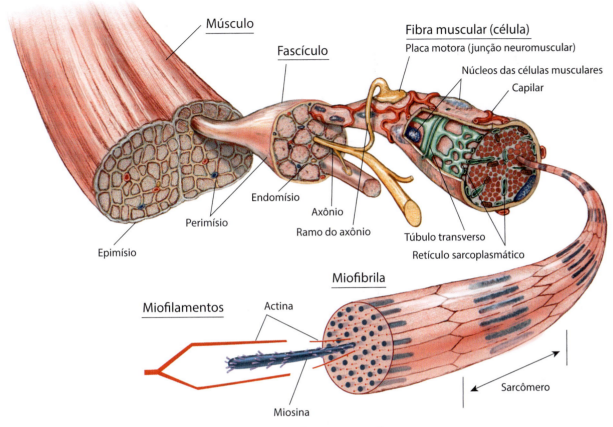

FIGURA 1.1 Estrutura muscular.

do tecido muscular – ou seja, como ele se encurta quando estimulado por meio de um motoneurônio.

Quando um impulso nervoso excita a junção neuromuscular, o cálcio é liberado pelo retículo sarcoplasmático para o líquido que cerca os miofilamentos. Isso causa uma resposta molecular, na qual os locais receptores dos filamentos de actina são expostos, atraindo "cabeças" dos filamentos de miosina. Elas atravessam a lacuna entre ambos os filamentos e inserem-se em suas posições específicas nos filamentos de actina. Assim, as cabeças formam pontes, empurrando-os a uma posição mais profundamente entrelaçada e sobreposta em relação aos filamentos de miosina. Isso encurta o sarcômero e, à medida que todos eles vão encurtando em muitas células musculares, a contração ocorre no músculo como um todo (Fig. 1.2). O tecido muscular é capaz de se encurtar em aproximadamente 40% de seu comprimento "de repouso".

Quando a estimulação nervosa cessa, o cálcio é ativamente transportado de volta para o retículo sarcoplasmático, as cabeças da miosina se soltam e a contração é interrompida. O músculo, no entanto, não consegue alongar-se sozinho. As unidades contráteis (sarcômeros) devem ser alongadas de volta à sua posição inicial por uma força externa, como a tração da gravidade ou o músculo oposto, antes que possam se encurtar novamente em contração.

Ao observar os filamentos de miosina e actina totalmente sobrepostos uns aos outros, pode-se concluir que o tecido muscular encurtado dessa maneira não consegue funcionar efetivamente.

Junção neuromuscular

O ponto de contato entre o sistema nervoso e o muscular é a **junção neuromuscular**. As **sinapses**, que são os pontos em que as células nervosas se comunicam quimicamente umas com as outras, também existem entre a célula nervosa motora e o músculo, constituindo o mecanismo de controle da contração. Uma vez que os músculos cobrem uma área muito grande, suas diferentes porções devem funcionar de maneira distinta. Um nervo composto de muitos neurônios pode inervar, ou possuir terminações nervosas (junções neuromusculares) em vários locais diferentes (i. e., muitas células musculares) no mesmo músculo. Embora cada célula muscular (fibra) seja inervada apenas por um neurônio, cada neurônio pode inervar diversas células musculares.

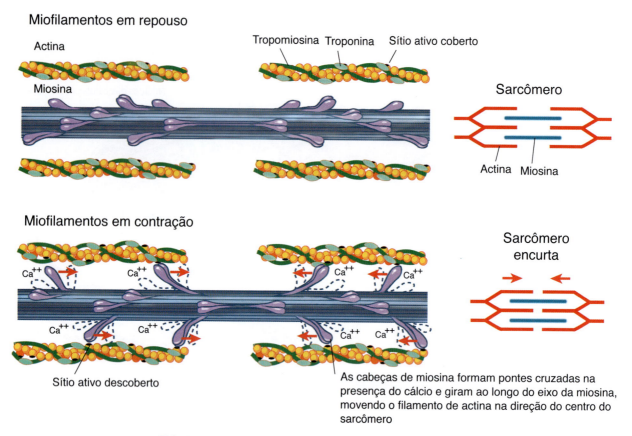

FIGURA 1.2 Teoria das pontes cruzadas da contração muscular.

Um neurônio específico, junto com todas as células musculares que ele inerva, denomina-se **unidade motora**. Esse neurônio emite um ramo axonal individual para cada fibra muscular, que possui uma única junção neuromuscular, aproximadamente em seu centro, composta de um grupo de terminais de axônios. Esses são os pontos em que o impulso para contrair é transmitido do sistema nervoso para o músculo. O controle da contração em um mesmo músculo será obtido na dependência de quais e quantas unidades motoras são convocadas pelo sistema nervoso.

Músculos individuais são constituídos de **fascículos**, ou feixes, de células (fibras). Esses feixes menores agrupam-se para formar os maiores e são separados uns dos outros por tecido conjuntivo (fáscia profunda, miofáscia).

A fonte de energia para impulsionar a contração dentro da célula muscular é fornecida por uma molécula denominada trifosfato de adenosina (ATP), derivada do metabolismo do glicogênio (uma forma de glicose armazenada no músculo). Quando o tecido muscular é estimulado pelo sistema nervoso, ele **recruta** as diversas unidades motoras, dependendo da potência do estímulo. Se o estímulo, e, portanto, a contração forem mantidos, algumas unidades motoras podem experimentar a **exaustão**, isto é, esgotam seu suprimento de ATP. À medida que isso ocorre, outras unidades motoras são recrutadas para aliviá-las. Conforme o estímulo aumenta, unidades motoras adicionais vão sendo recrutadas. Um músculo que esteja sofrendo fadiga e se mostre incapaz de atender à demanda por ATP talvez não seja capaz de formar novas pontes cruzadas nem romper as existentes; então, paradoxalmente esse músculo ficará incapaz de gerar poder de contração ou de relaxar e alongar.

Arquitetura muscular

A **arquitetura muscular** é a disposição das fibras musculares em relação ao eixo de geração da força. Esse é um dos aspectos mais importantes da anatomia muscular para o massoterapeuta, por dois motivos:

1. A disposição das fibras musculares determina a função cinesiológica do músculo ou de uma porção muscular específica.
2. Com frequência, a direção das fibras em uma seção específica do músculo determina a direção e o tipo do tratamento que será realizado. Por isso, é importante aprender as características arquitetônicas de cada músculo.

As fibras musculares podem estar alinhadas com a direção do eixo de sua contração (**eixo gerador da força**), ou podem estar dispostas fazendo um ângulo com esse eixo. O termo usado para descrever o ângulo das fibras em relação ao eixo de geração da força é *penação*, e os músculos se dividem em várias categorias gerais, com base no arranjo de suas fibras (Fig. 1.3):

- *Paralelas* (*longitudinais*): as fibras são paralelas ao eixo de geração da força. (Exemplo: músculo bíceps braquial.)
- *Convergentes*: as fibras, a partir de uma fixação ampla, convergem para uma fixação estreita, apresentando formato de leque. (Exemplo: músculo peitoral maior e músculo glúteo.)
- *Peniformes*: as fibras se fixam obliquamente (em posição inclinada) ao seu tendão ou eixo de geração da força e se dividem nas classes a seguir:
  - *Semipeniformes*: as fibras localizam-se em um ângulo único em relação ao eixo de geração da força. (Exemplos: músculos vasto lateral e medial.)
  - *Bipeniformes*: as fibras se situam em dois ângulos com relação ao eixo gerador da força. (Exemplo: músculo reto femoral.)
  - *Multipeniformes*: as fibras localizam-se em ângulos múltiplos em relação ao eixo de geração da força. (Exemplo: músculo deltoide.)

Pontos de dor à palpação, pontos-gatilho e liberação

Ao examinar o paciente por palpação, é possível encontrar pontos do corpo que apresentam dor quando são pressionados. Presumindo-se que não haja outra explicação para essa dor, como uma contusão ou lesão, eles são denominados **pontos de dor à palpação** (*tender points*). Os pontos de dor à palpação (também conhecidos como pontos dolorosos) ocorrem sistematicamente em ambos os lados do corpo, mas, ao contrário dos pontos-gatilho, os pontos dolorosos são percebidos pelo paciente apenas em sua localização (geralmente na zona de inserção do músculo), não ocorrendo dor referida em outra área. Enquanto os pontos-gatilho se apresentam com uma perceptível massa, isso não ocorre com os pontos dolorosos. Embora sejam duas coisas diferentes, pode haver sobreposição entre pontos dolorosos e pontos-gatilho. No sistema terapêutico desenvolvido pelo osteopata Lawrence Jones e denominado *esforço/contra-esforço*, ou *liberação posicional*, eles são tratados pelo posicionamento do músculo indicado no encurtamento passivo até que ocorra relaxamento do tecido e o ponto doloroso se dissipe.

Um **ponto-gatilho** miofascial é um ponto encontrado no formato de um nódulo, dentro de uma faixa rígida de tecido muscular extremamente dolorido, que refere ou irradia a dor em um padrão característico. Os pontos-

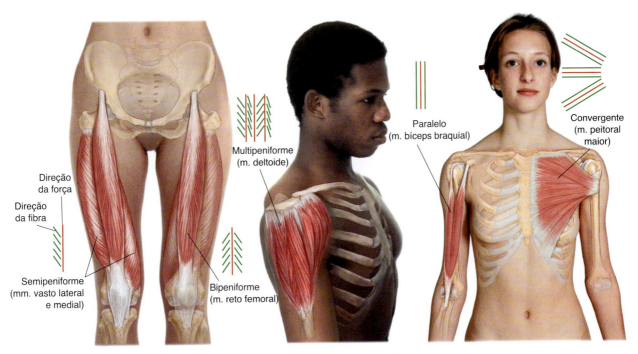

FIGURA 1.3 Arquitetura muscular.

-gatilho são produzidos por tensão muscular como sobrecarga, movimento repetitivo ou alongamento excessivo repentino. O **ponto-gatilho ativo** produz a dor referida de forma espontânea; o **ponto-gatilho latente** produz dor apenas quando a pressão é aplicada durante a palpação. O **ponto-gatilho primário** é causado pela tensão muscular; o **ponto-gatilho satélite** é produzido secundariamente por um ponto-gatilho primário.

O termo **liberação** é comum entre os massoterapeutas, em referência à sensação de abrandamento e ao alongamento do tecido mole em resposta ao tratamento. O ponto-gatilho é considerado liberado quando se observa que seu nódulo diminui a resistência à palpação e ele para de referir a dor. O músculo é considerado liberado quando relaxa enquanto a manobra terapêutica está sendo realizada. A fáscia é considerada liberada quando o terapeuta nota uma sensação de abrandamento – mas, na verdade, nessas circunstâncias não se pode realmente separar o músculo da fáscia nem afirmar com certeza que "a fáscia foi liberada". A sensação do relaxamento do tecido mole é um fenômeno subjetivo e difícil de descrever; no entanto, ela é facilmente perceptível e muito gratificante tanto para o terapeuta como para o paciente.

Agonistas e antagonistas

Para quase todos os tecidos musculoesqueléticos, existe um tecido muscular correspondente que age na direção oposta. Embora as verdadeiras relações entre eles sejam complexas, em geral refere-se aos pares de músculos como **agonistas** e **antagonistas**. O agonista é o músculo que está realizando um movimento específico e o antagonista, o que se opõe a essa ação. Um exemplo simples é o músculo bíceps braquial (um flexor do cotovelo) e o músculo tríceps braquial (um extensor do cotovelo), que se opõem para flexionar e estender o braço no cotovelo. Assim, os antagonistas produzem ações opostas em determinada articulação. Em condições normais, o tônus dos músculos oponentes pode trabalhar de forma coordenada para produzir um movimento uniforme em ambas as direções. Mas essa é apenas uma parte do quadro geral; muitos movimentos exigem mais de um músculo para a produção de uma ação. Os músculos "ajudantes", que produzem a mesma ação do músculo agonista em determinada articulação, são conhecidos como **músculos sinergistas**. Um exemplo de sinergismo é o reto femoral e o vasto lateral do quadríceps, que trabalham em conjunto para promover a extensão do joelho.

Tipos de contração muscular

Nem sempre ocorre encurtamento do músculo quando estimulado pelo sistema nervoso. Dependendo da quantidade de força gerada em um músculo em relação às forças que opõem resistência à sua ação, poderá ocorrer encurtamento ou alongamento do músculo – ou ele permanecerá inalterado.

Quando um músculo produz uma **força superior** à de sua resistência, ocorre **encurtamento**. Em geral, é dessa forma que imaginamos a ação muscular – e a isso chamamos de **contração isotônica concêntrica**. Por exemplo, quando você pega um objeto com o braço, o bíceps supera a força da gravidade e o cotovelo flexiona.

Quando um músculo produz **menos força** do que a que lhe está opondo resistência, ocorrerá **alongamento**. A isso chamamos de **contração isotônica excêntrica**. Ao levar novamente esse objeto para baixo, a força produzida pelo bíceps é menor do que a força da gravidade, o bíceps se alonga e o cotovelo estende. O bíceps funciona como um freio que controla a descida do objeto. Observe que, quando em contração excêntrica, o músculo envolvido no controle produz um movimento na direção oposta à descrição "do livro".

Se você mantiver esse objeto imóvel no ar, não haverá mudança no comprimento do músculo. A isso chamamos de **contração isométrica**. Nesse caso, o bíceps produz uma **força igual e oposta** à resistência da gravidade, e o cotovelo permanece imóvel. É assim que os músculos mantêm a postura ou estabilizam as articulações para impedir o movimento. Eles cancelam as forças que poderiam movimentar uma articulação, seja a gravidade ou um músculo oposto (antagonista).

É preciso estar ciente dessa relação entre os músculos e as forças que lhes são oponentes, pois isso se reflete nas disfunções clínicas. Um equilíbrio de forças entre agonistas e antagonistas pode estar presente em alguns grupos musculares ou sob certas circunstâncias. Porém, quando os músculos estão fracos ou quando são forçados em excesso, ou estão lesionados, esse equilíbrio é perturbado. Frequentemente podem ocorrer desequilíbrios em decorrência da responsabilidade de determinado músculo de manter a postura, ou a posição. Quando encontramos um problema de qualquer tipo em um músculo, será prudente examinar seus sinergistas e antagonistas, pois provavelmente também estarão afetados.

Fáscia

Fáscia é um termo do latim que significa "faixa" ou "bandagem". A fáscia é parte da infraestrutura do corpo. Ela tanto conecta como separa muitas estruturas do corpo. É o tipo mais difuso de tecido corporal, pois está em todos os lugares, assim como a hera nas casas antigas; contudo, a fáscia ainda está cercada de certo mistério. Desde a publicação das duas primeiras edições deste livro, veio a público um volume substancial de pesquisas sobre a estrutura e as funções da fáscia, e boa parte do que se pensava originalmente sobre essa estrutura – inclusive se e como ela pode ser afetada pela terapia manual – mudou durante esse período. Existe mesmo discordância sobre o que constitui a fáscia; alguns doutores, cientistas e profissionais envolvidos no tratamento do corpo consideram como constituintes da fáscia os tecidos conjuntivos, como tendões, ligamentos e aponeuroses, enquanto para muitos outros essas estruturas não fazem parte de sua definição.

O site do *Fascia Research Congress* de 2012, a terceira reunião deste tipo envolvendo cientistas e clínicos devotados ao estudo da fáscia, informa que a escassez de pesquisas sobre essa estrutura durante tanto tempo se deu por ela ser tão onipresente e também por estar interconectada com o restante do corpo, o que evidentemente frustra a ambição comum dos pesquisadores em dividi-la em um número discreto de subunidades que possam ser classificadas e descritas em separado.

A fáscia é um tipo de **tecido conjuntivo** que reveste tudo no corpo. Apresenta nomes diferentes de acordo com os locais: ao redor do encéfalo e da medula espinal, ela é a meninge; ao redor dos ossos, é o periósteo; ao redor do coração, é o pericárdio; ao revestir a cavidade abdominal, é o peritônio; e ao cobrir todo o corpo em uma camada sob a pele, envolvendo os músculos e parte dos músculos, é denominada fáscia subcutânea. O termo *superficial* foi considerado incorreto, tendo sido substituído por *subcutânea* pelo Federative International Committee on Anatomical Terminology, mas *superficial* é ainda de uso comum (embora equivocado). A *Terminologia Anatômica* recomenda o uso da expressão *fáscia visceral* em lugar de *fáscia profunda*. A fáscia desempenha as seguintes funções:

1. Ajuda a manter a integridade estrutural do corpo.
2. Contém e compartimentaliza músculos e órgãos do corpo, ligando e unindo algumas estruturas e, ao mesmo tempo, criando limites para que algumas estruturas permaneçam isoladas. Por exemplo, a fáscia enfeixa as fibras musculares no interior do músculo como um todo, ou separa grupos de músculos inteiros.
3. Contém e canaliza os líquidos corporais, ajudando a impedir a disseminação de infecções.
4. Suporta os capilares e vasos dos sistemas circulatório e linfático, assim como os onipresentes ramos do sistema nervoso. Isso faz com que os vasos sanguíneos e nervos permaneçam aderidos às fibras musculares durante a contração e o alongamento.
5. Forma o novo tecido conjuntivo. A fáscia contém células de tecido conjuntivo (fibroblastos) que podem se especializar, de acordo com a necessidade, para espessar o tecido conjuntivo, ajudar a

reparar os tendões e ligamentos e formar tecido de cicatrização.

Muitos terapeutas fasciais acreditam firmemente que as funções de cura e restauradoras da fáscia também podem originar problemas. Sua crença é de que a fáscia pode formar aderências entre estruturas que deveriam permanecer livres e que, além disso, a estrutura interna dos músculos fica alterada com depósitos de cartilagem (fibrose) – o que, por sua vez, pode causar dor e limitar os movimentos. Com o passar do tempo, esse tecido endurece e se contrai, tornando-se cada vez mais refratário ao tratamento corretivo.

Outro problema ilustrativo da rigidez da fáscia e de sua mobilidade e/ou sua capacidade de alongamento não tão facilmente obtida (como alguns gostariam de acreditar) é a síndrome compartimental, uma condição séria que ocorre ao se acumular uma pressão excessiva no interior de um espaço fechado no corpo. Em geral, a síndrome compartimental resulta de algum sangramento ou inchaço após uma lesão. As resistentes paredes da fáscia não têm possibilidade de se expandir facilmente e, com isso, aumenta a pressão do compartimento, impedindo um fluxo sanguíneo adequado para os tecidos localizados no interior do compartimento. Disso podem resultar danos teciduais graves, com perda da função do corpo ou até mesmo a morte.

Muitos terapeutas sentem que as distorções fasciais e também o trabalho fascial exercem efeito sobre todo o corpo, aí incluídos os órgãos internos. No entanto, temos que usar de muita prudência ao fazer afirmações sobre os possíveis benefícios com o uso da massagem. Prometer a um paciente que podemos "livrá-lo de seu tecido cicatricial", "romper aderências" ou "liberar restrições fasciais" de órgãos internos que se encontram profundamente localizados no interior de uma cavidade corporal é simplesmente uma irresponsabilidade. Emitir diagnósticos não é tarefa do massoterapeuta em sua prática – e como poderíamos *saber* que determinado órgão interno está coberto por "restrições fasciais?" Se algum profissional trabalhasse tão profundamente a ponto de liberar as restrições fasciais entre órgãos internos, estaria trabalhando de modo profundo suficiente para causar trauma ao próprio órgão.

A pioneira no trabalho corporal centralizado na fáscia foi Ida Rolf. Praticamente todas as terapias concentradas na fáscia são baseadas, em grande parte, nas teorias (com as quais muitos terapeutas que trabalham com base em evidências discordam) e no trabalho da pesquisadora. Rolf observou originalmente que a fáscia é composta por fibras de colágeno em uma substância fundamental coloide, que varia em consistência do gel (estado sólido ou semissólido da solução coloide) até o sol (estado líquido). Quando a energia (como a pressão ou a fricção) é aplicada no gel, ele se transforma em *sol*. Rolf propôs a teoria de que a energização manual da fáscia pode transformar a substância fundamental de gel em *sol* e é capaz de tornar o direcionamento e a distribuição das fibras de colágeno mais elásticos e maleáveis. A pesquisadora propôs ainda que, uma vez que a fáscia é contínua por todo o corpo, o terapeuta pode ajustar o "*collant* corporal" da fáscia subcutânea, liberando as restrições da fáscia profunda e liberando as aderências entre as camadas fasciais que restringem o movimento livre dos tecidos, uns contra os outros.

Mas Ida Rolf,[9] em seus últimos anos, afirmou que sua teoria gel/sol estava incorreta e que esperava que alguém no futuro conduzisse uma pesquisa que viesse a descobrir como a teoria realmente funciona. Robert Schleip,[10] um dos organizadores do primeiro Fascia Congress, descobriu que a fáscia, na verdade, contém *algumas* fibras musculares com capacidade de contração, embora de maneira lenta e débil. Foi então proposta a teoria de que a "liberação" percebida pelo terapeuta e por seu paciente durante o trabalho de liberação miofascial pode ser decorrente do sistema nervoso ou do alongamento dos próprios músculos, em vez de qualquer "alongamento" real da fáscia.

Embora muitos terapeutas especializados em fáscia ainda sejam fiéis à premissa de existência das aderências fasciais e que elas podem ser alteradas por mãos humanas, já foram publicadas pesquisas com resultados opostos ...e até mesmo a questão em si é problemática, porque a própria definição de "aderências", no que se aplica à massoterapia, não é muito clara. Se estamos falando de um tecido cicatricial causado por cirurgia ou lesão, será mínima a possibilidade de que a massagem mude tal estado de coisas de maneira significativa. Se estamos falando sobre músculos e suas fáscias circunjacentes que se tornaram menos elásticos e "aprisionados", como os terapeutas gostam de dizer, será mais difícil provar esse ponto, mesmo contando com toda a tecnologia médica sofisticada disponível. Estudos de ressonância magnética não conseguem tornar a fáscia visível, a menos que tenha ocorrido calcificação da estrutura. Em 2005, o Dr. Jean-Claude Guimberteau,[11] cirurgião plástico, divulgou um vídeo mostrando uma secção de fáscia in vivo, ampliada 25x com a ajuda de fibra óptica. O pesquisador determinou a espessura da fáscia plantar com o uso de medida ultrassonográfica[12] e com ultrassom.[13] Até agora, a maioria das informações factuais sobre a fáscia foram coletadas por meio de dissecção de cadáveres ou experimentalmente em ratos de laboratório. Mas infelizmente nenhum desses métodos foi capaz de nos dar uma imagem verdadeira da fáscia humana viva. Os cadáveres começam a se deteriorar no momento da morte e podem ter sido submetidos a embalsamamento; e ratos não são humanos. A pesquisa

científica realizada até a presente data não comprovou a existência de aderências fasciais, *pelo menos do tipo subcutâneo que, segundo os massoterapeutas gostam de afirmar, pode ser liberado pela massagem*, embora esse termo seja de uso comum na profissão de massagem há muitos anos. Em resumo, a fáscia é uma estrutura tão resistente e forte que alguns momentos, ou mesmo uma hora de "terapia manual", com o emprego da força que a maioria dos terapeutas é capaz de trabalhar, não vai "esticar a fáscia". Estudos *demonstraram* que a força necessária para esticar as fibras de colágeno não consegue "esticá-las" até pouco antes que elas atinjam o ponto de ruptura e que, ao ser liberada a pressão exercida, elas retomam sua forma original.[14]

Isso não quer dizer que devamos abrir mão das técnicas de liberação miofascial; significa apenas que elas não funcionam da maneira como tem sido explicado ao longo de muitos anos. Todo o tecido muscular está revestido de fáscia, por isso, é lógico que o ato de contrair ou alongar um músculo exercerá *algum* efeito sobre a fáscia que está ajudando a mantê-lo no lugar. As técnicas de liberação miofascial trouxeram alívio para muitas pessoas, embora por mecanismos diferentes dos propostos no passado.

Aqui vale a pena enfatizar: não há necessidade de descartar uma técnica eficaz porque funciona de maneira diferente do que foi originalmente *proposto*. No entanto, cabe a nós, como terapeutas manuais, parar de divulgar informações equivocadas associadas a essas técnicas. Não há necessidade de fazer alegações sobre o que estamos fazendo; o objetivo sempre será o de ajudar a aliviar a dor e fazer tudo dentro de nossas possibilidades para que as pessoas se sintam melhor.

Fáscia subcutânea

A fáscia subcutânea (superficial) também é denominada hipoderme, tela subcutânea, subcútis ou estrato subcutâneo. Ela se localiza diretamente sob a pele e contém vasos sanguíneos, canais linfáticos e nervos cutâneos. Embora a própria fáscia seja constituída por tecido fibroso, cerca de metade da gordura do corpo está contida nos espaços entre essas fibras. Essa fáscia tem a função de conectar frouxamente a pele ao músculo subjacente ou a outro tecido, de modo que os vasos sanguíneos e nervos possam percorrer a distância sem que ocorra lesão por separação durante o movimento.

Na pele suprajacente (a camada cutânea), a orientação das fibras de tecido conjuntivo (colágeno) da derme segue as chamadas linhas de Langer, ou linhas de clivagem, cuja direção varia nas diferentes áreas do corpo (Fig. 1.4). As fibras de uma determinada região são alinhadas em conformidade com as principais forças experimentadas pelos tecidos locais, de modo a opor resistência a essas forças. Os cirurgiões frequentemente seguem essas linhas para fazer as incisões, a fim de minimizar as marcas deixadas pela cicatrização.

Fáscia visceral

A fáscia visceral é toda fáscia situada profundamente à fáscia subcutânea, com a qual tem continuidade, embora haja nítidas diferenças em estrutura e finalidade. Em nosso contexto, a fáscia visceral inclui a que cobre um grupo de músculos e as que envolvem individualmente os músculos (epimísio), os fascículos dentro do músculo (perimísio) e as fibras musculares individuais (endomísio) (Fig. 1.1). Existem muitas outras subclassificações diferentes para a fáscia, com base na sua localização no corpo. Cada uma dessas camadas de fáscia visceral dá origem à camada profunda sucessiva e mais profunda. Embora um dos papéis da fáscia visceral seja limitar a força externa (lateral) do músculo contraído para direcionar e aumentar a força contrátil, a restrição excessiva ou a elasticidade limitada são contraproducentes.

Além disso, como já foi descrito, as superfícies fasciais podem desenvolver aderências, impedindo que os músculos deslizem facilmente uns contra os outros durante o movimento. Tais aderências devem ser eliminadas para restaurar o movimento uniforme e indolor.

Tipos de tratamento fascial

Os estudantes precisam estar familiarizados com a fáscia e suas relações com os músculos, porque ao tratar o músculo, você está tratando a fáscia. A tentativa de exercitá-los de modo separado é como tentar separar uma bolha do ar que a preenche. O motivo pelo qual o termo *miofascial* é indispensável é que os músculos e a fáscia fazem parte do mesmo contexto. Existem várias abordagens ao trabalho fascial:

- **Rolagem** ou **deslocamento da pele** é uma técnica na qual o tecido é elevado da superfície entre os polegares e as pontas dos dedos. Em geral, as duas mãos são usadas nessa técnica. Os objetivos são aumentar a flexibilidade e tratar pontos de dor à palpação (Fig. 1.5).

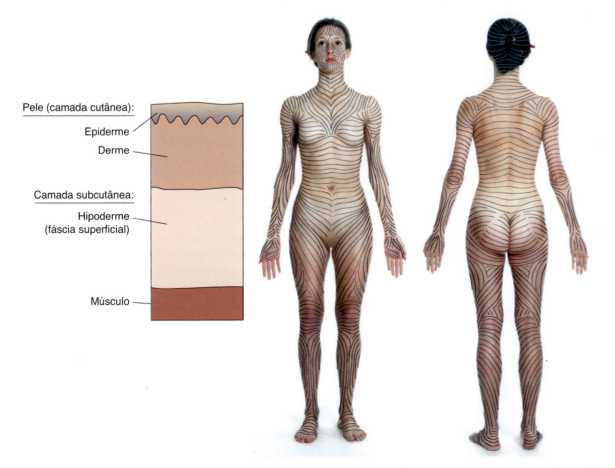

FIGURA 1.4 Camadas de tecidos e linhas de Langer (observe que a camada subcutânea varia em espessura ao longo do corpo).

- **Liberação miofascial** é um sistema que envolve um processo de alongamento suave e pressupõe o uso frequente das duas mãos para envolver o músculo e a fáscia e movê-los de acordo com suas inclinações, que vão sendo sentidas pelas mãos (Fig. 1.6).

As abordagens fasciais direcionadas (Fig. 1.7) incluem:

- **Massagem do tecido conjuntivo** (em alemão, *Bindegewebsmassage*) é uma técnica direcionada desenvolvida por Elisabeth Dicke.
- **Rolfing®**, **Hellerwork®** e **Terapia miofascial CORE®** são outras abordagens direcionadas na reorientação da fáscia. Esta última trabalha de acordo com as linhas de Langer, o que não acontece com as duas primeiras – e não existe prova científica de que a fáscia pode ser "reorientada". Essas descrições são simplificadas. Os terapeutas interessados em aprender mais sobre essas modalidades precisarão estudá-las com mais detalhes. Muitos ex-alunos e colaboradores de Rolf se afastaram em alguma parte de suas teorias e/ou protocolos para criar suas próprias variações em seu trabalho – em um esquema de "pegar o que eu gosto e abandonar o resto".
- **Terapia neuromuscular** é um sistema de tratamento miofascial no qual os polegares são os principais instrumentos usados para trabalhar a fáscia (Fig. 1.8).

Tratando a fáscia, tratando os músculos

O tratamento fascial é muitas vezes um precursor muito proveitoso do tratamento de músculos específicos, pois aquece e estimula o tecido. Nos próximos capítulos

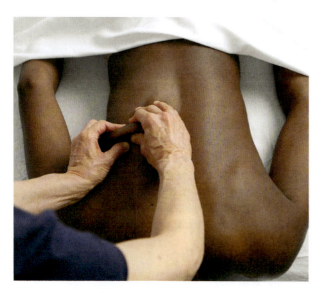

FIGURA 1.5 Rolagem da pele.

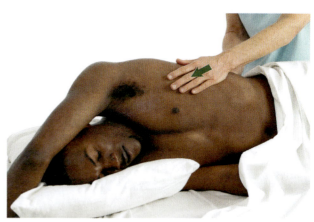

FIGURA 1.7 Trabalho fascial direcionado.

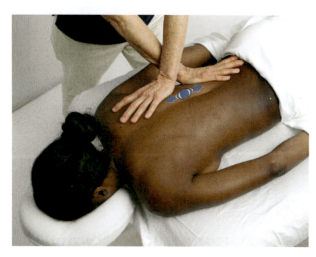

FIGURA 1.6 Liberação miofascial.

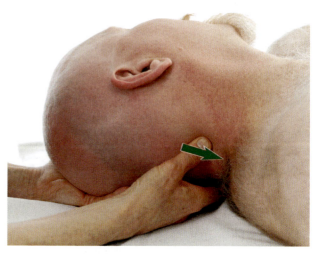

FIGURA 1.8 Terapia neuromuscular.

que abordarão o tratamento, são recomendadas e descritas técnicas miofasciais específicas para o tronco onde, acreditamos, o tratamento é especialmente importante. No entanto, os princípios do tratamento fascial são facilmente transferidos para outras áreas, como os membros, e sua aplicação é útil em todo o corpo.

A palpação é uma habilidade que pode ser aprendida somente por meio da experiência. Deve-se colocar a mão levemente sobre qualquer superfície ampla de pele e reservar alguns momentos para prestar atenção nela. Depois, aumentar um pouco a pressão e tornar-se consciente do tecido sob a pele. Suavemente, movimentar o tecido para trás e para a frente com a mão, familiarizando-se com a sensação de mover as duas camadas de tecido – o músculo e o seu revestimento de fáscia. Em seguida, aumentar um pouco a pressão, afundando mais no tecido, e prestar atenção na fáscia como uma bainha que recobre o tecido muscular. Sempre que realizar o tratamento fascial, fazer um intervalo para analisar o tecido dessa maneira. Essencialmente, esse processo é *instintivo* e tem por objetivo chamar sua atenção para o fato de que *está lá*; é impossível tratar uma das estruturas ignorando a outra.

Biomecânica corporal

Antes de discutir técnicas terapêuticas específicas, devemos considerar as demandas do corpo do terapeuta e as formas mais seguras e eficazes de usá-lo.

A **biomecânica corporal** não é somente o segredo para proteger a integridade do nosso próprio corpo e manter a longevidade da carreira, mas também é crucial para que a terapia seja eficiente. Biomecânica corporal consiste inteiramente no uso do bom senso, no que diz respeito ao posicionamento e ao movimento do peso em relação à gravidade. Os pacientes sempre perguntam: "Você não fica cansado?" ou "As suas mãos não doem?". Se o terapeuta utilizou a biomecânica corporal adequada, a resposta será negativa.

Assim como a massoterapia deve assumir uma visão holística do paciente, o terapeuta deve pensar na biomecânica do corpo de uma forma global. O profissional não atua apenas com o polegar, os dedos, as mãos ou até mesmo o corpo – todo o seu ser é utilizado. A abordagem da biomecânica corporal, embora existam elementos que se concentrem em áreas reduzidas, deve levar em consideração todo o organismo, desde a atitude emocional até a posição das articulações do polegar.

O peso e a gravidade são os fatores mais importantes a serem considerados nessa mecânica. Julgamos a gravidade tão óbvia que é raro pensarmos nisso, deixando nossa relação com ela nas mãos dos padrões comportamentais inconscientes estabelecidos desde o início da vida, à medida que aprendemos a andar. Porém, algumas atividades requerem uma percepção consciente da gravidade. Os bailarinos, por exemplo, precisam reaprender sua relação com ela. O mesmo deve ocorrer com o massoterapeuta, porque seu trabalho é baseado principalmente na aplicação da pressão, que é mais bem aplicada quando imposta pelo peso do corpo. Portanto, o primeiro princípio da biomecânica corporal é:

Usar o peso do corpo, não a força muscular, para aplicar a pressão.

Usar o peso do corpo requer menos trabalho. Usar a força muscular para aplicar pressão na massoterapia cansa rapidamente, principalmente os músculos locais utilizados com essa finalidade. Além disso, o peso impõe uma pressão mais uniforme e sem tensão do que a exercida pela força muscular. Quando os músculos mantêm a contração, mesmo que por períodos curtos, o processo de recrutamento e exaustão ao nível do tecido resulta em uma pressão desigual, que comunica uma sensação de tensão para o paciente. Para experimentar essa diferença, deixe alguém aplicar pressão em uma parte do seu corpo, usando o mesmo ponto de compressão (palma, polegar, face dorsal das articulações dos dedos, etc.) com a força muscular e depois com o peso do corpo. Observe a diferença na sensação da pressão.

Obviamente, são usados os músculos para estabilizar as articulações. Essa é uma das principais funções deles. Ao usar o peso do corpo para aplicar pressão durante a terapia, essa estabilização torna- se um elemento-chave do processo geral. Portanto,

Manter relativamente retas (mas não travadas) as articulações por meio das quais o peso é transmitido e evitar a sua hiperextensão (Fig. 1.9).

Se o peso for aplicado por articulações travadas, o efeito será de rigidez total, como um bastão. Embora a pressão propriamente dita deva ser exercida pelo peso do corpo, é preciso que as articulações retenham a "suavidade" imposta pela estabilização muscular, em vez de serem mecanicamente travadas em uma posição. A hiperextensão força tanto a articulação como os tecidos moles que a suportam e estabilizam. O uso da força muscular na flexão de uma articulação força os músculos e transmite a tensão, como foi mencionado anteriormente. Por exemplo, sabe-se que a síndrome do túnel do carpo pode ser causada pela hiperextensão repetida do punho, mas é bem provável que o fator causal seja a tensão resultante nos tecidos moles, que controlam e estabilizam os movimentos do punho e dos dedos. Para evitar a tensão do tecido e do músculo durante a flexão e a hiperextensão.

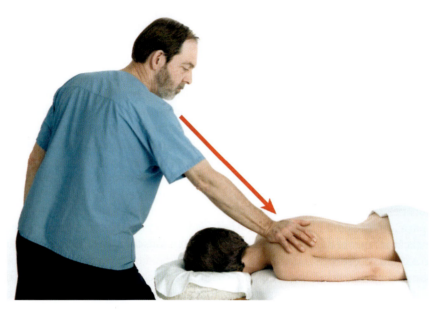

FIGURA 1.9 Evitar a hiperextensão das articulações.

Deve-se deixar seu peso ser transferido através do máximo possível de articulações, em uma linha relativamente reta.

O peso que aplica a pressão deve estar alinhado o máximo possível com as articulações. Embora o ponto que aplica a pressão seja geralmente alguma parte da mão ou do antebraço, o peso que é aplicado ao corpo do paciente é o do tronco do terapeuta. Alinhando as articulações entre o tronco e o ponto de pressão, é possível maximizar a estabilidade e a "suavidade" da pressão. Uma vez que a articulação do ombro é a principal na transmissão do peso do tronco para o braço e para a mão,

Manter a escápula (articulação glenoumeral) voltada para baixo.

Se essa articulação estiver voltada para cima, o peso do tronco terá de ser transmitido ao braço de forma indireta, empurrando-o para baixo na articulação. Quando a articulação glenoumeral é voltada para baixo, o tronco se encontra acima e atrás dela e transmite o peso diretamente através das articulações.

Apoiar sempre que possível a parte do corpo que está aplicando a pressão (Figs. 1.10 e 1.11).

Apoiar o polegar ou as pontas dos dedos de uma mão sobre a outra tem dois efeitos. Primeiro, aumenta a pressão em potencial, e, segundo, estabiliza as articulações envolvidas para proteger as mãos da tensão do tecido.

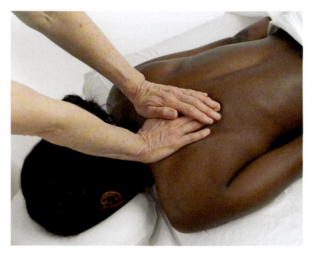

FIGURA 1.10 Pressão com suporte.

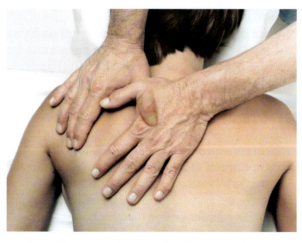

FIGURA 1.11 Polegar recebendo o apoio da mão contralateral.

Sempre que usar os músculos para força, estabilização ou movimento, empregar os maiores e mais fortes em vez dos menores e mais fracos.

Por exemplo:

Controlar o centro de gravidade com as pernas; deixar o movimento partir do centro de gravidade e das pernas, não dos braços (Fig. 1.12).

A utilização das pernas para controlar o posicionamento e o movimento do peso evita que as mãos façam todo o serviço, proporciona alavancagem e permite que o peso do tronco seja apoiado em parte pelo corpo do paciente – essa prática é intuitiva. O maior perigo, obviamente, está na possibilidade de perder o equilíbrio (Fig. 1.13). Esse risco é provavelmente maior quando o terapeuta é inexperiente e ainda não aprendeu as sutilezas da biomecânica corporal ou as características da pele (textura, umidade etc.), que afetam a habilidade de trabalhar com segurança.

Às vezes, é vantajoso trabalhar de baixo para cima no corpo do paciente, usando o peso dele e não o seu para aplicar a pressão. Em geral, esse posicionamento é eficaz para trabalhar, mas deve ser usado com cuidado porque o controle da biomecânica corporal é mais difícil.

Por exemplo, ao trabalhar por baixo do pescoço de um paciente posicionado em decúbito dorsal, você deve ter cuidado para não hiperestender seu polegar. Ao trabalhar por baixo do abdome ou na pelve de um paciente em decúbito ventral, o mesmo cuidado deve ser tomado com os demais dedos. Considerando que mais músculos são usados nessas posições para a aplicação de força e músculos menores são usados na estabilização das articulações, esse trabalho não deve se prolongar por muito tempo. Além disso, você precisará estar ainda mais consciente do que o habitual com relação à sensação de dor ou de fadiga em suas mãos.

Em certas circunstâncias será vantajoso deixar seu peso gerar força através de uma parte do corpo diferente do ombro. Por exemplo, você pode aninhar seu cotovelo em sua própria fossa ilíaca (logo dentro da porção anterior da sua pelve), inclinando-se sobre a fossa de modo a transmitir força ao trabalhar em uma área lateral do corpo do paciente (Fig. 1.14).

Movimentar-se lentamente na direção da pressão e ao afastar-se dela.

O movimento lento é mais suave e menos dissonante, tanto para os tecidos do paciente (e também para os seus tecidos) como para a percepção do paciente...

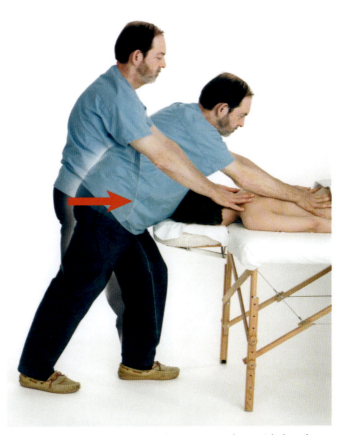

FIGURA 1.12 O terapeuta deve deixar o movimento partir do seu centro de gravidade e de suas pernas, não de seus braços.

quanto mais lento for o movimento, mais profundamente você poderá trabalhar sem causar danos ao paciente. Mover-se lentamente no sentido da pressão exercida e no sentido oposto também lhe permite monitorar o *feedback* do seu próprio corpo e do corpo do seu paciente. Se o seu trabalho não for puramente mecânico, será vital que você se concentre nos tecidos com os quais está trabalhando e reserve um tempo para exercer e liberar a pressão sobre eles. Além disso, os tecidos sensíveis (sobretudo os músculos da região lombar) estão frequentemente sujeitos à sensibilidade de rebote. A liberação repentina de pressão poderá causar dor.

Por fim, deve-se conhecer e prestar atenção no próprio corpo, utilizando a própria biomecânica corporal.

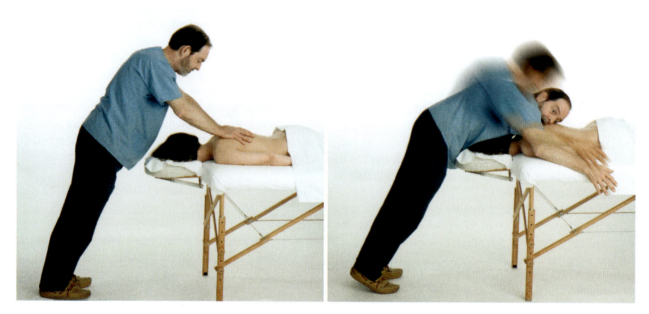

FIGURA 1.13 Consequências cômicas/trágicas com a perda do equilíbrio.

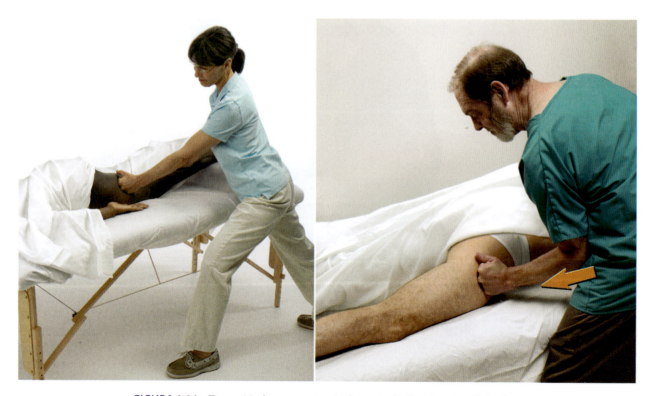

FIGURA 1.14 Transmitindo o peso através das articulações da pelve alinhadas.

É importante conhecer o próprio corpo, os pontos fortes e fracos e a distribuição do peso. Como analogia, vale lembrar os jogos de beisebol na televisão. Provavelmente já se ouviu os locutores comentarem as peculiaridades da posição dos rebatedores. Cada um deles precisa encontrar uma posição que lhe dê maior sensação de controle e maior potência durante a rebatida. Essas posições variam entre jogadores; da mesma forma, a aplicação da biomecânica corporal na terapia será diferente de um profissional para outro, embora os mesmos princípios gerais sejam empregados.

Embora possa não parecer pertinente ao tópico da biomecânica corporal, um ponto que precisa ser mencionado é o uso da mão secundária.

Usar a mão secundária com consciência e não casualmente.

Quando o terapeuta não está realizando um movimento com as duas mãos ou usa uma delas para apoiar a outra, apenas uma aplica pressão ou manipula o tecido. Esta é denominada mão primária. Decidir o que fazer com a mão secundária é importante e este não deve ser um ato casual e inconsciente.

Com frequência, a mão secundária é denominada pelos praticantes do *shiatsu* como "mão mãe", uma maneira conveniente de pensar nessa questão. Se a mão não for usada de forma ativa para realizar uma função específica, pode ser usada para confortar o paciente. Mesmo assim, é necessário ser cuidadoso e consciente em relação ao local em que a mão é colocada. É preciso lembrar de posicionar as duas mãos de maneira cuidadosa e consciente antes de começar a atividade.

Variedades de manipulação do tecido mole

A terceira premissa básica da massoterapia clínica é a seguinte: *os tecidos moles do corpo respondem ao toque.* O toque pode ser extremamente suave ou firme, móvel ou fixo, mas, por motivos ainda não compreendidos, o toque evoca uma resposta dos tecidos moles. Se for aplicado habilmente, essa resposta pode ser a cura.

Os movimentos clássicos utilizados na massagem sueca, ou de relaxamento, são bastante efetivos porque induzem uma resposta de relaxamento generalizado dos tecidos moles e, portanto, de todo o paciente. Entretanto, o tratamento de queixas específicas de dor e disfunção miofascial requer uma abordagem mais exclusiva.

A massoterapia clínica exige um conhecimento profundo da anatomia e da fisiologia dos tecidos moles e dos ossos e articulações aos quais eles servem. Além disso, esse conhecimento permite que os terapeutas reconheçam as contraindicações do trabalho e evitem causar lesões ou dores indevidas. Os terapeutas também devem estar familiarizados com as diferentes variedades de abordagens à manipulação dos tecidos moles. No fim das contas, no entanto, o terapeuta varia de medíocre a brilhante de acordo com seu domínio da *arte* da massoterapia clínica, uma combinação indefinível entre inteligência e intuição. Essa *arte* não pode ser imposta. Ela vem de uma sensação de amor e devoção ao trabalho, do desejo de fazê-lo bem, e se institui com o tempo e a prática, tal como aprender a falar um idioma estrangeiro, cantar uma música, dançar, nadar ou jogar tênis. Essa arte surge quando a sua terapia se torna mais do que a soma de suas partes mecânicas.

O objetivo deste livro não é descrever mecanicamente uma série de tratamentos dos vários músculos, como se fosse um manual sobre reparos de motores. Seu objetivo é ajudar o estudante a investigar as possibilidades da manipulação de cada músculo e explorar as respostas desse trabalho. Assim como cada cantor deve praticar até que consiga descobrir o controle otimizado de suas cordas vocais, o massoterapeuta clínico deve explorar o toque por diversas maneiras, constantemente, avaliando os resultados do toque ao sentir e observar o *feedback* do paciente – e não apenas durante o período em que é um "estudante", mas em toda a sua carreira.

O objetivo desta seção é apresentar algumas das maneiras básicas pelas quais os tecidos moles podem ser tocados e manipulados para a obtenção do benefício terapêutico. As abordagens de técnicas desta seção podem ser aplicadas em vários músculos ao longo de todo o corpo. Elas serão mencionadas em todo o livro, enquanto lidamos com cada músculo ou grupo muscular específico. Essas técnicas não são, em absoluto, uma lista abrangente das possíveis abordagens à manipulação dos tecidos, mas apenas as técnicas mais básicas. O terapeuta deve expandir seu repertório à medida que estuda e ganha experiência.

A finalidade das técnicas empregadas na massoterapia clínica é eliminar a dor e/ou a disfunção, induzindo persistentemente o tecido contraído a alongar. A principal diferença entre os movimentos clássicos usados na massagem sueca e as manipulações do tecido usadas na massoterapia clínica é que os primeiros tendem a ser mais amplos e gerais, enquanto as segundas são mais concentradas e específicas. No entanto, a massagem sueca é essencial para a massagem clínica. O uso de movimentos da massagem sueca no início de uma sessão de massagem clínica, ou como uma técnica de transição ao passar de uma parte do corpo para outra, atenderá aos vários propósitos de fazer com que o paciente se acostume ao toque do terapeuta, ajudando-o a relaxar e aquecendo os músculos para que possam ser submetidos a um trabalho mais profundo. Como regra geral, não importa em que parte do corpo você está massageando: se você começar reservando alguns momentos para movimentos de *effleurage*, seguidos de *pétrissage* e fricção palmar circular antes de passar para os movimentos mais específicos do deslizamento muscular e da massagem profunda, isso beneficiará tanto o seu paciente como você mesmo. Depois de ter aplicado técnicas profundas, aplique *effleurage*, vibração, percussão leve e golpes nervosos; essa estratégia poderá ajudar seu paciente a retornar ao modo de relaxamento, principalmente se o trabalho realizado talvez o tenha deixado um pouco dolorido.

Arte da manipulação direta dos tecidos: "diálogo com o tecido"

O segredo da arte da manipulação do tecido é a palpação sensível. Ela deve ser realizada a princípio com as pontas dos dedos, antes do tratamento de compressão. É sempre necessário palpar em busca do ponto de resistência do tecido e depois tratá-lo com a pressão. Em alguns casos, a resistência exige uma pressão firme, em outros, a técnica deve ser mais delicada. *O terapeuta deve avaliar apropriadamente a disposição do tecido em responder e ajustar-se de acordo com a pressão.* Essa sensibilidade atenta pode ser chamada de "diálogo com o tecido", porque o terapeuta, pela palpação, negocia com o tecido a pressão necessária para obter a liberação. Esse "diálogo" é a essência da arte de manipulação direta do tecido.

Todas essas técnicas de manipulação podem ser usadas na *compressão deslizante* e na *compressão fixa*. Na verdade, é necessário alternar ambas: mover os dedos pelo tecido e parar onde as condições assim o exigem. Também é importante "dialogar" com o paciente. Como terapeuta do lado da "doação", nem sempre podemos julgar com precisão o que o receptor pode estar experimentando, e cada paciente terá tolerância diferente para a dor e a pressão. Dependendo da sensibilidade do paciente à dor e à pressão em determinado momento, a pressão que parece boa para o paciente A pode ser muito dolorosa para o paciente B. Se você tem o hábito de pedir aos seus pacientes que classifiquem a dor percebida em uma escala de 1 a 10, seja antes, durante ou depois da sessão, lembre-se de que essa é uma descrição subjetiva – o que determinado paciente considera como um "5" pode ser o que o paciente B considera como um "9". Assim, é vital que haja uma comunicação eficaz com o paciente, e isso inclui a capacidade do terapeuta de discernir pistas não verbais e linguagem corporal. Alguns pacientes sofrerão em silêncio, em vez de informar que a pressão está prejudicando-os. Esteja sempre alerta a qualquer indicação de desconforto do paciente e sempre lhe diga para não hesitar em informá-lo se a pressão

parecer demasiada. Durante a entrevista inicial, também é importante discutir com os pacientes a possibilidade de sentirem dor durante um ou dois dias após uma massagem profunda, principalmente se for a sua primeira experiência com massagem. Terminada a sessão, o terapeuta deve voltar a lembrá-los desse detalhe, tranquilizando-os, informando que essa é a resposta normal. Não deixe de proceder dessa maneira, pois, em caso contrário, poderá ocorrer um efeito indesejável – o paciente pode pensar que você o machucou por descuido ou até que piorou sua condição original.

Ferramentas do corpo do terapeuta

Dependendo da área e do objetivo, diferentes partes do corpo do terapeuta podem ser usadas para manipular o tecido:

EMINÊNCIA TENAR E HIPOTENAR DA MÃO

As eminências tenar e hipotenar podem ser usadas para aplicar uma compressão bastante ampla. São especialmente proveitosas nos músculos maiores, como os do membro inferior, os músculos glúteos, os do ombro e os paraespinais. Também são ferramentas ótimas para massagear sobre áreas ósseas amplas, como a crista ilíaca. Colocadas em movimento, as eminências comprimem uma faixa relativamente larga de tecido (Fig. 1.15).

Ao usá-las, deve-se evitar a hiperextensão do punho. Sentir o tecido enquanto o comprimir e prestar atenção nas áreas rígidas e endurecidas. Essas informações são usadas para determinar se um outro movimento, mais localizado, deve ser aplicado em determinadas áreas.

MÃO FECHADA

Outra maneira de realizar a compressão ampla é com a mão fechada. Uma vantagem em particular é a habilidade de alterná-la, aplicada com ampla compressão com todo o comprimento das falanges proximais (os ossos dos dedos) e com uma compressão mais concentrada com as articulações dos dedos (as articulações interfalângicas proximais). Nesse caso, também se deve evitar a hiperextensão do punho, assim como exercitar mais lentamente as áreas hipercontraídas e avaliar a profundidade da pressão e a velocidade do movimento de acordo com o tecido. Evite o uso de osso sobre osso.

ARTICULAÇÕES DOS DEDOS

As articulações interfalângicas proximais (ou nós dos dedos) dos dedos indicador e médio, também podem ser usadas na compressão. Elas são ótimas alternativas às pontas dos dedos, para evitar o esforço constante que incide no polegar e demais dedos. Uma vez que essas articulações são superfícies mais rígidas e menos

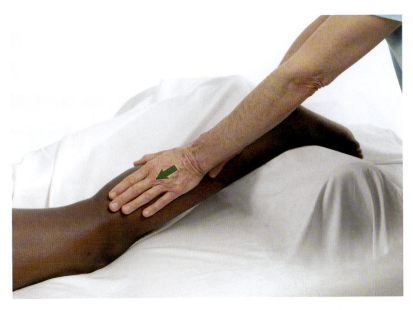

FIGURA 1.15 Compressão deslizante com a eminência tenar e hipotênar.

sensíveis que as pontas dos dedos, o tecido deve ser palpado primeiro com as pontas dos dedos antes de usar as articulações para a compressão. Nas áreas sensíveis, como a face, o pescoço e as costelas, é preferível usar as pontas dos dedos, em lugar dos nós. Evite usar os nós dos dedos sobre áreas ósseas.

POLEGAR OU PONTAS DOS DEDOS

A compressão fixa ou deslizante com as pontas dos dedos é ideal para o tratamento de áreas delimitadas e pequenas, como pontos-gatilho ou outros pontos de dor à palpação. É importante lembrar da biomecânica corporal durante a aplicação da pressão com o polegar e demais dedos, uma vez que ela pode exercer uma tremenda força sobre os músculos da mão e do antebraço, especialmente em pontos profundos do corpo, podendo mesmo resultar no encerramento da carreira do terapeuta. Portanto, é aconselhável apoiar os dedos ou o polegar na outra mão, para impedir a hiperextensão das articulações e para exercer uma pressão adicional. Em todo o livro, usaremos as pontas dos dedos algumas vezes apoiadas, outras não. Em cada caso, o terapeuta deve decidir se usará ou não o apoio, de acordo com a necessidade. Neste livro, as direções para o deslizamento muscular estão fundamentadas no uso do polegar, mas o terapeuta pode optar pelo uso das pontas dos demais dedos; ou, em algumas circunstâncias, poderá valer-se de um dos instrumentos usados no deslizamento muscular ou para pontos-gatilho, existentes no comércio para os massoterapeutas.

É preciso lembrar de colocar as articulações em uma linha reta ("empilhamento das articulações") e de usar o peso do corpo, em vez da força muscular, sempre que possível. Quando não for, como na abordagem aos músculos posteriores do pescoço em um paciente em decúbito dorsal, deve-se procurar alinhar as articulações, pausando e alternando as mãos com frequência.

Embora possam ser usadas em qualquer lugar do corpo, as pontas dos dedos (inclusive do polegar) são empregadas quase exclusivamente em algumas áreas, como a face, o pescoço, a axila, o abdome, a virilha e em todo o tratamento em regiões internas (nos Estados Unidos, permitido apenas em alguns estados), onde o toque deve ser controlado e sensível (Fig. 1.16).

COTOVELO

O cotovelo, principalmente o olécrano da ulna (a ponta óssea do cotovelo), é uma ferramenta extremamente útil para a compressão (Fig. 1.17). Sua utilização, no entanto, tem diversas restrições:

1. Uma quantidade extraordinária de força pode ser exercida com o cotovelo, portanto, a compressão deve começar lenta e aumentar de forma gradual, com muita atenção às respostas do paciente.
2. O cotovelo é muito menos sensível que as pontas do polegar ou demais dedos. Os tecidos devem ser explorados primeiro com os dedos, e somente então o cotovelo é usado principalmente para a compressão, uma vez que a necessidade de um trabalho mais profundo e a localização tenham sido estabelecidas.
3. O uso do cotovelo deve ser evitado em áreas altamente sensíveis, como a face, o pescoço, a virilha e sobre áreas ósseas.

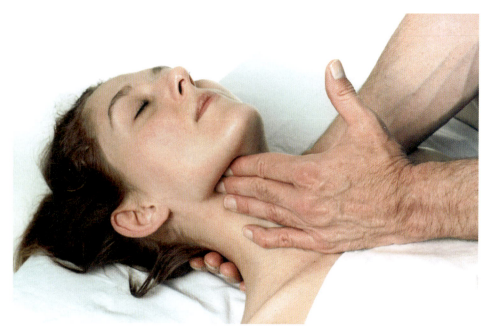

FIGURA 1.16 Usar as pontas dos dedos nas áreas sensíveis.

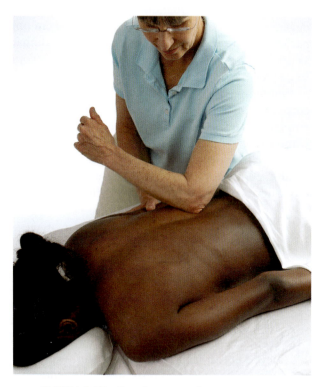

FIGURA 1.17 Usando o cotovelo na compressão.

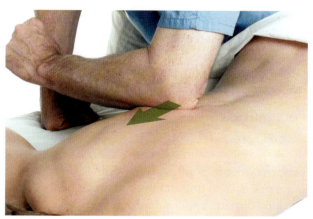

FIGURA 1.18 Usando o antebraço.

insensível, por isso deve-se fazer a palpação da área antes de tratá-la com o antebraço.

Técnicas específicas de tratamento

PREENSÃO

A mão inteira ou as duas mãos podem ser usadas para segurar uma área do corpo. Várias intenções de pressão e efeitos são possíveis com essa abordagem:

- A *preensão simples* pode ajudar na habituação ao toque do terapeuta, pode aquecer e confortar, e pode transmitir a intenção. Segurar uma parte do

ANTEBRAÇO

A região ulnar do antebraço é uma superfície ampla, adequada para a compressão deslizante profunda (Fig. 1.18) dos músculos longos e retos, como o músculo eretor da espinha e muitos músculos do membro inferior. Como o cotovelo, a região ulnar é comparativamente corpo com uma ou duas mãos envolve um efeito físico de aquecimento e induz ao relaxamento do paciente (Fig. 1.19).

- A *preensão intencional* sugere mudança. A parte do corpo é segura com uma ou ambas as mãos, aplicando uma pressão suave na direção da mudança desejada, com a frouxidão sendo retomada durante o processo.
- A *preensão com compressões variadas* é uma forma suave de compressão, usando diferentes partes da mão. A parte do corpo é segura com uma ou ambas as mãos e a pressão é aplicada, com as pontas dos dedos, os polegares e as cabeças da falange e metacarpos, e talvez possivelmente até comprimida em alguns lugares, com padrões e pressões distintos. Essa aplicação variada da pressão também pode ser combinada com a preensão intencional. Esse "exercício com a mão inteira" combina o elemento da sugestão com um toque de confusão, fazendo com que os músculos sejam "pegos desprevenidos" e se alonguem.

COMPRESSÃO

A compressão consiste na pressão exercida perpendicularmente à superfície do músculo. Quando existe osso subjacente, o tecido muscular é comprimido contra ele; do contrário, a pressão é exercida contra a resistência de estruturas mais profundas. A compressão pode ser firme ou leve, de acordo com o adequado e tolerado pelo paciente, e pode ser aplicada em grandes áreas com a mão inteira (Fig. 1.20) ou em um ponto localizado, com o polegar, a ponta do dedo ou o cotovelo (Fig. 1.21). A pressão é mantida até o terapeuta sentir a liberação, ou o paciente relatar que a dor foi aliviada nesse ponto.

PALPAÇÃO/COMPRESSÃO POR PINÇAMENTO

Os músculos suficientemente superficiais podem ser examinados e tratados pela palpação e pela compressão por pinçamento. Os exemplos são o músculo esternocleidomastóideo (Fig. 1.22), o músculo peitoral maior, a porção do trapézio que se localiza no topo do ombro e as partes mais proximais dos músculos adutores do quadril.

Para realizar essa técnica, deve-se pinçar o tecido entre o polegar e as pontas dos primeiros dois ou três dedos, ou a parte lateral do dedo indicador flexionado. Cada um desses dedos forma uma superfície firme, contra a qual o outro dedo pode palpar e comprimir. É preciso procurar os tecidos cuidadosamente em busca de pontos-gatilho ou outros pontos sensíveis. Quando encontrar, deve-se pinçá-los até sentir a liberação e continuar procurando por outros.

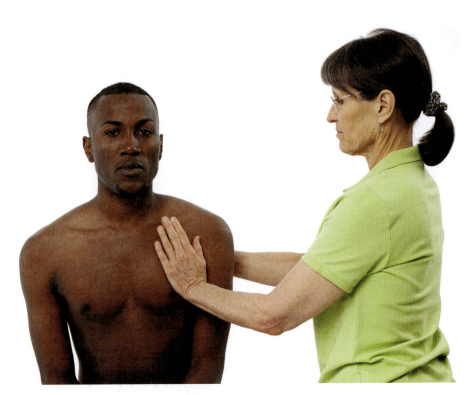

FIGURA 1.19 Preensão.

24 Massoterapia clínica

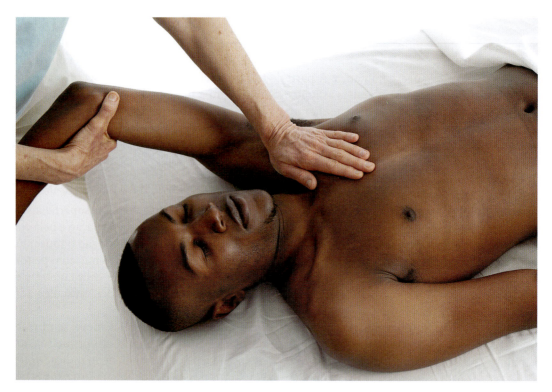

FIGURA 1.20 Compressão ampla com a mão.

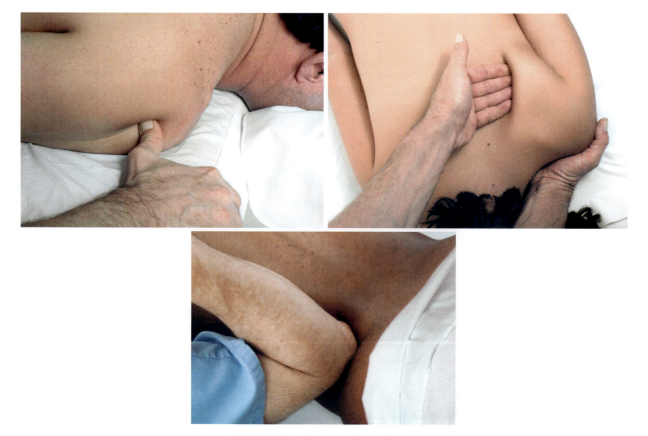

FIGURA 1.21 Compressão localizada.

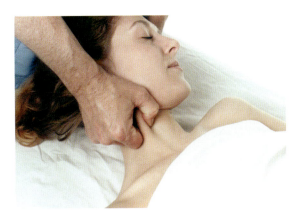

FIGURA 1.22 Compressão por pinçamento do esternocleidomastóideo.

para a ocorrência do relaxamento do ventre muscular, sua origem e inserção também devem relaxar.

DESLIZAMENTO EM FAIXAS OU MASSAGEM DE DESLIZAMENTO

Essa técnica envolve a pressão deslizante ao longo de um músculo, em geral de um ponto de fixação até o outro, na direção das fibras musculares (Fig. 1.23).

> **⚠ ALERTA** A massagem de deslizamento em faixas é muitas vezes necessária em áreas cobertas por pelos, como a cabeça ou a nuca. Além disso, alguns homens têm muitos pelos no peito, nas costas e nos membros superiores e inferiores. Nessas áreas, sempre há o risco de puxar os pelos e causar dor com o uso dessa técnica. Pode-se pedir ao paciente para avisar quando isso ocorrer. Uma pequena quantidade de lubrificante pode ajudar. Em geral, os cremes e loções absorvidos com facilidade são melhores para esse tipo de trabalho, ao invés de produtos oleosos; o terapeuta não pode estabelecer uma "âncora" para fazer os movimentos de deslizamento em uma superfície escorregadia. Assim, independentemente do que for utilizado, use-o com moderação. Lembre-se de iniciar a sessão, ou o trabalho em uma área específica, com alguns momentos de técnicas de massagem sueca para o aquecimento dos músculos, antes de partir para um trabalho mais profundo.

FRICÇÃO TRANSVERSAL DAS FIBRAS

O tecido muscular persistentemente contraído, as lesões dos tendões ou ligamentos e as áreas de fibrose podem ser efetivamente tratadas com a fricção, percorrendo as pontas dos dedos, o polegar ou o cotovelo em zigue-zague através do músculo, perpendicularmente às fibras (Fig. 1.24). Essa técnica é realizada com maior frequência nas inserções musculares ou em suas adjacências. O terapeuta sempre deverá ter em mente que,

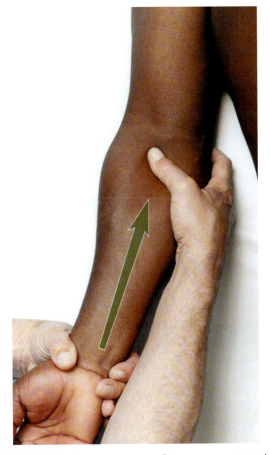

FIGURA 1.23 Deslizamento em faixas ou massagem de deslizamento.

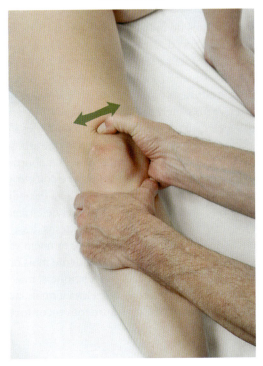

FIGURA 1.24 Fricção transversal das fibras.

ALONGAMENTO PASSIVO

Embora os pontos-gatilho possam ser tratados diretamente com qualquer das técnicas citadas, a solução requer, assim que possível, o alongamento passivo do músculo após o tratamento. O terapeuta alonga o músculo ao mover seus pontos de fixação, afastando um do outro (Fig. 1.25). Essa técnica requer um conhecimento profundo da anatomia articular envolvida e da amplitude de movimento das articulações pertinentes.

Abordar cautelosamente o alongamento

O terapeuta deve familiarizar-se com a amplitude de movimento de cada articulação e fazer o alongamento lentamente. E deve evitar qualquer movimento súbito ou alongamento balístico. É muito corriqueiro colocar o paciente em uma posição desconfortável (Fig. 1.26). Depois de terminada a sessão, os pacientes podem pensar em prolongar os benefícios de sua massagem ao fazer, eles próprios, um alongamento ativo entre sessões.

Neste livro, a maioria das descrições da terapia manual envolve o deslizamento em faixas e a compressão, com alguns exemplos de fricção transversal das fibras e de alongamento, em situações em que essas técnicas parecem particularmente adequadas. As descrições devem ser usadas como exemplos e pontos de partida, não como repertório completo. Cada estudante deve experimentá-las, junto com as outras abordagens não ilustradas.

Mesas ou macas

Os estudantes de massoterapia com certeza devem conhecer algumas das mesas convencionais. As mais comuns são portáteis e têm alturas ajustáveis. Em geral, os terapeutas ajustam a altura da mesa de acordo com sua própria altura e com o tipo de exercício que planejam fazer. A massoterapia clínica, no entanto, tem demandas especiais. A melhor altura para a mesa pode variar de acordo com o tipo de exercício que está sendo feito e a posição do paciente. Podem-se usar abordagens terapêuticas diferentes em uma sessão e colocar o paciente em diversas posições. Para favorecer a flexibilidade do tratamento, a solução ideal é uma mesa elétrica ajustável. Existe uma ampla variedade de mesas desse tipo, mecânicas ou pneumáticas, cujos preços também variam muito. Essas mesas são consideravelmente mais onerosas do que as mesas portáteis convencionais, mas o investimento é válido, uma vez que eleva a qualidade do trabalho que pode ser feito e aumenta o conforto e a saúde do terapeuta.

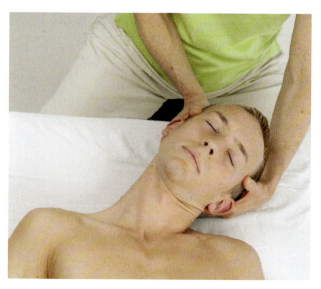

FIGURA 1.25 Alongamento passivo.

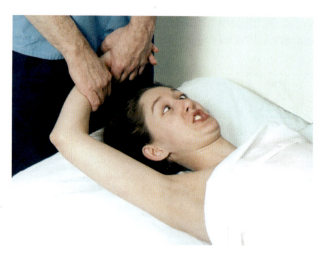

FIGURA 1.26 Alongamento passivo deplorável.

Drapejamento

A maior parte do exame e do tratamento da massoterapia e do trabalho corporal requer alguma exposição do corpo. Portanto, devemos considerar formas de respeitar a privacidade e o pudor do paciente, sem deixar de lado o objetivo terapêutico. *Drapejamento* é o termo comumente utilizado para a cobertura de partes do corpo que não estão sendo examinadas ou tratadas. O termo tem origem no mundo artístico e se refere à cobertura com tecido do indivíduo retratado em uma pintura ou escultura. No século XX, o termo começou a ser usado também na fotografia, e a partir de então foi adotado pela medicina.

Os códigos de ética e as normas da prática das diferentes organizações norte-americanas de massoterapia variam muito, porém todos exigem o respeito aos sentimentos dos pacientes com relação ao conforto, segurança, privacidade e pudor. Embora essas exigências sejam inequívocas em relação à necessidade de respeitar a privacidade e o pudor de quem recebe o tratamento, elas não são específicas em descrever com precisão o drapejamento que deve ser utilizado. Portanto, os terapeutas têm a responsabilidade de determinar as melhores maneiras de cumprir tais exigências em suas clínicas, no que diz respeito a cada paciente.

Além das normas de organizações profissionais, o terapeuta também deve obedecer às leis das jurisdições nas quais trabalham. Nos EUA, nas regiões em que a massoterapia é licenciada, normalmente haverá um comitê que publica normas de conduta de seus praticantes. Essas normas muitas vezes contêm descrições mais ou menos específicas sobre o drapejamento. Algumas, por exemplo, permitem especificamente que as nádegas ou as mamas das mulheres fiquem temporariamente descobertas com o consentimento das pacientes, enquanto outras podem proibir tal exposição em especial. Nos locais onde não há licenciatura, podem existir leis estaduais ou locais que restrinjam, de alguma forma, a conduta do profissional. Assim, o terapeuta deve ter a responsabilidade de pesquisar leis e normas que governem sua prática. Em poucos estados norte-americanos que ainda carecem de regulamentação, não existem leis normativas para o drapejamento – mas de qualquer forma a prática profissional e ética do terapeuta o obriga a usar técnicas apropriadas, mesmo quando esse detalhe não é exigido por lei.

No começo do capítulo, vimos que a massoterapia clínica é um resultado da fusão entre a massagem tradicional, a osteopatia e outras técnicas. A herança do trabalho corporal vem de Ida Rolf e Wilhelm Reich. Na massagem tradicional, o paciente, em geral, deita-se em decúbito dorsal ou ventral sobre a mesa, com as áreas íntimas cobertas por uma toalha ou lençol. Cada área é descoberta pelo terapeuta de acordo com o necessário para o tratamento. Na tradição do trabalho corporal, a ênfase recai na estrutura do corpo todo. Por esse motivo, os pacientes são observados primeiro em bipedestação, geralmente em roupas íntimas. A maioria das escolas de massoterapia ensina técnicas conservadoras e tradicionais de drapejamento e requer que elas sejam usadas quando se pratica na escola. Quando o terapeuta já tiver domínio da massagem sueca, no entanto, poderá precisar de mais flexibilidade nos métodos de drapejamento para aplicar a variedade de técnicas disponíveis para o exame e o tratamento.

Portanto, dependendo da abordagem, do terapeuta, do paciente e de regulamentações adequadas, o paciente pode usar ou não roupa íntima, ser coberto por um lençol ou toalha, fazer uso de um avental de exame, ou qualquer combinação entre esses elementos. Por compreender que terapeutas e pacientes têm diferentes necessidades, apresentamos várias ilustrações de drapejamento sugeridas para exame e tratamento de cada área do corpo. São apresentadas técnicas básicas de drapejamento dos pacientes com lençóis, em decúbito dorsal e ventral. Em combinação com a técnica de drapejamento das mamas femininas na massagem abdominal, demonstra-se uma opção para o tratamento dos músculos do tórax. Também ilustramos a técnica de drapejamento dos pacientes em decúbito lateral. Essa posição é apropriada para realizar certas técnicas. Ela também é adequada para o tratamento geral de mulheres grávidas ou para pacientes que se sintam desconfortáveis ou estejam fisicamente incapacitados para a posição de decúbito dorsal ou ventral, da mesma forma, são fornecidas ilustrações dessa situação específica.

Alguns terapeutas podem considerar proveitoso o uso do avental de exame em algumas situações, como no lugar do lençol, da toalha ou da roupa íntima, ou combinado a eles. O modelo mais versátil para a massoterapia é o fechado no ombro. O uso desses aventais é ilustrado como opção para o tratamento de algumas áreas.

As imagens a seguir e nas próximas páginas demonstram o drapeado adequado para uma variedade de pacientes e técnicas. Imagens em miniatura dessas fotos aparecem ao longo do texto, conforme necessário, para seu esclarecimento quanto ao drapejamento apropriado.

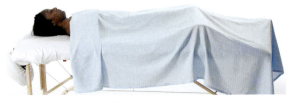

1: Cabeça e pescoço

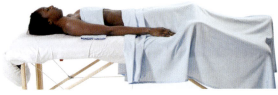

2: Abdome

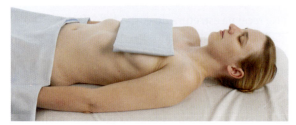
3: Músculos do tórax

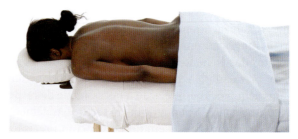
7: Dorso

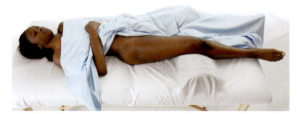
4: Virilha e parte inferior do abdome

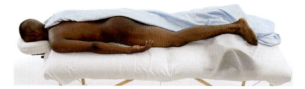
8: Entre as nádegas

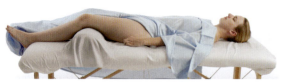
5: Região anterior do membro inferior

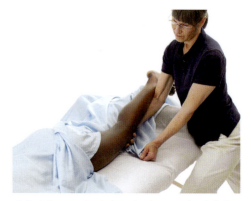
9: Posicionamento do lençol sob o membro inferior

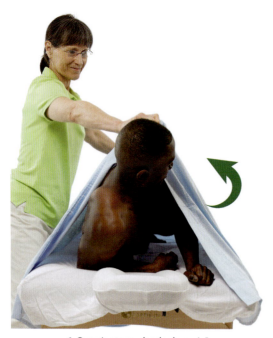
6: O paciente mudando de posição

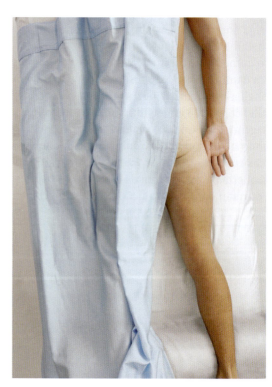
10: Região posterior do membro inferior e nádega

Capítulo 1 ■ Abordagem da massoterapia clínica 29

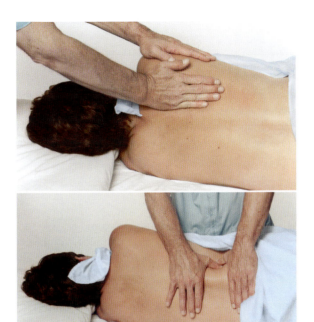

11: Decúbito lateral: ombro e dorso (paciente grávida)

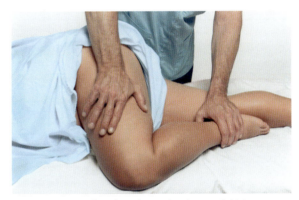

12: Decúbito lateral: coxa (paciente grávida)

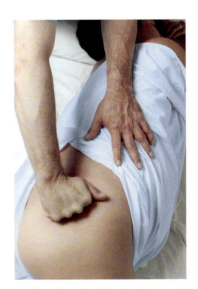

13: Decúbito lateral: nádega (paciente grávida)

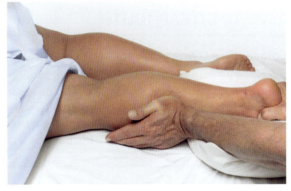

14: Decúbito lateral: perna (paciente grávida)

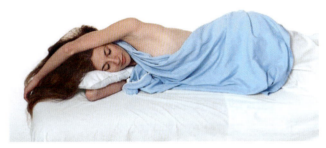

15: Decúbito lateral: ombro e tórax (avental de exame)

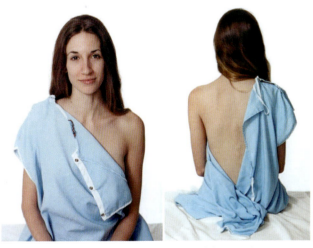

16: Sentada: ombro e tórax (avental de exame)

REVISÃO DO CAPÍTULO

Colocando a teoria em prática

Use peças de drapejamento limpas para cada paciente. Tenha cuidado para não tocar inadvertidamente e de forma inadequada a sua paciente ao posicionar o pano ao redor dos seios e áreas pélvicas. Mesmo na aplicação de massagem nos seios ou na região pélvica de uma paciente, tenha o cuidado de salvaguardar o seu sentido de confiança e sua segurança e conforto ao fazer o drapejamento. Faça com que o pano utilizado preserve ao máximo a intimidade do paciente, expondo apenas o que é absolutamente necessário para o seu trabalho.

Perguntas para revisão

1. Ao longo da evolução da massagem, compare a tendência de a técnica ser considerada apenas como acessível aos ricos, com a percepção de maior acessibilidade a todos, como parte dos cuidados regulares de saúde. Como você descreveria a massagem para que um paciente em potencial a considerasse como parte integrante de um plano comum de bem-estar?
2. Escolha uma condição (p. ex., dor lombar ou outra doença muscular) e liste as possíveis razões pelas quais um médico optaria por prescrever, para tratamento, medicamentos e/ou fisioterapia, em lugar da massagem terapêutica. Se você fosse o paciente, o que diria ao médico para convencê-lo a incluir a massoterapia em seu tratamento?
3. Quais são as diferenças entre pontos dolorosos e pontos-gatilho? Quais são as semelhanças?
4. Liste cinco funções desempenhadas pela fáscia.
5. Por que os pacientes precisam ter seu corpo coberto? Como você lidaria com um paciente que diz que não quer ter seu corpo drapejado?

CAPÍTULO 2

Abordagem da avaliação

OBJETIVOS DE APRENDIZADO

Ao final deste capítulo, o leitor será capaz de:
- Descrever os componentes de uma avaliação clínica.
- Listar as perguntas apropriadas para um formulário de admissão e entrevista com o paciente.
- Fazer uma avaliação de corpo inteiro.
- Documentar dados de avaliação.
- Sintetizar os achados para a formulação de um plano terapêutico.
- Comunicar-se eficazmente com os pacientes.
- Aplicar a síntese e o plano subsequente à(s) sessão(ões) terapêuticas.
- Comunicar-se efetivamente com outros profissionais da saúde.
- Explicar as considerações inerentes ao trabalho com populações especiais, como mulheres grávidas, idosos, crianças e adolescentes.

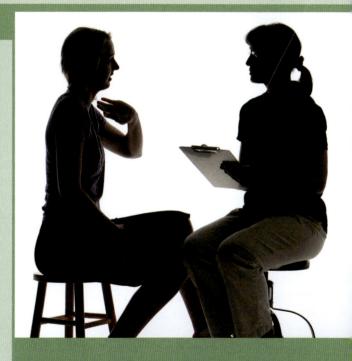

A coisa mais importante na comunicação é ouvir o que não foi dito.

Peter Drucker

Introdução

O objetivo de qualquer sistema de avaliação clínica é coletar informações que possibilitem ao terapeuta estabelecer um plano de tratamento eficaz que resulte no melhor desfecho para o paciente, levando em conta qualquer patologia, disfunção e contraindicações à terapia. Tendo em vista que este livro versa sobre massagens mais profundas e mais intensas do que a massagem sueca clássica, é preciso que o terapeuta se cerque de cautela extra no que diz respeito às contraindicações. Um exemplo é o paciente com câncer, que pode estar sendo submetido a sessões de radioterapia ou de quimioterapia. Embora uma massagem de relaxamento mais suave seja perfeita para tais pacientes, uma massagem profunda pode fazer com que se sintam pior, enquanto ainda estão sendo tratados. Considerando que a radiação pode fazer com que os ossos fiquem quebradiços, esse aspecto também deve ser levado em consideração.

O termo *massoterapia clínica* é mais preciso do que *massoterapia médica* porque os massoterapeutas clínicos têm uma perspectiva corporal diferente da dos médicos. Nós não tratamos as condições segundo critérios médicos diagnósticos, mas sim de acordo com critérios de avaliação da massoterapia clínica. Por exemplo, o médico pode diagnosticar o paciente como portador de tendinite. Esse diagnóstico implica inflamação de um tendão e pressupõe prescrição de anti-inflamatório, repouso e aplicação de gelo. A mesma pessoa pode ser avaliada por um massoterapeuta clínico como portadora de tecido muscular persistentemente contraído, com dor referida por causa da atividade dos pontos-gatilho, indicando o tratamento dos tecidos profundos e a compressão dos pontos-gatilho. O médico e o massoterapeuta clínico estão cuidando da mesma queixa do paciente, partindo de duas perspectivas diferenciadas. Nenhum dos dois está errado e um pode informar o outro. Portanto, é importante que o massoterapeuta clínico desenvolva familiaridade com termos e conceitos diagnósticos médicos e aprenda a incluí-los na avaliação do paciente.

 Cuidado ético

Existe uma linha tênue entre avaliar e diagnosticar. O diagnóstico está fora do âmbito da prática da massoterapia, mas às vezes os pacientes consideram os massoterapeutas como autoridades médicas e, dentro desse raciocínio, fazem perguntas como "Eu estou com síndrome do túnel do carpo?" A tais perguntas não nos cabe responder. Uma resposta apropriada a esse tipo de pergunta poderia ser: "Massoterapeutas estão proibidos de diagnosticar. Você parece estar com alguns dos mesmos problemas que outros pacientes meus que receberam esse diagnóstico demonstravam, mas é importante que você consulte o seu médico para ter um diagnóstico".

A prioridade maior da massagem de relaxamento (sueca) é o conforto do paciente. Dentro dos limites adequados, seus desejos e suas preferências pessoais ficam em primeiro plano e o objetivo é lhe proporcionar uma experiência agradável e relaxante. No entanto, na prática clínica, a prioridade é oferecer tratamento eficiente, com todos os procedimentos sujeitos ao consentimento do paciente. É vital que a comunicação se estabeleça de maneira clara e eficaz. Se um paciente que está com dor e/ou limitação em sua amplitude de movimento pede uma massagem "leve" e você sente que há necessidade de uma ação mais profunda, definitivamente deve explicar e justificar o seu raciocínio, inclusive informando que ele poderá sentir algum desconforto durante e após a sessão. Em alguns casos, os pacientes suportam um pouco de dor para obter muito alívio, mas essa não é uma decisão que podemos tomar pelo paciente. Algumas pessoas podem estar muito doloridas para que possam tolerar a massagem, e jamais deveremos insistir para que qualquer paciente vá além de seu nível de tolerância apenas porque acreditamos ser terapeuticamente apropriado.

O primeiro passo para um tratamento eficaz é identificar corretamente as áreas que precisam ser tratadas. Por esse motivo, uma abordagem sistemática e inteligente do exame e da avaliação é essencial na massoterapia clínica.

A avaliação correta requer atenção aos seguintes pontos:

- Padrões de uso errado.
- Desequilíbrios posturais.
- Músculos posturais encurtados.
- Músculos enfraquecidos.
- Problemas em músculos específicos e em outros tecidos moles, como pontos-gatilho, pontos de dor à palpação e áreas de encurtamento persistente.
- Restrições articulares.
- Padrões disfuncionais da coordenação, do equilíbrio, da marcha e da respiração.

A epígrafe deste capítulo, "*A coisa mais importante na comunicação é ouvir o que não foi dito*", enfatiza a natureza abrangente de um exame eficaz na massoterapia clínica. O corpo é um sistema de elementos interdependentes e todos eles devem ser considerados quando se determina como os problemas da dor e da disfunção serão resolvidos. O corpo pode nos informar coisas que o paciente deixa de mencionar.

Os principais métodos para compilar informações sobre o problema do paciente incluem resgate da história (verbal e por escrito), observação informal, medição do corpo, análise postural, observação formal e medição de certas atividades, além do exame manual dos tecidos. Até a observação dos padrões demonstrados pelo paciente com o uso de calçados pode fornecer informações importantes, por exemplo, se o paciente demonstra inversão ou eversão dos pés. É importante lembrar que o exame e a avaliação não terminam na primeira sessão, pois são processos contínuos. Essa revisão constante é uma característica particular da massoterapia clínica, uma vez que a natureza ativa do tratamento envolve o *feedback* sensitivo, que regularmente orienta a escolha da técnica a ser utilizada.

História do paciente

Elaborando um formulário de informações pessoais

Normalmente, os terapeutas precisam coletar certas informações pessoais do paciente por motivos burocráticos, como nome, endereço, telefone e assim por diante. Isso pode ser obtido com mais facilidade quando o paciente preenche um formulário na primeira consulta. Também pode ser proveitoso usar o mesmo documento para obter informações sobre as condições e a história da pessoa. Ele pode servir como ponto de partida para a entrevista sobre a história.

Ao elaborar o formulário, é importante pensar em quais informações devem ser obtidas por escrito e quais requerem uma exploração mais pessoal e profunda. Dados pessoais, informações sobre a família, ocupação e nome dos médicos gerais (ou especialistas) são mais bem adquiridos em um formulário. Esses itens são fáceis de determinar.

No entanto, é mais difícil decidir o que se deve perguntar sobre a história de saúde em um formulário. Por um lado, é melhor não deixar toda a história para a entrevista, pois é fácil divagar e acabar negligenciando questões importantes. Por outro, um questionário longo e complicado pode parecer tedioso e irrelevante. O objetivo é compor um formulário sucinto, que inclua a maioria das possibilidades.

O terapeuta deve ter sempre em mente que, se não for relevante para a terapia, *não deverá constar do formulário de admissão.* Como massoterapeutas, é nossa obrigação tomar conhecimento das informações de contato do paciente e seus dados de saúde. Precisamos ter conhecimento dos problemas médicos diagnosticados, para que não haja contraindicações ao tratamento ou cuidados com a massagem. Também é muito importante que saibamos quais medicamentos o paciente está tomando; em certas circunstâncias, a contraindicação à massagem ou a cautela durante o tratamento não se dão por causa do problema ou condição do paciente, mas por causa do medicamento ou medicamentos que está tomando em seu tratamento. Devemos ser informados sobre qualquer cirurgia recente, qualquer problema de pele, alergias ou sensibilidades que possam ter, e se há alguma área não devemos tocar por vontade do paciente. Com frequência os terapeutas abandonam involuntariamente seu escopo de prática ou violam a privacidade do paciente ao fazer perguntas não relacionadas com a massagem durante a coleta de dados. Por exemplo, é apropriado relacionar "estresse" como uma das condições listadas em seu formulário e que podem ser marcadas pelos pacientes, caso estejam sofrendo com isso. Mas quando essa condição é apresentada na forma de uma pergunta, como "Sua família (trabalho, relacionamento) lhe causa estresse?", essa estratégia passa a ser invasiva e inadequada. Para a massagem não há necessidade de saber quantos filhos uma pessoa tem, ou a idade deles. É mais apropriado perguntar se eles são responsáveis por alguém. A menos que você esteja preenchendo um formulário de seguro, assumindo um caso de lesão pessoal em caráter de contingência ou definindo um contato para fins de emergência, não há necessidade de obter informações sobre o cônjuge do paciente. Existe uma linha tênue entre coletar informações necessárias e ser excessivamente curioso sobre a vida pessoal de seu paciente. Não é apropriado solicitar aos pacientes que descrevam sua dieta, a menos que você também tenha formação e seja licenciado como nutricionista ou dieticista, e, mesmo assim, isso não é da sua conta, a menos que o paciente tenha solicitado uma consulta para tais serviços. Fazer qualquer pergunta sobre religião, ou se o paciente já sofreu ou não algum abuso, quanto ganha por mês... a lista de perguntas indiscretas é enorme. Então, repita: *se não tiver relação com a massagem, você não deve perguntar.*

Nos Estados Unidos, se o massoterapeuta estiver preenchendo um seguro ou mantendo/arquivando qualquer registro eletrônico, seus formulários devem estar em conformidade com a Lei de Portabilidade e Responsabilidade dos Planos de Saúde (*Health Insurance Portability Accountability Act,* HIPAA), arquivados em uma conexão segura com total proteção quanto às informações pessoais e a privacidade do paciente. Mas os dados do paciente sempre devem ser protegidos em qualquer caso, mesmo que seu tipo de prática não esteja sujeito às leis da HIPAA. Informações completas sobre HIPAA estão disponíveis no site do Departamento de Saúde e Serviços Humanos norte-americano (http://www.hhs.gov/ocr/privacy/index.html). Alertas de privacidade HIPAA e formulários compatíveis com HIPAA podem ser obtidos em qualquer fornecedor de artigos médicos e em muitas papelarias.

Além desse formulário, o paciente pode receber um desenho esquemático do corpo humano, no qual ele pode assinalar as áreas onde está sentindo dor ou em que sofreu dores recentes. No exemplo a seguir, as informações são procuradas nas palavras escritas no formulário (Fig. 2.1) e visualmente nas figuras que o acompanham (Fig. 2.2). Essa duplicação serve como confirmação, para verificar se todas as possibilidades estão sendo analisadas.

Você encontrará um formulário adequado aos seus objetivos em um software de massagem ou em lojas de suprimentos médicos. Algumas das empresas de

---

Nome: _____ Altura _____ Peso _____

Endereço:

_____

Telefone residencial: _____ Telefone comercial: _____ Celular: _____ E-mail: _____

Data de nascimento: _____ Gênero: M   F   Estado civil: Casado   Solteiro   Outros

Como você ficou sabendo da Clínica de Dor e Postura? _____

Contato de emergência

Nome: _____

Relação: _____

Telefone: _____

Histórico de lesões, doenças e/ou cirurgias:

Atividades físicas/esportes praticados regularmente:

Circule qualquer um dos seguintes que você tem ou teve no último ano:

DOR: Dor de cabeça   Costas   Peito   Abdome   Quadril   Perna

　　　 Ombro   Pescoço   Braço   Pelve   Virilha

　　　 Nádega

DISTÚRBIOS: Digestivos   Cãibras   Convulsões   Asma   Fibromialgia/Síndrome da fadiga crônica

　　　　　　 Escoliose   Depressão   Ansiedade

Outros:

_____

Medicamentos em uso:

_____

Médico de família ou clínico geral:

_____

Especialista:

_____

FIGURA 2.1   Formulário de admissão.

Capítulo 2 ■ Abordagem da avaliação 35

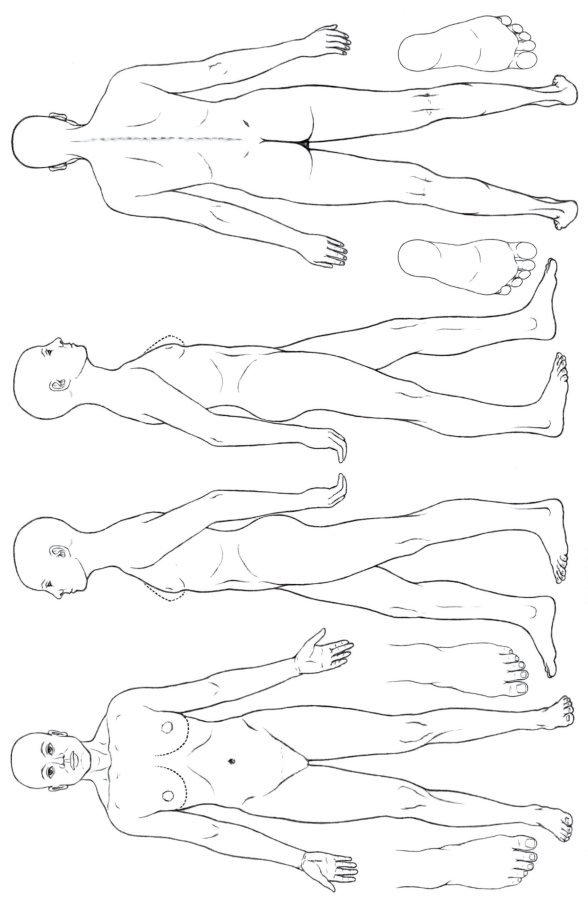

FIGURA 2.2 Desenhos do corpo para mostrar as áreas de dor.

agendamento *on-line* que atendem massoterapeutas fornecem formulários de admissão.

Outro instrumento útil na avaliação dos pacientes é um indicador chamado atividades da vida diária (AVD), comumente utilizado por médicos e pelas seguradoras para descobrir exatamente até que ponto determinado problema está interferindo na vida do cliente/paciente. Existem formulários isentos de direitos autorais que podem ser facilmente obtidos pela internet para a avaliação de dor nas costas, no pescoço e nos membros. Esses formulários abrangem atividades como trabalhar, dormir, ler, dirigir, levantar peso, curvar-se, levantar e abaixar, fazer exercício físico e assim por diante, que podem proporcionar um quadro detalhado para o nível de dor e disfunção que o paciente está sofrendo.

Lembre-se de que o paciente tem seu próprio ponto de vista. Ele pode considerar irrelevante uma informação que é importante para o terapeuta e, inadvertidamente, deixar de mencioná-la – sobretudo se for o caso de um problema com o qual o paciente está convivendo há muito tempo; a disfunção passa a ser quase um lugar-comum para ele. Nossa função é compilar todos os dados que possam ser necessários para nossos objetivos, sem deixar de esclarecer sua relevância para o paciente.

Realizando a entrevista

Embora o objetivo principal da entrevista sobre a história seja colher informações e estabelecer um bom relacionamento, também temos aqui uma oportunidade de começar a instruir o paciente. Por exemplo, aqueles que apresentam problemas ocupacionais precisam ter avaliada a ergonomia, os movimentos repetitivos ou outros problemas, como trabalhar em uma mesa de computador mal projetada. Algumas pessoas fazem programas de exercícios sem supervisão adequada. A entrevista inicial fornece uma oportunidade de apresentar essas questões.

Durante a entrevista, você pode se pegar "pensando alto", ou seja, dividindo o seu parecer com o paciente, à medida que a entrevista vai avançando. Envolver o paciente no processamento das informações pode encorajá-lo a pensar sobre o sistema muscular de uma nova maneira e também estabelecer uma atmosfera de trabalho em equipe à terapia.

Assim como outros aspectos do processo de avaliação, a entrevista tem dois propósitos – o holístico e o reducionista. Por um lado, busca-se compor um quadro clínico abrangente da pessoa e das circunstâncias de sua vida, para determinar as causas dos distúrbios e os tipos de solução mais eficazes. Por outro, é fundamental que se permaneça alerta às dicas sobre a causa da queixa específica. Em alguns casos, a lesão pode ter ocorrido em um momento específico, enquanto o paciente realizava

um determinado movimento (p. ex., "Eu dei um impulso na direção da bola e senti uma dor aguda na virilha"). Na maioria dos casos, no entanto, o início e a origem do problema corrente serão muito mais vagos e poderão requerer investigação mais profunda por parte do terapeuta. Muitas vezes, a solução está oculta nas informações colhidas durante a entrevista.

É ideal que a história seja resgatada em um processo cordial e humano. Não deve ser algo mecânico, com o terapeuta sentado com a caneta na mão, lendo as perguntas e anotando respostas. Deve-se também desenvolver a habilidade de realizar uma entrevista relaxada e que promova o diálogo, não se esquecendo de manter uma lista mental dos temas mais importantes. No começo de sua carreira, é melhor anotar essa lista para consultas. Obviamente, as questões podem variar de um paciente para outro assim como os distúrbios, mas o tema em geral permanece o mesmo. Sobretudo, não se pode presumir que o paciente fornecerá voluntariamente as informações importantes. Lembrete: o que é importante para o terapeuta pode parecer trivial para o paciente. É preciso ser abrangente – e acima de tudo, *ouça o paciente*.

A lista deve incluir os seguintes itens:

O problema de apresentação:

- O que o trouxe aqui?
- Em que regiões do corpo você sente dor?
- O que não está funcionando direito?
- Há quanto tempo você está se sentindo assim? Quando começou?
- Se a dor for resultante de uma lesão específica, como a lesão ocorreu exatamente? Em que posição você estava quando a lesão ocorreu? Como foram o resto do dia e dias posteriores? Descreva a dor, o inchaço, a limitação do movimento e o tratamento (incluindo a automedicação) no mesmo dia e nos dias que se seguiram à lesão.
- Você já havia tido esse problema? Quando e sob que circunstâncias? Qual foi a primeira vez?
- Quando a dor piora? E quando melhora?
- O que faz a dor piorar? O que a faz melhorar? Em quais posições você se sente melhor e pior?
- Você consultou outro profissional da saúde por causa do seu problema? Ele fez algum teste diagnóstico? O que esse profissional o aconselhou a fazer?

História da saúde

- Como é sua saúde geral?
- Você teve alguma doença, lesão ou sofreu cirurgia recentemente?

- Você já teve uma doença ou lesão grave, ou sofreu cirurgia de grande porte?
- Você tem história de problemas cardíacos ou neurológicos?
- Você está sendo tratado por um médico em virtude de alguma doença? Em caso positivo, qual é a doença? Você está tomando alguma medicação?
- Você é tratado por algum quiropraxista, osteopata ou outro terapeuta natural? Algum outro tipo de profissional da saúde? Suas consultas com esses terapeutas estão relacionadas ao seu problema atual?

História atlética

- Você pratica esporte? Faz exercícios em academia? Há alguma atividade esportiva que você possa ter praticado no passado e que gostaria de retomar, ou há alguma atividade nova que você gostaria de iniciar, mas no momento está impossibilitado por causa da dor ou limitação física?

História pessoal/familiar/social

- Você cuida de alguém (cônjuge, filhos, pais)?
- Você está sob estresse?
- Qual é sua atividade recreativa para ajudá-lo a aliviar o estresse?

História ocupacional

- Qual é a sua profissão? O que ela envolve – isto é, o que você faz o dia inteiro? Quanto tempo você fica sentado, em pé, movimentando-se? Você levanta pesos? Faz movimentos repetitivos? A atividade profissional causa alguma dor?
- Com que frequência você faz pausas e por quanto tempo? O que você faz durante essas pausas?
- Que tipo de trabalho você fez no passado?
- Você já sofreu alguma lesão ocupacional?

Não se deve hesitar em aumentar essa lista. Seu próprio conhecimento e imaginação farão com que surjam novas perguntas e pistas que o levarão a pesquisar o que está por detrás desses limites. Certamente, todas as perguntas deverão ser cuidadosamente consideradas em sua mente.

Avaliação corporal integral

A maioria dos pacientes de massoterapia clínica está acostumada a pensar em termos de abordagens médicas tradicionais. Se o paciente se apresenta com uma lesão específica, espera que o exame e o tratamento sejam concentrados nela e na área imediatamente adjacente.

Em muitos casos, essa expectativa pode ser apropriada: obviamente, é possível sofrer uma lesão isolada em um local que pode ser tratado de maneira específica. Na maior parte dos casos, no entanto, uma abordagem mais ampla se faz necessária. Afinal, o corpo está todo conectado; e a maioria das lesões locais, se não for tratada, futuramente afetará outras partes do corpo. Por esse motivo, geralmente é adequado e desejável avaliar o corpo como um todo antes de iniciar o tratamento.

Algumas pessoas se recusam a passar por tal avaliação e insistem em um tratamento estritamente local. A necessidade do consentimento informado requer que o terapeuta compartilhe sua avaliação do problema com o paciente e proponha um processo de exame e de tratamento, incluindo diversas alternativas. Uma delas, obviamente, é o tratamento paliativo. Desde que o terapeuta seja honesto com o paciente em relação ao que considera como a ação ideal com base nas queixas do paciente, será apropriado trabalhar com tal paciente tendo como objetivo aliviar os sintomas a curto prazo. Para esses pacientes, o terapeuta pode realizar uma entrevista mais breve, voltada principalmente às circunstâncias que parecem relevantes para a queixa principal, e depois pular diretamente para o exame da área que apresenta o problema.

No entanto, para os pacientes que concordam com a abordagem holística, o exame do alinhamento do corpo pode ser crucial para formar o quadro clínico. A extensão do exame varia de acordo com a habilidade e o julgamento do terapeuta e com a situação específica. Nas próximas seções, são descritas as exigências básicas para a avaliação.

Observação informal

No primeiro passo da avaliação integral, o terapeuta observa o paciente cuidadosamente, começando pelo primeiro encontro na sala de espera. Como ele está sentado, como levanta-se, como caminha e como senta-se novamente na sala de tratamento? A linguagem corporal e as pistas não verbais podem nos ensinar muito. Observe a mudança na expressão facial enquanto o paciente se levanta e se senta – faz careta de dor? Observe se frequentemente segura ou fricciona alguma parte do corpo. O massoterapeuta clínico deve cultivar o hábito de observar, o que pode ser praticado facilmente em qualquer lugar público.

Exame formal da postura

Um exame formal completo da postura corporal deve ser realizado com o mínimo possível de roupas, uma vez que envolve não apenas a observação global, mas uma análise minuciosa e precisa dos pontos de referência da superfície e seus movimentos. O exame completo é comumente realizado com roupas íntimas, mas cada terapeuta pode estabelecer seu próprio protocolo.

FOTOGRAFIAS

Muitos terapeutas tiram fotos dos pacientes como parte do exame completo da postura.

As vantagens dessa prática incluem:

- O paciente é capaz de ver o que o terapeuta vê.
- O terapeuta tem acesso às fotos na ausência do paciente, enquanto planeja o tratamento.
- Se o terapeuta tiver um *smartphone* ou *tablet*, poderá contar com várias opções de aplicativos de baixo custo para análise postural. Se o cliente assim o desejar, o massoterapeuta poderá enviar cópias por e-mail para ele, ou transferi-las para o seu computador, de modo que possam ser impressas pelo paciente. *Observação: qualquer que seja a fotografia, ela deverá ser manipulada com cautela, para que a privacidade e a confidencialidade do paciente não sejam comprometidas.*
- As fotos tiradas antes e depois do tratamento documentam as mudanças.

Seja fotografado ou apenas observado, o paciente deve ser instruído a ficar em pé em uma postura razoavelmente reta, mas relaxada e normal, com as mãos pendentes nas laterais do corpo. Se os cabelos forem compridos (abaixo dos ombros), eles devem ser puxados para trás para uma foto de frente e puxados para a frente para uma foto de costas.

O paciente deve ser primeiro fotografado de frente, de costas, do lado esquerdo e do lado direito. Tiradas as fotos salve-as para que possam ser colocadas lado a lado para uma comparação com as fotografias tiradas depois da sessão e/ou séries de sessões, para documentação do progresso (Figs. 2.3 e 2.4). Se o paciente tiver

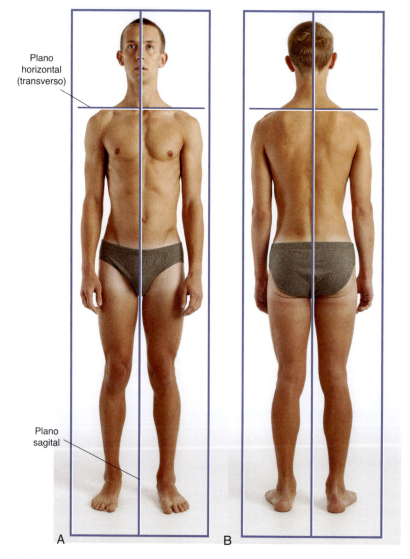

FIGURA 2.3 Avaliação da postura: (A) vista frontal e (B) vista posterior, com planos médio sagital e horizontal (transverso).

escoliose, também pode ser útil fazer um *closeup* do dorso, da cabeça ao cóccix, e fotografá-lo inclinado com os braços pendentes para baixo, a fim de documentar a rotação da caixa torácica (Fig. 2.5). Também é proveitoso examinar rotineiramente as crianças e os pacientes no início da adolescência dessa forma para verificar escoliose. A presença de uma **eminência na costela** (Fig. 2.6) evidencia a rotação vertebral comum na **escoliose idiopática**. Nesse caso, os pais são aconselhados a consultar o pediatra.

Alguns pacientes podem preferir não ser fotografados, ou alguns terapeutas podem decidir não usar essa técnica. Mesmo assim, o paciente poderá ser observado em todas as posições anteriormente ilustradas.

Outros movimentos e posições que são úteis para observação, mas não precisam ser fotografados, incluem a flexão da cintura para os lados e a flexão para trás, com os braços estendidos sobre a cabeça. O objetivo de pedir ao paciente para fazer essas posições é observar a estrutura dinâmica do corpo. Na realidade, mesmo quando ele está em sua posição normal de repouso, o funcionamento dos músculos pode ser observado. Assim como os músculos da perna de uma ave sempre funcionam para mantê-la no poleiro, mesmo quando ela dorme, nossos músculos sempre respondem à gravidade. A postura ideal de uma pessoa em pé e relaxada demanda uma atividade muscular mínima para mantê-la ereta. O funcionamento ideal do corpo de uma pessoa em movimento emprega uma atividade muscular mínima para realizar qualquer tarefa e utiliza os músculos grandes e fortes em vez dos pequenos e fracos, sempre que possível.

ALINHAMENTO CORPORAL

Ao realizar uma análise de postura, o massoterapeuta notará diferenças no alinhamento. Sem dúvida, *alguns* maus hábitos posturais podem causar dor – por exemplo, sentar-se curvado sobre um computador por muitas

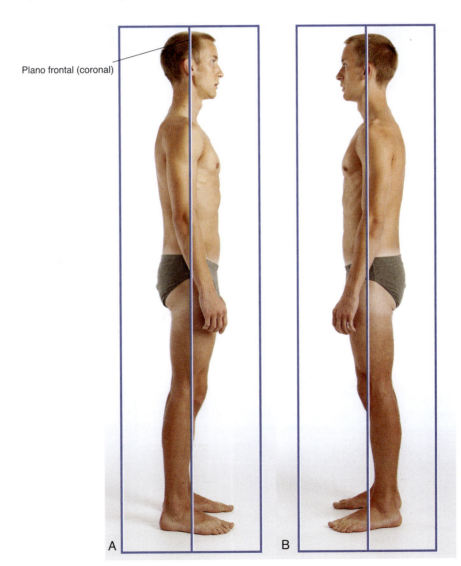

FIGURA 2.4 Avaliação da postura: vistas laterais direita e esquerda com linha média frontal (coronal).

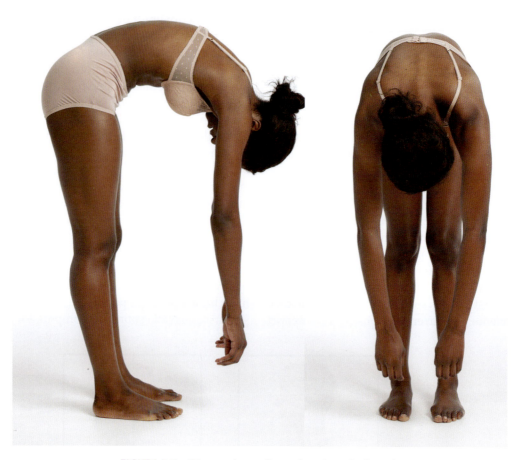

FIGURA 2.5   Triagem da escoliose: vistas lateral e frontal.

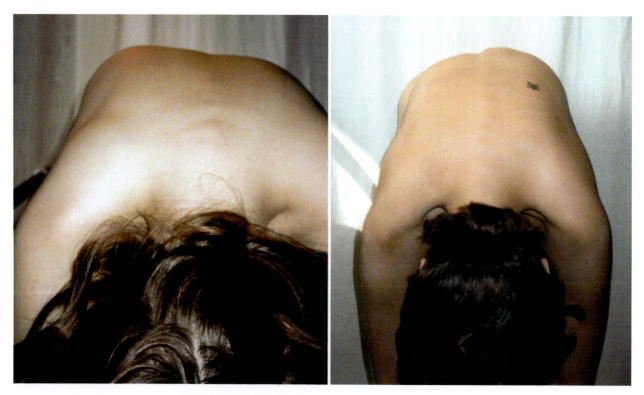

FIGURA 2.6   Eminência da costela na escoliose idiopática.

horas ao longo do dia quando o teclado e/ou monitor está na posição errada. Contudo, são muitas as evidências científicas que comprovam que a postura e a dor não estão tão relacionadas quanto se pensava anteriormente. A má postura, por exemplo, não *leva* à escoliose – mas a escoliose certamente pode afetar a postura e também pode se fazer acompanhar de dor – ou não.

Um estudo epidemiológico realizado durante um período de 25 anos demonstrou não haver relação entre a postura assimétrica que se tinha na adolescência (quadril elevado, ombro levantado e desvio da coluna) e qualquer dor nas costas ou na região cervical posterior na vida adulta (http://www.ncbi.nlm.nih.gov/pubmed/2938272).

Uma revisão sistemática de 54 estudos sobre postura (curvaturas sagitais da coluna) e dor não detectou evidência de qualquer correlação (http://www.ncbi.nlm.nih.gov/pubmed/19028253). Mesmo em pessoas cuja postura seja defeituosa, há pouca evidência científica de que este seja um obstáculo à flexibilidade ou ao movimento do sujeito.

Isso não significa negar que exista *alguma* correlação entre dor e postura, mas que essa associação não é suficiente nem conclusiva para justificar nossos esforços em coreografar a postura e o movimento das pessoas. O que sabemos com certeza é que não existe uma postura "ideal", e que qualquer postura, desde que mantida por muito tempo, resultará em disfunção e, talvez, em dor. Aqui a chave é o movimento. Podemos *perceber* desalinhamentos posturais e levá-los em consideração no contexto da avaliação em sua inteireza, mas "consertá-los" é uma tarefa que talvez não possamos realizar. O que *podemos* fazer é incentivar aqueles pacientes que ficam sentados em uma mesa o dia todo a que se levantem, façam alongamentos e se movimentem, e que substituam o hábito do "telefone no ombro" por um fone de ouvido. Não devemos nos deixar prender em uma linha equivocada de pensamento – de que a massagem vai corrigir uma coluna curvada ou outros desvios. Nem mesmo devemos assumir que o desalinhamento tem alguma coisa a ver com a dor do paciente. São muitas as pessoas que têm excelente postura, mas que ainda sentem dor por um motivo qualquer. A análise postural é apenas um dos instrumentos existentes na caixa de ferramentas da avaliação total.

CORPO EM REPOUSO

Quando analisamos um paciente em bipedestação na posição de repouso, vemos o corpo em relação a certos planos. Embora trabalhemos com esses planos como linhas, é importante lembrar que eles são planos, ou poderemos facilmente cometer erros.

Ao observar o paciente de frente, o plano sagital (Fig. 2.3 A) é uma linha média que começa em um ponto entre os pés (uma vez que esse é o ponto de apoio do peso) e atravessa a sínfise púbica, o umbigo, o processo xifoide, o manúbrio do esterno, o centro do mento e o nariz. É importante atentar para qualquer desvio nessa linha. Vale também observar as patelas e os pés. Também é preciso verificar se eles apontam para a frente ou se desviam para dentro ou para fora.

Ao analisar o paciente em vista posterior, o plano sagital (Fig. 2.3 B) é uma linha que mais uma vez começa entre os pés e passa pelo sulco glúteo e o cóccix, subindo reto pela coluna vertebral e atravessando o centro da cabeça.

Comparando essas duas imagens, é possível aprender a pensar em planos e não em linhas – em outras palavras, é possível ver o paciente de uma forma tridimensional e não bidimensional. Com frequência, o tronco da pessoa parece inclinado para um dos lados quando visto de frente, mas inclinado para o lado oposto quando visto de trás. Essa ilusão é criada quando vemos linhas em vez de planos. Na realidade, ele está ligeiramente rotacionado, empurrando para um lado os pontos de referência do tronco na vista frontal, e para o lado oposto na vista posterior.

Observando o paciente em vista lateral, o plano frontal (Fig. 2.4) é uma linha que passa exatamente à frente do tornozelo e atravessa o joelho, o trocanter maior, a articulação glenoumeral do ombro e a orelha. Nesse caso também deve ser notado qualquer desvio da linha.

Os terapeutas que não tiram fotos nem usam o computador podem empregar a linha de prumo e/ou um posturógrafo nessas observações. Um barbante longo com um peso em uma das pontas (um chumbo de pesca de 60 a 90 g funciona bem) pode ser suspenso em um local à frente do paciente, para ser observado. A linha de prumo dá ao terapeuta um ponto de referência visual para analisar os desvios posturais (Fig. 2.7 A). Na Figura 2.7 B, a terapeuta está usando o *tablet* para fotografar e analisar a postura de seu cliente.

Além dos planos sagital e frontal, o horizontal (Fig. 2.3 A) deve ser considerado em relação aos ombros e aos quadris:

- Os ombros estão nivelados?
- Os ombros estão rotacionados medialmente ou são posicionados para a frente, formando uma corcunda?
- A pelve está inclinada para um dos lados?
- A pelve está rotacionada para a frente?

Pode ser útil anotar todas essas observações, principalmente se não forem tiradas fotos. *Lembre-se de que nenhuma vista individual é suficiente para produzir informações significativas.* Cada vista é apenas uma peça

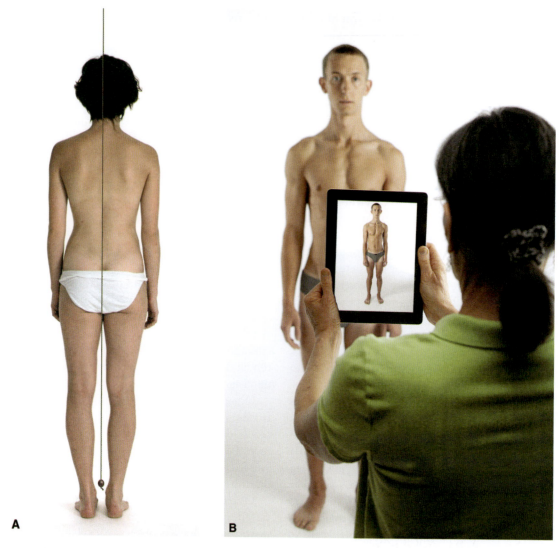

FIGURA 2.7 Avaliação da postura e do alinhamento com o uso da linha de prumo (A) e um *tablet* (B).

do quebra-cabeça tridimensional. Observar o corpo em repouso não é o bastante para obter uma avaliação completa do corpo do paciente. Ainda existem mais peças do quebra-cabeça que devem ser consideradas.

CORPO EM MOVIMENTO

O primeiro passo para avaliar o corpo em movimento é observar a marcha (Fig. 2.8) de frente, de costas e lateralmente. Durante o percurso, os membros inferiores balançam diretamente para a frente ou desviam desse curso, mesmo que ligeiramente? Deve-se perceber os aspectos individuais dos membros inferiores: existe um movimento de retração medial na região interna da coxa? As patelas sempre apontam para a frente? Os pés apontam para a frente durante todo o balanceio do membro inferior, ou está ocorrendo inversão ou eversão? Vista de trás, a pelve inclina de um lado para o outro ou gira durante a marcha?

Sentado atrás do paciente, que por sua vez está em pé, o terapeuta coloca as mãos no ílio, com os polegares pressionando as depressões das espinhas ilíacas posterossuperiores (EIPS). Ao pedir ao paciente que se incline para a frente, acompanhe as EIPS com os polegares (Fig. 2.9). Elas permanecem alinhadas, ou uma delas se move mais à frente do que a outra? Em outras palavras, o sacro é rotacionado durante a inclinação para a frente?

Deve-se anotar todos os desvios percebidos durante o movimento, assim como fez para o corpo em repouso. Esses achados contribuem para a solução do quebra-cabeça.

AMPLITUDE DE MOVIMENTO

O exame completo inclui a medição da amplitude de movimento (ADM) dos quadris e dos ombros. Essas medições são normalmente obtidas visualmente pelos massoterapeutas, mas também se pode usar um goniômetro, um instrumento fácil de encontrar e bastante econômico, para a medição dos ângulos articulares. Os massoterapeutas também podem utilizar aplicativos para *smartphones* e *tablets*, para medir a ADM. Essas medidas devem ser tomadas com o paciente deitado em decúbito dorsal.

Para determinar a ADM do quadril (Fig. 2.10), o terapeuta deve ficar em pé ao lado do paciente à altura do seu quadril e erguer o membro inferior dele até ficar totalmente estendido, segurando pela panturrilha, até o joelho tentar flexionar ligeiramente para acomodar o alongamento dos músculos posteriores da coxa. Deve-se medir o ângulo da articulação em relação ao plano horizontal.

Para determinar a ADM do ombro (Fig. 2.11), este deve estar abduzido em 90º e o cotovelo flexionado em 90º, de forma que os dedos apontem para o teto. O terapeuta deve ficar em pé ao lado do paciente, na altura dos ombros e colocar a mão que está mais próxima da cabeça do cliente em seu ombro, com os dedos posicionados sobre a margem superior da escápula. Em seguida, rotaciona-se o antebraço na direção da mesa (rotação medial do ombro) até ficar plano, ou até o movimento ser sentido na escápula. Se o antebraço não ficar plano sem o movimento da escápula, o ângulo deve ser medido e anotado. Em seguida, deve-se rotacionar o braço para cima (rotação lateral do ombro) até ele se tornar plano ou o movimento ser sentido na escápula, e novamente medir e anotar o ângulo. A sensação do movimento da escápula é necessária para determinar a rotação *glenoumeral* real, e não a rotação que pode ser acomodada pelo movimento da escápula. No site do Centers for Disease Control, os massoterapeutas poderão obter uma tabela de referência para valores da amplitude de movimento das articulações (http://www.cdc.gov/ncbddd/jointrom/).

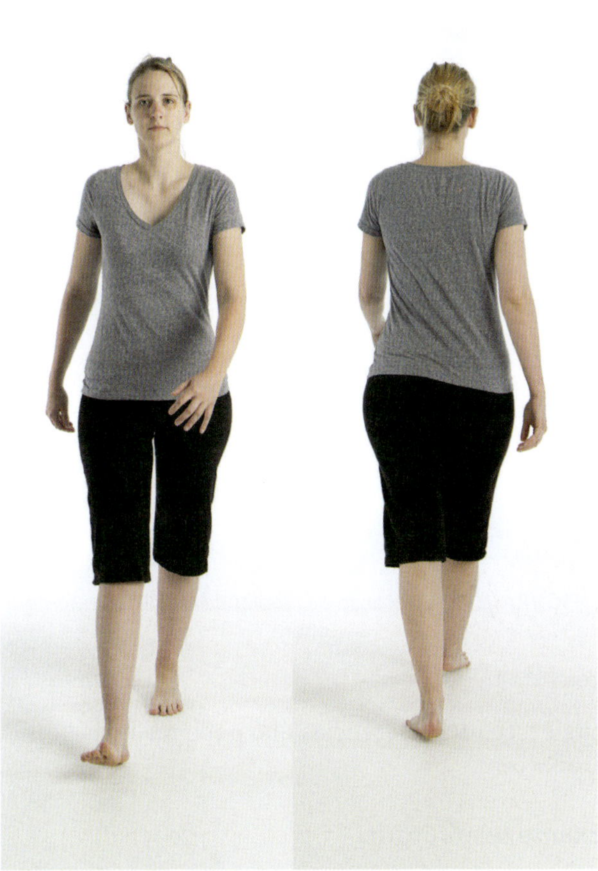

FIGURA 2.8 Avaliação da marcha.

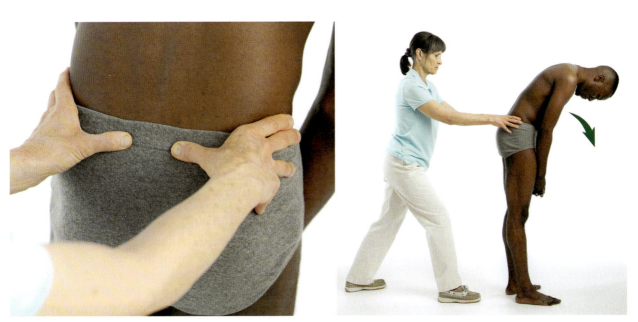

FIGURA 2.9 Exame do paciente para o movimento da EIPS.

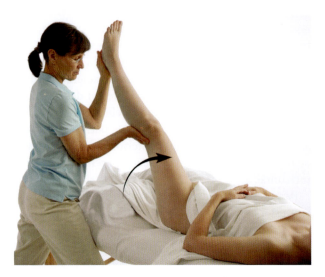

FIGURA 2.10 Avaliação da amplitude de movimento do quadril.

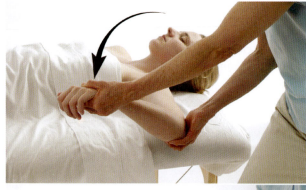

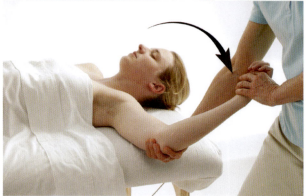

FIGURA 2.11 Avaliação da amplitude de movimento do ombro.

Testando áreas específicas à queixa

Depois de registrar e analisar cuidadosamente o tipo e a localização do desconforto produzido pelas seguintes combinações de testes, o terapeuta pode obter informações valiosas sobre a provável natureza da disfunção. Portanto, o próximo passo na avaliação é testar áreas específicas à queixa. Primeiro, deve-se determinar a posição mais adequada para esse objetivo. Normalmente, o paciente fica em bipedestação para o teste da articulação do quadril, sentado para o teste do ombro e alterna as posições em bipedestação e sentado para o teste do joelho. Pode-se ter um acesso muito maior a essas informações quando o paciente fica em bipedestação ou sentado do que quando ele está deitado, e nessas posições pode-se palpar o tecido com facilidade enquanto ele move a articulação.

As articulações devem ser testadas ativa e passivamente. No teste ativo, o paciente as movimenta por toda a ADM, relatando a presença de dor, desconforto ou barreiras ao movimento. No teste passivo, o terapeuta move *cuidadosamente* a articulação pela mesma amplitude, enquanto instrui o paciente para que relaxe o membro e lhe forneça o controle. Ele deve ser instruído a descrever quaisquer diferenças na sensação entre o movimento ativo e o passivo.

Depois, na posição adequada, o terapeuta testa o movimento ativo da articulação contra uma resistência. O paciente é instruído a movimentar o membro em uma determinada direção, enquanto o terapeuta oferece resistência. É importante relatar quaisquer sensações associadas ao esforço.

Existem muitos testes para os distúrbios do tecido mole, específicos de cada área do corpo. É impossível incluir todos neste livro. No entanto, o Apêndice D cita excelentes referências que podem ajudar nessas avaliações.

Exame respiratório

Um elemento essencial na avaliação é o exame da técnica respiratória do paciente. Muitas pessoas, se não a maioria, desenvolveram o hábito da "respiração paradoxal", isto é, expandir e elevar a parte superior da caixa torácica enquanto o abdome e as porções inferiores da caixa torácica permanecem contraídas.

A respiração paradoxal é prejudicial à saúde muscular e à postura em razão de vários motivos. O uso indevido dos músculos do pescoço e do ombro na respiração causa a rigidez crônica dessas áreas, o que pode resultar no posicionamento da cabeça para a frente, no desenvolvimento de pontos-gatilho ou na compressão dos nervos. Os músculos torácicos rígidos tracionam os ombros para a frente e rotacionam os membros superiores internamente. A inflexibilidade dos músculos do tórax e do abdome pode empurrar a parte anterior da caixa torácica para a frente e para baixo, exagerando a cifose torácica. Por fim, técnicas adequadas de respiração diafragmática utilizam a capacidade total dos pulmões, melhoram a troca dos gases sanguíneos e proporcionam o relaxamento. Portanto, se o exame indicar que o paciente usa a respiração paradoxal, será importante incorporar o treinamento da técnica de respiração diafragmática. O procedimento completo para a avaliação e a instrução respiratória serão apresentados no Capítulo 4.

Exame manual (palpatório)

Essa parte do exame começa com o paciente sentado ou em bipedestação, de acordo com as circunstâncias. Durante todo o exame, o paciente fica sucessivamente sentado, em bipedestação ou em decúbito dorsal e ventral na mesa, na ordem que o terapeuta considerar mais proveitosa e eficaz. Com frequência, é melhor realizar o exame palpatório da área da queixa antes ou durante o teste específico descrito anteriormente. Se um paciente decidir ser examinado e tratado apenas para o alívio da queixa principal, deve-se limitar o exame palpatório às áreas que provavelmente estejam contribuindo com isso. Em qualquer caso, identificar e tratar a origem imediata da dor ou da disfunção é um dos principais objetivos.

Pode-se consultar o Apêndice C para escolher os músculos que serão examinados, a fim de determinar a origem da dor. A descrição de cada músculo na Parte II do livro apresenta uma lista de "Outros músculos a examinar". Não se deve parar na primeira descoberta: um ponto-gatilho que reproduz a dor pode não ser a única origem do problema. A exploração detalhada dos músculos de uma determinada região do corpo aumenta a acuidade, a eficiência e a eficácia do tratamento.

Em termos gerais, o exame palpatório divide-se em duas partes: (1) avaliação geral dos tecidos de cada área e (2) palpação precisa de faixas rígidas de músculos e de pontos-gatilho ou de dor à palpação. As duas partes são contínuas e contíguas ao tratamento. À medida que se trata, examina-se. Na avaliação inicial, as informações obtidas por meio da palpação são complementos essenciais dos dados coletados por observações e medições.

O exame palpatório começa também com a observação: olhar para o local a ser examinado. O terapeuta deve perceber sua cor, principalmente em comparação com outras áreas do corpo. Ele está pálido ou descorado? Apresenta inflamação avermelhada? Ou parece suavemente ruborizado (como um tecido saudável deve ser), sem contrastes radicais com outras áreas? Tenha sempre em mente que os contrastes na cor da pele talvez não sejam tão visíveis em pessoas negras.

No exame, o terapeuta deve começar com um toque abrangente, suave e inespecífico. Em seguida, colocar a mão no local de exame, deixá-la posicionada por alguns instantes e sentir a temperatura da pele. Ela está fria, fresca, quente ou morna? Parece úmida ou pegajosa, ou está desagradavelmente seca? Dando o devido desconto para as variações decorrentes da idade do paciente, a

pele saudável tem uma hidratação sutil, sem desidratação, umidade ou viscosidade. Deve-se pressionar um pouco mais profundamente e movimentar a pele sobre as camadas subjacentes. A pele parece presa ou solta? Ou ela é firme, porém móvel, como se estivesse conectada a camadas embaixo, mas não aderida? Pode-se deslizar os dedos pela pele, percebendo se existe algum "obstáculo" no tecido que impeça o movimento. Fenômenos palpáveis como esses, nos níveis da epiderme, da derme e da fáscia superficial, muitas vezes refletem a disfunção do tecido subjacente.

Deve-se notar quaisquer diferenças marcantes na área sob exame. As discrepâncias na temperatura e na umidade podem ser sinais da atividade do sistema nervoso simpático em resposta aos problemas no tecido. Deve-se lembrar também dos sinais clássicos de inflamação local: calor, vermelhidão, dor e inchaço. Essa combinação é uma contraindicação à massagem local.

Nessa fase, é possível iniciar um movimento um pouco mais profundo, usando os dedos (inclusive o polegar) para fazer qualquer tipo de palpação que seja adequado ao formato do tecido. O que se sente nesse momento é o tecido muscular. O objetivo é saber se ele está flácido, firme, rígido ou contraído. O terapeuta movimenta as mãos, palpando partes diferentes dos músculos para sentir áreas rígidas e nódulos no tecido. Ele pode pedir ao paciente para avisar se alguma área apresenta dor à palpação, cócegas, entorpecimento ou qualquer sensação estranha. Além disso, deve prestar atenção às respostas não-verbais: nem sempre as pessoas comunicam verbalmente tudo o que sentem. É preciso estar alerta aos estremecimentos, caretas ou respirações profundas, que indicam que o paciente está sentindo algo significativo.

Certamente, pode-se procurar os pontos-gatilho ou outros pontos sensíveis, mas se deve tomar o cuidado de não pressioná-los muito profundamente. Estimular esses pontos antes que se esteja preparado para tratá-los apenas causará uma dor desnecessária para o paciente.

Sem dúvida, é impossível fazer um exame focal dos pontos-gatilho ou dos pontos sensíveis do corpo todo dentro de um tempo razoável. No entanto, é possível a avaliação geral dos principais músculos da postura e do movimento. À medida que se ganha experiência, sabe-se quais são as áreas mais prováveis de apresentar sensibilidade: é necessário explorá-las com mais cuidado. Além disso, a queixa e a história do paciente orientam sobre as áreas que devem ser examinadas com mais detalhes.

Uma regra a ser lembrada quando se examina o tecido muscular é: *examinar sempre os antagonistas e os sinergistas*. Se há um distúrbio em um determinado músculo, também há nos seus antagonistas – e possivelmente também nos seus sinergistas. Essa regra é um motivo a mais pelo qual o conhecimento profundo da anatomia e da cinesiologia é necessário na massoterapia clínica.

As informações obtidas no exame palpatório devem ser registradas para facilitar a referência. Uma forma de mantê-las organizadas é projetar um formulário como o que sugerimos para os pacientes, com quatro vistas do corpo, nas quais se podem fazer anotações de acordo com o próprio estilo.

Agregação das informações e encaminhamento

Agora, há o seguinte conjunto de dados:

- Queixa principal.
- História.
- Observações formais e informais da postura do corpo e do movimento.
- Avaliação da ADM.
- Exame palpatório.

A Tabela 2.1 mostra algumas perguntas que se deve fazer a si mesmo, com fontes de informação para cada uma delas.

Quando se pensa em termos de solução de problemas, a primeira pergunta que deve ser considerada é:

Qual é a probabilidade de que a causa e o tratamento do problema estejam fora da minha alçada?

Essa questão é extremamente importante, tanto para a saúde do paciente quanto para sua própria proteção legal. Lembre-se sempre de que sua avaliação pode estar errada – e tenha em mente que ela *não é um diagnóstico*.

Embora os massoterapeutas clínicos devam se tornar altamente proficientes no exame e na avaliação do sistema muscular e esquelético e adquirir o domínio desses processos, esse sistema é apenas um aspecto da pessoa. Portanto, nossa competência no exame e no tratamento é por definição limitada. Sempre é mais seguro assumir que, uma vez que estamos trabalhando dentro de uma amplitude limitada, nosso conhecimento e percepção podem estar incompletos. Nunca devemos desencorajar o paciente de buscar a opinião de outros profissionais, incluindo a do médico particular. Na realidade, devemos incentivá-lo a isso.

Em alguns casos, o terapeuta pode recusar-se a tratar o paciente até que um médico o tenha avaliado e autorizado a massoterapia. Esses casos incluem os de dor interna (tórax, abdome ou pelve) ou qualquer suspeita de lesão musculoesquelética, como um osso deslocado ou quebrado ou a laceração de um músculo, tendão ou ligamento.

Nos demais casos, o terapeuta pode continuar o tratamento. Quando é provável que a origem de um problema seja miofascial e a manipulação direta do tecido claramente não representará nenhum perigo para o paciente, em geral é seguro prosseguir. No entanto, o terapeuta deve sempre considerar a possibilidade de que outros fatores podem estar envolvidos e se preparar para encaminhar o paciente, na mais leve suspeita de que outra forma de tratamento possa ser necessária.

Sintetizando as descobertas

A avaliação correta do distúrbio do paciente e o desenvolvimento de um plano de tratamento dependem

Tabela 2.1 Questões de avaliação para o terapeuta

Pergunta	Fontes de informações
Quais músculos podem estar desencadeando a dor referida para a área da queixa?	Gráficos, conhecimento das zonas de referência.
Quais músculos parecem encurtados ou rígidos? Onde se localizam os pontos de dor à palpação ou os pontos-gatilho?	Avaliação da ADM, exame palpatório, alinhamento do corpo.
Quais são os antagonistas dos músculos na área da queixa?	Queixa apresentada, conhecimento de anatomia e cinesiologia.
Se houver uma lesão específica, quais músculos foram alongados e quais se encurtaram?	Queixa apresentada, conhecimento de anatomia e cinesiologia.
Quais músculos são com frequência mal utilizados por esse paciente?	História ocupacional e atlética, exame do alinhamento.
O que o paciente estava fazendo no momento em que o problema começou?	História pessoal, ocupacional e atlética.
Quais atividades do passado podem ter lesionado esses músculos?	História pessoal, ocupacional e atlética.
Esse problema poderia ser associado a uma compensação de outra lesão?	História da saúde, observação do movimento.
Até que ponto o estresse na vida do paciente pode ser a causa de um problema tecidual latente?	História pessoal, ocupacional e atlética.

do reconhecimento de que os problemas corporais nunca ocorrem de maneira isolada. *Um problema em um local do sistema musculoesquelético compromete, até certo ponto, a integridade do sistema inteiro.* Portanto, é necessário pensar, ao mesmo tempo, no local e no global. Quanto mais prática se tiver, mais natural esse processo se tornará, porque todas as peças do quebra-cabeça se encaixam com mais facilidade se forem reunidas.

Quando pensar nos problemas musculares, é preciso ter em mente estas duas estruturas:

- Pensar nos músculos em termos de grupos que funcionam juntos (sinergisticamente) e considerar as relações agonista/antagonista.
- Pensar tanto nos músculos como nas articulações, uma vez que a principal função dos músculos é movê-las ou estabilizá-las. Tenha sempre presente que as *mobilizações* das articulações estão inseridas no escopo da prática da massoterapia, enquanto as *manipulações* das articulações não. Embora nossas intenções não estejam orientadas para os ossos, com frequência as origens e inserções estão localizadas nas proximidades das articulações, da mesma forma que os tendões, enquanto os ligamentos se unem aos ossos.

Nessa fase, todas as informações obtidas precisam ser resumidas dentro de uma visão holística do paciente. Adiante, temos uma ordem adequada para considerar e sintetizar esses dados:

- Na observação global, você observou diferenças profundas no alinhamento, ao comparar um lado do corpo com o outro, e questionou o paciente sobre hábitos posturais que possam ter e que contribuíram para tais diferenças? Incorpore as vistas dos dois lados, para que sua mente possa reconstruir o que você observou no corpo. É possível identificar desvios em um único plano, ou existe um efeito espiral para os desvios, que pode indicar torção?
- Considerar todas as medições obtidas durante os testes de amplitude de movimento e de desvios posturais. Elas apoiam a imagem tridimensional mentalizada? Por exemplo, se as medições mostram que a espinha ilíaca anterossuperior (EIAS) direita é mais baixa do que a esquerda na visão frontal, porém a EIPS direita é mais alta do que a esquerda na visão posterior, o quadro indica um efeito espiral ou a torção do tronco? A articulação do quadril

apresenta limitações na ADM no lado mais alto ou no mais baixo?

- Como a dor e/ou a disfunção relatadas pelo paciente se encaixam nessa imagem? A dor ou a limitação ocorrem em uma área em que os músculos parecem cronicamente encurtados ou alongados? A dor poderia causar um movimento ou postura de compensação? É importante lembrar que, quando está presente uma dor intensa em um dos lados, o problema bem pode estar situado no outro lado – a compensação pode ser a culpada.
- Pensar no exame palpatório. Onde estão os pontos sensíveis e como essas áreas podem ser equiparadas com a dor relatada pelo paciente? As dores se localizam em pontos em que os músculos estão cronicamente encurtados ou alongados?
- Foram encontrados pontos-gatilho que reproduzem a dor do paciente?
- Agora, incorporar a história. O que o paciente faz, no trabalho ou lazer, que pode afetar as áreas problemáticas? E o que dizer a respeito de atividades, lesões e cirurgias prévias?
- Por fim, quais fatores recentes de estresse podem fazer com que um problema já existente venha à tona ou piore?

Comunicando-se com os pacientes

Quando o exame chegar ao fim, é hora de dizer ao paciente o que se identificou. Uma vez que a maioria das pessoas é naturalmente curiosa, é recomendável que se divida com o paciente suas observações durante o exame. É muito desagradável quando alguém que o examina não fornece explicações ou informações. Porém, agora é possível explicar como as informações foram obtidas, como foram avaliadas e que tipo de trabalho se propõe. Por exemplo:

"Eu acredito que quando você torceu o tornozelo no ano passado, começou a proteger a perna direita. Isso fez com que os músculos do quadril esquerdo ficassem sobrecarregados, o que pode ter causado o encurtamento dos músculos que apoiam a pelve no lado direito. Como você é jovem e está em boa forma, não sentiu os efeitos logo de início, mas as pressões do seu novo emprego o deixaram tenso e diminuíram o limiar da dor. Agora, os músculos estão finalmente se manifestando. Eu gostaria de tratar o quadril esquerdo para fornecer um alívio imediato da dor na perna, mas acredito que também precisemos tratar a região lombar e os músculos abdominais, uma vez que eles suportam sua pelve".

Cuidado ético

Em certos casos, a massoterapia clínica envolve o trabalho ao redor da pelve ou outras áreas sensíveis, como os seios e os músculos glúteos. Sempre que esse for o caso, o massoterapeuta deve discutir com o seu paciente durante o processo de admissão. Jamais queira surpreender um paciente ao colocar a mão sobre o seu osso púbico – uma ação que pode ser terrivelmente mal interpretada como comportamento sexual se não for discutida antes com o paciente. Você deve sempre fazer com que seus pacientes assinem uma declaração de consentimento informado – e se estiver trabalhando em áreas sensíveis, esse detalhe deverá ser especificamente mencionado na declaração. Tenha sempre em mente que o paciente tem o direito de desautorizar esse consentimento a qualquer momento durante a sessão, caso comece a se sentir desconfortável.

Às vezes, os pacientes perguntam por que o exame e o tratamento propostos avançam até regiões distantes da área específica da queixa. Por esse motivo, é importante instruí-los sobre a natureza da dor miofascial. Essas informações não precisam ser altamente técnicas. As metáforas frequentemente são usadas para explicar o que está acontecendo. Por exemplo, podemos descrever a relação entre agonistas e antagonistas como duas pessoas na cama que disputam as cobertas, ou caracterizar o envolvimento gradual dos músculos de uma área lesionada como uma revolução ou uma disputa por trabalho.

Esse processo didático é outro bom motivo para a documentação por meio de fotos e medições registradas. As informações concretas apoiam sua avaliação.

O aspecto mais importante da comunicação com o paciente é estabelecer uma relação na qual o paciente se torne um participante ativo e informado do processo geral. O terapeuta é o especialista e por isso o paciente o procurou. No entanto, o seu trabalho é também ajudar seus pacientes a se tornarem mais conscientes e fazer com que assumam maior responsabilidade pela própria saúde e bem-estar.

Aplicando a síntese ao tratamento

A primeira responsabilidade do terapeuta é proporcionar o alívio da queixa que o paciente apresenta, o mais rápido possível. Portanto, na maioria dos casos, deve-se começar o tratamento eliminando os pontos-gatilho, os pontos de dor à palpação e a rigidez na área dolorida e em outras que possam ser causadoras da dor ou que estejam contribuindo para isso de alguma forma. Nos Capítulos 3 a 10, a zona de dor referida é citada para cada músculo, assim como uma lista de outros músculos que devem ser examinados, pois podem desencadear a dor referida para áreas semelhantes.

No caso de pontos-gatilho múltiplos, haverá um **ponto-gatilho primário** acompanhado de **pontos-gatilho satélites**. A única maneira de diferenciá-los é tratar e observar os resultados. A solução de um ponto-gatilho primário elimina a dor referida, diferente dos pontos-gatilho satélites.

Uma vez que o distúrbio foi tratado e aliviado, é hora de analisar as questões dos hábitos posturais deficientes e de outros fatores mitigadores responsáveis pela dor. Uma discussão detalhada da análise postural não é objetivo do livro. No entanto, na maior parte dos hábitos posturais que resultam no desalinhamento e/ou na dor miofascial, basta chamar a atenção dos pacientes para os hábitos que possam estar causando a dor, demonstrando como fazer as mudanças para que o sistema opere de maneira mais eficiente. O uso de discernimento e um conhecimento profundo da anatomia musculoesquelética, a aquisição de experiência clínica e de estudos e treinamentos contínuos aprimoram as habilidades nessas áreas.

A ordem geral do tratamento deve prosseguir:

- Das áreas específicas da queixa para os problemas do corpo em geral.
- Do superficial para o profundo.
- Do geral para o específico.

Comunicando-se com outros profissionais da saúde

A comunicação apropriada com outros profissionais da área da saúde é importante por três motivos:

- É potencialmente útil no tratamento de pacientes específicos.
- Afeta a sua imagem como profissional da área da saúde e ajuda a criar o respeito (com provável aumento no número de encaminhamentos) com o qual será tratado no presente e no futuro.
- Influencia a imagem da profissão do trabalho corporal como um todo e no fim determinará a aceitação de todos nós.

A primeira exigência na comunicação profissional eficaz é o domínio da terminologia. Por um lado, não é necessário usar o máximo possível de linguagem técnica, pois isso simplesmente será visto como uma tentativa de impressionar. Por outro, deve-se conhecer os termos anatômicos e ser capaz de escrevê-los e pronunciá-los corretamente, ou pode-se passar uma imagem de descrédito. Mantenha um dicionário médico sempre à mão e use-o regularmente. Se você usa computador, compre um programa de correção ortográfica médica.

Algumas políticas úteis para seguir regularmente:

- Pedir ao paciente para avisar seus outros profissionais provedores de saúde de que eles podem ficar à vontade para lhe contatar.
- Com o consentimento por escrito do paciente, compartilhe suas anotações de progresso com os outros profissionais provedores de saúde dele, informando-os da avaliação, do tratamento e dos resultados.
- Se o paciente foi encaminhado por outro profissional provedor de saúde, escreva uma carta de agradecimento com a inclusão do seu prontuário (também neste caso com consentimento do paciente por escrito).

Mesmo considerando que cada um tem seu estilo, duas amostras de relatos são incluídas aqui como exemplos.

Populações especiais

Gestantes

As gestantes certamente se beneficiam da massoterapia, uma vez que o aumento de peso e o desequilíbrio podem causar dor considerável no tecido mole, em particular na região lombar, no quadril e nos membros inferiores. No entanto, certas precauções devem ser tomadas e exigências especiais devem ser feitas. Uma gestante pode não ser capaz de ficar em decúbito ventral e pode sentir desconforto ao ficar em decúbito dorsal por um período prolongado.

Uma mulher grávida talvez não seja capaz de se deitar de bruços depois do primeiro trimestre e, com o avanço da gestação, pode também ser desconfortável deitar-se em decúbito dorsal durante qualquer período de tempo significativo. Dependendo da área que está sendo tratada, ela pode ficar sentada ou em decúbito lateral. O uso de travesseiros pode fazer com que a gestante se sinta mais confortável em decúbito ventral ou em qualquer outra posição. O massoterapeuta pode

---

Amostra 1

Nome: Norris A. Rollins

Queixa principal: Dor no pescoço e no ombro esquerdo, irradiando para o membro superior esquerdo e até a mão.

Datas de tratamento: 23 de janeiro; 1, 7, 10, 17 e 28 de fevereiro; 6, 17 de março.

Examinei o paciente mencionado nas datas indicadas, por causa da queixa de dor resultante de um acidente automobilístico, no qual o carro do paciente colidiu com outro enquanto ele estava com o braço esquerdo apoiado na janela.

Eu o tratei por causa da atividade grave do ponto-gatilho nos músculos escalenos, principalmente no médio e no mínimo, além de espasmos e atividade de pontos-gatilho associados no músculo peitoral menor, nos músculos romboides, no músculo levantador da escápula e no manguito rotador. As técnicas empregadas consistiram principalmente na compressão do ponto-gatilho e no tratamento profundo do tecido.

O alívio temporário foi obtido, mas o problema era complicado por dois fatores: (1) o tratamento começou somente oito meses depois do acidente e (2) o peso constante da caixa torácica sobre os músculos escalenos continuava os irritando.

Segundo o Sr. Rollins, seus médicos lhe disseram que ele sofrera uma lesão nervosa. Não posso comentar esse fato diretamente, mas o Sr. Rollins me informou que a massoterapia tem ajudado, e acredito que uma melhora poderá ser obtida com um tratamento adicional dos músculos propriamente ditos. Esse tratamento seria necessariamente a longo prazo, por causa do tempo que já se passou desde a lesão.

Amostra 2

Paciente: Esther Megillah

Data de nascimento: 24/08/95

Queixas: Cefaleias frequentes (no mínimo 3 vezes por semana), dor no dorso.

Observações:

- Ombro esquerdo (articulação acromioclavicular [AC]) parece estar mais baixo que o direito.
- Escápula esquerda (ângulo escapular inferior), parece estar mais baixa que a direita.
- Crista ilíaca esquerda parece estar mais baixa que a direita.
- EIAS esquerda parece estar mais baixa que a direita.
- EIPS esquerda parece estar mais baixa que a direita.
- Sulco glúteo esquerdo parece estar mais baixo que o direito.
- Inclinação pélvica parece estar rotacionada à direita.

Fotografias: As fotografias mostram uma rotação significativa do tronco a partir dos quadris, no sentido anti-horário (de cima para baixo). A rigidez dos músculos torácicos é indicada pela dificuldade de elevar os braços sobre a cabeça e de tracionar os ombros para a frente, em especial no lado direito. A lordose lombar indica a rotação pélvica excessiva, confirmada pelas medições visuais e manuais.

Exame manual: Dor excessiva à palpação no tórax, no dorso, no abdome, nas nádegas e nos membros inferiores.

Conclusões: As medições indicam que os pontos de referência do lado esquerdo são consistentemente mais baixos que no lado direito. As fotografias confirmam e indicam a rotação do tronco e a rotação pélvica. O exame manual confirma a constrição manual de massa muscular dos membros inferiores, do abdome, das nádegas, do dorso e do tórax.

Recomendações: Terapia neuromuscular e do tecido conjuntivo para corrigir os desequilíbrios acima mencionados, podendo eliminar ou aliviar a cefaleia e a dor no dorso. Também é provável que esse procedimento aumente a flexibilidade para suas atividades físicas.

permitir que sua própria paciente arranje os travesseiros (com a ajuda do profissional, se necessário), uma vez que ela é mais capaz que o terapeuta de determinar suas necessidades. Alguns sistemas também estão disponíveis no mercado, como o Body Cushion® (www.bodycushionstore.com), ou o Prego Pillow®, disponível na maioria das lojas de fornecedores de equipamentos para massagem. Esses dois equipamentos podem permitir que a mulher grávida se deite em decúbito ventral. Em geral, os problemas podem ser resolvidos em colaboração com a paciente.

As normas a seguir foram estabelecidas pelo American College of Obstetrics and Gynecology. Uma mulher com gravidez de alto risco deve obter autorização de seu médico antes de receber a massagem. Em conformidade com o National Institutes of Health, a gestação de alto risco pode ser decorrente de problemas de saúde existentes, idade, fatores do estilo de vida e condições ligadas à gestação. Os fatores de alto risco são:

- A gestante usou métodos de fertilidade para engravidar ou teve dificuldade em engravidar naturalmente.
- A gestante abortou no primeiro trimestre de gestações anteriores.
- A gestante sofre de doença cardíaca ou pulmonar (problemas do coração ou pulmão).
- A gestante foi diagnosticada com asma, doença autoimune, diabetes, epilepsia, HIV/AIDS, doença renal ou doença da tireoide.
- A gestante tem histórico de problemas em gestações anteriores.
- A gestante está grávida de múltiplos (gêmeos, trigêmeos, etc.).

- A gestante tem menos de 17 anos ou é primípara (mãe pela primeira vez) com mais de 35 anos.

Idosos

O trabalho descrito neste livro é adequado para tratamento de idosos, com os seguintes cuidados específicos:

- Não esquecer de obter uma história médica completa e informar-se sobre problemas como acidente vascular cerebral, doença cardíaca, coágulos sanguíneos, cirurgias, medicações, etc.
- A osteoporose ocorre com frequência em idosos. Perguntar sobre ela durante o registro da história. Evitar a pressão intensa sobre qualquer osso durante o tratamento.
- Evitar tratar diretamente áreas sobre dispositivos implantados, como marca-passos ou implantes elétricos para controle da dor.
- Evitar também o tratamento diretamente sobre medicações administradas por adesivos; a massagem pode afetar a dose.
- Os idosos tendem a ter uma pele mais fina e menos elástica, com maior propensão a dilacerar. É preciso ter cuidado ao puxá-la durante o tratamento.

Crianças e adolescentes

Os adolescentes podem ser tratados basicamente como adultos. O trabalho também é apropriado para as crianças, com certos cuidados e considerações:

- A maior parte das crianças não desenvolveu uma perspectiva que lhes permita lidar com a dor ou com o desconforto durante o tratamento. Portanto, a tolerância à dor é menor que a de adolescentes e adultos.
- Em comparação com o que ocorre em adultos, os tecidos moles infantis tendem a ser mais responsivos e resilientes, de forma que, em geral, o tratamento não precisa ser tão profundo ou intenso como em pacientes adultos.
- As crianças tendem a ter mais cócegas que os adultos e a palpação que promove a dor em adultos muitas vezes provoca cócegas nelas. Você precisará aprender a distinguir a cócega superficial (evocada pelo toque leve) da profunda (evocada pelo toque profundo). Esta última é um equivalente à resposta de dor no adulto.
- Crianças mais novas talvez não sejam capazes de ficar deitadas e quietas na mesa de massagem durante uma hora e, dependendo da idade e porte físico, o massoterapeuta poderá ficar diante de menor área para trabalhar. Assim, as sessões de massagem poderão ser de duração mais curta.

O trabalho corporal orientado à postura pode ser aplicado com muita eficácia em crianças em idade escolar, dependendo de seu grau de cooperação. A época ideal para esse trabalho é entre 8 e 9 anos até a puberdade, pois a criança já tem idade suficiente para entender e participar do procedimento. Além disso, ele proporcionará certa vantagem preventiva enquanto a criança passa pelo estirão do crescimento da adolescência. O tratamento também pode ajudar a criança em crescimento a lidar com as questões corporais, nessa época de grande suscetibilidade.

 Cuidado ético

Em sua maioria, os estados norte-americanos regulamentados promulgaram leis determinando que os pais devem dar consentimento informado para que um menor de idade possa ser massageado. Além disso, embora possa ou não estar determinado na letra da lei, o melhor curso de ação do massoterapeuta é fazer com que os pais permaneçam na sala de tratamento com a criança. Durante a massagem, talvez você precise tocar na criança em uma área previamente avisada como um local inadequado para o toque. Com a mãe ou o pai presente na sala para ter a explicação do motivo pelo qual esse contato é apropriado na situação em questão, a criança poderá se sentir mais segura.

Pessoas enfermas

Podemos ter a oportunidade de trabalhar com pessoas que sofrem de várias condições, como câncer, doença de Parkinson, esclerose múltipla, transtorno do estresse pós-traumático, artrite – esta é uma lista interminável. Faça uma sucinta pesquisa no site do PubMed ou da Massage Therapy Foundation e provavelmente você terá pistas sobre qualquer protocolo sugerido para certas doenças ou transtornos. Se determinado cliente apresentar uma condição com a qual você não está familiarizado, reserve um tempo para fazer uma pesquisa em um livro de patologia ou em algum site confiável, por exemplo, uma enciclopédia médica *on-line*. Se depois dessa pesquisa você ainda não tiver certeza se há ou não contraindicação para a massagem, peça ao paciente o seu consentimento por escrito, para que seja feita uma verificação com o médico antes de realizar a massagem.

Algumas doenças/condições podem ter fases crônicas e agudas. Evite a massagem sempre que o cliente estiver em fase aguda, pois provavelmente estará se sentindo fraco ou comprometido. Tenha em mente esta boa regra prática: se o paciente estiver no controle da doença, geralmente a massagem será um procedimento seguro. Se a doença estiver no controle do paciente, será necessário adiar a massagem até que o paciente esteja se sentindo melhor. Sempre que houver alguma dúvida, a melhor estratégia é consultar o médico do paciente.

REVISÃO DO CAPÍTULO

Colocando a teoria em prática

O exame e a avaliação eficientes são essenciais para um bom trabalho clínico. A avaliação inteligente do problema é crucial para conquistar a confiança do paciente e trabalhar com segurança. No começo, o processo pode parecer artificial e mecânico, mas à medida que se obtêm experiência e autoconfiança, se desenvolve um fluxo natural. É possível dominar a técnica por meio do toque em vários corpos diferentes, repetidamente, e da utilização dos olhos, das mãos e do cérebro para agregar conceitos coerentes de um ser humano individual, porém, visto como um todo. Logo, o diálogo com o paciente, tanto físico quanto verbal, será tão natural quanto respirar.

Perguntas para revisão

1. Por que o massoterapeuta deve fazer uma avaliação clínica, mesmo que a pessoa tenha prescrição médica para massagem?
2. Quais tipos de pergunta são inadequados fazer quando o massoterapeuta está montando o histórico de saúde do paciente?
3. Que fatores devem ser levados em consideração na formulação de um plano terapêutico para o paciente?
4. O que deve ser obtido antes que seja iniciado qualquer trabalho no paciente, reconhecendo que isso pode ser suprimido a qualquer momento?
5. Quais são as considerações específicas para populações especiais, como pacientes grávidas, idosos ou crianças?

CAPÍTULO 3

Cabeça, face e pescoço

OBJETIVOS DE APRENDIZADO

Ao final deste capítulo, o leitor será capaz de:
- Indicar a terminologia correta dos músculos da cabeça, face e pescoço.
- Palpar os músculos da cabeça, face e pescoço.
- Identificar suas junções nas origens e inserções.
- Explicar as ações dos músculos.
- Descrever suas áreas de dor referida.
- Lembrar-se dos músculos relacionados.
- Reconhecer qualquer local de risco e cuidados éticos para a massoterapia.
- Demonstrar proficiência em técnicas de terapia manual para os músculos da cabeça, face e pescoço.

A visão geral da região começa na página 64, após as pranchas de anatomia.

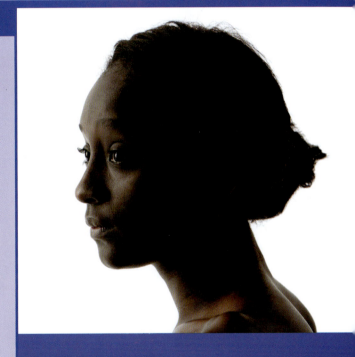

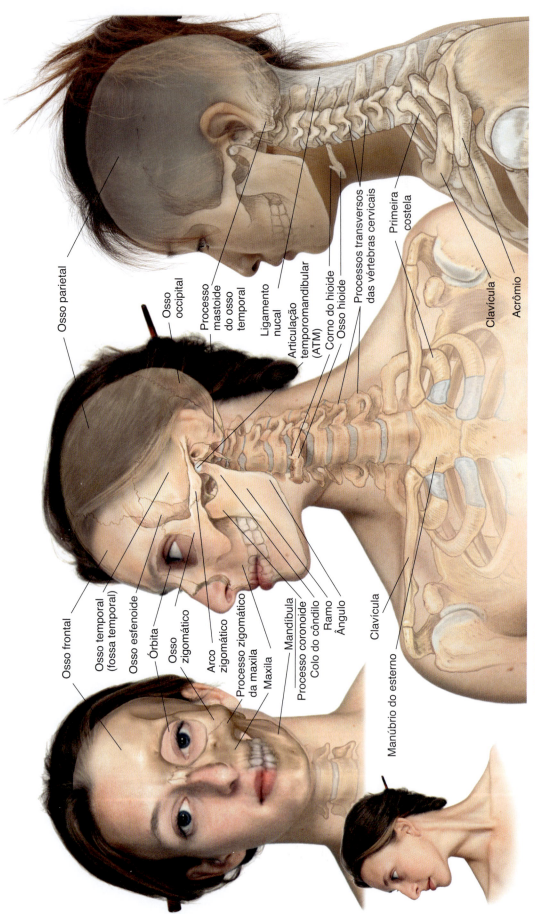

PRANCHA 3.1 Estruturas esqueléticas das vistas anterior e lateral da cabeça e do pescoço.

PRANCHA 3.2 Estruturas esqueléticas da vista posterior da cabeça e do pescoço.

56 Massoterapia clínica

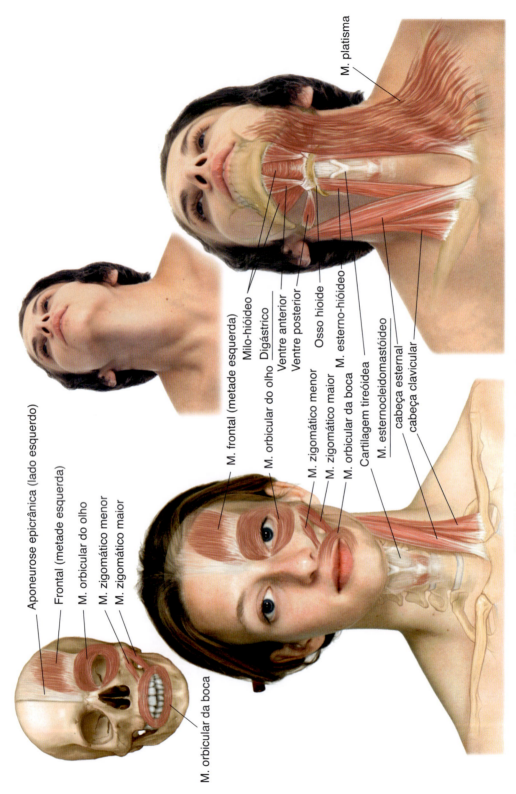

PRANCHA 3.3 Músculos anteriores da cabeça e do pescoço.

Capítulo 3 ■ Cabeça, face e pescoço 57

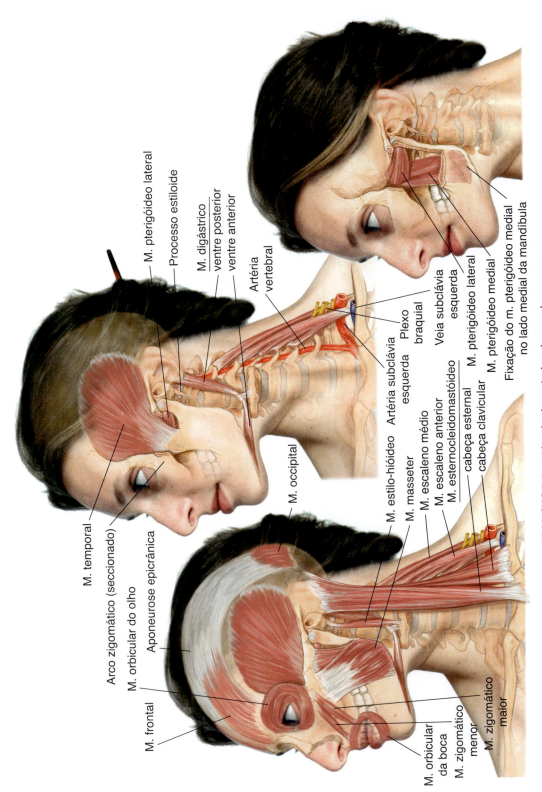

PRANCHA 3.4 Músculos laterais da cabeça e do pescoço.

58 Massoterapia clínica

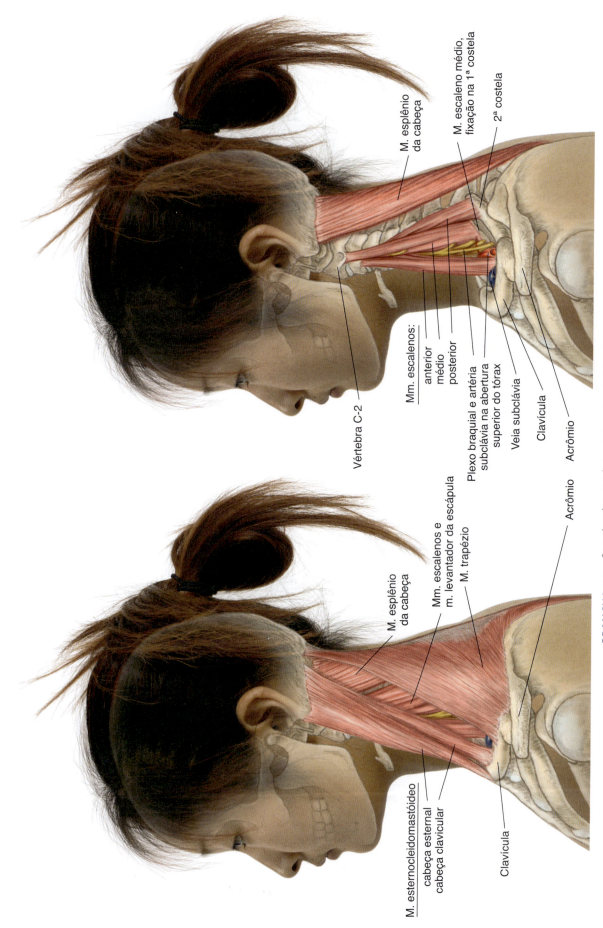

PRANCHA 3.5 Os músculos escalenos e a anatomia lateral do pescoço.

Capítulo 3 ■ Cabeça, face e pescoço 59

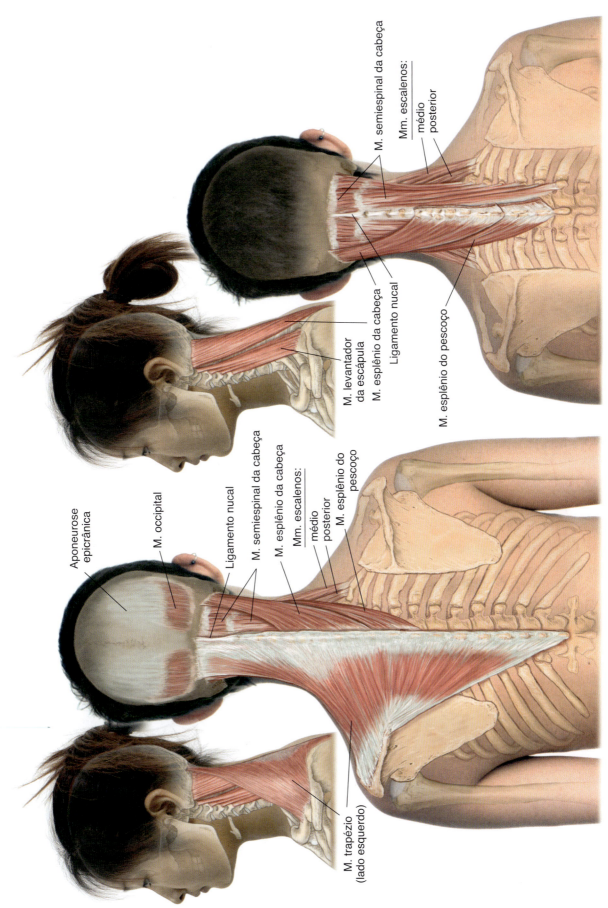

PRANCHA 3.6 Músculos superficiais da parte posterior da cabeça e do pescoço.

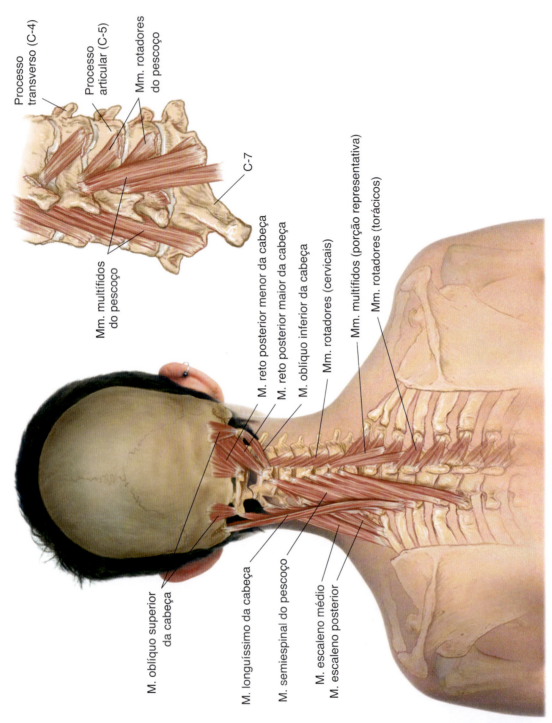

PRANCHA 3.7 Músculos profundos do pescoço.

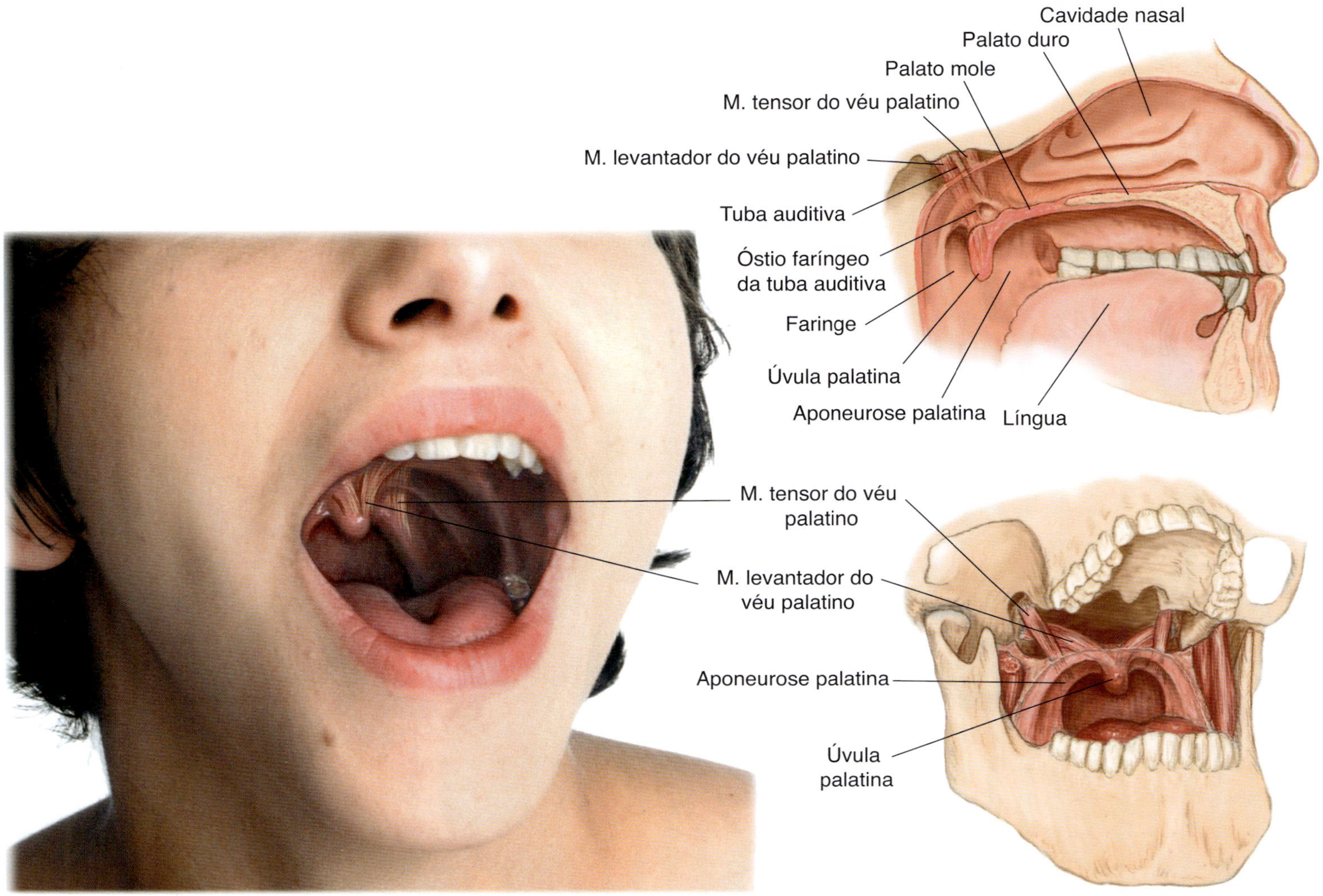

Capítulo 3 ■ Cabeça, face e pescoço **61**

Cavidade nasal
Palato duro
Palato mole
M. tensor do véu palatino
M. levantador do véu palatino
Tuba auditiva
Óstio faríngeo da tuba auditiva
Faringe
Úvula palatina
Aponeurose palatina
Língua

M. tensor do véu palatino
M. levantador do véu palatino
Aponeurose palatina
Úvula palatina

PRANCHA 3.8 Anatomia intraoral.

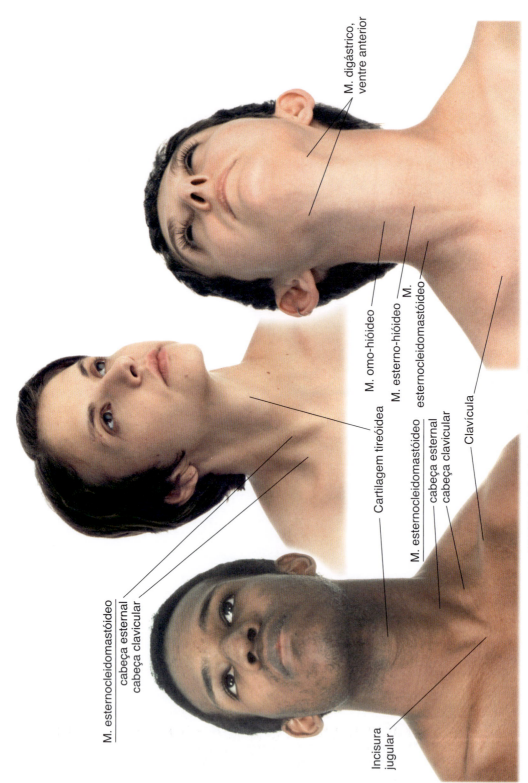

PRANCHA 3.9 Anatomia da superfície anterior do pescoço.

Capítulo 3 ■ Cabeça, face e pescoço 63

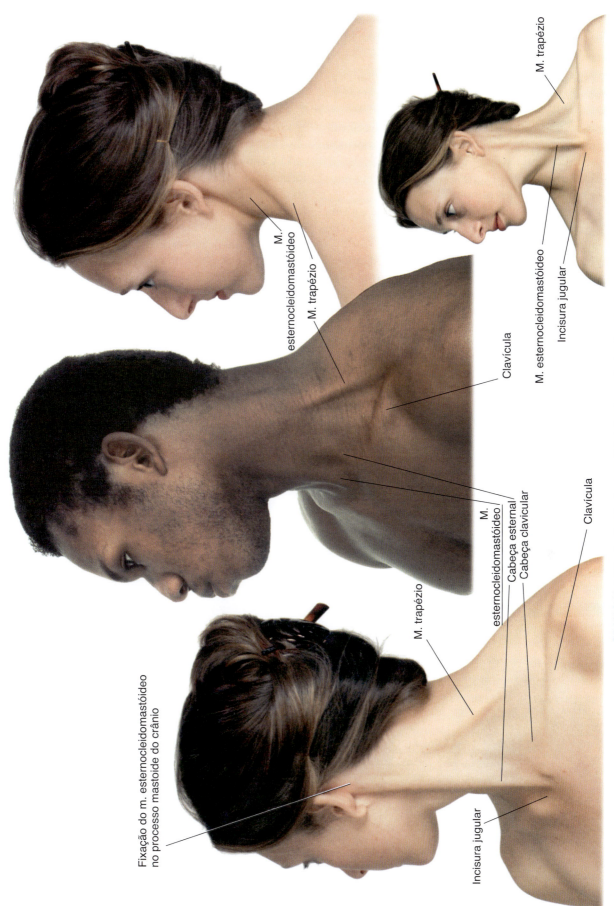

PRANCHA 3.10 Anatomia da superfície lateral e posterior do pescoço.

Visão geral da região (Pranchas 3.1 a 3.10)

A cabeça é como a capital do corpo. Ela pode ser comparada ao seu quartel-general. Vale notar que:

- A cabeça aloja o encéfalo, que é o centro de controle do corpo e, de acordo com alguns estudiosos, a sede da consciência.
- É o lar da face, que expressa aos outros quem somos e o que estamos sentindo (Fig. 3.1).
- É o ponto do qual a voz é emitida. A voz é a forma pela qual transmitimos informações verbais sobre nós para o resto do mundo.
- É a residência exclusiva de quatro dos cinco sentidos tradicionais. A cabeça encerra os órgãos da visão, da audição, do paladar e do olfato. Além disso, contém os principais órgãos do equilíbrio.
- Por fim, ela possui as entradas dos sistemas respiratório e digestório. As duas funções essenciais para o sustento da vida, a respiração e a alimentação, nela se iniciam.

O pescoço cumpre duas funções essenciais:

- Liga a cabeça e suas funções ao resto do corpo.
- Suporta e movimenta a cabeça.

O Centers for Disease Control and Prevention informa que as cefaleias constituem a segunda causa principal de dor em adultos com mais de 18 anos, ficando atrás apenas das dores nas costas,[1] com a dor cervical ocupando o terceiro lugar. A observação clínica confirma que muitas das cefaleias do tipo tensional são frequentemente provocadas pelo estresse e muitas têm origem em pontos-gatilho dos músculos cervicais. Tais cefaleias podem ser amenizadas em frequência e intensidade, quando não eliminadas por completo, com a resolução desses pontos-gatilho. Muitas pessoas posicionam a cabeça com as orelhas muito à frente da linha média

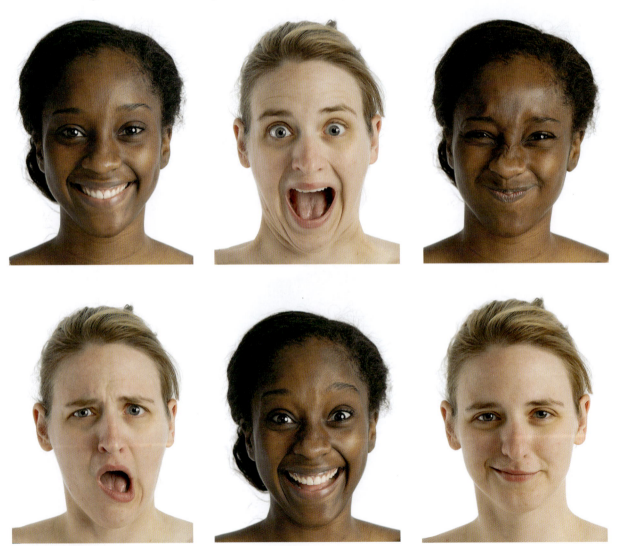

FIGURA 3.1 Os músculos produzem as expressões faciais.

sagital (Fig. 3.2). Esse desalinhamento resulta com frequência no desenvolvimento de pontos-gatilho miofasciais na nuca. De acordo com Simons, "a postura de avanço da cabeça ativa os pontos-gatilho miofasciais por sobrecarregá-los, causando uma contração crônica sem períodos de relaxamento" (David G. Simons, MD, conversa privada). Notar, no entanto, que o tratamento exclusivamente dos pontos-gatilho cervicais posteriores raramente resolverá o problema da dor. Se maus hábitos posturais são a causa ou fatores contributivos para a dor, então haverá necessidade de uma correção geral das causas do desalinhamento postural para que o paciente possa obter alívio de longo prazo. Pessoas que trabalham em escritórios, sentadas diante de um computador o dia inteiro e também aquelas que constantemente ficam olhando para o telefone na mesa (o que é vulgarmente conhecido como síndrome do "pescoço de texto"), são particularmente vulneráveis. O massoterapeuta deve educar seus pacientes com relação à sua postura e à utilização de uma ergonomia adequada no local de trabalho, pois isso poderá ajudar a aliviar o problema.

Erik Dalton popularizou a teoria da "cabeça de 42 libras" (o equivalente a ~19 kg), observando que para cada polegada (~2,5 cm) da cabeça à frente dos ombros, seu peso é amplificado em 10 libras (~4,5 kg). Esse pesquisador afirma que, como resultado, uma cabeça de aproximadamente 5 kg mantida 7,5 cm à frente faz com que os músculos extensores do pescoço (semiespinais, esplênios, longuíssimo, parte descendente do trapézio, etc.) tenham que lutar isometricamente com 19 kg contra a implacável força da gravidade.[2] É por isso que é importante instruir o paciente sobre seus maus hábitos posturais, pois, em caso contrário, estaremos apenas oferecendo a eles uma solução muito temporária para um problema de longa data causado por suas próprias tendências e padrões de sustentação.

Outra pesquisa concluiu que a postura da cabeça projetada para a frente e a redução da lordose cervical não se correlacionaram com a localização ou o número de pontos-gatilho nem com a síndrome de dor miofascial no pescoço e ombros. É importante que novos estudos sejam realizados para que se possa delinear o mecanismo da dor cervical no pescoço em pacientes com postura anteriorizada da cabeça.[3] Devemos ter em mente que (a) nem toda dor é causada por má postura, (b) nem todas as pessoas com problemas de má postura têm esse tipo de dor, e (c) muitas pessoas que têm boa postura sentem esse tipo de dor. Embora os padrões crônicos de má postura certamente devam ser levados à atenção do cliente, não podemos ter a expectativa de que corrigir tais padrões *per se* os livrará completamente dos problemas. É forte a conexão entre estresse e dor; portanto, embora a correção da má postura seja uma boa coisa, o nível de estresse do paciente é um fator distinto.

O crânio consiste em 22 ossos cranianos, e apenas um deles, a mandíbula, é geralmente considerada móvel. Os ossos cranianos são unidos por articulações fibrosas chamadas suturas e considerados fundidos pela maioria dos anatomistas. Essa fusão se torna literal à medida que envelhecemos, a tal ponto que, nos idosos, muitas das "articulações" das suturas se converteram em osso sólido. Os terapeutas especialistas em terapia craniossacral acreditam que os ossos cranianos são capazes de movimentos pequenos, porém significativos; sua abordagem terapêutica tenta influenciar o movimento e o posicionamento de tais ossos; os cientistas, em sua maioria, ridicularizam essa teoria; não existem pesquisas confiáveis publicadas em apoio a ela. Os argumentos a favor e contra a teoria craniossacral não são objetivo deste livro.

O próprio crânio repousa sobre a primeira vértebra cervical, ou atlas; os côndilos occipitais do crânio apoiam-se em duas faces reniformes na superfície superior do atlas. O atlas é um anel ósseo que, essencialmente, não possui corpo ou espinha. Essa vértebra repousa por sua vez sobre a segunda vértebra cervical, ou áxis, que possui uma projeção semelhante a um dente, o processo odontoide, que se projeta para cima até o anel do atlas

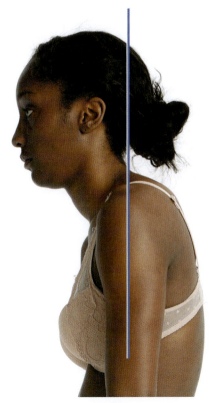

FIGURA 3.2 Postura com a orelha à frente da linha média sagital.

(ver Prancha 3.2). A rotação da cabeça consiste em um giro ao redor do processo odontoide.

A cabeça é bem pesada. Por esse motivo, e em virtude da importância da mobilidade da cabeça para a utilização dos sentidos (em particular a visão), os músculos cervicais são numerosos e muitos deles são espessos e fortes. Todos são suscetíveis à dor e à disfunção.

Os músculos da cabeça, da face e do pescoço podem ser classificados da seguinte maneira:

- Músculos do couro cabeludo, principalmente o músculo occipital e o músculo frontal (ou músculo occipitofrontal, se vistos como apenas uma estrutura). Esses músculos movimentam o couro cabeludo e a testa.
- Músculos faciais, envolvidos principalmente no controle das expressões faciais.
- Músculos mandibulares, que fecham e abrem a mandíbula ao movimentá-la.
- Músculos cervicais, que suportam e equilibram a cabeça sobre a coluna vertebral e a movem em todas as direções.

Observação: algumas das técnicas terapêuticas descritas neste capítulo requerem o trabalho intraoral. Alguns princípios devem ser observados:

- O tratamento realizado no interior de qualquer cavidade corporal pode ter implicações emocionais para o paciente. Obter sempre a permissão dele com antecedência e discutir quaisquer hesitações que ele possa ter.
- As luvas de exame devem sempre ser usadas quando se realiza tratamento no interior de qualquer cavidade corporal. Evitar luvas de látex ou com talco – substâncias às quais muitas pessoas são alérgicas.
- Remover a mão da boca com frequência, para dar chance ao paciente de engolir e também para diminuir qualquer desconforto.

> **ALERTA** Lembre-se das precauções gerais para a cabeça, rosto e pescoço: evite arrastar para baixo na pele do rosto. A pele ao redor dos olhos é muito fina; assim, cerque-se de maior cuidado. Posicionar as mãos no rosto e na frente do pescoço faz com que algumas pessoas se sintam claustrofóbicas; portanto, fique atento ao conforto do cliente.

Músculo frontal

ETIMOLOGIA Latim, relativo à frente.

Resumo

O **m. frontal** (Fig. 3.3) é ocasionalmente considerado um ventre do músculo occipitofrontal, uma vez que é

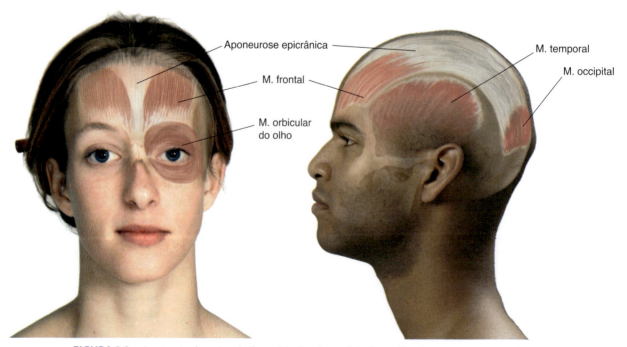

FIGURA 3.3 Anatomia do músculo frontal (músculo occipitofrontal) e da aponeurose epicrânica.

ligado diretamente ao m. occipital pela aponeurose epicrânica, uma bainha tendinosa de tecido conjuntivo que reveste o crânio desde a parte anterior até a posterior. Faixas musculares rígidas no músculo frontal ou occipital (ventres) podem provocar uma sensação geral de rigidez no couro cabeludo. Notar que o m. frontal é parcialmente ligado ao m. orbicular do olho (ver também Pranchas 3.3 e 3.4). Esses dois músculos estão comumente envolvidos nas cefaleias.

ALERTA Lembre-se das precauções gerais para a cabeça, rosto e pescoço: evite arrastar para baixo na pele do rosto. A pele ao redor dos olhos é muito fina; assim, cerque-se de maior cuidado. Posicionar as mãos no rosto e na frente do pescoço faz com que algumas pessoas se sintam claustrofóbicas; portanto, fique atento ao conforto do cliente.

 Fixações

- Origem: aponeurose epicrânica.
- Inserção: pele sobre o supercílio, parcialmente no m. orbicular do olho.

 Palpação

Pressionar de modo suave as pontas dos dedos sobre a fronte, entre a linha dos cabelos e os supercílios. A arquitetura do músculo é paralela e a direção das fibras é superior/inferior. Quanto mais tenso o músculo, mais palpável ele será.

 Ações

- Eleva o supercílio e franze a fronte.
- Trabalhando com o m. occipital, ajuda a deslocar o couro cabeludo anterior e posteriormente.

 Área de dor referida

Local, com dor irradiada sobre a testa.

 Outros músculos a examinar

- M. occipital.
- M. orbicular do olho.
- M. temporal.
- M. esternocleidomastóideo.
- M. zigomático maior.
- Mm. escalenos.
- Músculos posteriores do pescoço.

Terapia manual

Deslizamento transversal das fibras

- O paciente deita-se em decúbito dorsal.
- Com os dedos apoiados nas laterais da cabeça, colocar os polegares no centro da testa, exatamente acima dos supercílios.
- Pressionando o tecido com firmeza, afastar lentamente os polegares (Fig. 3.4) para que percorram pela testa até as cristas laterais do osso frontal.
- Deslizando os dedos (pela parte superior), repetir o processo até a linha dos cabelos.

Deslizamento profundo em faixas

- O paciente deita-se em decúbito dorsal.
- Colocar a ponta ou a polpa do polegar na testa, sobre a linha dos cabelos, próximo à linha central da testa.
- Pressionando com firmeza o tecido, deslizar o polegar (para baixo) até a extremidade medial do supercílio.

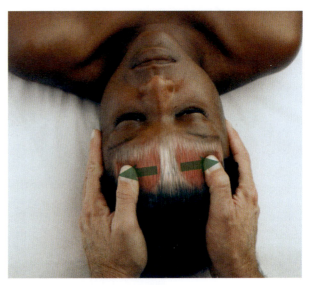

FIGURA 3.4 Deslizamento transversal das fibras do músculo frontal.

- Deslizando os dedos lateralmente, repetir o processo até a extremidade lateral do supercílio.

> ⚠️ **ALERTA** Lembre-se de que, ao realizar *qualquer* técnica profunda, é importante aquecer primeiramente o tecido com movimentos de massagem sueca, particularmente *effleurage*, usando a técnica como um movimento de transição entre os trabalhos de deslizamento transversal das fibras e de deslizamento profundo em faixas.

Músculo occipital

ETIMOLOGIA Latim *occiput*, parte posterior da cabeça.

Resumo

O **m. occipital** (Fig. 3.5) é, às vezes, considerado ventre posterior do músculo occipitofrontal, uma vez que é ligado diretamente ao m. frontal pela aponeurose epicrânica, uma bainha tendínea de tecido conjuntivo que reveste o crânio desde a parte anterior até a posterior. Faixas musculares tensionadas no músculo frontal ou occipital (ventres), pode provocar uma sensação geral de tensão no couro cabeludo.

Fixações

- Origem: aponeurose epicrânica.
- Inserção: linha nucal superior do osso occipital.

Palpação

Colocar as pontas dos dedos embaixo da cabeça do paciente, que está em decúbito dorsal – diretamente abaixo das duas protuberâncias claramente definidas do crânio. O m. occipital cobre essas protuberâncias. A arquitetura do músculo é paralela e a direção das fibras é superior/inferior.

Ação

Ancora e retrai a aponeurose epicrânica, tracionando, assim, o couro cabeludo para trás. (Ver *Músculo frontal* para discussão adicional.)

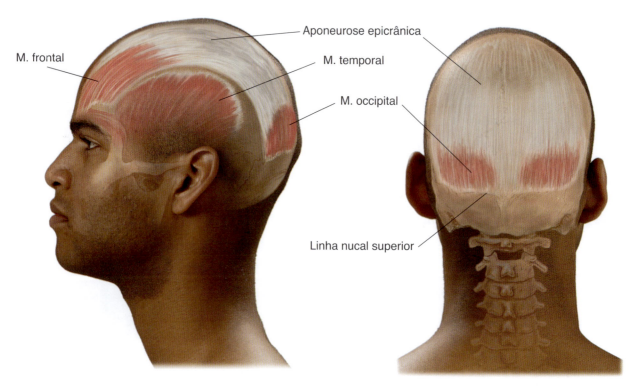

FIGURA 3.5 Anatomia do músculo occipital.

Área de dor referida

Irradia a dor localmente para as partes posterior e superior da cabeça e pode ser referida no olho ipsilateral.

 Outros músculos a examinar

- M. frontal.
- M. temporal.
- M. orbicular do olho.
- Todos os músculos laterais e posteriores do pescoço.

 Terapia manual

Deslizamento profundo em faixas (1)

- O paciente deita-se em decúbito dorsal.
- Colocar as mãos sobre a cabeça, com os dedos flexionados para cima, de forma que suas pontas toquem a base do crânio.
- Pressionando a parte superior e usando o peso da cabeça do paciente para gerar a pressão, deslizar as mãos lentamente na direção do corpo do terapeuta, de forma que as pontas dos dedos tratem todo o ventre do m. occipital (Fig. 3.6).
- Fazer uma pausa quando o paciente relatar pontos de dor à palpação.

Deslizamento profundo em faixas (2)

- O paciente deita-se em decúbito dorsal ou ventral, com a cabeça virada na direção oposta ao terapeuta.
- Segurando a cabeça com uma das mãos, colocar o polegar oposto na linha central do occipício, alinhado com a parte superior do m. occipital.
- Pressionando o tecido com firmeza, deslizar o polegar lateralmente ao longo do m. occipital.
- Colocando o polegar em uma posição mais próxima do pescoço, repetir o procedimento até massagear todo o ventre do músculo.

Deslizamento profundo em faixas (3)

- O paciente deita-se em decúbito dorsal ou ventral, com a cabeça virada na direção oposta ao terapeuta.
- Segurar a cabeça do paciente com as duas mãos, com os polegares posicionados na parte superior do m. occipital, em seu centro.
- Pressionando o tecido com firmeza, afastar os polegares até as regiões externas do ventre muscular (Fig. 3.7).

- Deslocando os polegares para uma posição mais próxima do pescoço, repetir o procedimento até que todo o ventre muscular tenha sido tratado.

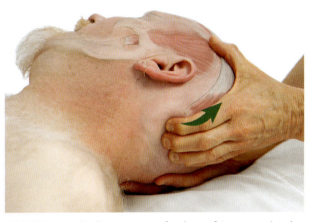

FIGURA 3.6 Deslizamento profundo em faixas no músculo occipital, com as pontas dos dedos.

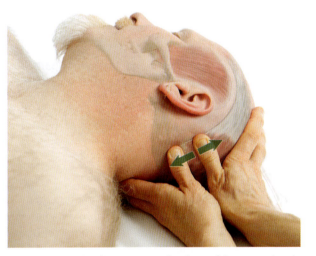

FIGURA 3.7 Deslizamento profundo em faixas no músculo occipital, com os polegares.

Músculo orbicular do olho

ETIMOLOGIA Latim: *orbiculus*, um disco pequeno + *oculi*, de olho.

Resumo

O **músculo orbicular do olho** (Fig. 3.8) circunda o olho e permite o fechamento voluntário da pálpebra. Seus pontos-gatilho podem ser ativados quando franzimos a testa ou os olhos e por pontos-gatilho do m. esternocleidomastóideo.

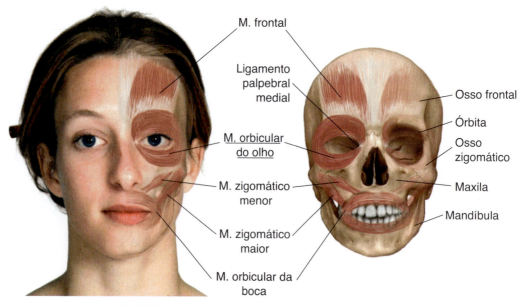

FIGURA 3.8 Anatomia do músculo orbicular do olho.

Fixações

- Origem: na parte mediana, ligamento palpebral medial, ossos frontal e maxilar e tecido da pálpebra.
- Inserção: órbita.

Palpação

Este músculo circunda o olho. A arquitetura do músculo é paralela e a direção das fibras é aproximadamente concêntrica ao redor do olho. Pedir ao paciente que feche e abra rapidamente o olho permitirá sentir as contrações do músculo.

Ações

- Piscar intencionalmente e fechar as pálpebras com força.
- Franzir os olhos.

Área de dor referida

Superior ao olho e descendo pela lateral do nariz.

Terapia manual

Compressão

- Usando o polegar, procurar um ponto-gatilho ou um ponto comum de dor à palpação perto da extremidade lateral do supercílio.
- Comprimir e manter até liberar (Fig. 3.9).

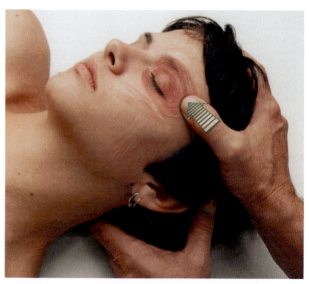

FIGURA 3.9 Compressão do ponto-gatilho do músculo orbicular do olho.

> **⚠ ALERTA** No corpo, a pele mais delgada se situa em torno dos olhos, sendo caracteristicamente mais delicada do que em qualquer outro local do rosto. Ter muito cuidado e massagear apenas na direção para fora e para cima; não arraste para baixo.

Deslizamento profundo em faixas

- Colocar a ponta do polegar ou de outro dedo na extremidade medial do supercílio.
- Pressionando com firmeza o tecido, deslizar o dedo no sentido lateral, até a extremidade lateral do supercílio (Fig. 3.10).
- Repetir uma vez na região imediatamente superior ao supercílio, e novamente na região imediatamente inferior, pressionando superiormente contra a órbita (Fig. 3.11).

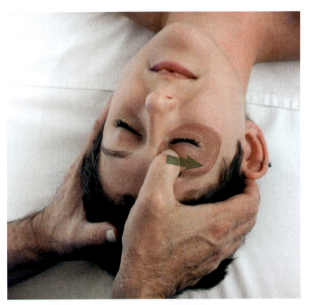

FIGURA 3.11 Deslizamento profundo em faixas no músculo orbicular do olho, pressionando para cima contra a órbita.

Músculos zigomáticos maior e menor

ETIMOLOGIA Grego *zygon*, forquilha ou junção.

Resumo

Os **mm. zigomáticos maior** e **menor** (Fig. 3.12) são os principais músculos do sorriso; seus pontos-gatilho se originam da atividade dos músculos mastigatórios (m. masseter e mm. pterigóideos) (ver Pranchas 3.3 e 3.4). O melhor método de exame é a palpação por pinçamento com o dedo indicador na boca e o polegar na bochecha, ou vice-versa; mas primeiramente verifique a lei para se certificar da existência de permissão para qualquer trabalho intraoral.

 ### Fixações

Zigomático maior:
- Origem: anterior à sutura zigomaticotemporal.
- Inserção: tecidos do ângulo da boca, misturando-se com as fibras do m. orbicular da boca.

Zigomático menor:
- Origem: osso zigomático, posterior à sutura zigomaticomaxilar.
- Inserção: m. orbicular da boca do lábio superior.

 ### Palpação

Colocar a ponta do indicador imediatamente embaixo da proeminência zigomática e pousar o dedo anular na pele que recobre o dente canino. Movendo as pontas dos dedos para trás e para a frente, pode-se sentir os músculos claramente. A arquitetura do músculo é paralela e a direção das fibras é diagonal.

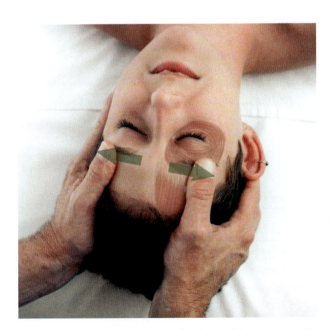

FIGURA 3.10 Deslizamento profundo em faixas no músculo orbicular do olho, superior à órbita.

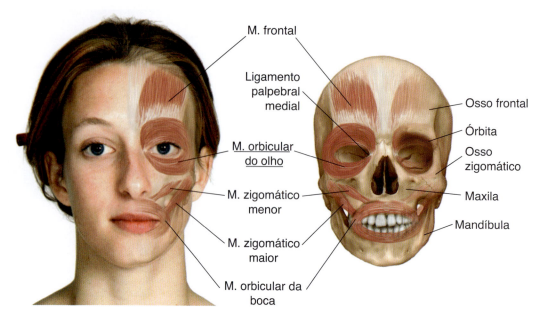

FIGURA 3.12 Anatomia dos músculos zigomáticos maior e menor.

Ações

- Zigomático maior: traciona os ângulos da boca para trás e para cima, como no sorriso.
- Zigomático menor: eleva o lábio superior.

Área de dor referida

Subindo a bochecha e ao longo da lateral do nariz, além do ângulo medial do olho e o supercílio, e sobre a região medial da testa.

Outros músculos a examinar

- M. masseter.
- Mm. pterigóideos.
- M. orbicular do olho.

Terapia manual

Deslizamento profundo em faixas

- O paciente deita-se em decúbito dorsal.
- Colocar a margem do polegar contra o osso zigomático (osso da bochecha).
- Pressionando com firmeza o tecido, deslizar o polegar lentamente no sentido inferior, até o ângulo da boca (Fig. 3.13).

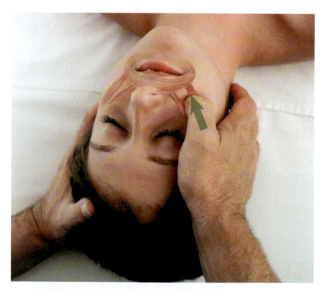

FIGURA 3.13 Deslizamento profundo em faixas nos músculos zigomáticos.

Compressão

- O paciente deita-se em decúbito dorsal.
- Colocar o dedo indicador dentro da boca, na bolsa da bochecha.
- Colocar a ponta do polegar no lado externo da bochecha.
- Usando a palpação por pinçamento, explorar o comprimento do músculo em busca de pontos-gatilho ou de dor à palpação. Comprimir e manter em cada ponto até a liberação (Fig. 3.14).

Capítulo 3 ■ Cabeça, face e pescoço 73

Músculo temporal

ETIMOLOGIA Latim, referente à têmpora.

Resumo

O **m. temporal** (Fig. 3.15) é um músculo grande, em formato de concha, que cobre a lateral da cabeça à frente, acima e atrás da orelha. Ele é um músculo da articulação temporomandibular (ATM). Deve ser examinado e tratado em todos os pacientes que se queixam de cefaleias ou problemas na ATM. Os terapeutas geralmente prestam muita atenção em suas porções anterior e média, mas a parte posterior do músculo também deve ser tratada.

Fixações

- Origem: osso e fáscia da fossa temporal, superior ao arco zigomático.
- Inserção: processo coronoide da mandíbula e margem anterior do ramo da mandíbula.

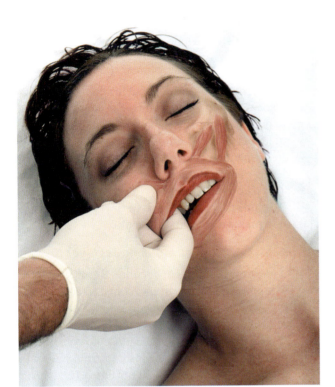

FIGURA 3.14 Compressão intraoral por pinçamento dos músculos zigomáticos.

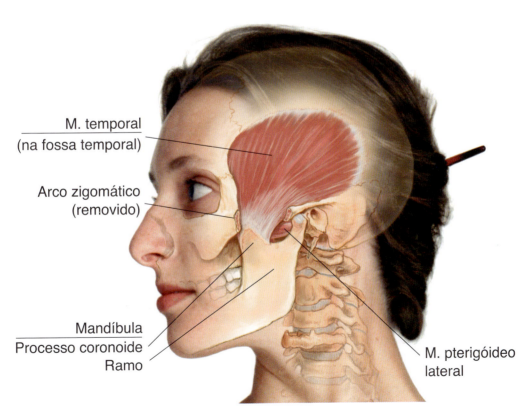

M. temporal (na fossa temporal)

Arco zigomático (removido)

Mandíbula
Processo coronoide
Ramo

M. pterigóideo lateral

FIGURA 3.15 Anatomia do músculo temporal.

Palpação

Embora esteja revestido com uma rígida camada de fáscia, o m. temporal pode ser palpado entre o osso esfenoide e a região posterior do osso temporal, descendo até o arco zigomático, e em uma pequena porção imediatamente abaixo do arco. A arquitetura do músculo é convergente e a direção das fibras varia da diagonal para a superior/inferior. Em virtude de seu revestimento fascial, o m. temporal é difícil de identificar quando está relaxado, mas pode ser percebido nas áreas em que esteja tenso.

Ações

- Fecha o maxilar (levanta a mandíbula).
- Move a mandíbula posterior e lateralmente.
- Mantém a posição da mandíbula em repouso.

Área de dor referida

Região temporal total ou parcial, região do supercílio, bochecha e dentes incisivos e molares.

Outros músculos a examinar

- M. masseter.
- Mm. pterigóideos.
- Todos os músculos faciais.
- Todos os músculos anteriores, laterais e posteriores do pescoço.

Terapia manual

Deslizamento profundo em faixas

- O paciente deita-se em decúbito dorsal.
- Colocar as pontas dos dedos no topo da parte anterior do músculo (superior e lateral ao supercílio).
- Pressionando com firmeza no sentido medial, deslizar as pontas dos dedos para baixo na direção do arco zigomático.
- Colocar as pontas dos dedos no topo do músculo, mais na região posterior da cabeça (notar que o músculo tem o formato de uma concha, por isso tem um início mais alto na cabeça em direção ao seu centro e, em seguida, desce em direção à parte posterior da cabeça). Repetir o movimento na direção do arco zigomático, pressionando com firmeza.
- Continuar até que todo o músculo seja massageado.

Deslizamento transversal profundo das fibras (1)

- O paciente deita-se em decúbito dorsal.
- Colocar as pontas dos dedos nas laterais da testa do paciente, na margem anterior da fossa temporal (superior à extremidade lateral do supercílio).
- Pressionando com firmeza, deslizar as pontas dos dedos pelo músculo, até sua margem posterior atrás da orelha.
- Movendo-se para baixo, repetir o procedimento para massagear todo o músculo.

Deslizamento transversal profundo das fibras (2)

- O paciente deita-se em decúbito dorsal.
- Segurar a cabeça do paciente com as mãos abertas, os polegares unidos na região anterior do m. temporal.
- Pressionando com firmeza o músculo com as bordas dos polegares, afastá-los de forma que cada polegar deslize por 2,5 a 5 cm (Fig. 3.16). Mover as mãos no sentido posterior, repetindo o procedimento, até que todo o m. temporal tenha sido massageado.

Músculo masseter

ETIMOLOGIA Grego, mastigador.

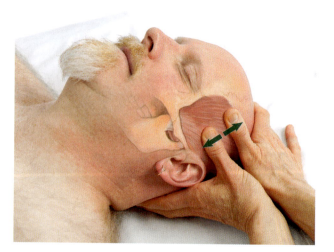

FIGURA 3.16 Deslizamento transversal profundo das fibras do músculo temporal, com os polegares.

Resumo

O **m. masseter** (Fig. 3.17) é o principal músculo da mastigação. Ele é o primeiro a ser tratado nos problemas da ATM, uma vez que sua posição é facilmente acessível.

Fixações

- Origem: processo zigomático da maxila e no arco zigomático.
- Inserção: camada superficial do músculo até a superfície externa da mandíbula em seu ângulo e até a metade inferior do ramo; camada profunda do músculo até a metade superior do ramo, estendendo-se possivelmente até o ângulo da mandíbula.

Palpação

O m. masseter é facilmente palpável, desde imediatamente abaixo do arco zigomático até a mandíbula. Ele é internamente palpável inserindo-se um dedo com luva na boca contra a bochecha e pressionando no sentido posterior. A arquitetura do músculo é paralela e a direção das fibras é superior/inferior.

Ação

Levanta, protrai e retrai a mandíbula nas ATM (articulações temporomandibulares).

Área de dor referida

- Maxila e mandíbula, lateral da face, orelha e região superior ao supercílio.
- A disfunção das ATM também pode causar zumbido (ruído nos ouvidos).

Outros músculos a examinar

- M. temporal.
- Mm. pterigóideos.
- Todos os músculos faciais.
- Todos os músculos anteriores, laterais e posteriores do pescoço.

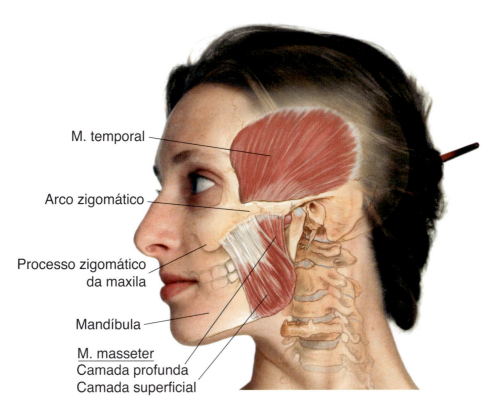

FIGURA 3.17 Anatomia do músculo masseter.

Terapia manual

Deslizamento profundo em faixas

- O paciente deita-se em decúbito dorsal.
- Colocar o polegar ou as pontas dos demais dedos na região superior do músculo, em uma posição imediatamente anterior ao meato acústico externo.
- Pressionando com firmeza para dentro, deslizar o polegar (Fig. 3.18 A) ou as pontas dos outros dedos (Fig. 3.18 B) para baixo, ao longo de todo o comprimento do músculo, até a mandíbula.
- Fazer pausas nas barreiras ou nos pontos de dor à palpação, até sentir a liberação.
- Fazer tantos movimentos quanto forem necessários, começando mais perto da orelha e trabalhando para a frente, a fim de massagear todo o músculo (em geral, um ou dois movimentos serão suficientes).
- Quando a dor à palpação for intensa, repetir o processo acima, começando de forma leve e pressionando mais profundamente a cada vez.

Músculos pterigóideos

ETIMOLOGIA Do grego *pteryx*, asa + *eidos*, semelhante a; "alar".

Resumo

Os **mm. pterigóideos** (Fig. 3.19) são músculos mandibulares (ATM) que irradiam em um padrão semelhante a uma asa, por isso têm esse nome. Eles são um conjunto complexo de músculos, com porções diferentes participando de todos os movimentos mandibulares e da estabilização da ATM. Uma pequena parte do m. pterigóideo lateral pode ser acessada no exterior da boca, enquanto os mm. pterigóideos mediais devem ser examinados e tratados via intraoral. O exame e o tratamento dos músculos pterigóideos podem ser bastante desajeitados e desconfortáveis, mas, com frequência, eles são fatores cruciais da dor na mandíbula, na face e na orelha. Também cumprem papéis importantes na síndrome da DATM (disfunção da articulação temporomandibular).

Observação: a cabeça é anatomicamente complexa e as fixações dos mm. pterigóideos são particularmente intrincadas para se ilustrar. Por esse motivo, e uma vez que essas fixações não são necessariamente relevantes para o massoterapeuta, nem todas serão visualizadas nas imagens de anatomia. O estudante interessado em mais detalhes deve consultar um atlas de anatomia.

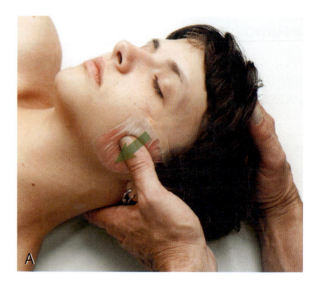
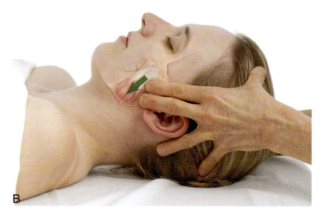

FIGURA 3.18 Deslizamento profundo em faixas da região externa no músculo masseter, (A) com o polegar e (B) com as pontas dos dedos.

Músculo pterigóideo medial ou interno

 Fixações

- Origem: superfície interna da lâmina lateral do processo pterigoide, e superfície lateral do osso palatino e fossa pterigóidea.
- Inserção: borda inferior e medial do ramo da mandíbula, junto ao ângulo da mandíbula, e à superfície medial do ramo da mandíbula perto do ângulo.

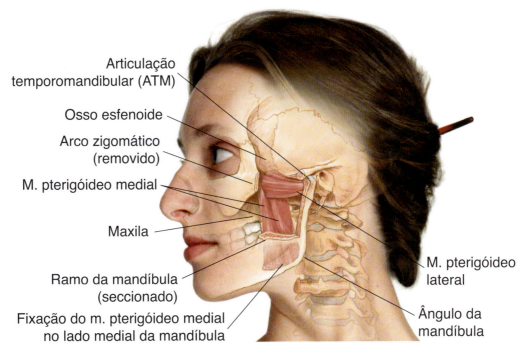

FIGURA 3.19 Anatomia dos músculos pterigóideos.

Palpação

Os mm. pterigóideos são palpáveis em três áreas principais: (1) diretamente entre a maxila e a mandíbula, anteriormente à articulação, (2) ao longo da superfície medial da mandíbula na região lateral da face e (3) internamente, pressionando no sentido lateral na articulação entre a maxila e a mandíbula. As arquiteturas dos músculos são paralelas e as direções das fibras variam.

Ações

- Participa da protrusão da mandíbula, juntamente com o m. pterigóideo lateral.
- Protrai a mandíbula.
- Agindo alternadamente, move a mandíbula de um lado para outro em um movimento de cerramento.

Área de dor referida

- Mandíbula, na frente da orelha.
- Lateral da mandíbula (dentro e fora da boca).

Músculo pterigóideo lateral ou externo

Este músculo tem duas divisões: a superior e a inferior. Note que ambas são antagonistas. Embora tenham origens diferentes, essas divisões compartilham as mesmas inserções.

Fixações

Pterigóideo lateral superior:
- Origem: asa maior do osso esfenoide e lâmina do processo pterigoide.
- Inserção: colo do côndilo mandibular, disco articular da ATM.

Pterigóideo lateral inferior:
- Origem: superfície lateral da lâmina lateral do pterigóideo.
- Inserção: colo do côndilo mandibular, disco articular da ATM.

Ações

- As duas divisões desse músculo estão envolvidas em levantar e abaixar a mandíbula, além de movê-la nos sentidos posterior, anterior e lateral.

- Abaixa e protrai a mandíbula.
- Agindo de modo alternado, produz o cerramento de lado a lado.

Área de dor referida

- Região da ATM.
- Face ao redor do osso da bochecha.

Outros músculos a examinar

- M. masseter.
- M. temporal.
- Todos os músculos faciais.
- Todos os músculos anteriores, laterais e posteriores do pescoço.

Terapia manual

Todos os procedimentos a seguir devem ser realizados com o paciente em decúbito dorsal.

Compressão externa (1)

- Usar o polegar para encontrar o espaço imediatamente anterior à ATM.
- Comprimir para cima, para baixo e para a frente, buscando pontos de dor à palpação (Fig. 3.20). Manter a pressão em cada ponto até a liberação.

Compressão externa (2)

- Colocar o polegar ou as pontas de dois dedos imediatamente abaixo do ângulo da mandíbula.
- Pressionar para cima e até a superfície medial da mandíbula, movendo-se lenta e suavemente, buscando pontos de dor à palpação.
- Comprimir quaisquer pontos doloridos contra a superfície medial da mandíbula (Fig. 3.21).

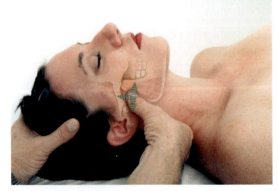

FIGURA 3.20 Compressão dos músculos pterigóideos (1).

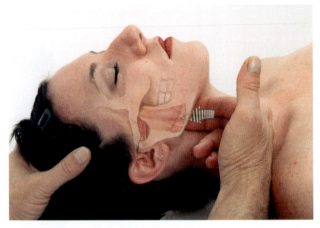

FIGURA 3.21 Compressão dos músculos pterigóideos (2).

Músculo levantador do véu palatino, músculo tensor do véu palatino e aponeurose palatina

ETIMOLOGIA

M. levantador do véu palatino: Latim *levator*, levantador + *velum*, véu ou vela + *palatini*, do palato.
M. tensor do véu palatino: Latim *tensor*, tensor + *velum*, véu ou vela + *palatini*, do palato.
Aponeurose: Grego, a extremidade de um músculo, onde ele se transforma em um tendão: de *apo*, de + *neuron*, tendão.

Resumo

Os **mm. levantador** e **tensor do véu palatino** (Fig. 3.22) estão fixados na tuba auditiva em uma extremidade e na aponeurose palatina na outra. Embora pesquisas adicionais sejam necessárias, eles podem estar envolvidos na causa de infecções crônicas do ouvido, pois cumprem a função de manter aberta a tuba auditiva.

Fixações

M. levantador do véu palatino:
- Origem: cartilagem da tuba auditiva e porção petrosa do osso temporal.
- Inserção: aponeurose palatina.

M. tensor do véu palatino:
- Origem: cartilagem da tuba auditiva, lâmina medial do processo pterigoide e espinha do osso esfenoide.
- Inserção: aponeurose palatina.

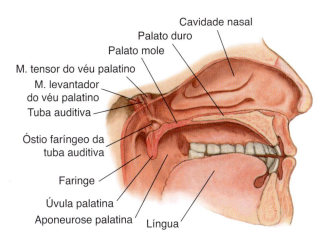

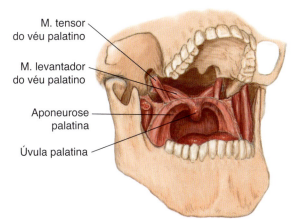

FIGURA 3.22 Anatomia dos músculos tensor e levantador do véu palatino.

 Palpação

Esses músculos não são palpáveis, com exceção da aponeurose palatina. Sua arquitetura é paralela e a direção das fibras varia entre superior/inferior e diagonal.

 Ações

Como seus nomes indicam, o m. levantador levanta o palato mole e o m. tensor o tensiona. Esses dois músculos também abrem a tuba auditiva para equalizar a pressão de ar entre a orelha média e a faringe.

 Área de dor referida

Uma vez que esses músculos podem ser acessados somente por meio da aponeurose palatina, não temos conhecimento de pontos-gatilho ou zonas de referência; no entanto, são altamente suspeitos na presença de dor e infecção na orelha.

 Outros músculos a examinar

- M. temporal.
- M. masseter.
- Mm. pterigóideos.
- Todos os músculos anteriores, laterais e posteriores do pescoço.

 Terapia manual dos músculos mandibulares: trabalho intraoral

Todos os procedimentos a seguir são realizados com o paciente em decúbito dorsal. O grau de abertura da boca deve ser confortável para ele.

ALERTA Nos Estados Unidos, o trabalho intraoral é considerado como fora do escopo da prática para os massoterapeutas em muitos estados. Antes que possa fazer qualquer trabalho intraoral, o massoterapeuta deve verificar a legislação.

 Terapia manual da aponeurose palatina (m. levantador do véu palatino, m. tensor do véu palatino)

- Usando uma luva, colocar a ponta do dedo no assoalho da boca, na região imediatamente medial aos molares superiores.
- Pressionando firme (mas suavemente) no sentido superior, deslizar a ponta do dedo para trás, na direção da faringe.
- Mantendo a pressão, deslizar a ponta do dedo com cuidado ao longo do palato mole, em direção ao centro (medialmente).

 Terapia manual da região interna

- Começando em um ponto imediatamente posterior ao último molar superior no lado medial, pressionar o tecido contra o osso com firmeza, deslizando em uma direção profunda (posterior). O movimento deve ser no formato da letra "U" (Figs. 3.23 e 3.24) à medida que percorre a região interna da mandíbula e da maxila, imediatamente posterior aos dentes, primeiro no sentido inferior e depois no anterior, até a região posterior do último molar superior.

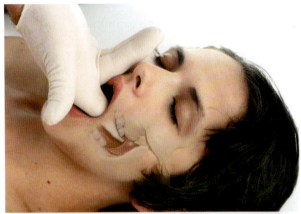

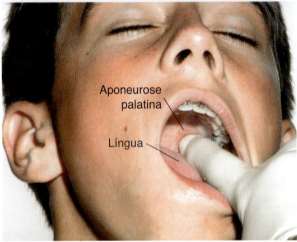

FIGURA 3.23 Liberação da aponeurose palatina (1).

 Terapia manual entre a maxila e a mandíbula

- Colocar a ponta do dedo no ponto mais profundo (a curva) do movimento em "U" que acaba de ser feito; ou seja, na região medial da mandíbula.
- Pressionando o tecido com firmeza contra o osso, mover o dedo lateralmente entre os dentes (Fig. 3.25).

 Terapia manual da região externa

- Começando na região imediatamente posterior ao último molar superior no lado lateral, pressionar o tecido contra o osso com firmeza, movendo-se em direção profunda (posterior). O movimento deve formar uma letra "U" enquanto passa sobre o processo coronoide e dentro do m. masseter (em sua porção profunda), primeiro inferior e depois anteriormente até um ponto imediatamente posterior do último molar inferior (Fig. 3.26).
- Repetir o movimento prévio, pressionando para fora, a fim de massagear o m. masseter de dentro para fora. Pode-se massagear também a margem frontal do m. masseter com a ponta do dedo (Fig. 3.27).

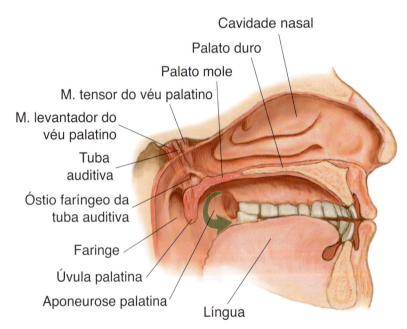

FIGURA 3.24 Liberação da aponeurose palatina (2).

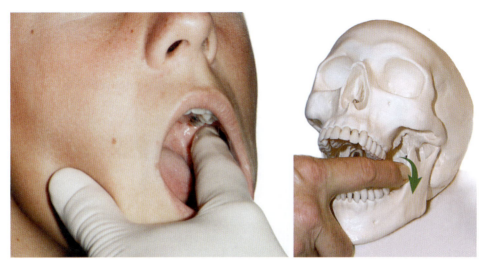

FIGURA 3.25 Deslizamento profundo em faixas entre a maxila e a mandíbula.

 ALERTA

- Se tiver medo de ser mordido, usar um dedo da mão secundária para pressionar a bochecha entre os dentes do paciente.
- Para suprimir o reflexo de vômito enquanto massageia no sentido medial, pedir ao paciente para dobrar a língua para trás, na direção da faringe.
- Remover frequentemente a mão da boca do paciente, para seu maior conforto.

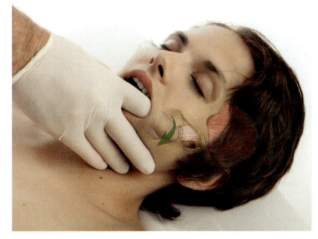

FIGURA 3.26 Deslizamento intraoral sobre o processo coronoide.

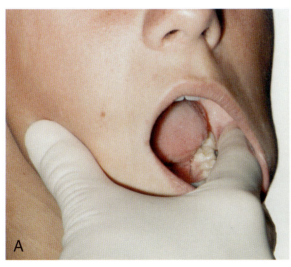
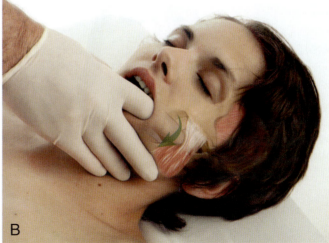

FIGURA 3.27 Compressão intraoral com movimentação do músculo masseter: (A) vista intraoral; (B) vista lateral.

Músculo platisma

ETIMOLOGIA Grego, uma placa plana.

Resumo

O **m. platisma** (Fig. 3.28) é um músculo fino, plano e subcutâneo. Ele se localiza paralelamente ao m. esternocleidomastóideo e os pontos-gatilho do platisma tendem a ocorrer em conjunto com esse músculo.

Fixações

- Origem: ângulo da boca e outros músculos faciais dessa região e até a margem inferior da mandíbula.
- Inserção: fáscia superficial do tórax anterossuperior.

Palpação

Pedir ao cliente que faça uma careta, ou emita o som "iiiiiiiiii" permitirá que o massoterapeuta sinta as margens do músculo no pescoço, exatamente abaixo do ponto médio da mandíbula.

Ações

- Traciona o ângulo da boca para baixo e a pele do tórax para cima.
- Tensiona a pele do pescoço (como em uma reação de horror).

Área de dor referida

Sobre a região anterior do pescoço na área do m. esternocleidomastóideo; também pode ser uma sensação quente e ardente na parte superior do tórax.

Outros músculos a examinar

M. esternocleidomastóideo.

Terapia manual

Deslizamento profundo em faixas

- Colocar as pontas dos dedos no tórax, 5 a 7,5 cm abaixo da clavícula, em um ponto imediatamente medial à parte clavicular do m. deltoide.
- Pressionando o tecido com firmeza, deslizar as pontas dos dedos no sentido superior sobre a clavícula e até o pescoço, e depois sobre a mandíbula e pela metade do percurso até a bochecha.
- Deslocar as pontas dos dedos medialmente até a próxima área não massageada e repetir o procedimento (Fig. 3.29), terminando o deslizamento na boca.
- Repetir o procedimento no tórax, com o último deslizamento começando no esterno.
- O mesmo procedimento pode ser realizado de cima para baixo, usando a polpa do polegar.

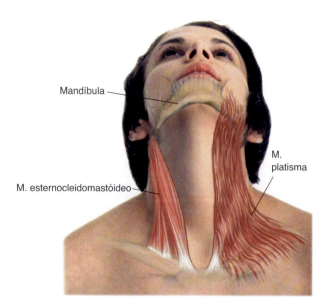

FIGURA 3.28 Anatomia do músculo platisma.

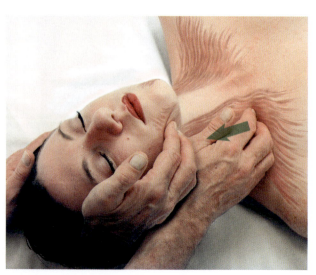

FIGURA 3.29 Deslizamento profundo em faixas no músculo platisma, com as pontas dos dedos.

Músculos fixados no osso hioide

ETIMOLOGIA Grego *hyoeides*, com formato da letra Y (formato de U ou V).

Resumo

O **osso hioide** fica imediatamente acima da cartilagem tireóidea, na altura em que o ângulo abaixo da mandíbula se encontra com o ângulo do pescoço, aproximadamente ao nível do corpo da terceira vértebra cervical. Ele é a primeira estrutura resistente abaixo do queixo. Para encontrá-lo, pode-se colocar o polegar e o dedo indicador em cada lado da região anterior do pescoço, abaixo do queixo, separados por cerca de 7,5 a 10 cm. Comprimir suavemente. Se não sentir resistência, deslizar os dedos um pouco mais para baixo e comprimir novamente. Repetir até sentir uma estrutura resistente (Fig. 3.30). Também pode ser útil pedir ao paciente para deglutir, o que causa um movimento palpável do osso hioide.

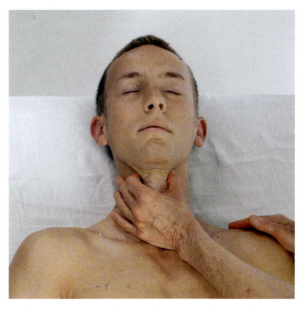

FIGURA 3.30 Localização do osso hioide por palpação.

> **ALERTA** Alguns pacientes são acometidos por claustrofobia quando o massoterapeuta trabalha nas proximidades do osso hioide e em outros locais na região anterior do pescoço – as mãos do profissional estão em torno da sua garganta. O massoterapeuta deve estar ciente disso e permanecer em comunicação com o paciente, de modo a determinar se ele está ou não confortável.

O hioide é o único osso no corpo que não faz articulação com outro osso, mas muitos músculos são fixados no osso hioide (Fig. 3.31). Os músculos superiores ao osso hioide são denominados **supra-hióideos**; os inferiores, **infra-hióideos**. Eles se abrem em leque a partir do osso hioide, acima e abaixo. Na massoterapia clínica básica – e, portanto, neste livro – não é necessário distingui-los. Todos podem ser trabalhados como um grupo acima e abaixo do osso. O principal músculo envolvido na área de dor referida e no tratamento clínico é o m. digástrico, discutido em separado. O m. gênio-hióideo e o m. esterno-tireóideo não são ilustrados, porque se localizam profundamente aos músculos milo-hióideo e esterno-hióideo. Seus detalhes anatômicos não são essenciais para os objetivos deste livro.

 Fixações

Músculos supra-hióideos:
- M. digástrico (será considerado em separado; ver lista mais adiante).
- M. estilo-hióideo
  - Origem: processo estilo-hióideo do osso temporal.
  - Inserção: margem lateral do hioide.
- M. milo-hióideo.
  - Origem: superfície interna da mandíbula, fora da linha milo-hióidea.
  - Inserção: ao longo da linha média do corpo do hioide.
- M. gênio-hióideo: situado profundamente ao ventre anterior do digástrico (não ilustrado).

Músculos infra-hióideos:
- M. esterno-hióideo
  - Origem: face posterior do manúbrio, extremidade esternal da clavícula.
  - Inserção: corpo do hioide.
- M. tireo-hióideo
  - Origem: linha oblíqua da cartilagem tireóidea.
  - Inserção: face lateral do hioide.
- M. omo-hióideo
  - O ventre superior se fixa ao hioide, lateralmente ao esterno-hióideo.
  - O ventre inferior se fixa à margem superior da escápula, medialmente à incisura supraescapular.

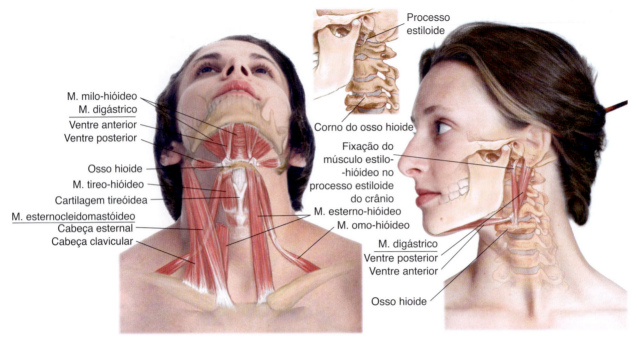

FIGURA 3.31 Anatomia do osso hioide e músculos nele fixados.

– Os dois ventres se encontram na clavícula, sendo fixados a esse osso por um tendão em polia.
• M. esternotireóideo: conecta o manúbrio do esterno à cartilagem tireóidea (não ilustrado).

Palpação

Colocar o polegar e o dedo indicador em cada lado da região anterior do pescoço, abaixo do queixo, separados por cerca de 7,5 a 10 cm. Comprimir suavemente. Se não sentir resistência, deslizar os dedos um pouco mais para baixo e comprimir novamente. Repetir até sentir uma estrutura resistente (Fig. 3.30).

Também pode ser útil pedir ao paciente para deglutir, o que causará um movimento palpável do osso hioide. Os músculos fixados podem ser palpáveis, mas não são realmente discerníveis.

Terapia manual dos músculos supra-hióideos

Deslizamento profundo em faixas

• Localizar o osso hioide com o polegar e o dedo indicador.
• Colocar o polegar imediatamente acima do osso hioide, no sentido medial ao seu corno (extremidade) (Fig. 3.32).
• Pressionando o tecido de forma suave, deslizar a ponta do polegar lentamente no sentido superior, até a superfície interna da mandíbula no centro.
• Começando novamente na região superior ao osso hioide, colocar o polegar ligeiramente lateral ao ponto inicial prévio.
• Deslizar o polegar lentamente no sentido superior até a superfície interna da mandíbula, paralelo ao primeiro movimento.
• Repetir o processo, de forma que o trajeto do polegar forme um leque a partir do osso hioide, até terminar no processo estiloide entre o ângulo da mandíbula e o processo mastoide, imediatamente inferior à orelha.

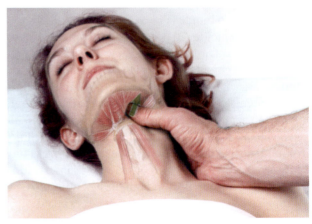

FIGURA 3.32 Deslizamento profundo em faixas nos músculos supra-hióideos.

> **ALERTA** Não exercer pressão excessiva sobre o processo estiloide, pois isso poderá causar fratura. Todos os movimentos de deslizamento profundo sobre músculos na área do hioide devem ser mais suaves do que nos deslizamentos profundos sobre músculos mais volumosos e salientes do pescoço.

Terapia manual dos músculos infra-hióideos

Deslizamento profundo em faixas

- Com a lateral do polegar ou de um dedo, pressionar suavemente a cartilagem tireóidea lateralmente, no sentido oposto ao do seu corpo.
- Colocar o polegar ou as pontas dos dedos da outra mão em um ponto imediatamente acima do manúbrio do esterno, próximo da traqueia.
- Pressionando de forma suave, deslizar o polegar ou as pontas dos dedos lentamente para cima, até o osso hioide (Fig. 3.33). Colocar a ponta do polegar imediatamente acima da clavícula, ligeiramente lateral à incisura jugular, e repetir o procedimento anteriormente citado.
- Repetir o procedimento até cobrir uma área em formato de leque, que se estende até a fixação clavicular do m. esternocleidomastóideo.

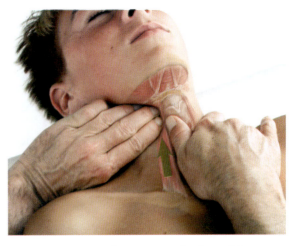

FIGURA 3.33 Deslizamento profundo em faixas nos músculos infra-hióideos.

Músculo digástrico

ETIMOLOGIA Grego *di*, dois + *gaster*, ventre.

Resumo

Pertencente ao grupo de músculos fixados no osso hioide, o m. digástrico (Fig. 3.34) está próximo do m. estilo-hióideo e a distinção entre ambos é difícil. O m. digástrico tem seu nome derivado de seus dois ventres: um se localiza entre o processo mastoide e o osso hioide e o outro entre o osso hioide e a mandíbula.

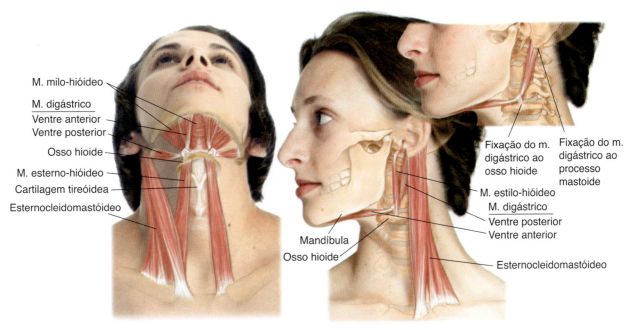

FIGURA 3.34 Anatomia do músculo digástrico e do músculo estilo-hióideo.

Fixações

- O ventre posterior é fixado no processo mastoide do osso temporal, profundamente ao m. longuíssimo da cabeça, do m. esplênio da cabeça e do m. esternocleidomastóideo.
- O ventre anterior é fixado na fossa digástrica da face interna da mandíbula.
- Os dois ventres se encontram e estão fixados na face lateral do corpo do hioide por um tendão em polia.

 Palpação

O m. digástrico é palpável abaixo da orelha e da mandíbula, mas não é verdadeiramente discernível. Como ocorre com muitos músculos que não são facilmente discerníveis em um estado de repouso, se o massoterapeuta colocar a mão sobre o músculo e pedir ao paciente que execute a ação ou ações do músculo, frequentemente isso permitirá a palpação do músculo com maior precisão.

 Ações

- Abaixa a mandíbula (abertura das maxilas).
- Eleva o osso hioide.
- Retrai a mandíbula.
- Participa da deglutição e da tosse.
- Estabiliza o osso hioide na tosse, na deglutição e no espirro.

 Área de dor referida

- Ventre posterior: abaixo, acima e atrás do ângulo da mandíbula; sobre o processo mastoide; região occipital.
- Ventre anterior: quatro incisivos inferiores e diretamente inferior a eles.

 Outros músculos a examinar

- Outros músculos anteriores e laterais do pescoço.
- M. occipital.

 Terapia manual

Deslizamento profundo em faixas

- Localizar com cuidado o osso hioide, usando as pontas do polegar e do indicador.
- Colocar a ponta do polegar ou de um dedo em uma posição imediatamente superior a um dos lados do osso hioide.
- Pressionando de forma suave, seguir o ventre posterior até o processo mastoide (Fig. 3.35).
- Começando na mesma posição, seguir o ventre anterior em direção ao queixo apenas até um dos lados do centro da região inferior da mandíbula.
- Fazer uma pausa mantendo a pressão onde houver dor à palpação e esperar até a liberação.
- Repetir no lado oposto.

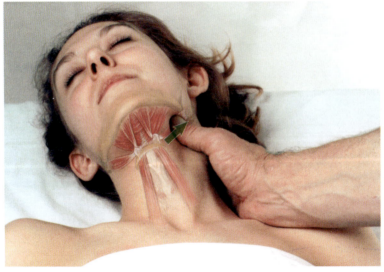

FIGURA 3.35 Deslizamento profundo em faixas no ventre posterior do músculo digástrico.

Músculo esternocleidomastóideo

ETIMOLOGIA Grego *sternon*, tórax + *kleis*, clavícula + *mastos*, peito + *eidos*, semelhança.

Resumo

O **m. esternocleidomastóideo** (**ECM**) (Fig. 3.36) é um músculo de duas cabeças, que possui funções importantes em estabilizar, girar e flexionar a cabeça e o pescoço. Também é um local comum de muitos pontos-gatilho que causam uma ampla variedade de cefaleias. O m. esternocleidomastóideo deve ser examinado cuidadosamente em todos os pacientes que se queixam de cefaleia. As suas duas cabeças são a **esternal**, que é mais anterior, medial e superficial; e a **clavicular**, mais posterior, lateral e profunda. Deve-se notar que o m. esternocleidomastóideo também ajuda na manutenção da postura, mediante a estabilização da cabeça quando o corpo se encontra em movimento.

 Fixações

Origem

- Cabeça esternal: porções anterior e superior do manúbrio do esterno.
- Cabeça clavicular: terço medial da clavícula.

Inserção

- As duas cabeças se inserem no processo mastoide lateral do osso temporal e na metade lateral da linha nucal superior do osso occipital.

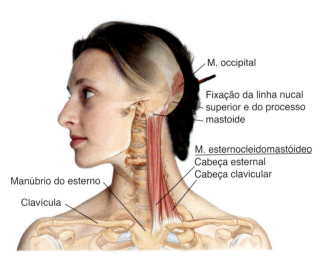

FIGURA 3.36 Anatomia do ECM.

 Palpação

O cliente deita-se em decúbito dorsal e gira a cabeça para um dos lados, elevando-a da mesa. Na maioria dos clientes, a cabeça esternal do músculo se tornará imediatamente evidente e poderá ser palpada desde o processo mastoide até a fixação esternal. A cabeça clavicular é muito menos visível e evidente, mas também pode ser palpada desde o processo mastoide até a inserção na parte posterior da clavícula.

 Ações

Bilateral:
- Estabiliza a cabeça e o pescoço.
- Evita a hiperextensão do pescoço e o movimento da cabeça para trás (chicotada).
- Flexiona o pescoço.
- Participa, até certo ponto, da deglutição e da respiração, ao elevar a caixa torácica.

Unilateral:
- Gira a face para o lado oposto.
- Inclina a face para cima.
- Com o m. trapézio, flexiona a cabeça e o pescoço lateralmente.

 Área de dor referida

- Cabeça esternal: região occipital, arco sobre o olho, topo da cabeça, bochecha e áreas do queixo e inferiores ao queixo.
- Cabeça clavicular: região da orelha, atrás da orelha, região frontal bilateralmente.

 Outros músculos a examinar

Todos os outros músculos anteriores, laterais e posteriores do pescoço.

 Terapia manual

Deslizamento profundo em faixas

- O paciente deita-se em decúbito dorsal. Segurar a cabeça dele com uma das mãos e girá-la ligeiramente para o lado oposto ao músculo que se pretende trabalhar.

- Colocar o polegar ou as pontas dos dedos da outra mão na fixação do músculo, no processo mastoide.
- Pressionando o tecido com firmeza, deslizar o polegar ou as pontas dos dedos para baixo até a cabeça esternal, por todo o percurso até a fixação no manúbrio do esterno, fazendo pausas nos pontos de dor à palpação até sua liberação (Fig. 3.37).
- Começando novamente na fixação superior, repetir o processo na cabeça clavicular, descendo até a fixação na clavícula (Fig. 3.38).
- Repetir o processo no lado oposto.

Compressão por pinçamento

- Segurar a cabeça do paciente com uma das mãos, apoiando com firmeza a parte posterior da cabeça e a base do crânio.
- Elevar a cabeça alguns centímetros para induzir o m. esternocleidomastóideo a projetar-se; girar a cabeça ligeiramente no sentido oposto ao lado que será massageado.
- Começando o mais próximo possível da fixação mastoide, segurar a cabeça esternal entre o polegar e a lateral do indicador ou as pontas dos dedos indicador e médio (Fig. 3.39).
- Comprimir com firmeza, porém suavemente, perguntando ao paciente sobre a dor à palpação e/ou dor referida. Se houver rigidez ou dor à palpação, manter até a liberação.
- Deslizar os dedos para baixo, suavemente, repetindo até chegar o mais próximo possível do manúbrio do esterno.
- Girar um pouco mais a cabeça do paciente para o lado oposto ao que está sendo trabalhado e repetir o processo com a cabeça clavicular. Notar que essa cabeça é mais difícil de segurar, pois se localiza em um ponto mais profundo que a esternal.
- Repetir todo o processo no lado oposto.

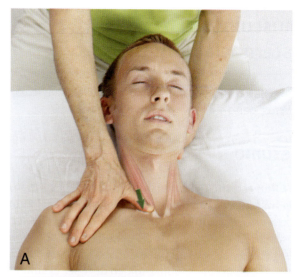
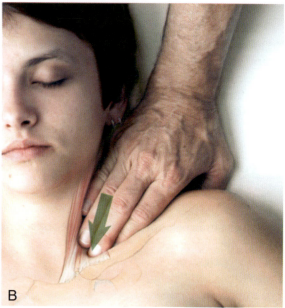

FIGURA 3.38 Deslizamento profundo em faixas da cabeça clavicular do músculo esternocleidomastóideo, com o polegar (A) e as pontas dos dedos (B).

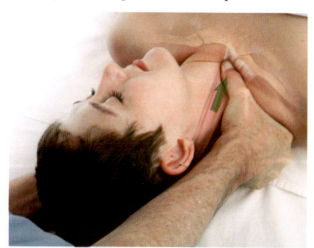

FIGURA 3.37 Deslizamento profundo em faixas na cabeça esternal do músculo esternocleidomastóideo.

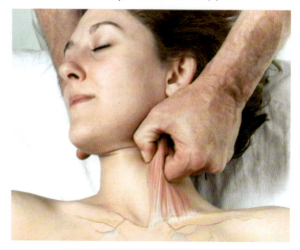

FIGURA 3.39 Compressão por pinçamento do músculo esternocleidomatóideo.

Músculos escalenos

ETIMOLOGIA Grego *skalenos*, desigual.

Resumo

Os **mm. escalenos** (Fig. 3.40) são conhecidos por sua propensão a desencadear a dor referida. Embora cumpram a função consideravelmente simples de inclinar a cabeça lateralmente, existe a tendência a usá-los para elevar a caixa torácica e, inadequadamente, como músculos acessórios na respiração paradoxal (ver Cap. 4, *Músculos da respiração*). Como resultado, os mm. escalenos são submetidos a uma tensão substancial. Poucas pessoas escapam de problemas nesses músculos.

O termo **desfiladeiro torácico** ou **abertura superior do tórax** é usado para nomear toda a área definida pelos mm. escalenos e pela primeira costela, ou a passagem entre os mm. escalenos médio e anterior. No seu percurso em direção ao membro superior, a artéria axilar (subclávia) e o plexo braquial passam entre esses dois músculos e depois entre a primeira costela e a clavícula. Eles podem ser comprimidos em algum ponto dessa área, se houver tensão nos mm. escalenos anterior e médio. Às vezes, é difícil distinguir a dor referida pelos mm. escalenos da dor resultante da compressão do plexo braquial.

Observação: o m. escaleno mínimo (não ilustrado) não é encontrado em todas as pessoas e muitas vezes ocorre em apenas um lado. Pessoas com esse músculo podem estar em maior risco de apresentar sintomas de compressão. Embora possa ter um ponto-gatilho, é difícil isolá-lo manualmente e ele pode ser tratado como um aspecto do m. escaleno anterior.

 Fixações

M. escaleno anterior:
- Origem: tubérculos anteriores dos processos transversos de C3 a C6.
- Inserção: margem superior interna da primeira costela.

M. escaleno médio:
- Origem: processos transversos de C2 a C7.
- Inserção: margem superior e externa da primeira costela.

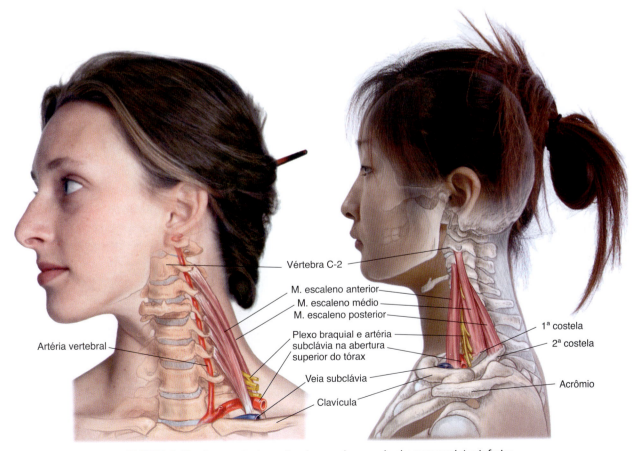

FIGURA 3.40 Anatomia dos músculos escalenos e da abertura torácica inferior.

M. escaleno posterior:
- Origem: processos transversos posteriores de C5 ou C6 e C7.
- Inserção: superfície lateral da segunda costela e, em alguns casos, também da terceira.

M. escaleno mínimo (encontrado apenas em algumas pessoas):
- Origem: parte anterior do processo transverso de C7.
- Inserção: topo da abóbada pleural e margem interna da primeira costela.

Palpação

Os mm. escalenos podem ser acompanhados colocando-se as pontas dos dedos imediatamente na frente do m. trapézio, abaixo do processo mastoide (eles não são fixados aí, mas inicialmente discerníveis neste local) e seguindo seu trajeto para baixo até as respectivas fixações nas costelas e na abóbada pleural. O m. escaleno posterior pode ser identificado seguindo-se a margem anterior do m. trapézio. O m. escaleno anterior pode ser acompanhado desde um ponto imediatamente abaixo do processo mastoide descendo até a primeira costela. O m. escaleno médio pode ser acompanhado deste mesmo local até a primeira costela. Suas arquiteturas são amplamente convergentes.

Ações

- Flexores laterais principais da coluna cervical.
- Mm. escalenos anteriores: bilateralmente, ajudam na flexão e rotação do pescoço.
- Mm. escalenos posteriores: estabilizadores do pescoço, participam da inspiração e tendem a se envolver na elevação da caixa torácica em movimentos de erguer e carregar objetos.

Área de dor referida

- Sobre o ombro e descendo pelo lado medial da escápula.
- Acima da parte anterossuperior do tórax.
- Descendo pela frente do membro superior.
- Descendo pela metade radial do antebraço até o polegar e os dedos, principalmente o indicador.
- M. escaleno mínimo: dorso do antebraço e da mão.

Outros músculos a examinar

Todos os músculos do manguito rotador, da parte anterior do tórax e do membro superior.

Terapia manual

Deslizamento profundo em faixas (1)

- O paciente deita-se em decúbito dorsal.
- Em pé, atrás da cabeça do paciente, segurá-la de baixo para cima com uma das mãos.
- Colocar os dedos da outra mão sob o pescoço do paciente, e, com o polegar, encontrar a parte superior do m. escaleno anterior (Fig. 3.41).
- Pressionando o tecido com firmeza, deslizar o polegar lentamente ao longo do músculo até onde puder chegar, no espaço atrás da clavícula.
- Repetir o processo, mas desta vez encontrando o m. escaleno médio.
- Repetir o processo, procurando agora pelo m. escaleno posterior e seguindo até onde puder, no espaço imediatamente anterior à margem do m. trapézio (Fig. 3.42).
- Repetir o processo inteiro no lado oposto.

Como alternativa ao procedimento anterior, pode-se usar as pontas dos dedos em vez do polegar (Fig. 3.43).

Compressão profunda

- O paciente deita-se em decúbito dorsal.
- Ficar em pé ou sentado atrás da cabeça do paciente. Colocar as pontas dos dedos nos mm. escalenos,

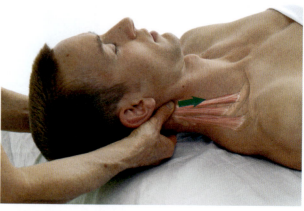
FIGURA 3.41 Deslizamento profundo em faixas no músculo escaleno anterior.

na base do pescoço. Pressionar profundamente os tecidos na diagonal, na direção do tórax, no lado oposto do paciente. Manter até a liberação dos músculos (Fig. 3.44).

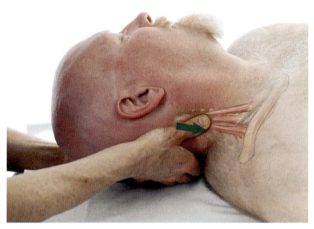

FIGURA 3.42 Deslizamento profundo em faixas no músculo escaleno posterior, com o polegar.

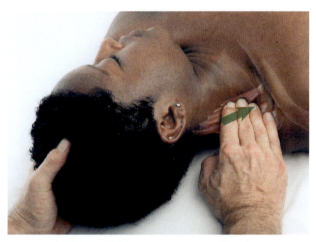

FIGURA 3.43 Deslizamento profundo em faixas nos músculos escalenos com as pontas dos dedos.

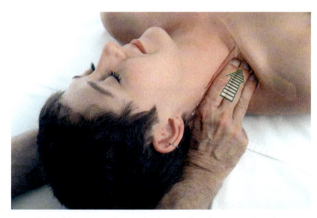

FIGURA 3.44 Compressão profunda nos músculos escalenos.

Compressão

- O paciente deita-se em decúbito ventral.
- Ficar em pé ao lado do paciente, de frente para a cabeça dele. Colocar a mão na base do pescoço, com a eminência tenar posicionada sobre o m. trapézio e o m. levantador da escápula.
- Colocar os dedos em concha sobre o m. trapézio, de forma que eles agarrem os mm. escalenos na base do pescoço.
- Comprimir, primeiro de modo suave e depois com firmeza crescente, à medida que sente a liberação dos mm. escalenos.

Deslizamento profundo em faixas (2)

- O paciente deita-se em decúbito ventral.
- Ficar em pé de frente para a cabeça do paciente.
- Mantendo a cabeça estável com uma das mãos, encontrar a porção superior do m. escaleno médio com o polegar oposto.
- Pressionando com firmeza o tecido imediatamente anterior à margem do m. trapézio (Fig. 3.45), deslizar o polegar ao longo do m. escaleno anterior, o máximo que conseguir.
- Repetir no m. escaleno posterior.
- O procedimento prévio também pode ser realizado com as articulações dos dedos (Fig. 3.46).

Deslizamento profundo em faixas (3)

- O paciente fica sentado.
- Ficar em pé atrás do paciente.
- Colocar o polegar no m. escaleno médio, em sua fixação superior (Fig. 3.47).

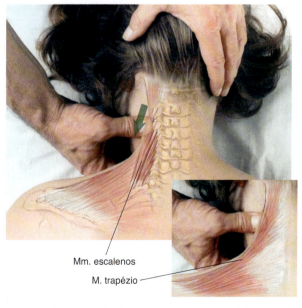

FIGURA 3.45 Deslizamento profundo em faixas nos músculos escalenos com o paciente em decúbito ventral: polegar nos músculos escalenos. A janela mostra o polegar sob a margem do m. trapézio.

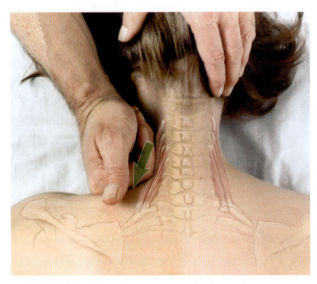

FIGURA 3.46 Deslizamento profundo em faixas nos músculos escalenos com as articulações dos dedos.

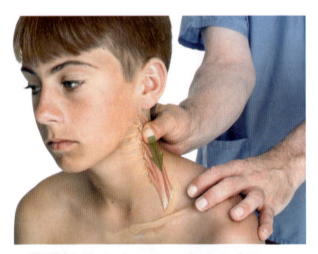

FIGURA 3.47 Deslizamento profundo em faixas nos músculos escalenos com o paciente sentado.

- Pressionando o tecido profundamente, deslizar o polegar ao longo do músculo até sua fixação inferior.
- Repetir o procedimento prévio para os mm. escalenos anterior e posterior.

Visão geral dos músculos posteriores do pescoço

Em razão do grande número de músculos sobrepostos na parte posterior do pescoço é difícil isolá-los e identificar manualmente seus pontos de dor à palpação. Quando se encontra um ponto sensível, ao pressionar profundamente um pouco abaixo do crânio, por exemplo, é preciso descobrir se esse ponto está localizado no m. trapézio, no m. esplênio da cabeça ou no m. semiespinal da cabeça. Muitas vezes, a única opção é tentar adivinhar, baseando-se geralmente na área da dor referida.

Felizmente, dentro do objetivo deste livro, não é necessário isolar com precisão absoluta a localização de um ponto-gatilho em um determinado músculo da parte posterior do pescoço. Uma vez que todos esses músculos se encontram com frequência em estado de esforço devido a atividade de leitura, ao trabalho na posição sentada ou à má postura, e já que, em geral, são responsáveis pelas cefaleias, eles devem ser tratados juntos. No entanto, é importante familiarizar-se com suas fixações e ações individuais, uma vez que abordagens mais avançadas requerem um isolamento preciso.

 Palpação

Embora sejam facilmente palpáveis como grupo, é difícil discernir individualmente a maioria desses músculos. Os mm. semiespinal e longuíssimo da cabeça são paralelos e suas fibras são superiores/inferiores; os mm. esplênios da cabeça e do pescoço são convergentes e suas fibras são diagonais. Os mm. suboccipitais também são palpáveis mas não individualmente discerníveis, e suas fibras são convergentes e diagonais.

Músculo trapézio

ETIMOLOGIA Grego, *trapezium*, uma mesa, do *tetra*, quatro + *pous*, pé.

Resumo

O **m. trapézio** (Fig. 3.48) cobre um vasto território e desempenha uma ampla variedade de funções. Embora seja um músculo importante da parte posterior do pescoço, também é um músculo do ombro e do dorso e gera vários movimentos da escápula. Os problemas no m. trapézio podem causar muita dor e desconforto. Esse é o músculo comumente envolvido em "massagens" informais feitas por amigos, porque é muito acessível e porque sua terapia manual proporciona um imenso alívio. Para a maioria das pessoas, ele é o principal depósito da tensão cotidiana.

O m. trapézio é localizado mais superficialmente que os demais músculos da parte posterior do pescoço, dos ombros e da região dorsal superior. Portanto, o exame e o tratamento de outros músculos da região envolvem de forma inerente o exame e o tratamento do m. trapézio. É importante conhecer suas fixações, ações e padrões de

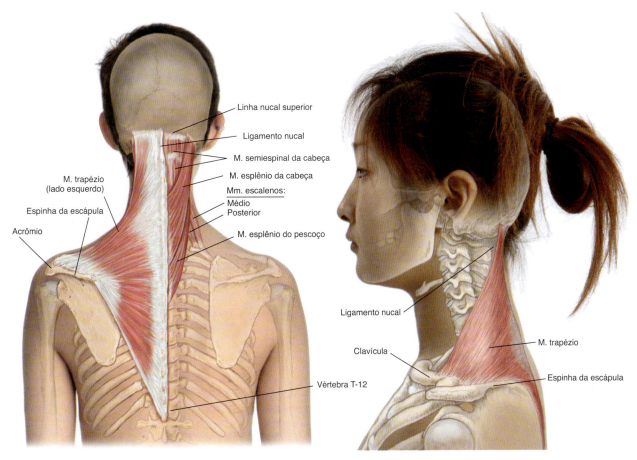

FIGURA 3.48 Anatomia do músculo trapézio.

dor referida, por causa do papel importante que ele cumpre na dor e na disfunção da parte superior do corpo.

Em geral, o exame e o tratamento da porção cervical do m. trapézio são realizados por meio de exame e de tratamento de outros músculos da parte posterior do pescoço. O mesmo se aplica às porções do m. trapézio médio acima e ao redor da escápula.

Fixações

M. trapézio descendente (superior):
- Origem: linha nucal superior, ligamento nucal e processos espinhosos de C1 a C5.
- Inserção: terço lateral da clavícula.

M. trapézio transverso (médio):
- Origem: processos espinhosos e ligamentos de C6 a T3.
- Inserção: acrômio e região superior da espinha da escápula.

M. trapézio ascendente (inferior):
- Origem: processos espinhosos e ligamentos de T4 a T12.
- Inserção: extremidade medial da espinha da escápula, próximo da fixação inferior do m. levantador da escápula.

Palpação

O m. trapézio é facilmente palpado nos ombros, onde é quase invariavelmente tenso; para senti-lo, basta segurá-lo com a mão. Pedir ao paciente para encolher os ombros facilita muito a manipulação do tecido. A partir daí, é possível acompanhar seu trajeto subindo pelo pescoço até a linha nucal superior. Ele não é fácil de discernir na região superior das costas (com a exceção de suas margens), e mesmo esse discernimento depende do posicionamento e do desenvolvimento individual do músculo. A arquitetura é amplamente variável, mas basicamente convergente.

Ações

- Eleva a escápula (com o m. levantador da escápula).
- Gira a escápula para cima (move a cavidade glenoidal para cima).

- Retrai a escápula (empurrando na direção da coluna vertebral).
- Deprime a escápula (parte ascendente do trapézio).
- Estende a cabeça e o pescoço (ação bilateral).
- Gira a cabeça e o pescoço (ação unilateral).

Área de dor referida

- Os pontos-gatilho da parte do m. trapézio superior que recobre o ombro desencadeiam a dor referida para o pescoço até o processo mastoide e acima da orelha até a região temporal; e também para o ângulo mandibular.
- Os pontos-gatilho das partes transversa e ascendente do m. trapézio desencadeiam a dor referida para a região posterior do pescoço na base do crânio, atravessando a região posterior dos ombros e entre as escápulas.
- Os pontos-gatilho da parte transversa do m. trapézio, principalmente na direção da extremidade lateral próximo do acrômio, desencadeiam a dor referida para a superfície lateral do membro superior, proximal ao cotovelo.

Outros músculos a examinar

Todos os músculos posteriores e laterais do pescoço, da região cervical e ao redor da escápula.

Terapia manual

Deslizamento profundo em faixas

- O paciente deita-se em decúbito ventral.
- Ficar em pé ao lado da cabeça do paciente e colocar uma das mãos espalmada no ombro dele, na base do pescoço, com os dedos apontando no sentido inferior.
- Usando o peso do corpo, pressionar o tecido com firmeza, deslizando a mão para a parte inferior entre a coluna vertebral e a escápula até o final da coluna torácica, transmitindo seu peso principalmente através da eminência tenar (Fig. 3.49).
- Colocar a mesma mão ou a outra – a que for mais confortável – na porção de início do deslizamento.
- Usando o mesmo movimento e o peso do corpo, e trocando a posição dos pés de forma que o seu peso siga o movimento da mão, deslizá-la diagonalmente ao longo do dorso, imediatamente dentro da margem medial da escápula, passando pelo ângulo escapular inferior.

- Colocar as eminências da mão oposta na parte imediatamente lateral às vértebras cervicais inferiores.
- Pressionando com firmeza, deslizar a mão sobre a região superior da escápula, continuando até o acrômio (Fig. 3.50).
- Repetir o procedimento no lado oposto.

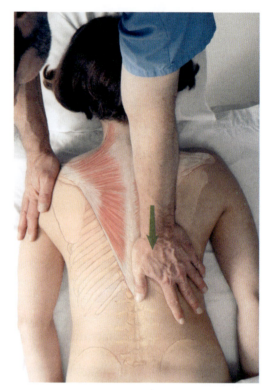

FIGURA 3.49 Deslizamento profundo em faixas no músculo trapézio.

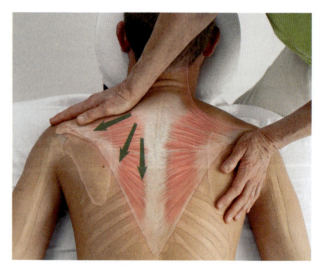

FIGURA 3.50 Deslizamento profundo em faixas na região superolateral do músculo trapézio.

Amassamento por compressão (pétrissage)

- Com o paciente em decúbito ventral, ficar em pé ao lado do cotovelo dele, de frente para a cabeça.
- Colocar as mãos sobre o ombro mais próximo, na parte descendente do m. trapézio.
- Comprimir e empurrar o tecido, primeiro com uma das mãos e depois com a outra, começando suavemente e aumentando a compressão de forma gradual à medida que o tecido relaxa.
- Para terminar, segurar o músculo com uma das mãos e agitá-lo várias vezes.
- Passar para o outro lado e repetir o procedimento.

Compressão por pinçamento

- Com o paciente em decúbito ventral, ficar em pé ao lado do cotovelo dele, de frente para a cabeça.
- Colocar a mão mais próxima da cabeça do paciente na parte descendente do m. trapézio.
- Segurá-lo com firmeza entre os dedos e o polegar e manter. Começar com uma preensão suave, avaliando o tecido, e aumentá-la gradualmente à medida que o tecido relaxa (Fig. 3.51).
- Alternar a preensão do tecido com um movimento do polegar e dos dedos para a frente e para trás.

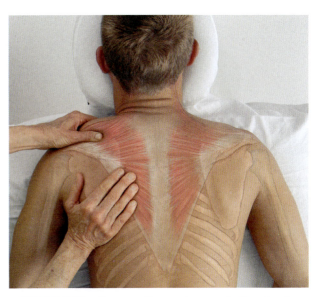

FIGURA 3.51 Compressão por pinçamento do músculo trapézio.

Músculos semiespinais da cabeça e do pescoço e músculo longuíssimo da cabeça

ETIMOLOGIA Latim *semi*, metade + *spinalis*, da espinha + *capitis*, da cabeça + *cervicis*, do pescoço + *longissimus*, o mais longo.

Resumo

Os **mm. semiespinais da cabeça** e **do pescoço** e o **m. longuíssimo da cabeça** (Fig. 3.52) estão envolvidos no suporte da cabeça, quando ela é conduzida ou inclinada para a frente. Como resultado, são comumente excessivamente utilizados e tornam-se tensos, colocando-se entre os principais responsáveis pelas cefaleias.

 Fixações

Semiespinal do pescoço:
- Origem: processos transversos de T1 a T6.
- Inserção: processos espinhosos de C2 a C5.

Semiespinal da cabeça:
- Origem: processos transversos de C7 até T6, também processos articulares de C4 até C7.
- Inserção: entre as linhas nucais superior e inferior do osso occipital.

Longuíssimo da cabeça:
- Origem: processos transversos de T1 até T5 e processos articulares de C4 até C7.
- Inserção: margem posterior do processo mastoide, entre o esplênio da cabeça e o esternocleidomastóideo.

 Ações

M. semiespinal da cabeça e m. longuíssimo da cabeça:
- Estende a cabeça, flexiona o pescoço ipsilateralmente (flexão lateral).
- Gira a cabeça ipsilateralmente.
- Apoia a cabeça quando está inclinada para a frente.

M. semiespinal do pescoço:
- Estende o pescoço e o flexiona ipsilateralmente (flexão lateral).
- Gira a cabeça para o lado oposto.

 Área de dor referida

- Mm. semiespinal e longuíssimo da cabeça: uma faixa que atravessa a lateral da cabeça, especialmente na parte anterior da região temporal.
- M. semiespinal do pescoço: parte posterior da cabeça (a clássica cefaleia de tensão).

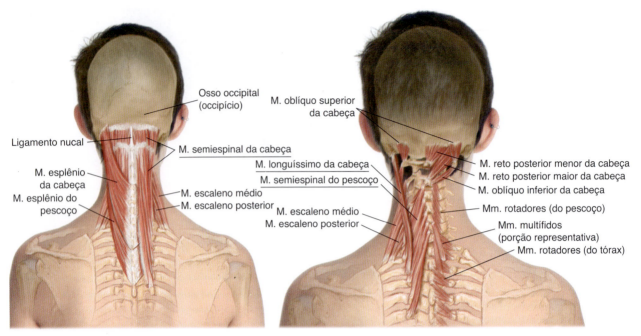

FIGURA 3.52 Anatomia dos músculos posteriores do pescoço.

Outros músculos a examinar

- Todos os outros músculos posteriores, laterais e anteriores do pescoço e da cabeça.
- M. levantador da escápula.

Músculos esplênios da cabeça e do pescoço

ETIMOLOGIA Latim *splenius*, bandagem (do Grego *splenion*, bandagem) + *capitis*, da cabeça + *splenius*, bandagem (do Grego *splenion*, bandagem) + *cervicis*, do pescoço.

Resumo

Os **mm. esplênios da cabeça** e **do pescoço** (Fig. 3.53) giram a cabeça e estendem o pescoço e estão envolvidos em muitas cefaleias.

Fixações

Esplênio da cabeça:
- Origem: metade inferior do ligamento nucal, processo espinhoso de C7, processos espinhosos de T1 até T3 ou possivelmente T4.
- Inserção: processo mastoide do osso temporal e no osso occipital, inferiormente ao terço lateral da linha nucal superior.

Esplênio do pescoço:
- Origem: processos espinhosos de T3 a T6.
- Inserção: tubérculos posteriores dos processos transversos de C1 até C3.

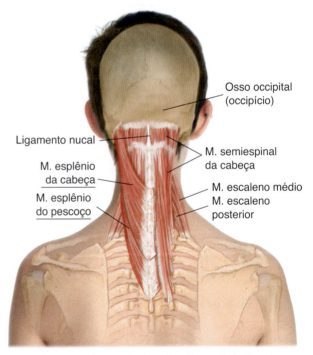

FIGURA 3.53 Anatomia do músculo esplênio da cabeça e do pescoço.

Capítulo 3 ■ Cabeça, face e pescoço

Ações

Esses músculos estendem o pescoço e giram a cabeça para o mesmo lado.

Área de dor referida

M. esplênio da cabeça:
- Topo da cabeça.

M. esplênio do pescoço:
- Olho.
- Região temporal e a orelha até região suboccipital.
- Ângulo do pescoço.

Outros músculos a examinar

- Todos os músculos posteriores do pescoço.
- M. levantador da escápula.
- M. trapézio.
- M. esternocleidomastóideo.

Músculos multífidos e rotadores

ETIMOLOGIA Latim *multus*, muito + *findus*, dividido. Latim *rotatores*, rotadores.

Resumo

Os **mm. multífidos** e **rotadores** (Fig. 3.54) são pequenos músculos intervertebrais profundos que se localizam sobre todo o comprimento da coluna. Eles funcionam menos como mobilizadores e mais como estabilizadores; impedem que cada vértebra flexione ou gire muito além de sua posição, quando a coluna é flexionada pelos músculos maiores. Os mm. rotadores da região cervical são mal definidos e não estão presentes em todas as pessoas. Os mm. multífidos são identificados como quatro regiões distintas em decorrência de sua origem, e atravessam duas a quatro articulações vertebrais; e os mm. rotadores apenas atravessam uma ou duas (Fig. 3.55).

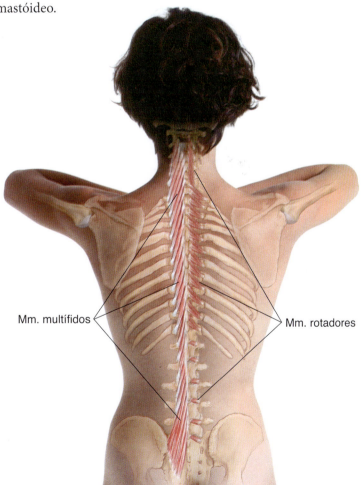

FIGURA 3.54 Padrões de fixação dos músculos multífidos e músculos rotadores de toda a coluna.

Fixações

Origem

- Multífidos cervicais: processos articulares das quatro vértebras inferiores.
- Multífidos torácicos: todos os processos transversos.
- Multífidos lombares: todos os processos mamilares.
- Multífidos sacrais: desde a parte dorsal do sacro, chegando inferiormente até o quarto forame sacral, desde a aponeurose de origem do m. sacroespinal, desde a superfície medial da espinha ilíaca posterossuperior e desde os ligamentos sacroilíacos posteriores.

Inserção

- Todos os multífidos atravessam superiormente duas a quatro vértebras até os processos espinhosos.

Músculos rotadores

Origem: faces superior e posterior do processo transverso.
Inserção: margem inferior e superfície lateral da lâmina da vértebra imediatamente acima.

 Ações

Embora sejam tecnicamente considerados músculos extensores, flexores laterais e rotadores da coluna, essas funções são, na realidade, desempenhadas principalmente por músculos maiores. Esses pequenos músculos parecem estar envolvidos sobretudo em pequenos ajustes posicionais de cada vértebra e proporcionam *feedback* sensitivo com relação ao movimento da coluna vertebral (propriocepção).

 Área de dor referida

- Uma área imediatamente inferior à base do crânio e outra imediatamente medial à raiz da espinha da escápula.
- Uma faixa entre essas áreas, que se estende aproximadamente até o ombro.

 Outros músculos a examinar

- Outros músculos posteriores do pescoço.
- M. levantador da escápula.
- M. serrátil posterior superior.

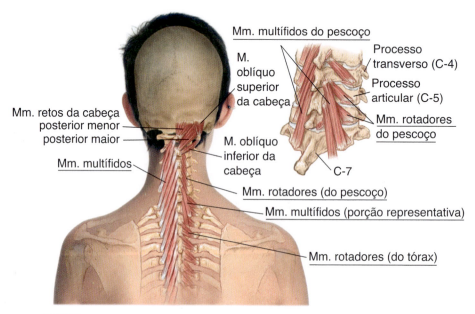

FIGURA 3.55 Anatomia dos músculos multífidos e músculos rotadores cervicais.

Músculos suboccipitais

M. oblíquo superior da cabeça, m. oblíquo inferior da cabeça, m. reto posterior maior da cabeça, m. reto posterior menor da cabeça

ETIMOLOGIA

Latim *sub*, abaixo + *occiput*, parte posterior da cabeça.
Latim *obliquus*, oblíquo + *capitis*, da cabeça + *superior*, superior.
Latim *obliquus*, oblíquo + *capitis*, da cabeça + *inferior*, inferior.
Latim *rectus*, reto + *capitis*, da cabeça + *posterior*, posterior + *major*, maior.
Latim *rectus*, reto + *capitis*, da cabeça + *posterior*, posterior + *minor*, menor.

Resumo

O triângulo formado pelos músculos suboccipitais (Fig. 3.56) (exceto o m. reto posterior menor da cabeça) é denominado **triângulo suboccipital** e circunda a artéria vertebral. Os músculos do triângulo suboccipital, muitas vezes envolvidos com outros músculos posteriores do pescoço em cefaleias gerais, são tratados todos juntos. É quase impossível diferenciar seus pontos-gatilho dos de outros músculos que os recobrem. Eles devem ser tratados com compressão e alongamento.

 Fixações

Oblíquo superior da cabeça:
- Origem: processo transverso do atlas (C1).
- Inserção: entre as linhas nucais superior e inferior do occipício.

Oblíquo inferior da cabeça:
- Origem: processo espinhoso do áxis (C2).
- Inserção: processo transverso do atlas (C1).

Reto posterior maior da cabeça:
- Origem: processo espinhoso do áxis (C2).
- Inserção: linha nucal inferior do osso occipital.

Reto posterior menor da cabeça:
- Origem: tubérculo no arco posterior do atlas (C1).
- Inserção: face medial da linha nucal inferior do osso occipital e a superfície entre esse ponto e o forame magno.

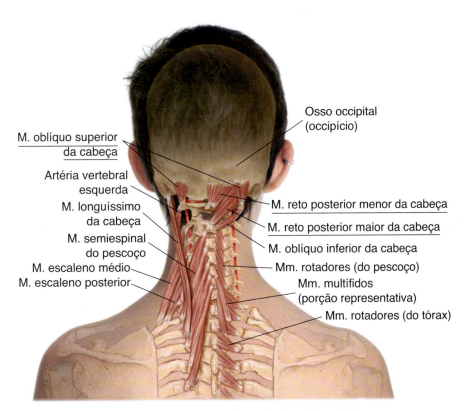

FIGURA 3.56 Anatomia dos músculos suboccipitais.

Ações

Oblíquo superior da cabeça:
- Estende bilateralmente a cabeça.
- Inclina a cabeça para o lado contraído.

Oblíquo inferior da cabeça:
- Gira a cabeça para o lado contraído.

Reto posterior maior da cabeça:
- Estende bilateralmente a cabeça.
- Gira a cabeça para o lado contraído.

Reto posterior menor da cabeça:
- Estende bilateralmente a cabeça.

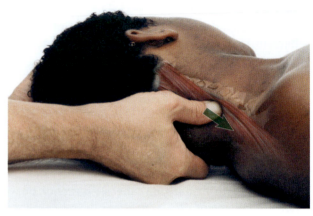

FIGURA 3.57 Deslizamento profundo em faixas nos músculos posteriores do pescoço, com o polegar.

 Área de dor referida

- Parte posterior da cabeça.
- Uma faixa sobre a lateral da cabeça até o olho.

 Outros músculos a examinar

- Todos os outros músculos posteriores do pescoço.
- M. esternocleidomastóideo.

 Terapia manual para todos os músculos posteriores do pescoço

Deslizamento profundo em faixas e compressão
- O paciente deita-se em decúbito dorsal.
- Sentado ao lado da cabeça do paciente e usando a mão mais próxima da cabeça para apoiá-la de baixo para cima, o terapeuta deve colocar a mão oposta sobre o pescoço do paciente, com os dedos no lado oposto e o polegar no lado mais próximo de si.
- Pressionar com o polegar os músculos posteriores do pescoço na base do crânio, num ponto imediatamente lateral aos processos espinhosos das vértebras cervicais superiores.
- Pressionando o tecido com firmeza, deslizar o polegar na direção do tronco, fazendo uma pausa em pontos tensos ou doloridos e esperando até a sua liberação (Fig. 3.57). O polegar deve percorrer até a base do pescoço, sem comprometer o conforto do paciente.
- Voltar o polegar ao longo do mesmo trajeto até a base do crânio, comprimindo novamente em pontos doloridos ou tensos para liberá-los (Fig. 3.58 A).
- Deslizar o polegar lateralmente na sua direção e repetir o processo até ter massageado toda a parte posterior do pescoço, chegando até a região posterior dos mm. escalenos. Este procedimento também pode ser feito com as pontas dos dedos (Fig. 3.58 B).
- Na base do crânio, pressionar as pontas dos dedos de baixo para cima e profundamente nos músculos suboccipitais.
- Manter até liberar a tensão (Fig. 3.59).

Compressão deslizante com as pontas dos dedos
- O paciente deita-se em decúbito dorsal.
- Sentado centralmente atrás da cabeça do paciente, o terapeuta deve colocar as duas mãos abertas sob os dois ombros, encostando as pontas dos dedos nas laterais da coluna torácica.
- Flexionar os dedos, de forma que as pontas pressionem os músculos dos dois lados da coluna cervical.
- Deslizar lentamente as mãos em sua direção, movendo os dedos flexionados ao longo dos músculos nas duas laterais da coluna cervical até chegar à base do crânio (Fig. 3.60).

Deslizamento transversal das fibras
- O paciente deita-se em decúbito dorsal.
- Em pé atrás da cabeça e de frente para o paciente, colocar uma das mãos sob o pescoço dele na base do occipício e flexionar as pontas dos dedos, pressionando a região lateral dos músculos posteriores do pescoço (Fig. 3.61).
- Pressionando o tecido com firmeza, continuar com os dedos flexionados, virando as pontas dos dedos na direção de seu corpo até chegar à coluna vertebral.

- Movimentar a mão para baixo, na direção da base do pescoço, e repetir.
- Repetir no lado oposto.

Deslizamento transversal das fibras com o polegar

- O paciente deita-se em decúbito ventral.
- Em pé atrás da cabeça do paciente e de frente para o pescoço, estabilizar a cabeça com a mão secundária.
- Colocar as pontas dos dedos no lado oposto do pescoço e a ponta do polegar na coluna cervical, na base do crânio.
- Pressionando o tecido com firmeza, deslizar o polegar ao longo dos músculos do pescoço, na direção de seus dedos (Fig. 3.62). (**Observação:** na base do crânio, direcionar a pressão parcialmente contra o osso occipital.)
- Deslizar a mão, descendo pelo pescoço por 2,5 a 5 cm, e repetir o processo; continuar até chegar à base do pescoço.
- Passar para o outro lado e repetir o procedimento.

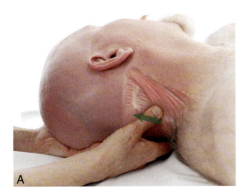
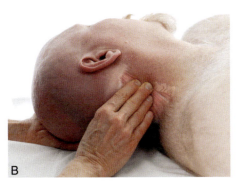

FIGURA 3.58 Deslizamento profundo bidirecional em faixas nos músculos posteriores do pescoço, com o polegar (A) ou com os demais dedos (B).

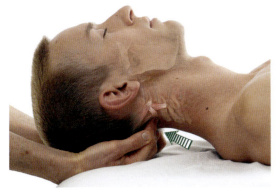

FIGURA 3.59 Compressão nos músculos suboccipitais.

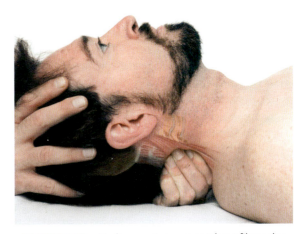

FIGURA 3.61 Deslizamento transversal nas fibras dos músculos posteriores do pescoço, com as pontas dos dedos.

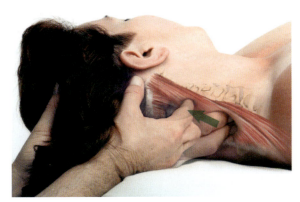

FIGURA 3.60 Deslizamento profundo em faixas com movimentação nos músculos posteriores do pescoço, com as pontas dos dedos.

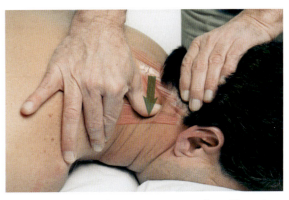

FIGURA 3.62 Deslizamento transversal nas fibras dos músculos posteriores do pescoço, com o polegar.

REVISÃO DO CAPÍTULO

Estudo de caso

Há cerca de 10 anos, tratei a Sra. Owens para DATM, e até hoje essa continua sendo uma das sessões mais especiais da minha carreira. Por ocasião de sua consulta, a Sra. Owens tinha 85 anos. A neta dela veio ao meu consultório para um trabalho de DATM e me perguntou se sua avó era velha demais para receber massagens. Assegurei-lhe que não. Quando a Sra. Owens veio me visitar, basicamente essa senhora falava com os dentes cerrados, tendo afirmado que padecia desse problema já havia vários anos e que só comia alimentos moles como sopa, aveia, purê de batata e outras coisas que dispensavam mastigação. Comecei a sessão com movimentos de massagem sueca para aquecer os tecidos. Transcorridos aproximadamente 40 minutos de trabalho miofascial seguido por deslizamento profundo em sua cabeça, rosto, pescoço e ombros – todos estavam muito tensos, fiz massagem intraoral. A princípio, foi uma luta o simples ato de colocar um dedo no interior da boca da Sra. Owens. Depois de 10 minutos de trabalho intraoral, pedi que ela me mostrasse até onde ela conseguia abrir a boca. Lentamente, a senhora abriu a boca ao longo de toda a amplitude de movimento; então, um sorriso surgiu em seu rosto e ela exclamou: "Eu vou comer um cachorro-quente!" Eu ri e chorei ao mesmo tempo. Algumas semanas depois, a Sra. Owens teve uma sessão de acompanhamento e ficou emocionada por novamente poder comer seus pratos favoritos. Não muito tempo depois que começamos a trabalhar juntas, ela veio a falecer. Mas fico feliz que seu último ano de vida lhe tenha sido bem mais agradável.

L.A., LMBT

Perguntas para revisão

1. Qual é outro nome para a primeira vértebra cervical?
   a. Articulação atlântica
   b. Áxis
   c. Crânio
   d. Atlas

2. Dos músculos a seguir, qual movimenta o couro cabeludo?
   a. Bucinador
   b. Occipital
   c. Zigomático
   d. Pterigóideo

3. Qual o osso que, sendo local de muitas inserções musculares, não se articula com nenhum outro osso?
   a. Hioide
   b. Tireoide
   c. Escaleno
   d. Escápula

4. Quais músculos "cervicais" também revestem toda a extensão da coluna vertebral?
   a. Esplênio da cabeça
   b. Levantador da escápula
   c. Multífidos
   d. Trapézio

5. Qual dos seguintes músculos tem a forma de uma concha?
   a. Frontal
   b. Temporal
   c. Masseter
   d. Levantador do véu palatino

CAPÍTULO 4

Região do ombro e parte superior do tórax

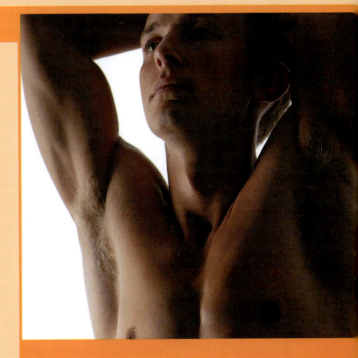

OBJETIVOS DE APRENDIZADO

Ao final deste capítulo, o leitor será capaz de:
- Citar a terminologia correta dos músculos dos ombros e da parte superior do tórax.
- Palpar os músculos dos ombros e da parte superior do tórax.
- Identificar suas fixações nas origens e inserções.
- Explicar as ações dos músculos.
- Descrever suas áreas de dor referida.
- Lembrar-se dos músculos correlatos.
- Identificar quaisquer locais de risco e precauções éticas para a massagem terapêutica.
- Demonstrar proficiência em técnicas de terapia manual com relação aos músculos dos ombros e da parte superior do tórax.

A visão geral da região começa na página 111, após as pranchas de anatomia.

104 Massoterapia clínica

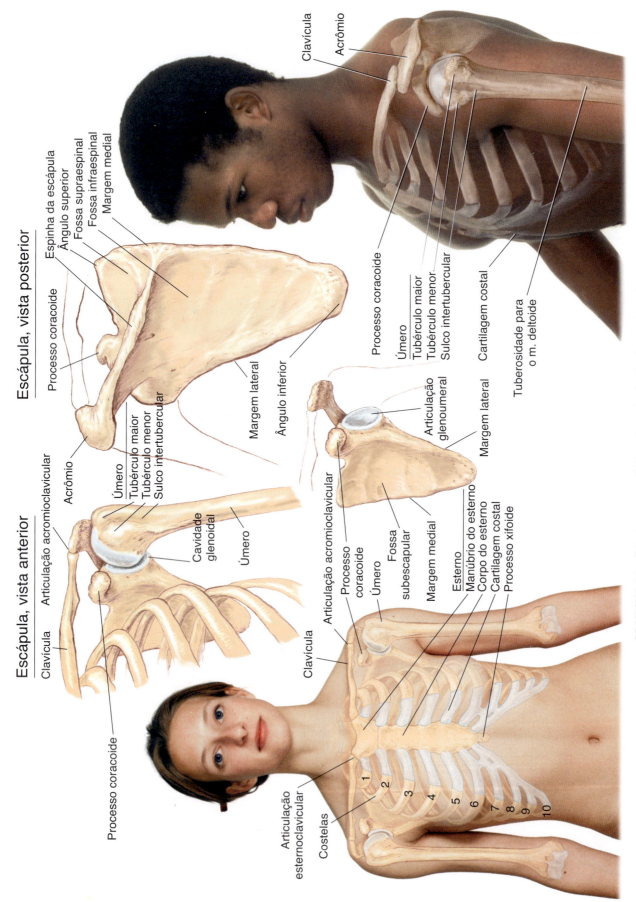

PRANCHA 4.1 Estruturas esqueléticas da escápula, do tórax e do ombro.

Capítulo 4 ■ Região do ombro e parte superior do tórax **105**

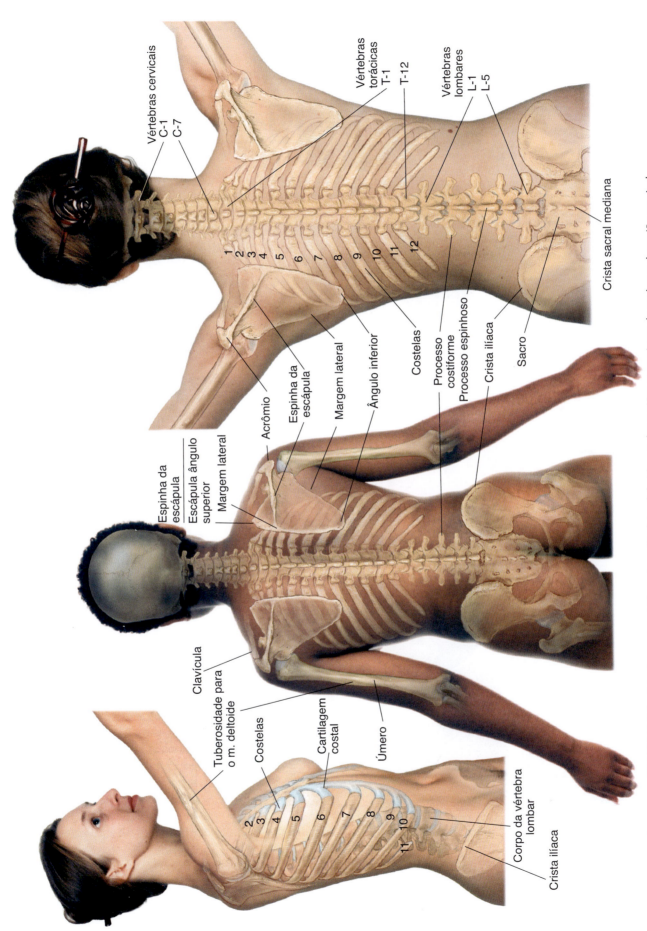

PRANCHA 4.2 Estruturas esqueléticas da região lateral do tórax e das regiões posteriores do ombro e da região cervical.

106 Massoterapia clínica

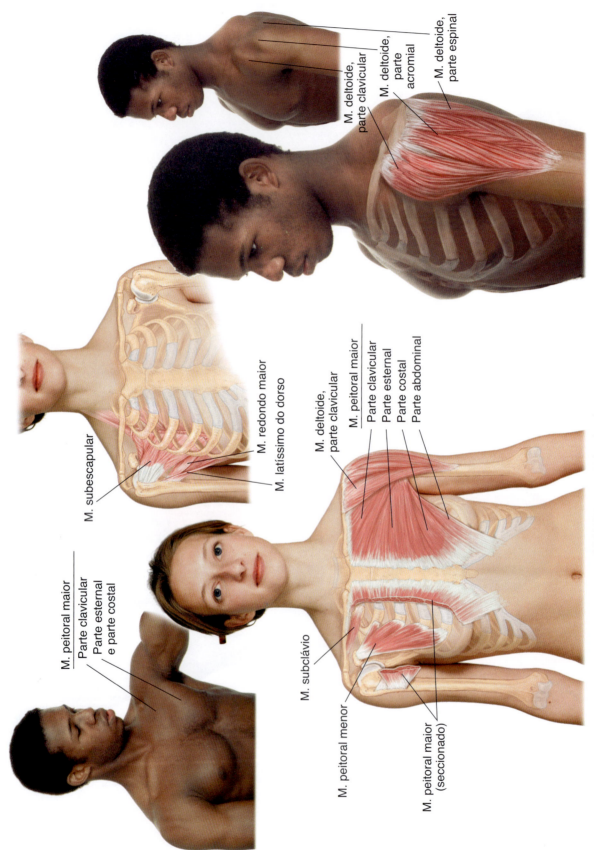

PRANCHA 4.3 Músculos do tórax e do ombro.

Capítulo 4 — Região do ombro e parte superior do tórax 107

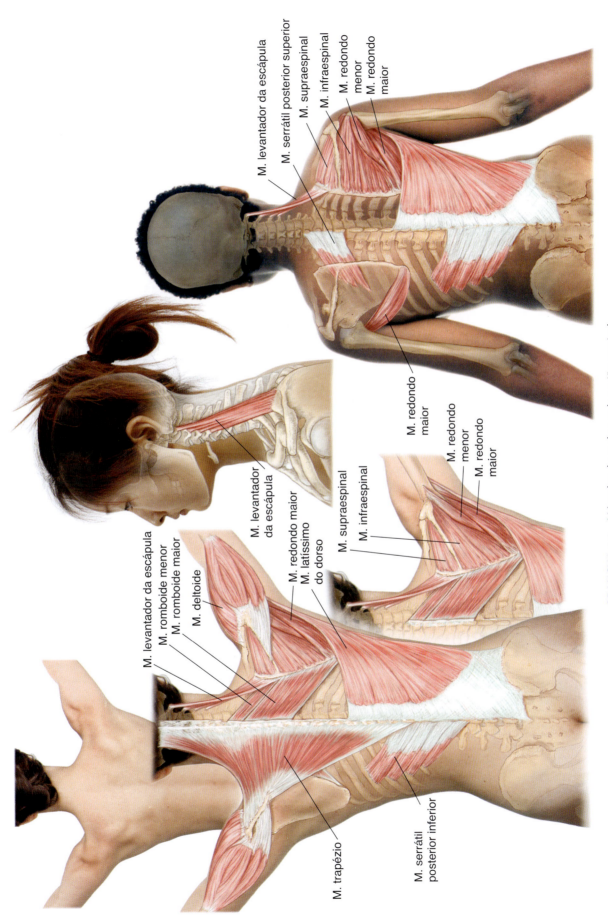

PRANCHA 4.4 Músculos do ombro e da região cervical.

108 Massoterapia clínica

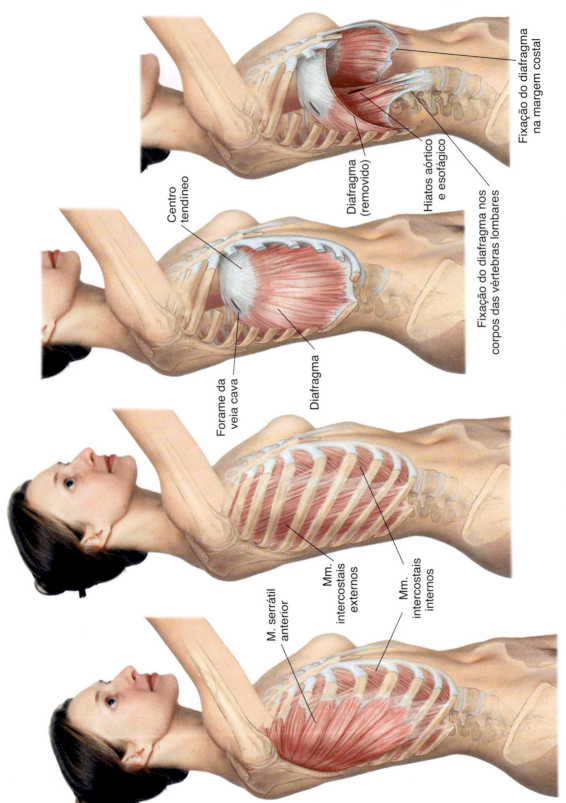

PRANCHA 4.5 Os principais músculos respiratórios e da região lateral do tórax.

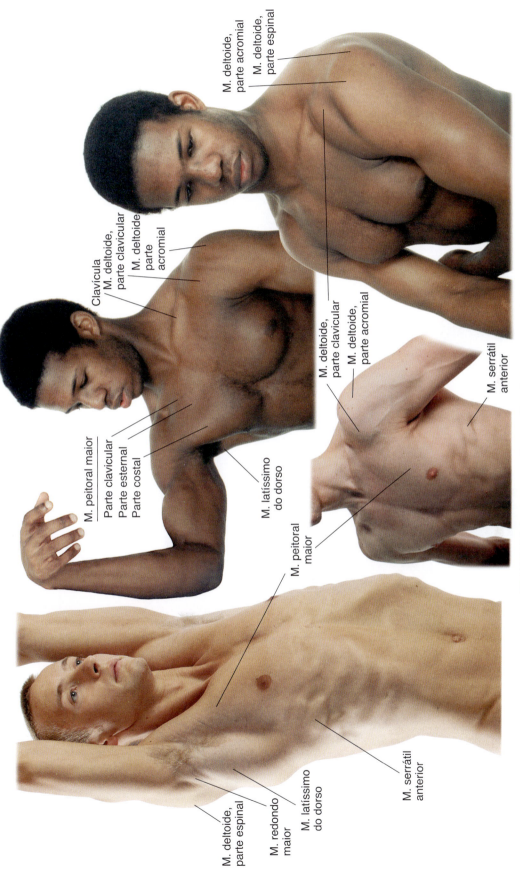

PRANCHA 4.6 Anatomia da superfície do tórax e do ombro.

110 Massoterapia clínica

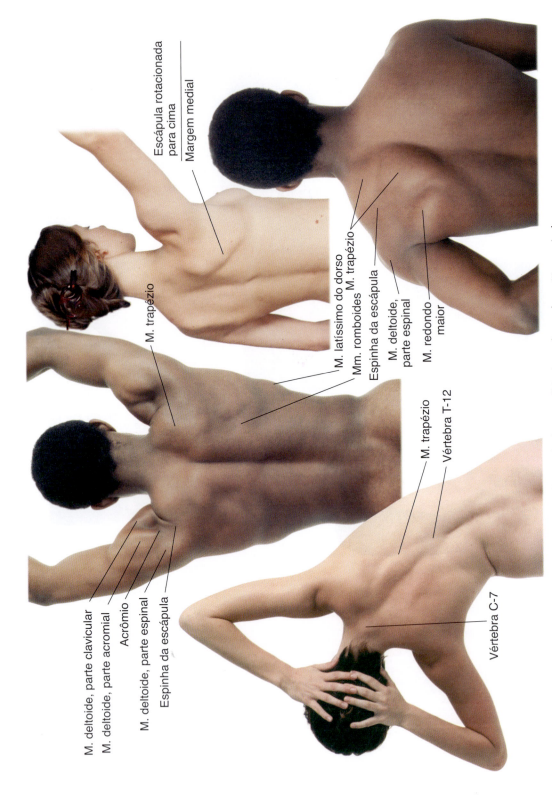

PRANCHA 4.7 Anatomia da superfície do ombro e da região cervical.

Visão geral da região (Pranchas 4.1 a 4.7)

A região do ombro e a parte superior do tórax incluem a clavícula, escápula e porção proximal do úmero. Nessa região, os movimentos ocorrem em função da articulação glenoumeral (a articulação do ombro propriamente dita) e a escápula. Embora a terminologia do movimento descreva mudanças na posição da escápula, as articulações envolvidas em seus movimentos são as articulações esternoclavicular e acromioclavicular. Os músculos da região do ombro e da parte superior do tórax são agrupados não apenas por causa de sua proximidade física mas em especial pelo fato de a maioria deles estar envolvida de forma direta no controle do ombro ou ter forte influência sobre ele. Embora tenhamos o hábito de imaginar o peitoral como um músculo do peito e o latíssimo do dorso como um músculo das costas, os únicos músculos da área que não são realmente do ombro são os das costelas e os respiratórios.

Embora já tenhamos estudado o músculo trapézio no Capítulo 3, precisamos lembrar que este músculo ocupa um vasto território, cobrindo a parte posterior dos ombros e a região superior das costas. Ele cumpre papel importante em mover e estabilizar os ombros e, em geral, está envolvido nos problemas da região cervical e dos ombros.

Região do ombro

Talvez a coisa mais importante para aprender sobre o ombro é que ele e todo o membro superior estão ligados ao restante da estrutura esquelética apenas pela articulação acromioclavicular. Além dessa conexão bastante tênue, toda a estrutura do ombro, incluindo a escápula, clavícula e úmero, é sustentada por tecidos moles. Embora essa composição permita uma liberdade considerável de movimento para o membro superior, também torna o ombro muito vulnerável às lesões do tecido mole.[1,2]

O cíngulo do membro superior é um anel ósseo constituído pelo manúbrio do esterno, pelas clavículas e pelas duas escápulas. Trata-se de um anel incompleto, uma vez que as escápulas não se unem posteriormente. Cada lado do cíngulo do membro superior pode ser comparado com o botaló de um barco à vela (a clavícula) que balança livremente a partir do mastro (o esterno). Sua considerável amplitude de movimento é limitada apenas pelos tecidos moles.

Portanto, o ombro combina uma grande flexibilidade com uma grande vulnerabilidade:

- Grande flexibilidade, porque os tecidos moles (músculos, tendões e fáscias) que ligam o membro superior e o ombro ao dorso, ao tórax e ao pescoço são moles e extensíveis, permitindo o movimento em muitas direções.
- Grande vulnerabilidade, porque um movimento excessivo em qualquer direção pode resultar no deslocamento ou na separação das articulações do ombro ou em uma lesão nos tecidos moles.

Componentes da região do ombro

Dois ossos constituem o ombro (sem contar com a articulação glenoumeral com o úmero) (ver Prancha 4.1):

- Na parte anterior, a clavícula une o membro superior e o ombro ao restante do esqueleto no manúbrio do esterno por meio das articulações esternoclaviculares.
- Na parte posterior, a escápula.

Na verdade, a clavícula é um dos ossos do corpo mais frequentemente sujeitos a fratura. Curiosamente, este é o primeiro osso a ossificar no feto humano e o último a completar o seu desenvolvimento – normalmente por volta dos 25 anos. A clavícula tem o seu próprio músculo, o subclávio, que a fixa inferiormente na primeira costela. Esse osso é consideravelmente simples, porém a escápula é intrincada e complexa. Ela é parecida com o famoso canivete suíço, porque inclui várias extensões que cumprem diversos objetivos.

ESCÁPULA

A maior parte dos ossos do corpo funciona como espaçadores rígidos, como os mastros de uma barraca. Alguns, no entanto, agem como âncoras para os tecidos moles e outros ossos. A escápula é uma das mais importantes dessas "âncoras".

Em geral, pensamos na escápula como um osso triangular e essencialmente plano, que podemos visualizar na superfície posterior de cada ombro. Essa parte da escápula serve principalmente como ancoragem para vários músculos, quatro dos quais ajudam a girar o membro superior e constituem o manguito rotador, famoso pelas lesões esportivas – músculo supraespinal, músculo infraespinal, músculo redondo menor e músculo subescapular. De acordo com a Academy of Orthopedic Surgeons, todos os anos mais de 2 milhões de pessoas buscam ajuda médica para lesões do manguito rotador.

A seção posterior da escápula é dividida em duas áreas por uma crista óssea que a percorre em um ângulo ligeiramente virado para cima, a partir da horizontal. Essa crista é denominada espinha da escápula. Músculos estão fixados às duas fossas, uma superior e a outra inferior, à espinha da escápula – e também à espinha propriamente dita.

A espinha da escápula se estende além da porção plana e triangular para formar o processo acromial, ou acrômio. (Um processo é uma extensão do osso.) A função do acrômio é unir-se à clavícula na articulação acromioclavicular. Ele também forma uma abóbada ou teto sobre a articulação glenoumeral inferior ao acrômio, à cabeça do úmero e aos tendões que ficam imediatamente sob o acrômio oferecendo-lhes uma certa proteção.

Situado numa posição imediatamente inferior ao acrômio e à articulação acromioclavicular, o ângulo superior lateral do osso triangular forma um encaixe para o membro superior. Esse encaixe é denominado cavidade glenoidal (uma fossa é uma cavidade, ou depressão); a articulação esferoide onde o osso do braço, o úmero, se encaixa na cavidade glenoidal é denominada articulação glenoumeral. Comparada com a articulação do quadril, a articulação glenoumeral é uma estrutura esférica muito superficial e aberta. Ela funciona bem apenas por causa da proteção adicional do acrômio, além dos tendões e ligamentos fixados nela. Mesmo assim, os deslocamentos do ombro são muito mais comuns do que os do quadril – outro exemplo de como a flexibilidade é conquistada à custa da vulnerabilidade.

Por fim, outro processo se estende a partir da porção frontal do ângulo superolateral da escápula. Esse é o processo coracoide, que serve como ancoragem para músculos como o músculo peitoral menor, o músculo coracobraquial e a cabeça curta do músculo bíceps braquial (esses dois últimos serão apresentados no Cap. 5).

Uma vez que a escápula proporciona o encaixe do membro superior, deve ser capaz de mover-se com liberdade em todas as direções. Ela pode se movimentar para cima e para baixo, também um pouco para a frente e aproximando-se das costelas e, o mais importante, a escápula pode girar para cima e para baixo (i. e., nos sentidos horário e anti-horário).

Seis músculos mantêm a posição da escápula e a movimentam nessas várias direções:

- Músculo peitoral menor.
- Músculo romboide maior.
- Músculo romboide menor.
- Músculo levantador da escápula.
- Músculo trapézio.
- Músculo serrátil anterior.

Três outros músculos potentes movimentam o úmero e podem movimentar a escápula quando o úmero (articulação glenoumeral) está estabilizado:

- O músculo deltoide, que cobre a região superior, anterior, posterior e lateral da estrutura da articulação do ombro, com pontos de fixação na espinha da escápula, no acrômio, na clavícula e no úmero. Com frequência, o deltoide é denominado como se, na verdade, fossem três músculos: parte clavicular (anterior), parte acromial (lateral ou médio) e parte espinal (posterior).
- O músculo peitoral maior cobre a parte anterior do tórax e é fixado no úmero.
- O músculo latíssimo do dorso é o músculo do ombro que se estende a partir da crista ilíaca ao longo de grande parte do dorso e é fixado no úmero.

Músculos das costelas e respiratórios

Os músculos das costelas são os músculos intercostais interno e externo, o músculo serrátil anterior e os músculos serráteis posteriores superior e inferior.

Os aspectos mecânicos e fisiológicos do processo respiratório são fatores essenciais para a integridade neuromuscular. Portanto, os músculos respiratórios são cruciais no trabalho corporal. Embora outros auxiliem, o principal músculo respiratório é o diafragma.

Região anterior do ombro
Músculo subclávio

ETIMOLOGIA Latim *sub*, sob + *clavis*, chave (*claviculus*, chave pequena).

Resumo

Apesar de ser muito pequeno, o **m. subclávio** (Fig. 4.1) pode desencadear a dor referida para uma ampla área. Ele sempre deve ser tratado com outros músculos da região anterior do tórax.

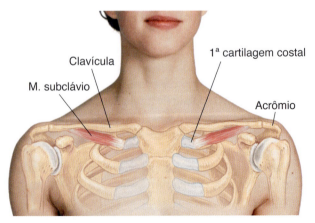

FIGURA 4.1 Estruturas ósseas da escápula, tórax e ombro.

Fixações

- Origem: primeira costela e cartilagem.
- Inserção: sulco subclávio na superfície inferior do terço medial da clavícula.

Palpação

Colocar as pontas dos quatro dedos imediatamente abaixo da clavícula, com o dedo mínimo medial ao acrômio. As fibras são paralelas e ligeiramente diagonais.

Ações

- Fixa a clavícula ou eleva a primeira costela.
- Ajuda a protrair (abduzir) a escápula, tracionando o ombro para baixo e para a frente.
- Ajuda a estabilizar a articulação esternoclavicular.

Área de dor referida

Lateralmente ao longo da clavícula, parte frontal do ombro e do braço, ao longo do lado radial do antebraço e até o polegar e os primeiros dois dedos.

Outros músculos a examinar

- Mm. peitorais maior e menor.
- Mm. escalenos.

Terapia manual

Deslizamento profundo em faixas

- O paciente deita-se em decúbito dorsal.
- Colocar o polegar ou as pontas dos dedos no m. subclávio, numa posição imediatamente medial à cabeça do úmero e imediatamente inferior à clavícula.
- Pressionando firmemente, deslizar o polegar ou as pontas dos dedos ao longo do músculo, até a extremidade medial da clavícula (Fig. 4.2).
- Essa técnica também pode ser realizada com o paciente sentado (Fig. 4.3).

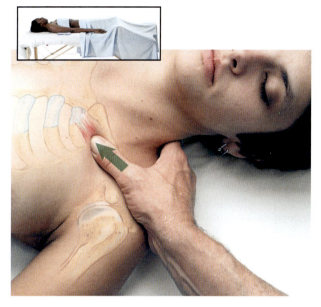

FIGURA 4.2 Massagem de deslizamento profundo em faixas no músculo subclávio.

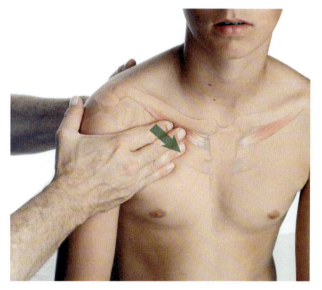

FIGURA 4.3 Deslizamento profundo em faixas no músculo subclávio, na posição sentada.

Músculo peitoral maior

ETIMOLOGIA Latim *pectus, pectoris*, peito (tórax) + *major*, maior; "o maior músculo do tórax".

Resumo

O **m. peitoral maior** (Fig. 4.4) tem três partes, nomeadas de acordo com suas fixações: clavicular, esternal e costal, com fibras adicionais para a aponeurose abdominal. As fibras de cada uma dessas partes percorrem direções diferentes. O músculo atravessa três articulações: a esternoclavicular, a acromioclavicular e a glenoumeral. Cada parte do músculo desempenha ou ajuda em diferentes ações.

O m. peitoral maior cumpre um papel importante no alinhamento postural, em especial no que diz respeito à postura "de avanço da cabeça" discutida no Capítulo 3. David G. Simons, MD, diz que "a postura de avanço da cabeça é causada com frequência pelos PGM (pontos-gatilho miofasciais) do m. peitoral maior, que desloca as escápulas para a frente, criando uma postura arredondada que inclui o posicionamento de avanço da cabeça. A correção dessa postura raramente tem sucesso, qualquer que seja sua duração, a menos que se corrija o problema do m. peitoral maior" (Simons, David G., contato particular).

Precisamos sempre ter em mente de que o corpo está conectado em sua totalidade e que é complicado atribuir falhas posturais a apenas uma de suas partes. É muito provável que qualquer disfunção em determinada área tenha efeitos em outro local. Por esse motivo, qualquer correção postural feita pelo terapeuta raramente será bem-sucedida, não importando a sua duração, a menos que o paciente faça um esforço conjunto para mudar seus próprios maus hábitos posturais. Ajudará bastante se o terapeuta demonstrar alguns alongamentos úteis para serem feitos em casa ou oferecer sugestões ou artigos educacionais sobre modos como é possível melhorar a ergonomia no espaço de trabalho. O terapeuta sempre deve levar em conta que uma falha postural pode não estar causando nenhuma dor a um paciente, enquanto outro com boa postura pode estar sentindo dor.

 Fixações

- Origem: parte clavicular, metade medial da clavícula; partes esternal e costal, superfície anterior do manúbrio do esterno e corpo do esterno e cartilagens da primeira à sexta costela; parte abdominal, aponeurose do m. oblíquo externo.
- Inserção: lábio lateral do sulco intertubercular do úmero.

 Cuidado ético

Sempre que o massoterapeuta estiver trabalhando com tecido mamário, serão de vital importância a obtenção de consentimento informado e uma comunicação clara e direta com a paciente. Para reforçar os sentimentos de conforto e segurança da paciente, o terapeuta deve mantê-la coberta da maneira mais segura possível, mas ao mesmo tempo de uma forma que o profissional possa alcançar o tecido. O terapeuta deve estar particularmente atento à linguagem corporal e aos sinais não verbais – as pacientes às vezes hesitam em informar que se sentem ameaçadas ou desconfortáveis; por isso

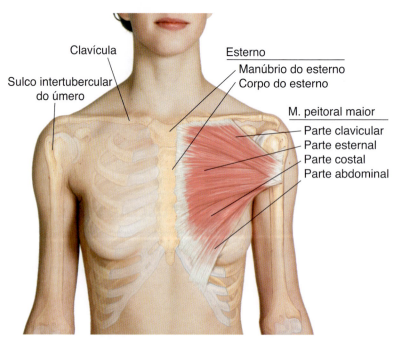

FIGURA 4.4 Músculo peitoral maior.

é crucial ter um comportamento profissional e tranquilizador. Tenha também em conta que os pacientes têm o direito de recusa a qualquer momento, mesmo que já tenham dado o seu consentimento informado. O massoterapeuta jamais deverá tocar o mamilo.

Palpação

A fixação superior é palpável imediatamente abaixo do tubérculo inferior do úmero e no sulco intertubercular. A região medial superior é facilmente palpável com o pinçamento na parte imediatamente medial à axila. A região superior é palpável embaixo da clavícula e do m. subclávio até o esterno. A região medial pode ser palpada ao longo do esterno. A região lateral é fácil de palpar com as pontas dos dedos ao longo da caixa torácica, continuando de modo diagonal até a região inferior da mesma. A arquitetura é convergente.

Ações

As partes clavicular, esternal e costal aduzem, flexionam e giram medialmente o ombro; também ajudam na elevação das costelas durante uma inspiração respiratória forçada (quando o braço está estabilizado e apoiado).
A parte clavicular flexiona o ombro e aduz horizontalmente essa parte na articulação glenoumeral.
A parte costal estende o ombro na articulação glenoumeral.

Área de dor referida

Mama ipsilateral (i. e., do mesmo lado) e parte anterior do tórax, sobre a região anterior do ombro, descendo pela superfície volar do braço (referindo a dor para a palma da mão), sobre a superfície volar do antebraço, exatamente abaixo do cotovelo e até os dedos médio e anular.

Outros músculos a examinar

- M. peitoral menor.
- Mm. escalenos.
- M. esternocleidomastóideo.
- M. esternal.
- M. subclávio.
- M. deltoide.
- M. bíceps braquial.
- M. coracobraquial.

Terapia manual

Compressão por pinçamento

- O paciente deita-se em decúbito dorsal.
- O terapeuta fica em pé ao lado do ombro do paciente, atrás da cabeça.
- Segurar o m. peitoral maior na porção imediatamente medial ao úmero, entre o polegar e os primeiros três dedos. Comprimir o músculo firmemente e esperar a liberação (Fig. 4.5).

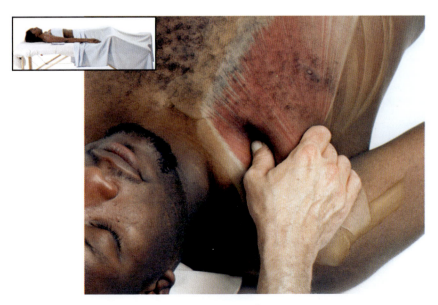
FIGURA 4.5 Compressão por pinçamento no músculo peitoral maior.

- Movimentar o polegar e os dedos para uma posição mais distante do ombro, à medida que o músculo se tornar mais largo; comprimir e esperar a liberação da tensão.
- Continuar o processo, movimentando os dedos pelo músculo enquanto ele se alonga, até que tenha massageado razoavelmente o máximo possível.

Deslizamento profundo em faixas

- O paciente deita-se em decúbito dorsal.
- O terapeuta fica em pé ao lado do ombro, de frente para o paciente.
- Colocar as pontas dos dedos no músculo, na região imediatamente medial ao úmero.
- Pressionando o tecido firmemente, deslizar as pontas dos dedos medialmente ao longo do músculo, até suas fixações no esterno.
- Começar no mesmo local, repetir o procedimento, deslizando diagonalmente ao longo do músculo, num ponto imediatamente inferior ao trajeto percorrido no último movimento.
- Repetir o procedimento, começando todas as vezes no mesmo local e com os trajetos dos seus movimentos formando um leque, terminando com um movimento ao longo da margem lateral do músculo (Fig. 4.6).
- Em pacientes do sexo feminino com mamas desenvolvidas, cada deslizamento deve terminar quando a massa do tecido mamário estiver à frente de seus dedos (Fig. 4.7).

Compressão

- O paciente deita-se em decúbito dorsal.
- O terapeuta fica em pé a seu lado, de frente para a cabeça.

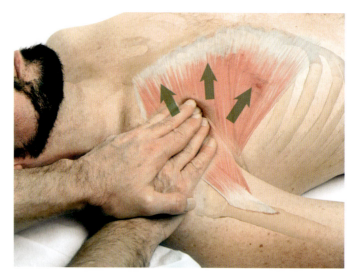

FIGURA 4.6 Massagem de deslizamento profundo em faixas no músculo peitoral maior.

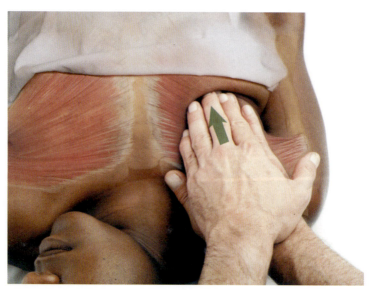

FIGURA 4.7 Tratamento do músculo peitoral maior em paciente do sexo feminino.

- Colocar a mão mais próxima do paciente sobre a caixa torácica, com as pontas dos dedos posicionadas sobre a região inferior do m. peitoral maior.
- Pressionar firmemente o tecido, buscando os pontos de dor à palpação. Manter até liberar a tensão.
- Movimentar a mão para cima, de forma que as pontas dos dedos fiquem imediatamente superiores ao ponto previamente tratado.
- Repetir o procedimento até chegar à região superior do músculo.
- Começar novamente na parte inferior da caixa torácica, com a mão numa posição imediatamente medial no ponto original de partida. Continuar movendo em sentido superior para novas posições no músculo, em um trajeto ligeiramente diagonal, até chegar à porção superior.
- Continuar o procedimento, subindo pela região medial do músculo ao longo do esterno, até ter massageado todo o músculo em um formato de leque.
- Em pacientes do sexo feminino com mamas desenvolvidas, continuar cada movimento desde que o tecido mamário permita permanecer em contato com o músculo (Fig. 4.8 A). Quando o máximo possível do músculo tiver sido massageado a partir dessa posição, passar para o ombro do paciente e repetir o processo, trabalhando no sentido inferior (Fig. 4.8 B). Assim, é possível massagear todo o tecido muscular subjacente às mamas, sem que o massoterapeuta seja invasivo.

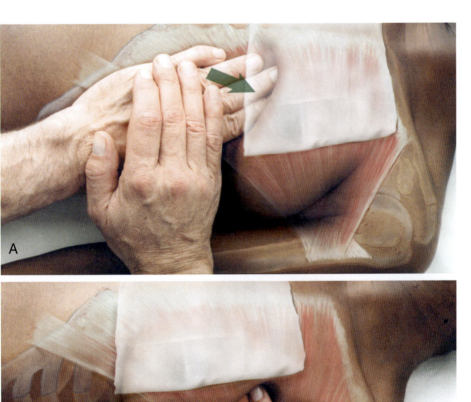
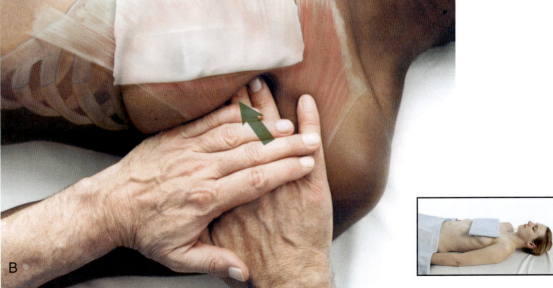

FIGURA 4.8 Compressão no músculo peitoral maior em paciente do sexo feminino.

Músculo peitoral menor

ETIMOLOGIA Latim *pectus*, *pectoris*, peito (tórax) + *minor*, menor "o menor músculo do tórax".

Resumo

O **m. peitoral menor** (Fig. 4.9) fixa a escápula no tórax. Portanto, ele é suscetível às lesões decorrentes de movimentos do membro superior para baixo e comumente desencadeia a dor referida para o membro superior, até as pontas dos dedos. A dor no m. peitoral menor com frequência é acompanhada da dor nos músculos superiores do dorso, como os mm. romboides. Uma vez que o plexo braquial (um feixe de nervos que se direciona ao membro superior) passa diretamente abaixo de sua fixação no processo coracoide, a rigidez do m. peitoral menor pode comprimir o nervo, causando o entorpecimento do membro superior (Fig. 4.10), em especial quando o paciente ergue o braço.

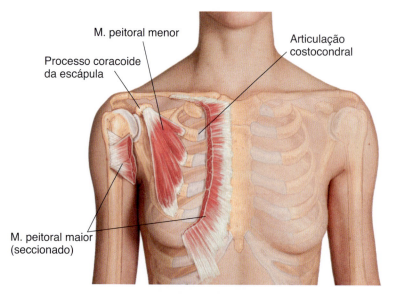

FIGURA 4.9 Músculo peitoral menor.

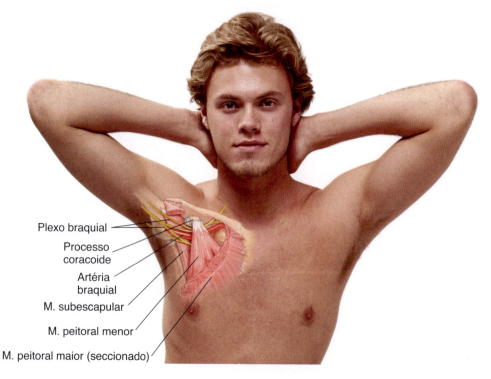

FIGURA 4.10 Posição dos nervos e vasos braquiais, em relação ao músculo peitoral menor.

ALERTA A axila é uma área diretamente inferior à articulação glenoumeral, e que se localiza em uma cavidade formada posteriormente por um feixe constituído pelos mm. redondos maior e menor e o m. latíssimo do dorso e anteriormente pelo m. peitoral maior. Deve-se tomar cuidado ao massagear a axila, por causa dos importantes nervos, linfonodos e vasos sanguíneos braquiais que passam por essa área. Para evitá-los, faça movimentos lentos nesta região, enquanto mantém um contato constante com o músculo propriamente dito.

Fixações

- Origem: terceira até a quinta costela, nas articulações costocondrais.
- Inserção: ponta do processo coracoide da escápula.

Palpação

Colocar as pontas dos dedos na caixa torácica e na margem do m. peitoral maior, na altura da papila mamária. Pressionar medialmente por baixo do m. peitoral maior. Em geral, o m. peitoral menor é palpável nesse ponto. Movendo-se no sentido superior, continuar pressionando contra as costelas abaixo do m. peitoral maior, posicionando-se ainda mais abaixo do músculo enquanto as mãos se movem no sentido superior, para encontrar os seus pontos mais mediais. Ao chegar à axila, pode-se acompanhar o m. peitoral menor em todo o seu trajeto até a fixação no processo coracoide. Suas fixações inferiores podem ser palpadas na segunda ou terceira costela até a quinta. Sua arquitetura é convergente.

Ação

Gira a escápula ou a traciona inferiormente (depressão) e, com a escápula fixada, ajuda na elevação das costelas.

Área de dor referida

Sobre a parte anterior do ombro, descendo pela parte anterior do tórax e ao longo da superfície volar do membro superior, até os últimos três dedos.

Outros músculos a examinar

- M. peitoral maior.
- Mm. escalenos.
- M. esternocleidomastóideo.
- Manguito rotador.

Terapia manual

Deslizamento profundo em faixas

- O paciente deita-se em decúbito dorsal, com o membro superior mais próximo do terapeuta ligeiramente abduzido e o cotovelo flexionado.
- O terapeuta fica em pé ao lado do ombro do paciente. Colocar as pontas dos dedos na caixa torácica, num ponto imediatamente lateral do m. peitoral maior e ligeiramente superior à papila mamária, com os dedos apontando abaixo dela, diagonalmente pelo tórax. Empurrar os dedos sob o m. peitoral maior ao longo da caixa torácica, até encontrar a fixação do m. peitoral menor na quinta costela.
- Pressionando as pontas dos dedos contra o músculo, o terapeuta deve virar seu braço e a mão de forma que as pontas dos dedos deslizem ao longo do músculo, da posição inferior para a superior (Fig. 4.11).
- Movimentar a mão para cima até um ponto imediatamente abaixo da axila e repetir o procedimento, com as pontas dos dedos pressionando profundamente a axila sob o m. peitoral maior, contatando a fixação do m. peitoral menor no processo coracoide (Fig. 4.12).

Compressão (1)

- O paciente deita-se em decúbito lateral sobre o lado que não será tratado, com os membros superiores elevados diagonalmente. O terapeuta fica à frente dele, na altura do tórax.
- Colocar a mão na caixa torácica, com o polegar na fixação mais inferior do músculo, alinhado com a papila mamária. A mão e o polegar de tratamento devem ser apoiados pela mão e polegar secundários.
- Comprimir o músculo com o polegar até a liberação da tensão.
- Deslocar a mão no sentido cefálico por 2,5 a 5 cm até uma nova posição e repetir o processo.
- Enquanto movimenta a mão superiormente, começar a deslizar o polegar lateralmente em cada nível, até encontrar pontos-gatilho ou de dor à palpação em todos os ramos do músculo (Fig. 4.13).

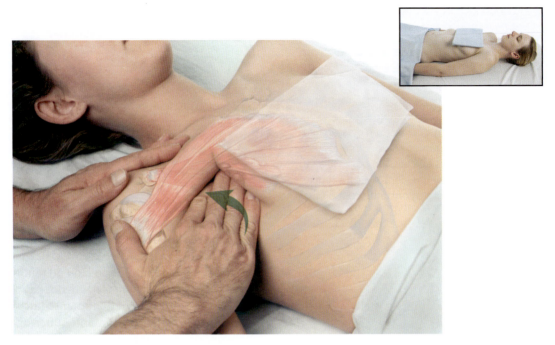

FIGURA 4.11 Tratamento do músculo peitoral menor em decúbito dorsal.

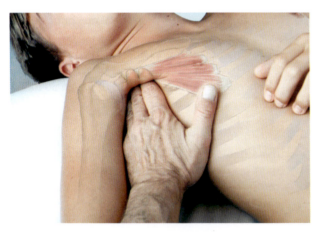

FIGURA 4.12 Compressão na região de fixação do músculo peitoral menor no processo coracoide.

- Continuar o processo de forma que o polegar se movimente gradualmente na diagonal, na direção do processo coracoide da escápula. Esse movimento pode levar o polegar a pontos profundos da axila, onde você deve procurar com delicadeza pela fixação do músculo ao processo coracoide (ver *Atenção* no início desta seção).

Compressão (2)

- O paciente deita-se em decúbito lateral sobre o lado que não será tratado, com os membros superiores elevados diagonalmente. O terapeuta fica atrás do paciente, na altura do tórax.
- Colocar a mão de tratamento na caixa torácica.

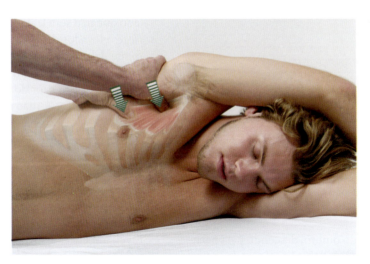

FIGURA 4.13 Tratamento do músculo peitoral menor em decúbito lateral.

- Pressionando o m. peitoral maior na região medial com as pontas dos dedos, contatar as fixações inferiores do m. peitoral menor na altura da papila mamária e comprimir o músculo até a liberação (Fig. 4.14 A).
- Deslizar a mão no sentido cefálico por 2,5 a 5 cm até uma nova posição e repetir o processo.
- Enquanto se movimenta superiormente, começar a deslizar as pontas dos dedos lateralmente em cada altura, até encontrar pontos-gatilho ou de dor à palpação em todos os ramos do músculo.
- Continuar o processo de forma que as pontas dos dedos se movimentem gradualmente na diagonal, na direção do processo coracoide da escápula. Esse movimento pode levar os dedos a pontos profundos da axila (Fig. 4.14 B), onde se deve procurar com delicadeza pela fixação do músculo ao processo coracoide, profundamente na axila (ver *Atenção* no início desta seção).
- A compressão também pode ser realizada com o polegar, no paciente em decúbito dorsal (Fig. 4.15).

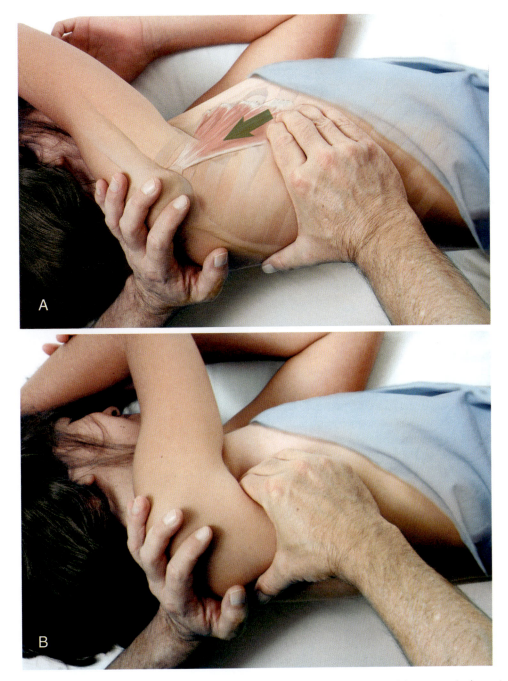

FIGURA 4.14 Tratamento do músculo peitoral menor em decúbito lateral. O terapeuta posiciona-se atrás do paciente desde a posição inicial (A) até o final da manobra (B).

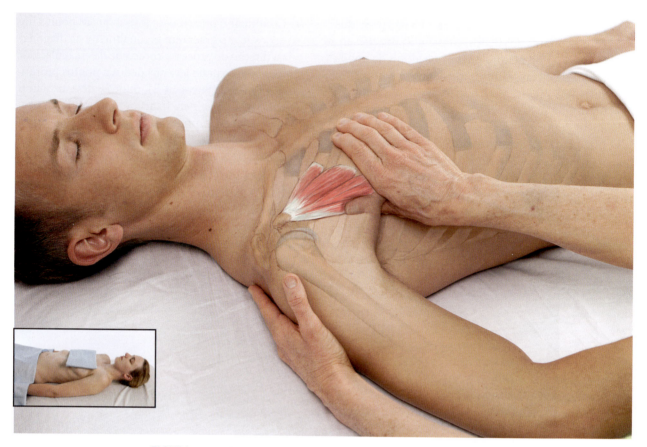

FIGURA 4.15 Compressão no músculo peitoral menor com o polegar.

Compressão com as pontas dos dedos, paciente sentado

- O paciente senta-se ereto e o terapeuta fica em pé atrás dele. O antebraço do paciente no lado que será tratado fica pendente na lateral do corpo, com o membro superior ligeiramente abduzido e girado medialmente, a fim de relaxar o m. peitoral maior.
- Colocar a mão secundária no ombro contralateral (oposto) ao lado que será tratado.
- Colocar a mão primária na caixa torácica do paciente, deslizando as pontas dos dedos sob o m. peitoral maior na altura da papila mamária.
- Comprimir o músculo nesse local, mantendo assim até a liberação da tensão (Fig. 4.16).
- Mover a mão de tratamento para uma posição imediatamente superior à da passagem precedente, repetindo o procedimento mencionado anteriormente.
- Em cada altura, deslizar as pontas dos dedos para fora, para contatar todos os ramos do músculo.
- À medida que as pontas dos dedos se movem na direção da axila, virar a mão gradualmente de forma que os dedos apontem superiormente na axila, encontrando então a fixação do músculo no processo coracoide da escápula.

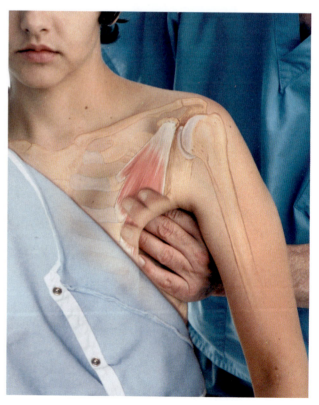

FIGURA 4.16 Compressão no músculo peitoral menor com a paciente sentada.

Parte superior do tórax

Ocorre muita sobreposição nos músculos do ombro e da parte superior do tórax. Alguns músculos funcionam na estabilização da escápula e da clavícula, enquanto outros movem a própria articulação do ombro. A complexidade da região torna difícil classificar esses músculos em categorias elegantes e sem interferências. Em muitos casos, a ocorrência de dor e disfunção em um desses músculos significa dor e disfunção em outros músculos correlatos.

Músculo levantador da escápula

ETIMOLOGIA Latim *levator*, levantador + *scapulae*, da escápula.

Resumo

Depois do m. trapézio, o m. levantador da escápula (Fig. 4.17) é talvez o local mais comum de dor e rigidez no pescoço e nos ombros. É um dos músculos mais mal utilizados, por causa das mochilas ou bolsas pesadas. O levantador da escápula ajuda o m. trapézio a levantar a escápula e ajuda os mm. romboides a girar a cavidade glenoidal para baixo.

Fixações

- Origem: tubérculos posteriores dos processos transversos das quatro vértebras cervicais superiores.
- Inserção: borda medial da escápula entre o ângulo superior e a parte superior da espinha da escápula.

Palpação

Encontrar o ângulo superior da escápula, pressionando ao longo das margens superior e medial. Neste ponto, o m. levantador da escápula pode ser palpado facilmente. Acompanhe-o subindo até os processos transversos das quatro vértebras cervicais superiores. Sua arquitetura é paralela e suas fibras são diagonais.

Ação

Eleva a escápula.

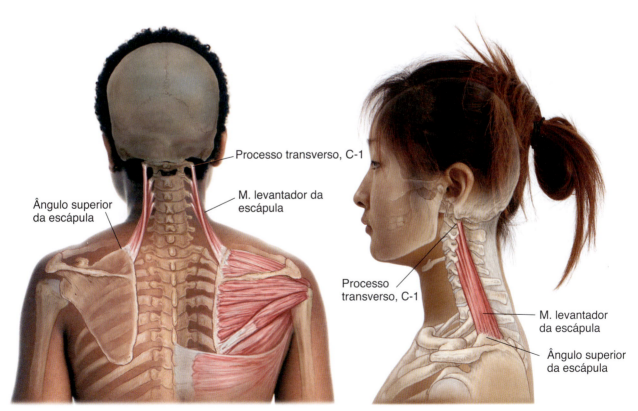

FIGURA 4.17 Músculo levantador da escápula.

Área de dor referida

Localizada sobre o próprio músculo, ao longo da margem medial da escápula, através da escápula superior até a parte posterior do braço.

Outros músculos a examinar

- Mm. romboides.
- M. trapézio.
- M. supraespinal.
- Mm. posteriores do pescoço.

Terapia manual

Deslizamento profundo em faixas (1)

- O paciente deita-se em decúbito ventral.
- O terapeuta fica em pé na altura da cabeça do paciente, no lado que será tratado, de frente para o ombro.
- Colocar o polegar da mão de tratamento no pescoço, sobre os processos transversos das vértebras cervicais.
- Pressionando firme e profundamente no sentido medial, deslizar o polegar para baixo ao longo do músculo até sua fixação no ângulo superior da escápula (Fig. 4.18).

Deslizamento profundo em faixas (2)

- O paciente deita-se em decúbito ventral.
- O terapeuta fica em pé ao lado dele, numa direção diagonal com relação ao ombro oposto.
- Colocar a mão de tratamento no ombro mais próximo, com o polegar posicionado na fixação do m. levantador da escápula, no ângulo superior da escápula.
- Pressionando firme e profundamente no sentido medial, deslizar o polegar para cima na direção do pescoço, seguindo o músculo até sua fixação nos processos transversos das vértebras cervicais (Fig. 4.19).

Músculos romboides maior e menor

ETIMOLOGIA Grego *rhombo*, um paralelogramo oblíquo, porém com lados desiguais + *eidos*, semelhante.

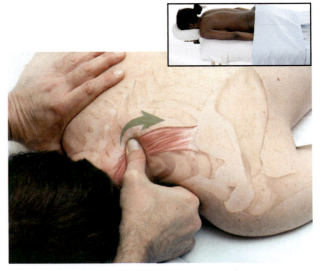
FIGURA 4.18 Massagem de deslizamento profundo em faixas no músculo levantador da escápula.

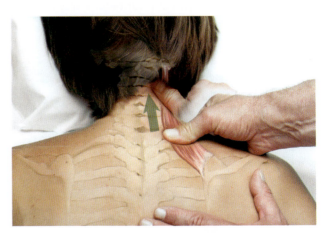
FIGURA 4.19 Massagem de deslizamento profundo em faixas no músculo levantador da escápula (2).

Resumo

Os **mm. romboides** (Fig. 4.20) são os principais responsáveis pela dor cervical. Eles giram a escápula para baixo para deprimir a articulação glenoumeral; além disso, promovem a retração da escápula. Deve-se lembrar de que eles estão em tensão constante por causa das forças dos músculos peitorais e do serrátil anterior, que empurram a escápula para a frente. Portanto, a tensão dos mm. romboides é quase sempre associada à tensão dos músculos peitorais.

Fixações

M. romboide maior
- Origem: processos espinhosos e ligamentos supraespinais correspondentes de T2-T5.

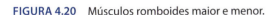

FIGURA 4.20 Músculos romboides maior e menor.

- Inserção: margem medial da escápula, desde a espinha da escápula até o ângulo inferior.

M. romboide menor
- Origem: processos espinhosos das vértebras C7 e T1 e ligamentos nucais e supraespinais correspondentes.
- Inserção: margem medial da escápula acima da espinha da escápula.

 Palpação

Os mm. romboides são palpáveis mas difíceis de discernir, exceto ao longo da margem medial da escápula. As fibras são diagonais e paralelas, sendo parecidas com uma árvore de natal de cabeça para baixo, quando o massoterapeuta se posiciona em pé junto à cabeça do paciente, olhando para a mesa na direção contrária à cabeceira.

 Ação

Traciona a escápula na direção da coluna vertebral (adução); os dois músculos também a elevam ligeiramente.

 Área de dor referida

Ao longo da margem medial da escápula e acima do ângulo superior da escápula.

 Outros músculos a examinar

- M. serrátil posterior superior.
- M. levantador da escápula.
- Mm. paraespinais torácicos.
- M. serrátil anterior.
- M. peitoral maior.

 Terapia manual

Deslizamento profundo em faixas

- O paciente deita-se em decúbito ventral. O terapeuta fica em pé ao lado da cabeça dele, de frente para o dorso.
- Colocar as pontas dos dedos (ou o polegar) apoiados na área imediatamente lateral ao processo espinhoso da sexta vértebra cervical.
- Pressionando profundamente, deslizar as pontas dos dedos (ou o polegar) lentamente na diagonal, até encontrar a margem medial da escápula (Fig. 4.21).
- Colocar as pontas dos dedos (ou o polegar) em um local imediatamente abaixo do ponto onde começou a massagem e repetir o processo.
- Repetir o processo até chegar ao ângulo inferior da escápula.

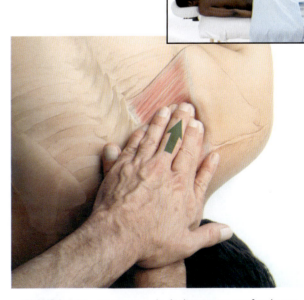

FIGURA 4.21 Massagem de deslizamento profundo em faixas nos músculos romboides.

Compressão/alongamento

- O paciente deita-se em decúbito ventral. O terapeuta fica em pé ao lado da cabeça dele, de frente para o dorso.
- Colocar as pontas dos dedos na margem medial da escápula, apontando lateralmente.
- Com a outra mão, elevar o ombro do paciente na articulação glenoumeral, enquanto se insere as pontas dos dedos sob a escápula (Fig. 4.22).

Compressão/alongamento

- O paciente fica sentado e o terapeuta senta-se perto dele.
- Colocar a mão espalmada no dorso, o dedo indicador alinhado com a margem medial da escápula.
- Com a outra mão, empurrar o ombro do paciente na articulação glenoumeral para trás, enquanto se pressiona com o dedo indicador sob a margem medial da escápula (Fig. 4.23).

Músculo latíssimo do dorso

ETIMOLOGIA Latim *latissimus*, o mais largo (de *latus*, largo) + *dorsi*, do dorso.

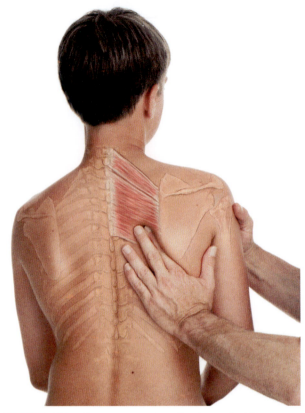

FIGURA 4.23 Alongamento do músculo romboide, com o paciente sentado.

Resumo

Extenso e potente, o **m. latíssimo do dorso** (Fig. 4.24) permite que uma pessoa se levante do chão apoiando-se nos membros superiores (como na flexão) ou que empurre objetos para a frente e para trás com os membros superiores (p. ex., ao remar). Ele cobre a parte posteroinferior do tronco, enquanto o m. trapézio cobre a região posterossuperior do dorso. O latíssimo do dorso se estende para trás e para as laterais e é fixado na região anterior da parte superior do úmero, ancorando, assim, o membro superior à região lombar e à pelve. Com o m. redondo maior, forma o feixe muscular que define a margem posterior da axila.

Fixações

- Origem: processos espinhosos das cinco ou seis vértebras torácicas inferiores e das vértebras lombares, crista sacral mediana e lábio externo da crista ilíaca.
- Inserção: com o m. redondo maior, no lábio medial do sulco intertubercular do úmero.

Palpação

Localizar a margem inferior da escápula e, avançando lateralmente por cerca de 10 centímetros, acompanhá-lo até sua fixação no sulco intertubercular.

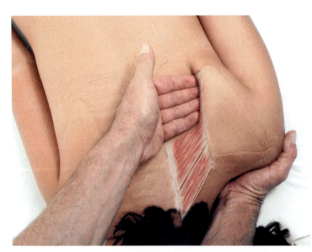

FIGURA 4.22 Alongamento do músculo romboide, em decúbito ventral.

Capítulo 4 ■ Região do ombro e parte superior do tórax 127

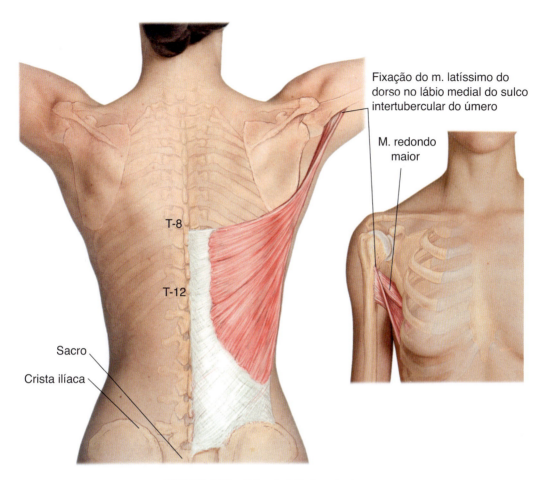

FIGURA 4.24 Músculo latíssimo do dorso.

Ação

Aduz, gira no sentido medial e estende a articulação do ombro (glenoumeral).

Área de dor referida

- Ao redor do ângulo inferior da escápula, através dela até a axila e descendo pela parte posterior do membro superior, até os últimos dois dedos.
- Sobre a parte clavicular do m. deltoide.
- Lateral do corpo, na cintura.

Outros músculos a examinar

- M. serrátil posterior inferior.
- M. redondo maior.
- M. redondo menor.
- M. peitoral menor.
- M. serrátil anterior.
- Mm. oblíquos interno e externo do abdome.

Terapia manual

Deslizamento profundo em faixas

- O paciente deita-se em decúbito ventral.
- O terapeuta fica em pé na altura da cabeça do paciente, no lado que será tratado.
- Colocar as eminências tenar e hipotenar (ou as articulações ou as pontas dos dedos apoiadas) lateralmente à margem lateral da escápula, exatamente abaixo da axila.
- Pressionando profundamente, deslizar a mão para baixo até a crista ilíaca (Fig. 4.25). Repetir o processo, deslizando a mão para uma posição cada vez mais medial na crista ilíaca e, depois, diagonalmente, através da coluna, terminando próximo do terço superior da coluna vertebral.

Compressão por pinçamento

- O paciente pode ficar em decúbito ventral ou sentado. O terapeuta fica em pé ao lado do paciente, se ele estiver em decúbito ventral, ou atrás do paciente, se ele estiver sentado, e de frente para a axila que será tratada.

- Segurar o feixe de músculos que forma a margem posterior da axila (m. latíssimo do dorso e m. redondo maior).
- Comprimir firmemente. Explorar a região posterior do feixe com o polegar, comprimindo de acordo com o necessário e mantendo até a liberação (Fig. 4.26). Explorar a região anterior do feixe com as pontas dos dedos, comprimindo e mantendo até a liberação, se necessário.
- Notar que, com frequência, existe um ponto-gatilho no músculo, próximo à região inferior do feixe. Deve-se examiná-lo em particular e comprimi-lo, se necessário (Fig. 4.27).

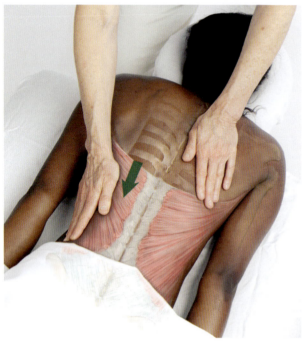

FIGURA 4.25 Massagem de deslizamento profundo em faixas no músculo latíssimo do dorso.

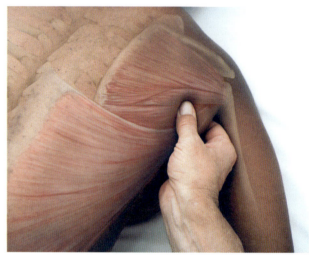

FIGURA 4.26 Compressão com pinçamento no músculo latíssimo do dorso.

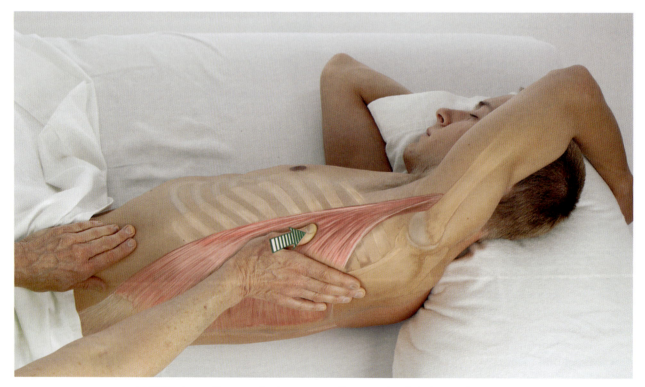

FIGURA 4.27 Compressão do ponto-gatilho no músculo latíssimo do dorso.

Músculo redondo maior

ETIMOLOGIA Latim *teres*, redondo e longo + *major*, maior.

Resumo

O **m. redondo maior** (Fig. 4.28) trabalha com o m. latíssimo do dorso, exercendo sua força a partir da escápula. Esses dois músculos formam o feixe de tecido muscular que passa no interior da axila a partir da escápula e é fixado à frente da região superior do úmero. Esse feixe compõe a margem posterior da axila.

Fixações

- Origem: ângulo inferior e terço inferior da margem lateral da escápula.
- Inserção: margem medial do sulco intertubercular do úmero.

Palpação

Pressionar ao longo da margem lateral inferior da escápula. Acompanhar o músculo ao longo do feixe posterior que forma a axila, até o sulco intertubercular. As fibras são paralelas e diagonais.

Ação

Aduz, gira medialmente e estende a articulação do ombro (glenoumeral).

Área de dor referida

Área da parte acromial do m. deltoide e região dorsal do antebraço.

Outros músculos a examinar

- M. redondo menor.
- M. deltoide, parte acromial.
- M. infraespinal.
- M. latíssimo do dorso.

Terapia manual

Compressão por pinçamento

- O paciente pode ficar em decúbito ventral ou sentado. O terapeuta fica em pé ao lado do paciente se ele estiver em decúbito ventral, ou atrás do paciente se ele estiver sentado, e de frente para a axila que será tratada.

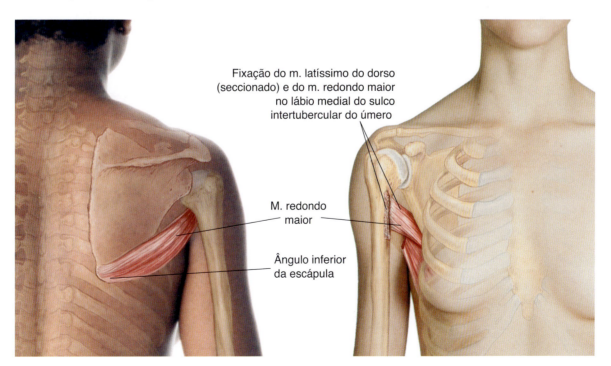

FIGURA 4.28 Músculo redondo maior.

- Segurar o feixe de músculos que forma a margem posterior da axila (m. latíssimo do dorso e m. redondo maior).
- Encontrar o m. redondo maior ao longo da margem lateral da escápula, num ponto imediatamente superior ao m. latíssimo do dorso.
- Comprimir firmemente. Explorar a região posterior do feixe com o polegar, comprimindo de acordo com a necessidade e mantendo até a liberação (Fig. 4.29). Explorar a região anterior do feixe com as pontas dos dedos, comprimindo e mantendo até a liberação, se necessário.
- Trabalhar o feixe em um movimento de amassamento com o polegar e as pontas dos dedos.

Deslizamento profundo em faixas

- O paciente deita-se em decúbito ventral. O terapeuta fica em pé ao lado dele, de frente para o ombro que será tratado.
- Colocar o polegar da mão de tratamento contra a margem lateral da escápula, perto do ângulo inferior (Fig. 4.30).
- Pressionando profundamente no sentido medial, deslizar o polegar para cima na direção da axila. Continuar até o polegar chegar ao úmero.

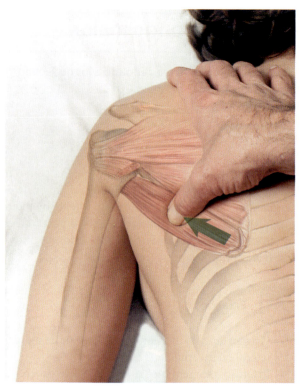

FIGURA 4.30 Massagem de deslizamento profundo em faixas no músculo redondo maior.

Músculo deltoide

ETIMOLOGIA Semelhante à letra grega delta (i. e., triangular).

Resumo

As três partes do **m. deltoide** (Fig. 4.31) cobrem o ombro acima da cabeça do úmero e fornecem grande parte da força que inicia os movimentos do braço para a frente, para trás e afastando-se do corpo. Essa disposição

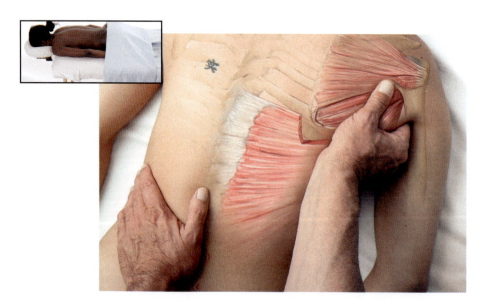

FIGURA 4.29 Compressão por pinçamento do músculo redondo maior.

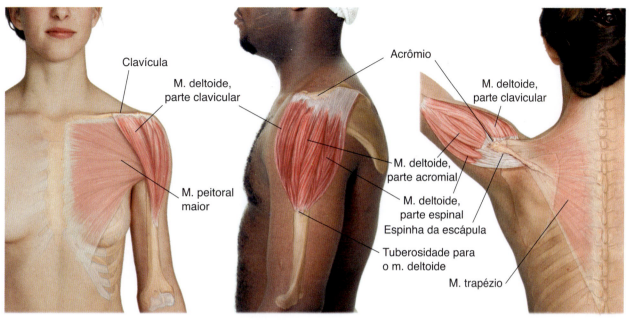

FIGURA 4.31 Anatomia do músculo deltoide.

de três lados torna antagonistas as partes clavicular e espinal do m. deltoide, cuja parte acromial atua intimamente com o m. supraespinal na abdução. As partes do m. deltoide são locais comuns de problemas, porém são fáceis de tratar com a massagem de deslizamento em faixas. Seus pontos-gatilho são muitas vezes interpretados como bursite (uma inflamação da bolsa, o saco preenchido de líquido que age como um amortecedor sob o músculo).

Observação: as três partes do m. deltoide são frequentemente mencionadas como se fossem três músculos distintos.

Fixações

- Origem: terço lateral da clavícula, margem lateral do acrômio, margem inferior da espinha da escápula.
- Inserção: tuberosidade deltoide do úmero.

Palpação

É fácil palpar e discernir os mm. deltoides sobre as regiões frontal, lateral e posterior do ombro. As fibras são multipeniformes e predominantemente diagonais.

Ação

Todas as partes fazem abdução da articulação glenoumeral. A parte anterior do músculo flexiona e gira medialmente essa articulação, e a parte posterior a estende e gira lateralmente.

Área de dor referida

Irradiando localmente sobre a própria área do músculo.

Outros músculos a examinar

- Mm. do manguito rotador, principalmente o m. infraespinal.
- M. redondo maior.
- M. peitoral maior.

Terapia manual

Deslizamento profundo em faixas (Fig. 4.32)

- O paciente deita-se em decúbito dorsal. O terapeuta fica em pé ao lado dele na altura da cabeça do paciente, de frente para o ombro que será tratado.
- Colocar as articulações dos dedos, o polegar ou as pontas dos dedos na região mais cefálica do m. deltoide, em sua margem medial.
- Pressionando profundamente, deslize a mão para baixo sobre o músculo, até sua fixação no úmero.
- Reposicionar a mão lateralmente e repetir o procedimento, movendo-se até a lateral do m. deltoide e virando a mão se necessário.

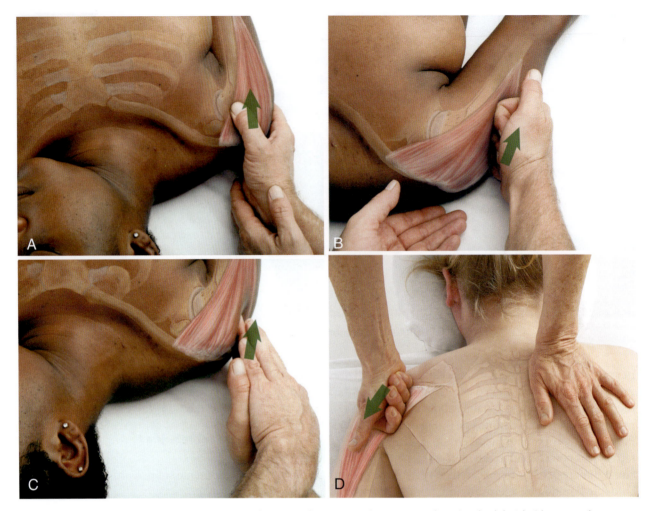

FIGURA 4.32 Massagem de deslizamento profundo em faixas em todas as partes do músculo deltoide (da esquerda para a direita): clavicular (A), acromial (massagem realizada com as articulações dos dedos) (B), acromial (massagem realizada com as pontas dos dedos) (C) e espinal (D).

- Continuar repetindo o procedimento, com a mão movendo-se abaixo do ombro até a parte espinal do m. deltoide e pressionando para cima, até que todo o m. deltoide tenha sido tratado.
- O terapeuta pode tratar a parte espinal do m. deltoide com o paciente em decúbito ventral.

Manguito rotador

É provável que o manguito rotador seja mais conhecido por ser um local de lesões frequentes em atletas, em particular nos arremessadores de beisebol e nos zagueiros do futebol americano, por causa da demanda de lançamentos forçados. O manguito rotador tem esse nome porque é uma "bainha" de tendões de quatro músculos fixados lado a lado na cabeça do úmero. O acrônimo tradicional para lembrar-se dos músculos do manguito rotador é SIRS: m. supraespinal, m. infraespinal, m. redondo menor e m. subescapular

Músculo supraespinal

ETIMOLOGIA Latim *supra*, acima + *spina*, espinha; acima da espinha (da escápula).

Resumo

O **m. supraespinal** (Fig. 4.33) é um músculo surpreendentemente pequeno, dadas as demandas exercidas sobre ele. Ele age com a parte acromial do m. deltoide na abdução do membro superior, porém a maior parte dos problemas apresentados nele surge de sua função como estabilizador da articulação glenoumeral. Ele é ativo nessa capacidade durante todas as atividades do manguito rotador, como segurar um objeto pesado na mão ou trabalhar com os braços elevados. As pessoas que carregam objetos pesados, como malas ou até mesmo pastas executivas, provavelmente terão problemas no

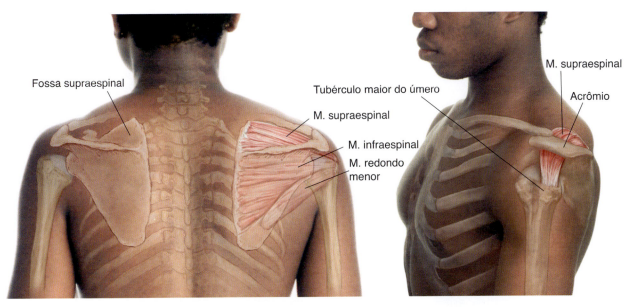

FIGURA 4.33   Músculo supraespinal.

m. supraespinal. Os movimentos repetitivos também causam problemas no manguito rotador, como usar um mouse de computador por períodos muito longos.

 Fixações

- Origem: fossa supraespinal da escápula.
- Inserção: tubérculo maior do úmero.

 Palpação

Encontrar o ângulo superior da escápula e espinha da escápula. O m. supraespinal é fácil de palpar sobre a espinha e pode ser palpado até o acrômio. A fixação pode ser palpada na região imediatamente lateral ao acrômio. As fibras são convergentes e horizontais.

 Ação

Inicia a abdução e estabiliza a articulação glenoumeral.

 Área de dor referida

Sobre o ombro, área da parte acromial do m. deltoide e descendo pela região radial do braço.

 Outros músculos a examinar

- M. deltoide, parte acromial.
- Outros músculos do manguito rotador, principalmente o m. infraespinal.

 Terapia manual

Deslizamento profundo em faixas

- O paciente deita-se em decúbito ventral. O terapeuta fica em pé ao lado da cabeça dele, no lado que será tratado.
- Colocar o polegar da mão de tratamento na extremidade medial do músculo, no ângulo superior da escápula (Fig. 4.34).
- Pressionando profundamente no sentido inferior, mover o polegar lateralmente ao longo do músculo, comprimindo-o no sulco formado pela espinha da escápula, até que o polegar chegue ao acrômio.
- O procedimento também pode ser realizado com as pontas dos dedos ou o cotovelo (Fig. 4.35).
- O paciente pode ficar em decúbito ventral ou sentado. O terapeuta fica em pé ao lado dele.
- A mão do paciente, do lado que será tratado, é colocada atrás do dorso na altura da cintura, para girar o ombro medialmente (Fig. 4.36 A).

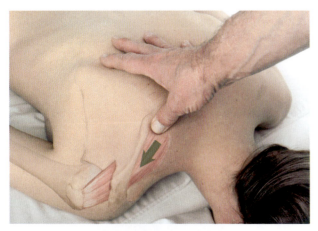

FIGURA 4.34 Deslizamento profundo em faixas no músculo supraespinal.

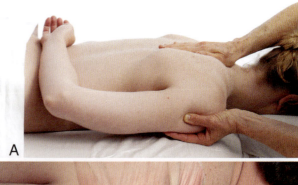
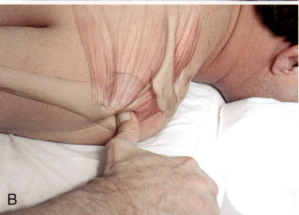

FIGURA 4.36 Compressão na região da fixação do músculo supraespinal.

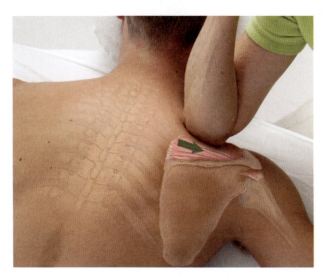

FIGURA 4.35 Deslizamento profundo em faixas no músculo supraespinal com o cotovelo.

- Pressionar o polegar profundamente através da parte acromial do m. deltoide, imediatamente abaixo do acrômio, até encontrar a fixação do tendão supraespinal no tubérculo maior do úmero. Manter assim até liberar (Fig. 4.36 B).

Músculo infraespinal

ETIMOLOGIA Latim *infra*, abaixo + *spina*, espinha; "abaixo da espinha (da escápula)".

Resumo

O **m. infraespinal** (Fig. 4.37) é um rotador lateral e um estabilizador da articulação glenoumeral durante os movimentos do membro superior. É um local em que a presença de distúrbios é comum e de onde com frequência se desencadeia a dor referida para a região lateral do braço a partir de pontos-gatilho ao longo da espinha da escápula e da margem medial da escápula.

Fixações

- Origem: fossa infraespinal da escápula.
- Inserção: tubérculo maior do úmero.

Palpação

A palpação da escápula abaixo da sua espinha é, basicamente, a palpação do m. infraespinal. As fibras são convergentes e diagonais.

Ação

Estende e gira lateralmente a articulação glenoumeral.

Área de dor referida

Ao longo da margem medial da escápula, sobre a área da parte acromial e/ou clavicular do m. deltoide e descendo pela face radial do membro superior, até os primeiros dois ou três dedos.

 Outros músculos a examinar

- Mm. deltoides.
- Outros músculos do manguito rotador.
- M. bíceps braquial.
- M. coracobraquial.

 Terapia manual

Deslizamento profundo em faixas (1)

- O paciente deita-se em decúbito ventral. O terapeuta fica em pé na altura do ombro do paciente, no lado oposto ao que será tratado, de frente para o ombro.
- Colocar as pontas dos dedos (Fig. 4.38 A), as articulações dos dedos (Fig. 4.38 B) ou o polegar apoiado no músculo, sobre a margem medial da escápula, exatamente abaixo da raiz da espinha da escápula.

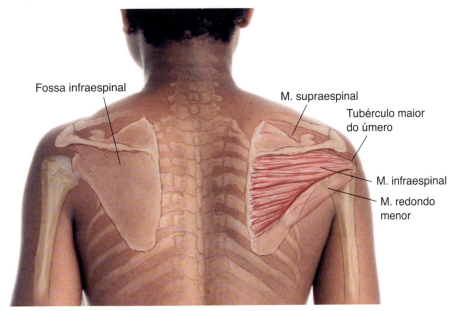

FIGURA 4.37 Músculo infraespinal.

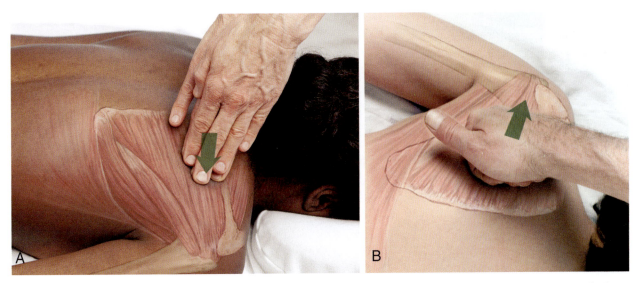

FIGURA 4.38 Deslizamento profundo em faixas no músculo infraespinal com as pontas dos dedos (A) e com as articulações dos dedos (B).

- Pressionando profundamente, deslizar lateralmente ao longo do músculo, exatamente abaixo da espinha da escápula, até a fixação na face posterior da cabeça do úmero.
- Colocar a mão exatamente abaixo do ponto inicial precedente e repetir o procedimento. Continuar ao longo da escápula para baixo, modificando a angulação de acordo com o necessário, até que o músculo inteiro tenha sido tratado.

Deslizamento profundo em faixas (2)
- O paciente deita-se em decúbito ventral. O terapeuta fica em pé ao lado dele, de frente para a escápula.
- Colocar o polegar na escápula, no ângulo inferior.
- Pressionando o músculo firmemente, deslizar o polegar subindo pela margem lateral da escápula (Fig. 4.39), até a espinha, e depois seguir o músculo até o úmero.
- Os dois procedimentos acima podem ser também realizados com o cotovelo (Fig. 4.40).

Compressão
- O paciente deita-se em decúbito ventral. O terapeuta fica em pé, de frente para o ombro que será tratado.

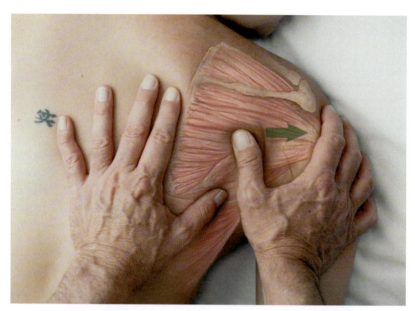

FIGURA 4.39 Deslizamento profundo em faixas no músculo infraespinal desde o ângulo inferior.

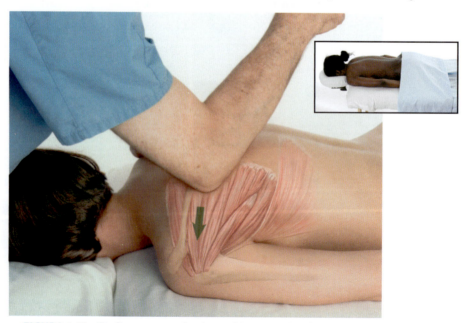

FIGURA 4.40 Deslizamento profundo em faixas no músculo infraespinal com o cotovelo.

- Colocar o polegar no músculo, em sua margem medial e exatamente abaixo da raiz da espinha da escápula, e pressionar profundamente.
- Repetir o procedimento, mudando a posição do polegar lateralmente, mantendo até a liberação, se necessário.
- Quando chegar à margem lateral da escápula, começar a mudar a posição do polegar para baixo ao longo dessa margem da mesma maneira, até chegar ao ângulo inferior da escápula (Fig. 4.41).

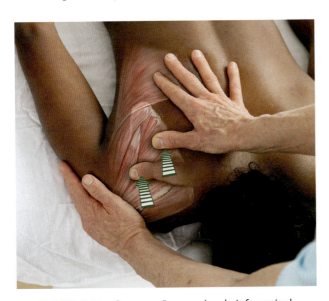

FIGURA 4.41 Compressão no músculo infraespinal.

Músculo redondo menor

ETIMOLOGIA Latim *teres*, redondo e uniforme.

Resumo

O **m. redondo menor** (Fig. 4.42) é essencialmente um auxiliar do m. infraespinal. Ele cumpre a mesma função e, quando possui pontos-gatilho, desencadeia a dor referida para a mesma área (região lateral do braço).

Fixações

- Origem: dois terços superiores da margem lateral da escápula.
- Inserção: tubérculo maior do úmero, imediatamente abaixo do m. infraespinal.

Palpação

Encontrar a margem superior lateral da escápula. Acompanhar o músculo diagonalmente para cima até o tubérculo maior do úmero. Suas fibras são paralelas e diagonais.

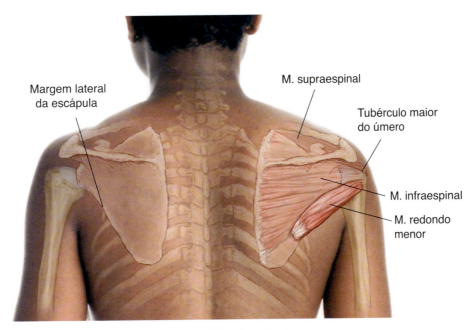

FIGURA 4.42 Músculo redondo menor.

Ação

Estende a articulação glenoumeral e a gira lateralmente.

 ### Área de dor referida

Sobre a parte lateral do braço.

 ### Outros músculos a examinar

- Outros músculos do manguito rotador, principalmente o m. infraespinal.
- M. redondo maior.
- M. deltoide, parte acromial.

 ### Terapia manual

Deslizamento profundo em faixas

- O paciente deita-se em decúbito ventral. O terapeuta fica em pé no lado que será tratado, de frente para o ombro do paciente.
- Usar o polegar para encontrar o músculo ao redor do ponto médio da margem lateral da escápula, entre o m. redondo maior e o m. infraespinal (Fig. 4.43).
- Pressionando profundamente com o polegar apoiado, deslizar ao longo do músculo até sua fixação na região posterior do úmero.

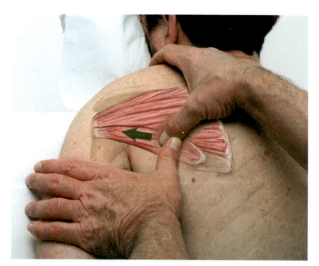

FIGURA 4.43 Deslizamento profundo em faixas no músculo redondo menor.

Músculo subescapular

ETIMOLOGIA Latim *sub*, sob + *scapula*, escápula.

Resumo

O **m. subescapular** (Fig. 4.44) é um rotador medial do ombro e estabilizador da articulação glenoumeral. Ele é forçado quando erguemos objetos pesados ou repetidamente. A incapacidade de elevar por completo o membro superior acima da cabeça pode ser um sinal do encurtamento do m. subescapular.

 ### Fixações

- Origem: fossa subescapular.
- Inserção: tubérculo menor do úmero.

 ### Palpação

A região lateral do m. subescapular é palpável colocando-se as pontas dos dedos embaixo do feixe de músculos que consiste no m. latíssimo do dorso e nos mm. redondos, diretamente no interior da axila, e pressionando no sentido posterior. A partir desse ponto, o músculo pode ser acompanhado até o tubérculo menor do úmero. Uma pequena parte do músculo pode ser palpável medialmente em pacientes relativamente magros com a musculatura relaxada, colocando-se a mão atrás das costas, elevando o ombro e pressionando embaixo da margem medial da escápula. A arquitetura é multipeniforme e a direção das fibras, diagonal.

 ### Ação

Gira medialmente a articulação glenoumeral.

 ### Área de dor referida

Sobre a escápula, atrás da axila, ao longo da região posterior do membro superior e até o punho.

 ### Outros músculos a examinar

- Outros músculos do manguito rotador.
- M. redondo maior.

Capítulo 4 ■ Região do ombro e parte superior do tórax   139

FIGURA 4.44   Músculo subescapular.

Terapia manual

Deslizamento profundo em faixas (1)

- O paciente deita-se em decúbito ventral. O terapeuta fica em pé ao lado dele, de frente para o ombro que será tratado.
- Abduzir o membro superior do paciente, flexionado no cotovelo e medialmente girado (com a palma para cima) em cerca de 45°.
- Colocar a mão secundária na margem medial da escápula, pressionando-a lateral e superiormente.
- Colocar as pontas dos dedos da mão primária sob o feixe muscular que forma o limiar posterior da axila, pressionando lateralmente ao feixe contra o m. subescapular (Fig. 4.45).
- Pressionando o músculo firmemente, deslizar as pontas dos dedos da região superior até a inferior do músculo (ou vice-versa, de acordo com a técnica que preferir), massageando o músculo o máximo possível.
- Essa técnica também pode ser realizada com o paciente sentado na borda da mesa, usando o polegar (Fig. 4.46 A) ou as pontas dos dedos (Fig. 4.46 B), ou com os joelhos flexionados e o paciente abraçando os joelhos (Fig. 4.46 C).

Compressão

- Para tratar a porção inferior do músculo, flexionar o cotovelo do paciente em 45° atrás do dorso.

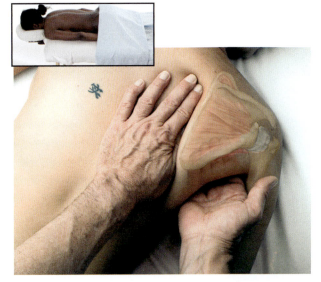

FIGURA 4.45   Deslizamento profundo em faixas no músculo subescapular.

- Elevar o ombro com a mão secundária.
- Inserir as pontas dos dedos da mão mais próxima do paciente sob o ângulo inferior da escápula e pressionar de baixo para cima (Fig. 4.47).

Deslizamento profundo em faixas (2)

- O paciente deita-se em decúbito dorsal, com o membro superior abduzido. O terapeuta fica em pé ao lado dele, de frente para o ombro.

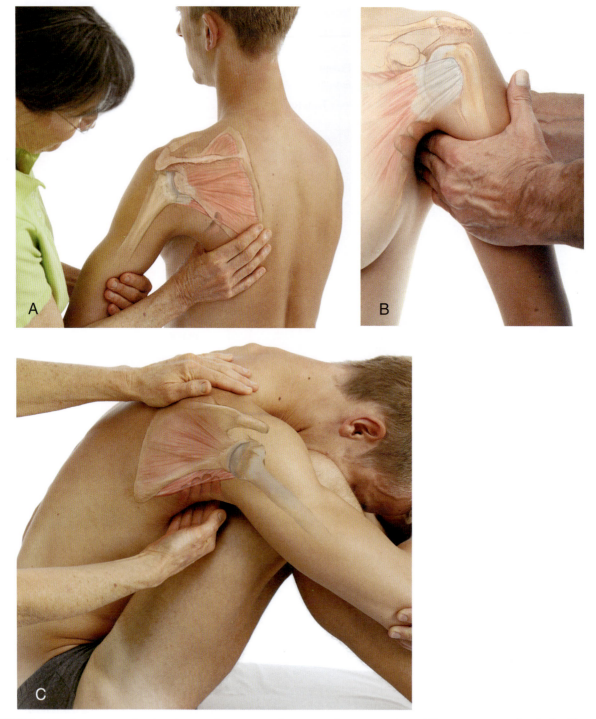

FIGURA 4.46 Acesso ao músculo subescapular com o paciente sentado: com o polegar (A), com as pontas dos dedos (B), com os quadris e joelhos flexionados e os braços ao redor dos joelhos (C).

- Colocar a mão secundária sob a escápula do paciente, com as pontas dos dedos flexionadas em gancho sobre a margem lateral, empurrando a escápula lateralmente.
- Com as pontas dos dedos da mão mais próxima do paciente, pressionar com firmeza o ponto imediatamente sob a axila contra o lado inferior da escápula (Fig. 4.48).
- Deslizar as pontas dos dedos lentamente, no sentido inferior ou superior, ao longo do músculo.

Capítulo 4 ■ Região do ombro e parte superior do tórax 141

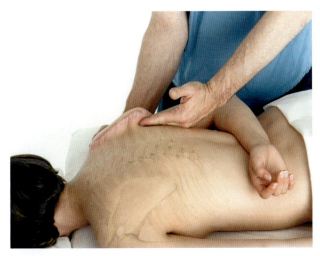

FIGURA 4.47   Compressão da região inferior do músculo subescapular.

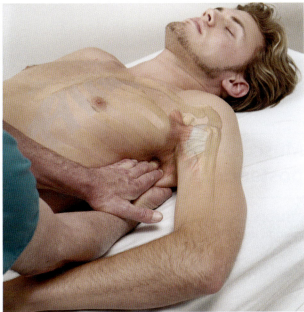

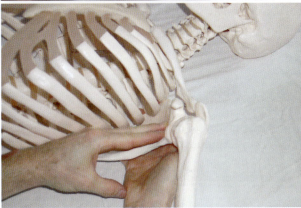

FIGURA 4.48   Deslizamento profundo em faixas no músculo subescapular (2).

Músculos torácicos
Músculo serrátil anterior

ETIMOLOGIA   Latim *serra*, serra + *anterior*, na frente.

Resumo

O **m. serrátil anterior** (Fig. 4.49) funciona com os músculos peitorais e opõe-se aos mm. romboides. Ele desempenha uma função importante na estabilização da escápula, para prevenir a adução (retração) durante o levantamento de objetos ou ao empurrar com os braços. O m. serrátil anterior é capaz de produzir dor na lateral do tórax que irradia para o membro superior, em um padrão semelhante ao do m. peitoral menor, sendo facilmente tratada com este último.

Fixações

- Origem: centro da região lateral das primeiras oito ou nove costelas.
- Inserção: ângulos superior e inferior e margem medial intermediária da escápula.

Palpação

O m. serrátil anterior pode ser palpado colocando-se os dedos estendidos contra a caixa torácica num local imediatamente lateral à escápula e movendo-os na direção superior/inferior, depois voltando em direção à frente do tórax e parando antes de chegar aos mm. peitorais. A arquitetura é convergente e as fibras são diagonais.

Ação

Abduz a escápula e a faz girar superiormente; eleva as costelas se a escápula estiver estabilizada.

Área de dor referida

Lateral do tórax no centro da caixa torácica, descendo pela face ulnar do membro superior até os últimos dois dedos e até a região imediatamente medial ao ângulo inferior da escápula.

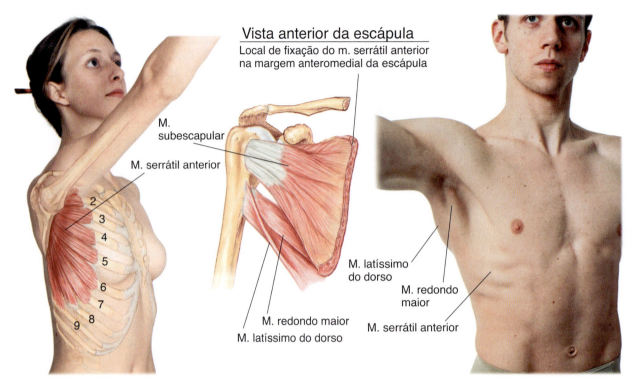

FIGURA 4.49 Músculo serrátil anterior.

Outros músculos a examinar

- M. latíssimo do dorso.
- M. redondo maior.
- M. peitoral menor.
- Mm. romboides.

Terapia manual

Deslizamento profundo em faixas

- O paciente deita-se em decúbito lateral, sobre o lado que não será tratado. O terapeuta fica em pé à frente do tórax.
- Colocar uma das mãos na lateral da caixa torácica, com os dedos posicionados sobre a escápula e o polegar encostado na nona costela.
- Pressionando com firmeza, deslizar o polegar em um arco na direção da escápula, até chegar ao ângulo inferior.
- Deslocar o polegar para a costela superior e repetir o processo (Fig. 4.50), terminando, a cada vez, um pouco mais para cima na margem lateral da escápula. Quando encontrar o feixe de músculos que forma a borda posterior da axila, deslizar os polegares sob ele até a escápula.

Músculo serrátil posterior inferior

ETIMOLOGIA Latim *serra*, serra + *posterior*, atrás + *inferior*, inferior.

Resumo

O **m. serrátil posterior inferior** (Fig. 4.51) ajuda na rotação e na extensão do tronco e também auxilia a respiração. Seu ponto-gatilho mais comum irradia localmente a dor.

Fixações

- Origem: com o latíssimo do dorso, desde os processos espinhosos e ligamentos supraespinais de T11 até L2.
- Inserção: face posterior das costelas 9 a 12.

Palpação

A menos que seja a origem do ponto-gatilho mencionado, este músculo pode ser palpado mas não discernido. A arquitetura é paralela e as fibras são diagonais.

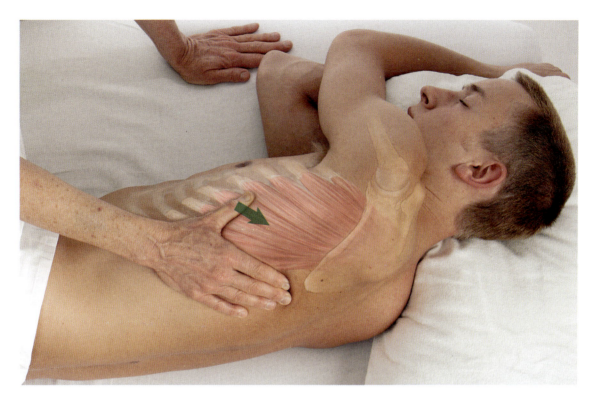

FIGURA 4.50 Deslizamento profundo em faixas no músculo serrátil anterior na posição em decúbito.

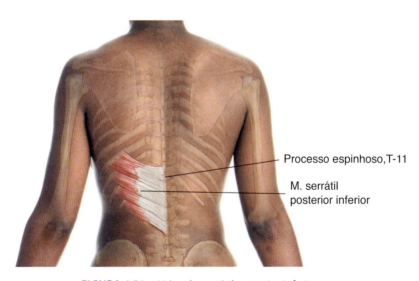

Processo espinhoso, T-11

M. serrátil posterior inferior

FIGURA 4.51 Músculo serrátil posterior inferior.

Ação

Traciona as costelas inferiores para trás e para baixo para ajudar na expiração forçada.

Área de dor referida

Irradia localmente ao longo do próprio músculo.

Outros músculos a examinar

- M. quadrado do lombo.
- M. iliocostal do lombo, parte torácica.
- M. psoas maior.
- M. reto do abdome.
- M. piramidal.
- M. diafragma.

Terapia manual

Deslizamento profundo em faixas

- O paciente deita-se em decúbito dorsal; o terapeuta fica em pé na altura dos quadris do paciente, no lado oposto ao que será tratado.
- Colocar as pontas dos dedos apoiadas nas vértebras lombares superiores.
- Pressionando o músculo profundamente, movimentar as pontas dos dedos diagonalmente (inferior e lateralmente) sobre as duas costelas inferiores.
- Movimentar as pontas dos dedos para cima, até as duas vértebras torácicas inferiores, e repetir o movimento (Fig. 4.52).
- Em vez das pontas dos dedos, podem ser usados o polegar, o cotovelo ou as articulações dos dedos.

Compressão

- Palpar a área sobre o músculo com o polegar ou a ponta de um dedo apoiada, até o paciente relatar uma dor aguda e radiante.
- Comprimir esse ponto com o polegar ou o cotovelo até a remissão da dor (Fig. 4.53).

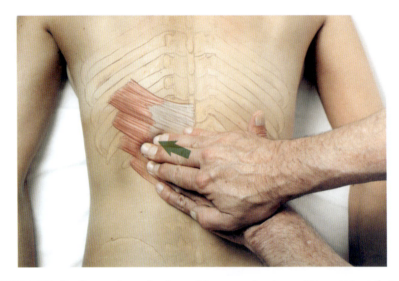

FIGURA 4.52 Deslizamento profundo em faixas no músculo serrátil posterior inferior.

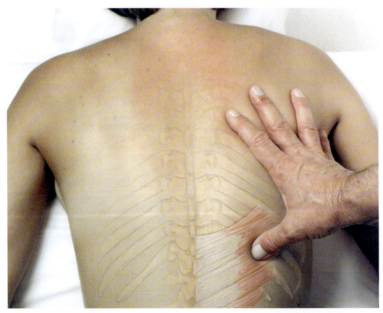

FIGURA 4.53 Compressão do ponto-gatilho no músculo serrátil posterior inferior, com o polegar.

Músculos da respiração

Para a maneira correta de respirar, o diafragma deve ser o músculo principalmente envolvido. O diafragma, que tem forma de cúpula, assinala o limite entre as cavidades torácica e abdominal e pressiona para baixo durante a inspiração, expandindo a cavidade torácica. Com isso, o ar pode encher os pulmões. Durante esse movimento, o abdome se expande. Em seguida a uma expiração tranquila, ocorre o relaxamento do diafragma enquanto os tecidos abdominais comprimidos pela contração do músculo recuam elasticamente para cima, fazendo com que o ar saia dos pulmões.

Durante a prática do exercício físico, por exemplo, uma respiração mais rápida, profunda e forçada irá recrutar o complexo envolvimento dos músculos abdominais e da movimentação das costelas. Entretanto, o uso desses músculos em circunstâncias normais faz com que a respiração seja pouco eficiente. É grande o número de pessoas que não respiram adequadamente, em razão do estresse e da ansiedade, ou por problemas respiratórios, problemas de sinusite, ou simplesmente por mau hábito, como a respiração superficial pela boca.

Existem muitas teorias que tentam explicar o porquê de as pessoas aprenderem a respirar da maneira incorreta, mas tais proposições não são objetivo deste livro. Todavia, o massoterapeuta clínico está em uma posição privilegiada para fazer com que seus pacientes reaprendam a habilidade respiratória.

Duas coisas são necessárias: primeiro, o terapeuta deve massagear os músculos respiratórios, para que fiquem livres de restrições e pontos-gatilho, ganhem um bom tônus e possam se mover livremente. Em segundo lugar, ele deve ensinar ao paciente as habilidades respiratórias e aconselhar que ele também as pratique fora da clínica.

A maioria das pessoas respira a partir do pescoço, dos ombros e da parte superior do tórax, permitindo que a região superior da caixa torácica se expanda, enquanto os músculos do abdome são encurtados. Esse hábito é denominado "respiração paradoxal," porque o abdome fica contraído e não expandido. Na respiração adequada, o esterno, a caixa torácica inferior e o abdome se expandem. Essa habilidade é denominada "respiração diafragmática".

A respiração diafragmática leva o ar mais profundamente aos pulmões e aumenta a eficiência respiratória. Ela requer menos esforço e é muito mais eficiente que a respiração com a parte superior do tórax, é mais relaxante e aumenta a resistência respiratória. Os cantores e músicos profissionais aprendem a respiração diafragmática e ela também melhora a qualidade da voz. Essa última vantagem pode ser observada não apenas nos cantores de ópera, mas também no choro de um bebê a plenos pulmões.

Deve-se avaliar primeiro a prática respiratória do paciente. Embora os ombros se elevem ligeiramente e a parte superior da caixa torácica se expanda um pouco, a expansão deve ocorrer de baixo para cima, e não ao contrário. A porção superior do tórax e os ombros devem ser empurrados ligeiramente para cima pela expansão da caixa torácica inferior, e não pelos mm. escalenos. Se o movimento respiratório expandir o abdome e a parte inferior da caixa torácica, seguido por uma expansão moderada da parte superior do tórax e uma ligeira elevação dos ombros, o paciente respira de maneira adequada e torna-se necessário apenas exercitar os músculos respiratórios para soltá-los e relaxá-los. No entanto, se o abdome se contrair, os ombros se elevarem de modo significativo e a parte superior do tórax se expandir de forma pronunciada, o massoterapeuta deverá ensinar a seu cliente a mecânica respiratória apropriada.

 Terapia manual

Avaliação inicial

- O paciente pode ficar em bipedestação (Fig. 4.54), sentado ou em decúbito dorsal (Fig. 4.55).
- Pedir a ele para respirar profundamente enquanto o terapeuta observa os ombros, o tórax e o abdome.
- Se a respiração for paradoxal, pode-se ver os ombros se elevarem de forma acentuada, a parte superior do tórax se expandir significativamente e o abdome se contrair (Figs. 4.54 A e 4.55 A).
- Se a respiração for diafragmática, o abdome e a parte inferior da caixa torácica se expandem, os ombros se elevam ligeiramente e a parte superior do tórax se expande de forma moderada (Figs. 4.54 B e 4.55 B).
- Notar o delineamento mais claro das dobras inguinais (Fig. 4.54 B) quando o abdome se expande, e o achatamento delas quando o abdome se contrai.
- Antes de começar a ensinar a respiração, liberar todo o aparelho respiratório com a massagem miofascial no tórax e a terapia manual nos músculos respiratórios. Deve-se primeiro examinar o diafragma e em seguida colocar a mão no abdome, com os dedos apontados superiormente exatamente na margem da primeira costela. Enquanto o paciente expira, pressionar os dedos sob o arco costal na direção superior (Fig. 4.56). Repetir no lado oposto. A tensão muscular ou a dor indicam a limitação e provavelmente a atividade de pontos-gatilho no mecanismo respiratório, que podem causar dores e impedir a respiração confortável.

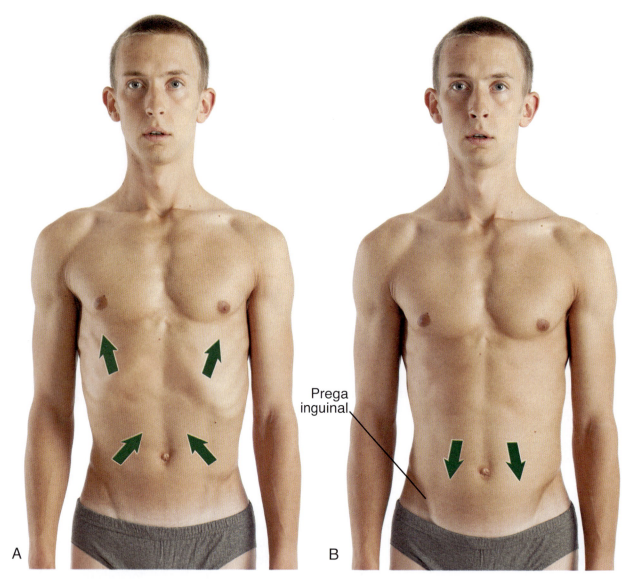

FIGURA 4.54 Paciente em bipedestação para a avaliação respiratória: inspiração (A) paradoxal e (B) diafragmática.

Liberação miofascial no tórax (1)

- Pedir ao cliente em decúbito dorsal que eleve os braços sobre a cabeça.
- Colocar uma das mãos espalmada no tórax do paciente, exatamente no aspecto medial da axila, com os dedos apontados para cima. Cruzar a outra mão sobre a primeira e colocá-la também de forma plana no tórax, numa posição imediatamente inferior à primeira mão, com os dedos apontados para baixo (Fig. 4.57).
- Deixar as mãos afundarem suavemente no tecido, até sentir a fáscia superficial subjacente. Separar as duas mãos suavemente num movimento de pressão, alongando o tecido miofascial. Manter assim até sentir a liberação do tecido mole.
- Deslizar as mãos medialmente, por cerca de 10 cm, e repetir o processo.
- Repetir o procedimento até o esterno, passar para o outro lado do paciente e repetir mais uma vez.
- Em pacientes do sexo feminino com as mamas desenvolvidas, interromper o procedimento nas mamas e continuar no lado medial.

Liberação miofascial do tórax (2)

- Ficar em pé na altura da cabeça do paciente.
- Colocar uma das mãos espalmada no tórax do paciente, com as eminências posicionadas no esterno imediatamente abaixo do manúbrio do esterno e os dedos apontando lateralmente.
- Cruzar a outra mão sobre a primeira e colocá-la ao lado desta, com os dedos apontados lateralmente na direção oposta (Fig. 4.58).
- Deixar as mãos afundarem suavemente no tecido, até sentir a fáscia superficial subjacente. Separar

Capítulo 4 ■ Região do ombro e parte superior do tórax 147

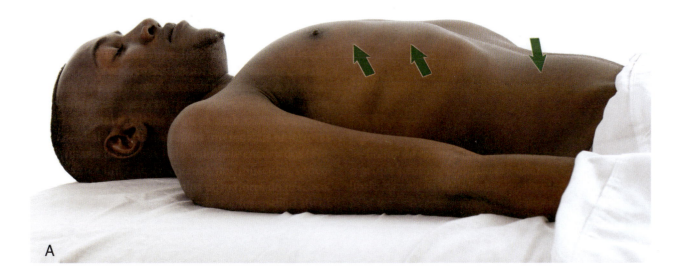
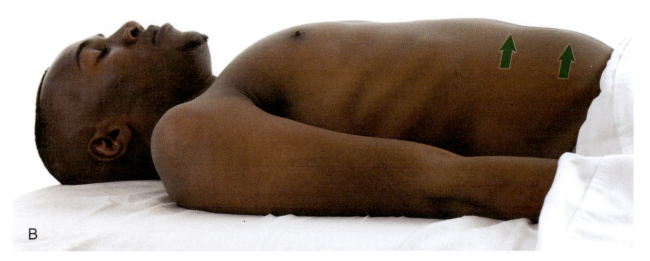

FIGURA 4.55 Paciente em decúbito dorsal para a avaliação respiratória: inspiração (A) paradoxal e (B) diafragmática.

as duas mãos suavemente com um movimento de pressão. Manter assim até sentir a liberação do tecido.
- Deslizar as mãos para baixo por cerca de 10 cm e repetir o processo.
- Colocar uma das mãos espalmada na posição horizontal no esterno do paciente, num local imediatamente abaixo do manúbrio do esterno, com os dedos apontados para baixo. (Fig. 4.59).
- Pressionar o tecido com suavidade, deslizar a mão lentamente, descendo pelo esterno até a eminência tenar chegar à sua margem inferior.
- Em seguida ao aquecimento do esterno com as eminências da mão, usar o polegar com suavidade e repetir o movimento de deslizamento para baixo e em torno do esterno (Fig. 4.60).

⚠ ALERTA Trabalhar com suavidade e não comprimir com demasiada firmeza sobre o processo xifoide, pois poderá ocorrer fratura com a pressão, ou essa estrutura poderá estar sensível.

Liberação miofascial no tórax (3)

- O paciente fica em decúbito dorsal. O terapeuta se posiciona ao nível do tórax do paciente, coloca toda a mão espalmada sobre a parte superior do tórax no lado contralateral do corpo do paciente, com as eminências repousando sobre o esterno, imediatamente abaixo do manúbrio.

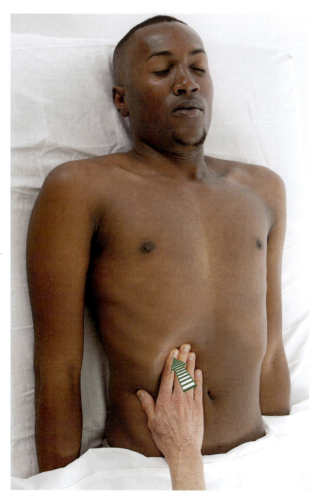

FIGURA 4.56 Exame do diafragma.

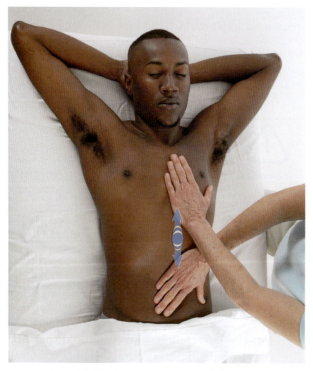

FIGURA 4.57 Liberação miofascial do tórax (1).

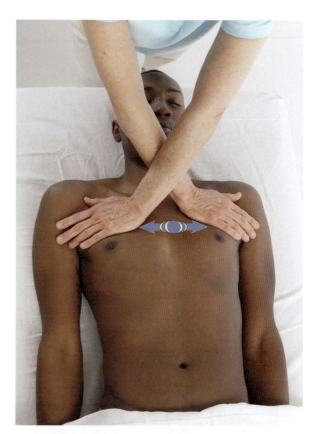

FIGURA 4.58 Liberação miofascial no tórax (2).

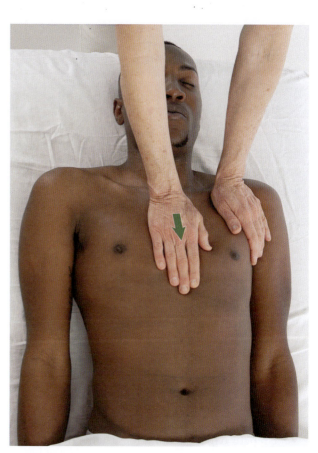

FIGURA 4.59 Liberação miofascial no tórax (2) com a mão.

- Pressionando o tecido basicamente com as eminências da mão, deslizar a mão afastando-a do seu próprio corpo (Fig. 4.61), acompanhando a curva do corpo até onde o massoterapeuta possa alcançar confortavelmente.
- Deslocar para baixo a mão por cerca de 10 centímetros sobre o tórax. Repetir o processo, continuando na caixa torácica inferior.
- No caso de paciente do sexo feminino com mamas desenvolvidas, realizar o procedimento até a área da mama e, em seguida, continuar sobre o tórax abaixo da mama (Fig. 4.62).

Liberação miofascial no tórax (4)

- O paciente fica em decúbito lateral.
- O terapeuta fica em pé atrás do paciente, na altura da cintura dele.
- Colocar uma das mãos na parte inferior da caixa torácica, na crista ilíaca ou no dorso, para estabilizar o paciente. Colocar a outra mão na lateral da caixa torácica, com os dedos apontados diagonalmente na direção do ombro contralateral (Fig. 4.63 A).
- Pressionando profundamente o tecido com toda a palma da mão, deslizar a mão na diagonal pela caixa torácica até o esterno (ou até o tecido mamário ser encontrado, em paciente do sexo feminino com mamas desenvolvidas).
- Partindo do mesmo ponto, repetir o procedimento até a axila.
- Partindo do mesmo ponto, trocar as mãos, se necessário, e repetir o procedimento diretamente, subindo pela lateral do corpo do paciente e sobre a margem posterior da axila, até a área do m. deltoide (Fig. 4.63 B).
- Partindo novamente do mesmo ponto, repetir o procedimento sobre a parte posterior do tórax até a escápula.

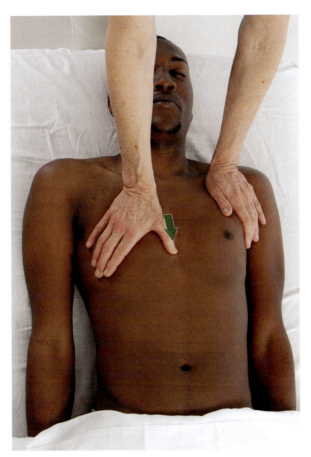

FIGURA 4.60 Liberação miofascial no tórax (2) com o polegar.

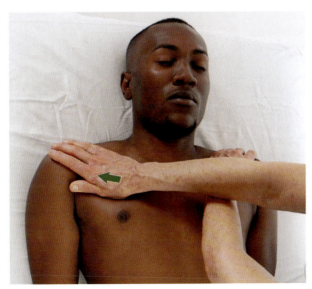

FIGURA 4.61 Liberação miofascial no tórax (3) com a mão.

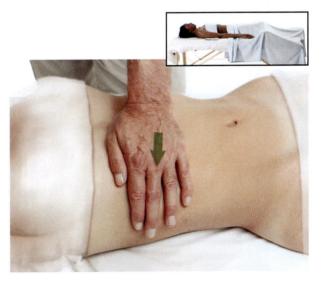

FIGURA 4.62 Liberação miofascial no tórax (3) em paciente do sexo feminino com as mamas desenvolvidas.

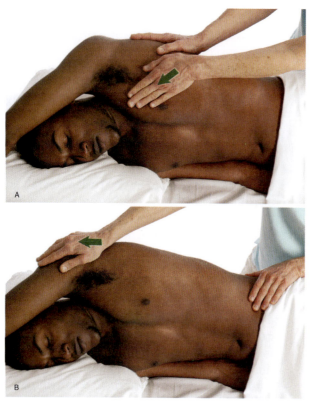

FIGURA 4.63   Liberação miofascial no tórax (4) na posição em decúbito lateral: (A) posição inicial, (B) sobre o ombro.

Músculo diafragma

ETIMOLOGIA Grego *dia*, através + *phragma*, cerco, ação de cercar.

Resumo

O **diafragma** (Fig. 4.64) é uma abóbada de músculo e tecido conjuntivo, que separa a cavidade torácica da cavidade abdominal. Ele é o principal músculo da inspiração e às vezes é chamado diafragma torácico. O diafragma possui três seções distintas – esternal, costal e lombar – com as fibras musculares agrupadas conforme sua origem.

   Fixações

Origem

- Esternal: duas tiras musculares do esterno posterior.
- Costal: superfície interna da cartilagem e partes adjacentes das seis costelas inferiores a cada lado, integrando com o transverso do abdome.
- Lombar: arcos lombocostais e vértebras lombares.

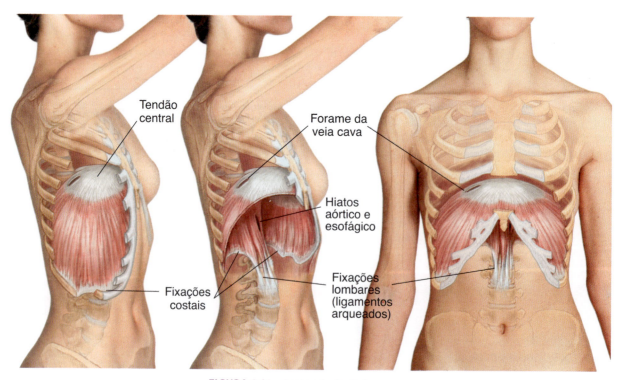

FIGURA 4.64   Anatomia do diafragma.

- No centro, o tendão central é penetrado pela aorta, a veia cava e o esôfago.
- Posteriormente, os ligamentos arqueados permitem a passagem do m. psoas maior e do m. quadrado do lombo.

Inserção
- Tendão central.

Palpação

O diafragma pode ser palpado; para tanto, seguir as instruções para a terapia manual aqui descritas.

Ação

Traciona para baixo, achatando sua cúpula e comprimindo o conteúdo abdominal, expandindo o volume da caixa torácica na inspiração.

Área de dor referida

Dor aguda no flanco, dor no tórax, dor subesternal ou ao longo da margem inferior das costelas.

Outros músculos a examinar

- Mm. intercostais.
- Mm. escalenos.
- M. peitoral maior.
- M. peitoral menor.
- M. reto do abdome.

Terapia manual

Liberação
- Em pé, ao lado do paciente, na altura da cintura, colocar uma das mãos ou as duas na base da caixa torácica oposta, com o polegar, as pontas dos dedos ou o polegar apoiado contra a última costela inferior.
- Pedir ao paciente para inspirar de maneira profunda e depois expirar de maneira lenta.
- Enquanto o paciente expira, pressionar o polegar (Fig. 4.65 A), o polegar apoiado (Fig. 4.65 B) ou as pontas dos dedos profundamente sob a parte inferior da caixa torácica, elevando-a na direção oposta à do seu corpo.
- Passar para o lado oposto do paciente e repetir o procedimento.

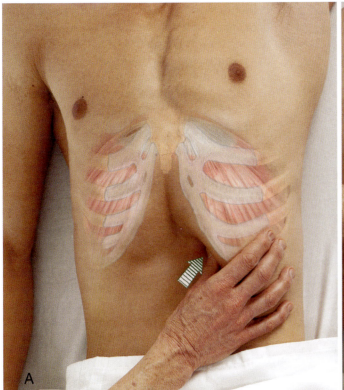
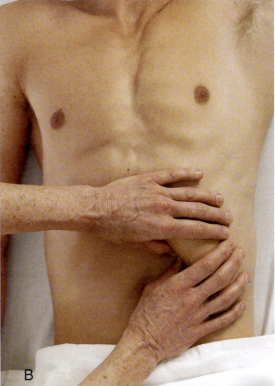

FIGURA 4.65 Liberação do músculo diafragma com o polegar (A) ou o polegar apoiado (B).

Músculo serrátil posterior superior

ETIMOLOGIA Latim *serra*, serra + *posterior*, atrás + *superior*, superior.

Resumo

O **m. serrátil posterior superior** (Fig. 4.66) ajuda na respiração, elevando as costelas nas quais é fixado. É importante notar que o membro superior do paciente deve ser elevado para acessar seu ponto-gatilho mais comum.

Fixações

- Origem: processos espinhosos das duas vértebras cervicais inferiores e das duas torácicas superiores.
- Inserção: face lateral dos ângulos da segunda à quinta costelas.

Palpação

Colocar as mãos ao longo da coluna vertebral, entre a coluna e a margem medial da escápula. Deslizar os dedos ao longo das bordas serrilhadas do tecido sobre as costelas 2 até 5. Arquitetura paralela e fibras diagonais.

Ação

Eleva da segunda à quinta costela para ajudar na inspiração.

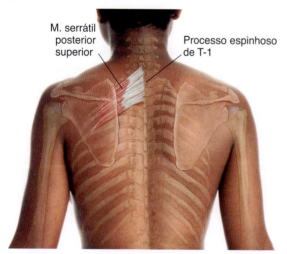

FIGURA 4.66 Anatomia do músculo serrátil posterior superior.

Área de dor referida

Metade superior da escápula, parte anterior do tórax, ao longo das regiões dorsal e ulnar do membro superior até o dedo mínimo.

Outros músculos a examinar

- Mm. romboides.
- Mm. do manguito rotador.
- M. redondo maior.
- M. peitoral menor.
- Mm. deltoides, partes acromial e espinal.

Terapia manual

Deslizamento profundo em faixas/compressão
- O paciente deita-se em decúbito dorsal, com o membro superior no lado que será tratado abduzido e estendido, a fim de girar o ângulo superior da escápula para baixo e expor mais o músculo. O terapeuta fica em pé ao lado da cabeça do paciente, contralateral ao lado que será tratado.
- Colocar as pontas dos dedos ou o polegar apoiado num ponto imediatamente próximo do processo espinhoso da sexta vértebra cervical. Pressionando profundamente, deslizar a mão diagonalmente para baixo, enquanto a escápula permitir.
- Repetir o processo na sétima vértebra cervical e nas primeiras duas vértebras torácicas.
- O ponto-gatilho mais comum desse músculo está na área mais próxima das costelas, revelada ao girar a escápula. Se esse ponto-gatilho estiver presente, comprimir e manter assim até a liberação (Fig. 4.67).

Músculos intercostais

ETIMOLOGIA Latim *inter*, entre + *costa*, costela.

Resumo

Os **mm. intercostais** (Fig. 4.68) desempenham funções respiratórias e posturais, sendo bastante complexa a definição precisa de suas funções. Essencialmente, eles controlam a atividade das costelas e, portanto, a inspiração e a rotação torácica. A liberação dos mm. intercostais encurtados é, portanto, uma parte importante do trabalho no tórax.

Capítulo 4 ■ Região do ombro e parte superior do tórax **153**

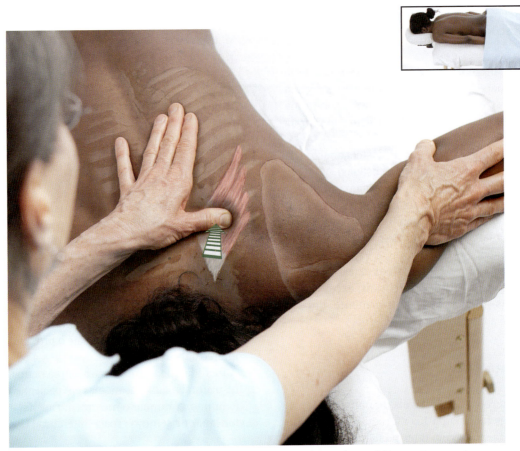

FIGURA 4.67 Compressão do ponto-gatilho no músculo serrátil posterior superior.

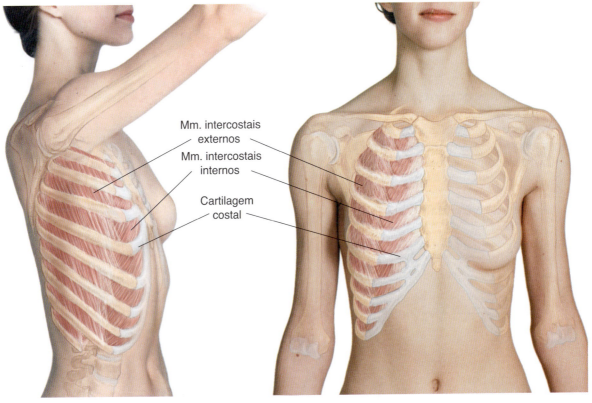

FIGURA 4.68 Anatomia dos músculos intercostais.

Fixações

- Origem: intercostais externos: cada um deles é fixado à margem inferior da primeira até a décima primeira costela e passa, obliquamente, em uma direção inferoanterior, para a margem superior da costela abaixo.
- Inserção: margem superior da costela abaixo (da segunda até a décima segunda costelas).
- Origem: intercostais internos: margem inferior da segunda até a décima segunda costelas, passando obliquamente numa direção inferoposterior.
- Inserção: margem superior da primeira até a décima primeira costela.
- **Observação:** os mm. intercostais externos não se estendem até as cartilagens costais, exceto entre as costelas situadas mais inferiormente. Em seu lugar, está a fáscia.

Palpação

Os mm. intercostais são fáceis de palpar entre as costelas. É mais fácil palpá-los na região anterior do tórax, onde há menos tecido intermediário. A palpação é difícil na região anterossuperior do tórax devido ao m. peitoral maior e, nas mulheres, por causa das mamas. A arquitetura do músculo é paralela e a direção das fibras é diagonal.

Ação

Os mm. intercostais externos se contraem durante a inspiração para elevar as costelas; e os internos se contraem para baixar as costelas durante a expiração. Eles também mantêm a tensão para resistir ao movimento mediolateral e são ativos na rotação da coluna torácica.

Área de dor referida

Localmente, propensa a estender-se em direção anterior.

Outros músculos a examinar

- M. diafragma.
- M. serrátil posterior inferior.
- M. serrátil anterior.
- M. peitoral maior.
- M. peitoral menor.

- M. reto do abdome.
- M. transverso do abdome.
- Mm. oblíquos externo e interno do abdome.

Terapia manual

Tratamento da região anterior do tórax

MÚSCULOS INTERCOSTAIS INFERIORES
Deslizamento profundo em faixas

- O paciente deita-se em decúbito dorsal.
- Em pé, ao lado do paciente, na altura do tórax, colocar o polegar na junção da oitava e da nona costelas, na cartilagem costal, no lado oposto do corpo.
- Pressionando entre as costelas e seguindo a sua curva, deslizar o polegar lentamente, até onde conseguir alcançar confortavelmente.
- Deslizar o polegar para cima até o próximo espaço intercostal e repetir o processo (Fig. 4.69).
- À medida que se move para a área ocupada pelo m. peitoral maior e as mamas em pacientes do sexo feminino, continuar o movimento apenas até onde for capaz de sentir o espaço intercostal (Fig. 4.70).

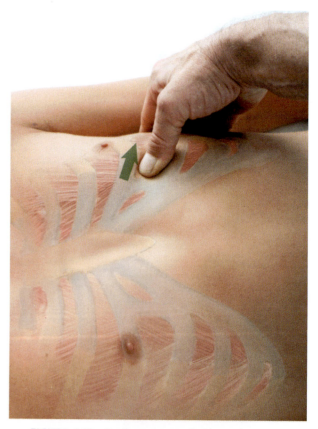
FIGURA 4.69 Deslizamento profundo em faixas nos músculos intercostais.

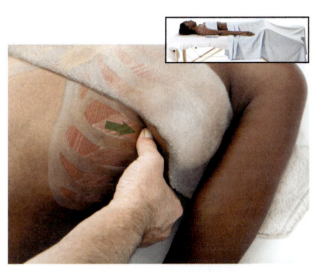

FIGURA 4.70 Deslizamento profundo em faixas nos músculos intercostais em paciente do sexo feminino.

Passar para o outro lado do paciente e repetir o processo.

Alongamento manual

- O paciente deita-se em decúbito dorsal.
- Ficar em pé perto dele, na altura do tórax. Pedir ao paciente para elevar o membro superior mais próximo de você sobre a cabeça, encostando a mão no ombro oposto.
- Colocar a mão próxima à cabeça do paciente na região axilar, mantendo a pressão de baixo para cima.
- Colocar a outra mão sobre a parte inferior da caixa torácica na lateral do corpo, mantendo a pressão de cima para baixo.
- Pedir ao paciente para respirar de maneira profunda. Enquanto ele inspira, usar a mão que está na caixa torácica para resistir à elevação das costelas.
- Enquanto ele expira, pressionar as costelas de cima para baixo e pedir ao paciente para tentar encostar a mão no ombro oposto (Fig. 4.71).
- Repetir dois ou três ciclos e depois passar para o outro lado do paciente e repetir o processo inteiro.

MÚSCULOS INTERCOSTAIS SUPERIORES

Alongamento manual

- Ficar em pé na altura da cabeça do paciente, que está em decúbito dorsal e com o membro superior ipsilateral à terapia elevado sobre a cabeça.
- Colocar uma das mãos sob o dorso do paciente, nas costelas posterossuperiores.
- Colocar a outra mão na parte superior da caixa torácica.

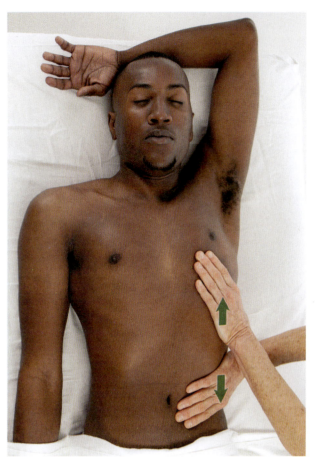

FIGURA 4.71 Alongamento manual do músculo intercostal inferior.

- Pedir ao paciente para respirar lenta e profundamente. Puxar as costelas posteriores superiormente (aproximando-as do massoterapeuta) com a mão que está sob o paciente; empurrar as costelas anteriores inferiormente (afastando-as do massoterapeuta) com a mão que está no tórax do paciente (Fig. 4.72).
- Manter a pressão por cinco ou seis ciclos respiratórios, ou até sentir a liberação da caixa torácica.
- Repetir do outro lado.

Tratamento posterior

Os pontos-gatilho posteriores dos mm. intercostais tendem a desencadear a dor referida na parte anterior do tórax e devem ser localizados e tratados individualmente, com a compressão.

Ensinando a respiração diafragmática

Uma vez que todos os músculos do aparelho respiratório tenham sido liberados, o paciente está pronto para aprender a mecânica da respiração diafragmática,

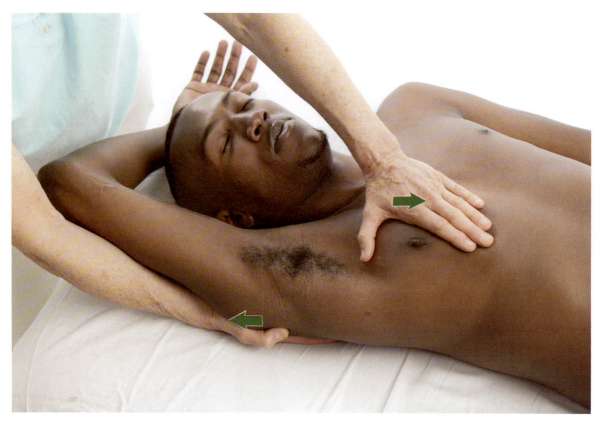

FIGURA 4.72 Alongamento manual do músculo intercostal superior.

sem limitações musculares. Deve-se prosseguir lenta e pacientemente. Um bom relacionamento com o paciente é essencial. O processo parecerá desajeitado e descoordenado no início, como em qualquer nova atividade.

O paciente deve sentir a expansão da parte inferior da caixa torácica e do abdome. Em seguida, é encorajado a deixar essa expansão se tornar mais profunda, até a bacia pélvica. O processo de aprendizagem é cinestésico, obviamente, e é melhor ensiná-lo colocando as mãos sucessivamente na parte inferior da caixa torácica e no centro e na parte inferior do abdome, pedindo-lhe para direcionar a expansão respiratória para a sua mão, à medida que ela é posicionada em cada uma dessas áreas. Deve-se lembrar de que as sensações são novas para o paciente. Seja encorajador, calmo e assertivo, elogiando cada passo na direção desejada.

 Terapia manual

- O paciente pode ficar em bipedestação, sentado ou em decúbito dorsal.
- Pedir ao paciente para colocar as mãos atrás da cabeça, para neutralizar o envolvimento dos ombros.
- Em pé ao lado do paciente em decúbito dorsal, colocar uma das mãos (Fig. 4.73 A) na parte anteroinferior da caixa torácica. Como alternativa, se o terapeuta e/ou o paciente estiverem em bipedestação ou sentado, posicionar-se atrás dele e colocar uma das mãos na parte anteroinferior da caixa torácica e a outra na sua parte posteroinferior (Fig. 4.74).
- Pedir ao paciente para inspirar de maneira lenta e profunda pelo nariz, concentrando a respiração na sua mão posicionada anteriormente. Continuar até sentir o movimento da caixa torácica (Fig. 4.73 B). Reforçar verbalmente qualquer movimento que sentir.
- Colocar uma das mãos na parte superior do abdome do paciente, cobrindo o umbigo (Fig. 4.73 C). Se ele estiver em bipedestação ou sentado, colocar a outra mão na mesma altura, porém no dorso. Pedir a ele para respirar lenta e profundamente pelo nariz, concentrando o movimento de respiração nas suas mãos. Continuar até sentir a expansão do abdome (Fig. 4.73 D). Reforçar verbalmente qualquer movimento que sentir.
- Colocar a mão na parte inferior do abdome, imediatamente acima do púbis (Fig. 4.73 E). Se o paciente estiver em bipedestação ou sentado, (Fig. 4.74), colocar a outra mão na região superior do sacro. Pedir a ele para inspirar lenta e profundamente pelo nariz, concentrando o movimento de

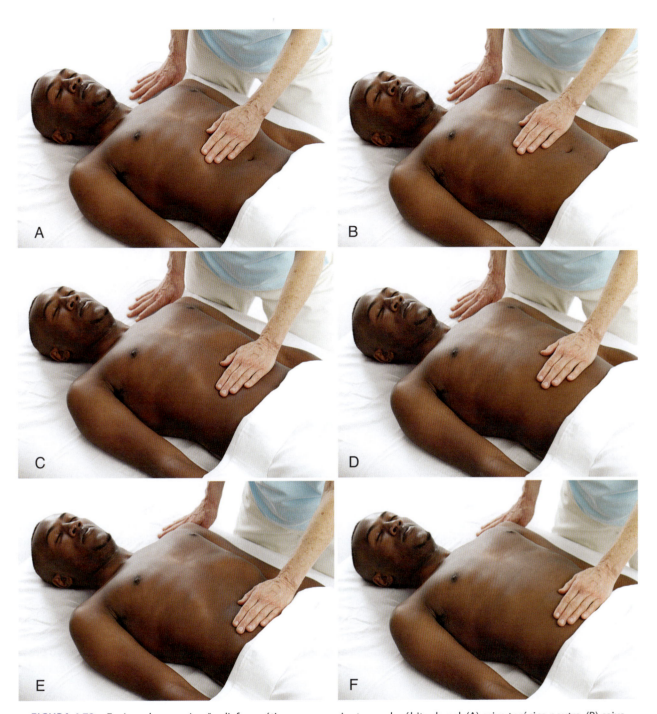

FIGURA 4.73 Ensinando a respiração diafragmática com o paciente em decúbito dorsal: (A) caixa torácica neutra, (B) caixa torácica expandida, (C) parte média do abdome neutra, (D) abdome médio expandido, (E) parte inferior do abdome neutra, (F) parte inferior do abdome expandida.

respiração nas suas mãos. Continuar até sentir a expansão do abdome (Fig. 4.73 F). Reforçar verbalmente qualquer movimento que sentir.
- Algumas pessoas aprendem muito rápido, outras têm dificuldades, portanto, é preciso trabalhar com calma. Aconselhar o paciente a praticar as habilidades em casa. Ensinar que esse estilo de respiração, uma vez aprendido, será muito mais confortável e relaxante do que o método que ele usava antes.

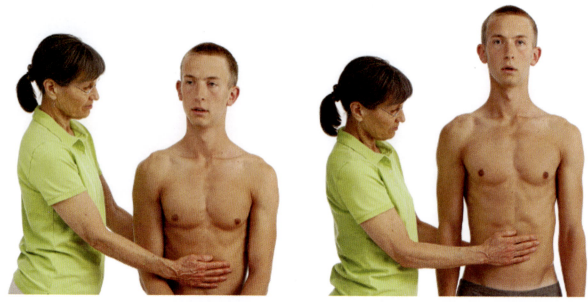

FIGURA 4.74 Ensinando a respiração diafragmática com o paciente em pé ou sentado e as mãos do terapeuta colocadas nas partes anterior e posterior da caixa torácica e do abdome.

REVISÃO DO CAPÍTULO

Estudo de caso

Lou tem 54 anos e é guitarrista e cantor profissional; faz *shows* e dá aulas de música. Em sua primeira consulta, Lou se queixou de dor no ombro direito e na parte superior das costas. Ele brincou sobre sua "guitarrite", porque a alça de sua guitarra atravessa a área onde ele sente mais dor – o músculo trapézio esquerdo, os romboides e toda a parte direita da escápula. Tempos atrás, Lou tentou a massagem terapêutica para buscar alívio, mas informou que, por causa de muitas viagens ocorridas, ele não tem uma agenda regular e sente que perdeu parte do progresso obtido anteriormente. Lou afirmou que seu nível de dor era constante, de 7 a 8 nas últimas semanas e que depois de cada apresentação aplica uma bolsa de gelo no ombro.

A primeira sessão começou com *effleurage* para aquecer os músculos, seguida de deslizamento profundo em faixas aplicado ao trapézio, romboides e a todos os músculos com ligações em torno da escápula. O paciente também teve trabalhados os músculos subclávio, peitorais e axilar, pois Lou tende a "retrair" e girar os ombros para a frente enquanto está tocando a guitarra. Terminada a sessão, ele notou que seu nível de dor havia caído para 2. Lou marcou uma sessão semanal para as próximas 6 semanas, quando novamente voltará a viajar. Lou me passou sua agenda de turnês para que eu possa ajudá-lo a encontrar um bom terapeuta quando ele estiver na estrada. Como ele é um cantor profissional, respira corretamente e não tem problemas nessa área.

M.H., CMT

Perguntas para revisão

1. A articulação que conecta a região do ombro e toda a extremidade superior ao resto do esqueleto é a articulação _____.
   a. Subclávia
   b. Esternoclavicular
   c. Subescapular
   d. Glenoumeral

2. O cíngulo do membro superior é composto pelo manúbrio do esterno, clavículas e _____.
   a. Manguito rotador
   b. Processo xifoide
   c. Duas escápulas
   d. Acrômio

3. O principal músculo que pode facilitar o levantamento do seu próprio corpo pelos braços, como em uma barra fixa ou trabalhando no trapézio, é o _____.
   a. Latíssimo do dorso
   b. Peitoral maior
   c. Redondo maior
   d. Romboide

4. Em decorrência da constante tensão com as forças dos músculos do peito, quase sempre a tensão dos romboides está associada à tensão do(s) _____.
   a. Serrátil posterior
   b. Peitorais
   c. Deltoides
   d. Oblíquos laterais

5. O supraespinal é um estabilizador da articulação _____.
   a. Glenoumeral
   b. EIAS
   c. EIPS
   d. Subclavicular

6. Os pontos-gatilho do m. redondo menor causam dor referida à face externa da(o)(s) _____.
   a. Escápula
   b. Costelas
   c. Músculos do tórax
   d. Braço

7. A incapacidade de erguer totalmente o braço acima da cabeça pode ser um sinal de tensão no m. _____.
   a. Subescapular
   b. Eretor da espinha
   c. Extensor dos dedos
   d. Braquiorradial

8. A respiração inadequada também é chamada de respiração _____.
   a. Paráclita
   b. Paralisada
   c. Paradoxal
   d. Paregórica

9. Os intercostais externos _____ durante a inspiração.
   a. Impedem o movimento das costelas
   b. Relaxam
   c. Elevam costelas
   d. Abaixam as costelas

10. A respiração correta é conhecida como respiração _____.
    a. Torácica.
    b. Diafragmática
    c. Harmônica
    d. Paroxística

CAPÍTULO 5

Braço e mão

OBJETIVOS DE APRENDIZADO

Ao final deste capítulo, o leitor será capaz de:
- Indicar a terminologia correta dos músculos do braço e da mão.
- Palpar os músculos do braço e da mão.
- Identificar suas fixações nas origens e inserções.
- Explicar as ações dos músculos.
- Descrever suas áreas de dor referida.
- Lembrar dos músculos correlatos.
- Identificar quaisquer locais de risco e precauções éticas para a massagem terapêutica.
- Demonstrar proficiência em técnicas de terapia manual com relação aos músculos do braço e da mão.

A visão geral da região começa na página 172, após as pranchas de anatomia.

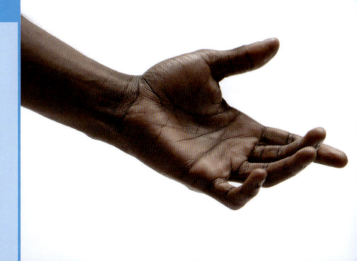

162 Massoterapia clínica

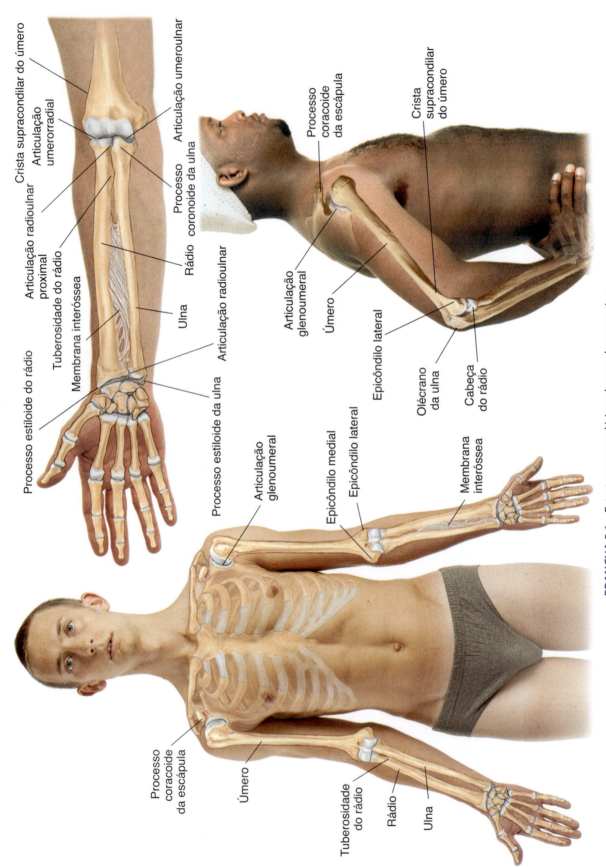

PRANCHA 5.1 Estruturas esqueléticas do membro superior.

Capítulo 5 ■ Braço e mão 163

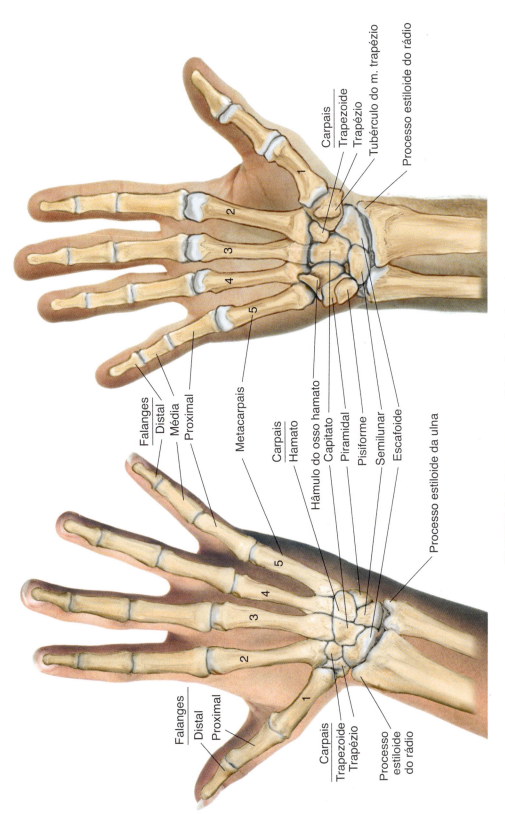

PRANCHA 5.2 Estruturas esqueléticas da mão e do punho.

164 Massoterapia clínica

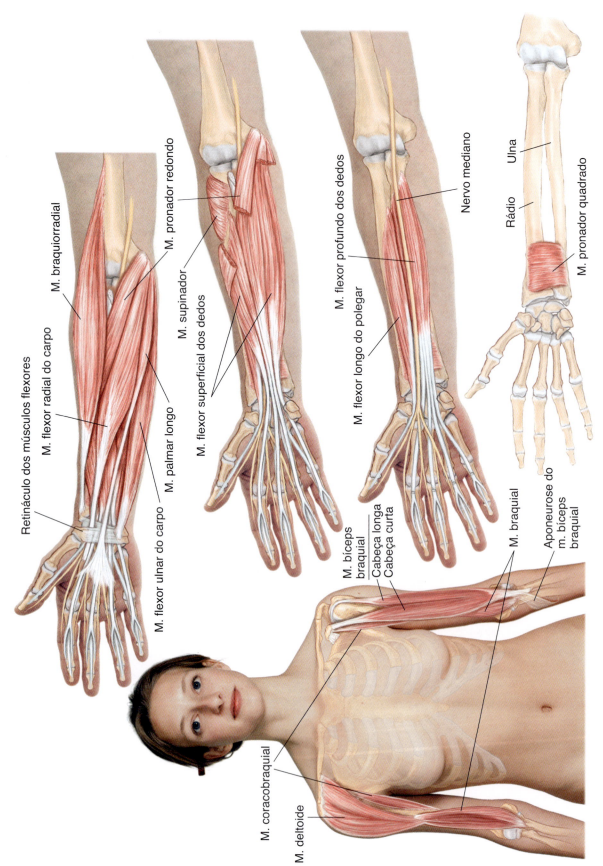

PRANCHA 5.3   Músculos da região anterior do braço e do antebraço.

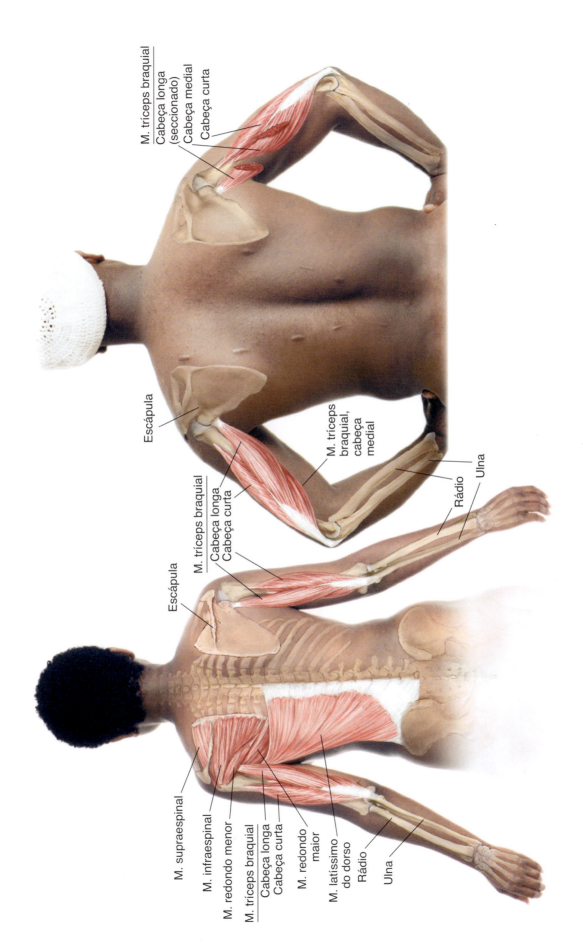

PRANCHA 5.4 Músculos da face posterior do braço.

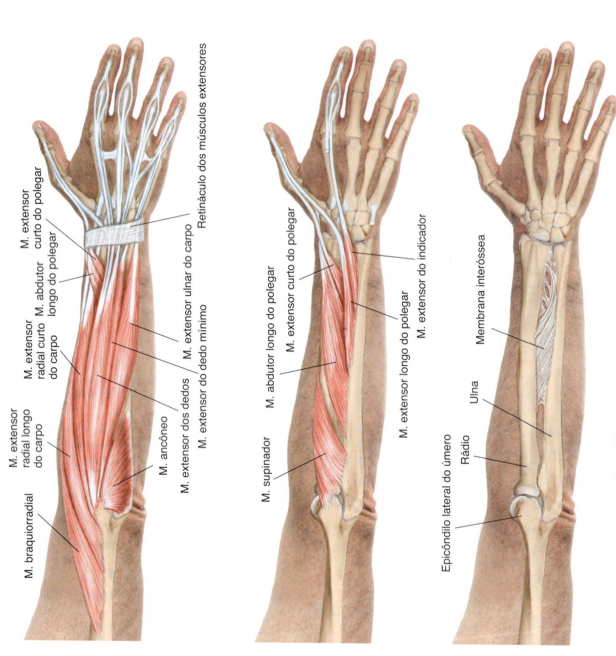

PRANCHA 5.5 Músculos da face posterior do antebraço.

Capítulo 5 ■ Braço e mão 167

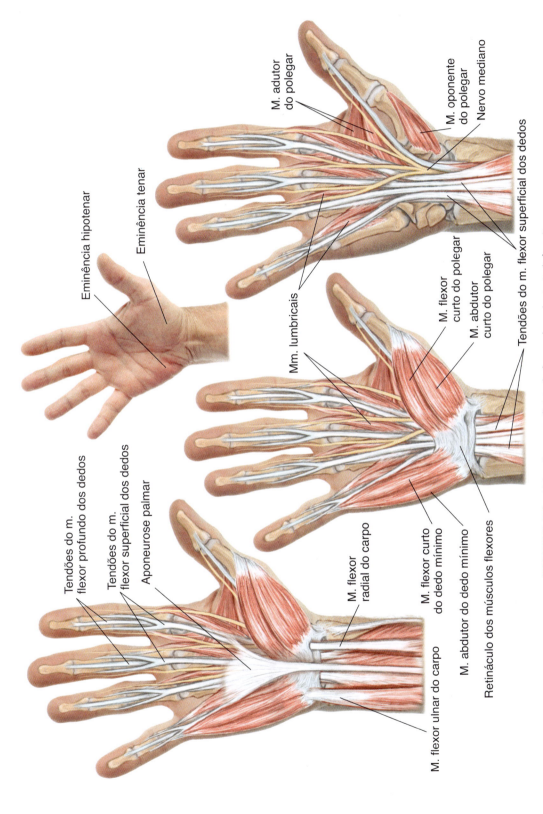

PRANCHA 5.6 Músculos superficiais da face palmar (anterior) da mão.

168 Massoterapia clínica

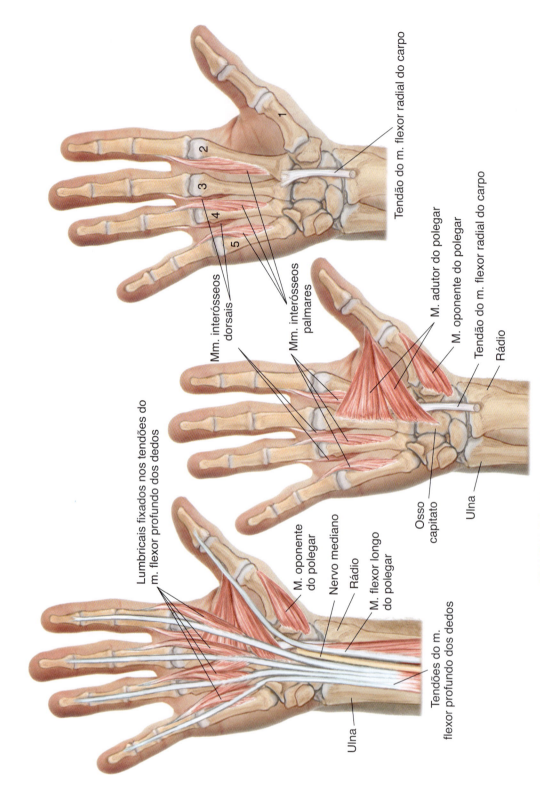

PRANCHA 5.7 Músculos profundos da face palmar (anterior) da mão.

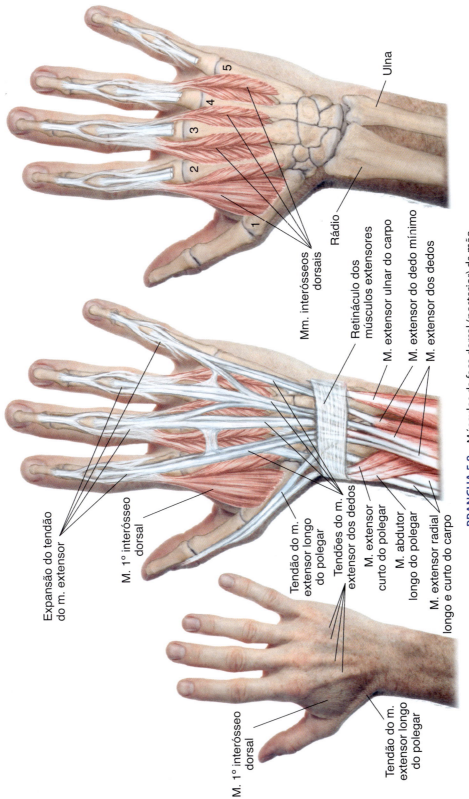

PRANCHA 5.8 Músculos da face dorsal (posterior) da mão.

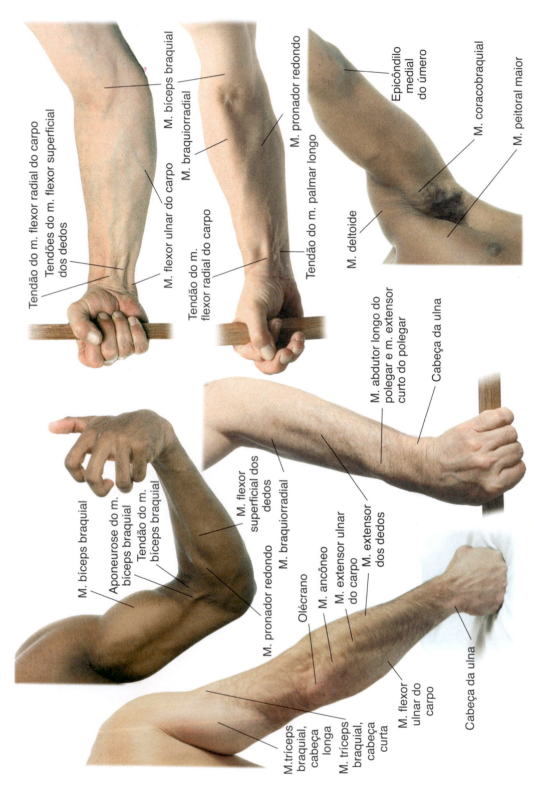

PRANCHA 5.9 Anatomia de superfície do braço e do antebraço.

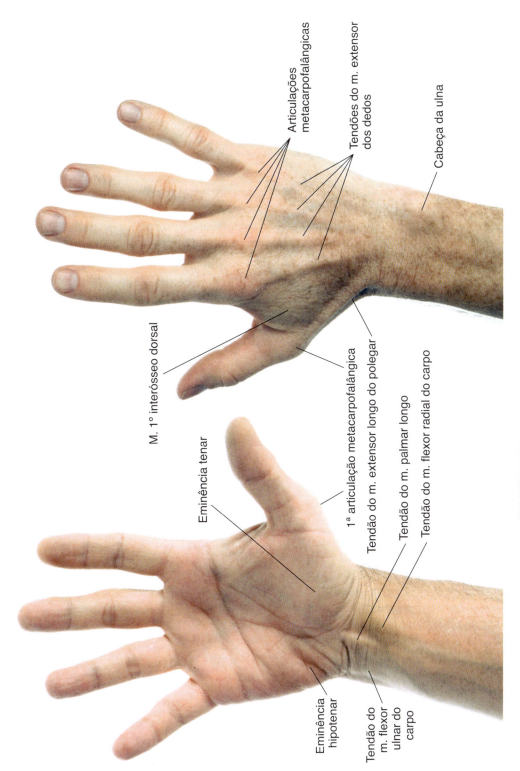

PRANCHA 5.10 Anatomia de superfície da mão.

Visão geral da região (Pranchas 5.1 a 5.10)

A dor no braço e na mão apresenta um desafio clínico, porque pode ter origem em muitos lugares diferentes. A compressão dos nervos nas raízes cervicais, no desfiladeiro torácico, na fixação do músculo peitoral menor, no processo coracoide ou no membro superior propriamente dito, incluindo o punho, pode ser responsável pela dor no membro superior ou na mão. A dor nesses locais também pode ser desencadeada por pontos-gatilho nos músculos do pescoço, do ombro, do braço ou do antebraço. Uma avaliação da dor no braço ou na mão deve incluir todas essas possibilidades.

Em anatomia, o termo "braço" (do latim *brachium*) refere-se à porção do membro superior entre o cotovelo e o ombro. O termo "antebraço" é usado para descrever a região do cotovelo até a mão. O braço consiste em um único osso, o úmero, que articula com a escápula por meio da *articulação glenoumeral*. No Capítulo 4, estudamos os músculos que atravessam a articulação glenoumeral a partir da escápula. Os músculos que se situam no úmero e atravessam a articulação glenoumeral são:

- M. bíceps braquial.
- M. tríceps braquial.
- M. coracobraquial.

O cotovelo consiste em duas articulações: a *umerorradial* e a *umeroulnar*. Os músculos que atravessam esse par de articulações são:

- M. bíceps braquial.
- M. tríceps braquial.
- M. braquial.
- M. ancôneo.
- M. braquiorradial.

As articulações do braço e do antebraço distais à articulação glenoumeral permitem vários movimentos distintos que, em combinação, proporcionam uma considerável amplitude de movimento. A articulação do cotovelo se limita à flexão e extensão, enquanto as articulações radioulnares proximal e distal permitem uma rotação pivotante do rádio ao redor da ulna, denominada **supinação** ("palmas voltadas para cima", rotação lateral ou para cima) e **pronação** ("palmas voltadas para baixo", rotação medial ou para baixo). A articulação radioulnar proximal (ou superior) compartilha a cápsula articular com a articulação do cotovelo, mas não desempenha qualquer papel funcional nessa articulação. A rotação radioulnar é realizada principalmente pelos músculos **bíceps braquial, supinador, pronador quadrado e pronador redondo**.

Distalmente, o rádio e a ulna articulam-se com os ossos carpais do punho e um com o outro na **articulação radiulnar distal**.

Uma estrutura do punho que merece atenção clínica especial é o **túnel do carpo**, formado pelos ossos carpais profundos em cada lado, e o **retináculo dos músculos flexores** superficialmente. O túnel permite a passagem dos tendões flexores e do nervo mediano para a mão (ver Fig. 5.33). Quando esses tendões inflamam e ficam inchados, eles comprimem o nervo mediano, produzindo dor e entorpecimento em sua área de distribuição da mão, o que é conhecido como **síndrome do túnel do carpo**. A dormência e o formigamento nos membros também podem ser indicadores de outros problemas de saúde, inclusive a neuropatia periférica que acompanha o diabetes, a esclerose múltipla, acidentes vasculares cerebrais, ataque isquêmico transitório (AIT, ou miniataque) e tireoide pouco ativa, ou fenômeno de Raynaud.

Os músculos que atravessam o punho são os flexores e extensores da mão e dos dedos, que serão discutidos em alguns detalhes neste capítulo.

Observação: os termos direcionais usados no capítulo incluem: "**volar**", que indica a região anterior do antebraço, e "**palmar**", que indica a região anterior da mão na posição anatômica. O oposto desses dois termos é "**dorsal**", ou posterior.

Nas instruções da terapia manual, nota-se que o massoterapeuta é sempre orientado a ficar em pé. Muitos massoterapeutas ficam mais confortáveis trabalhando nos braços se estiverem sentados ao lado da mesa e ao nível do quadril do paciente para trabalhar os braços, e ao nível do meio da coxa para trabalhar os antebraços e mãos. Durante a compressão profunda para liberação miofascial, a bipedestação dá mais força ao massoterapeuta. Se o profissional sentir maior conforto na posição sentada para trabalhar os braços, deve seguir seus instintos. Cada cabeça uma sentença!

Etimologia

- Latim *vola*, palma da mão ou sola do pé.
- Latim *palma*, palma da mão.
- Latim *dorsum*, dorso.

Músculos do braço

Músculo bíceps braquial

ETIMOLOGIA Latim *biceps*, com duas cabeças + *brachii*, do braço.

Observação: na terminologia anatômica, o termo latino *brachii* e a palavra braço referem-se tecnicamente à parte entre o ombro e o cotovelo, sem incluir o antebraço.

Resumo

O **m. bíceps braquial** (Fig. 5.1) atravessa três articulações: a glenoumeral, do cotovelo e a radioulnar. Este músculo se situa no úmero, mas não possui pontos de fixação nesse osso. Embora pensemos nele como um flexor do cotovelo, o m. bíceps braquial também é o mais potente supinador do antebraço e auxilia no movimento glenoumeral.

Fixações

- Origem: cabeça longa desde o tubérculo supraglenoidal da escápula, cabeça curta a partir do processo coracoide.
- Inserção: tuberosidade do rádio e fáscia antebraquial, pela aponeurose do m. bíceps braquial.

Palpação

Origem

- A arquitetura do m. bíceps braquial é paralela e suas fibras são basicamente paralelas ao úmero.
- Cabeça longa: acompanhar o músculo até o sulco intertubercular do úmero, além do qual ele passa embaixo do acrômio e deixa de ser palpável.
- Cabeça curta: acompanhar o músculo até a axila e subindo pelo processo coracoide.

Ação

Flexiona o cotovelo e supina o antebraço; também ajuda na flexão, adução e abdução glenoumerais.

Área de dor referida

Sobre a área do músculo propriamente dito, até a região medial do cotovelo, área do m. deltoide acromial e área imediatamente proximal ao m. supraespinal.

Outros músculos a examinar

- M. braquial.
- M. supinador.
- M. braquiorradial.
- M. deltoide, parte acromial.
- Mm. do manguito rotador.

Terapia manual

Deslizamento profundo em faixas

- O paciente deita-se em decúbito dorsal.
- O terapeuta fica em bipedestação ao lado do paciente, na altura do quadril.

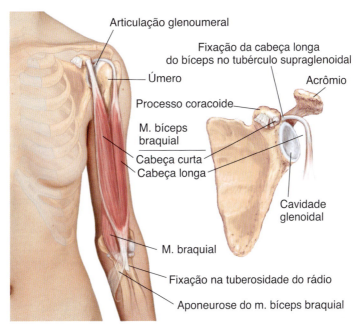

FIGURA 5.1 Anatomia do músculo bíceps braquial.

- Colocar as articulações dos dedos sobre o músculo na altura do cotovelo.
- Pressionando o tecido com firmeza, deslizar as articulações dos dedos proximalmente ao longo do músculo (Fig. 5.2) até a cabeça do úmero.
- Começando no mesmo local, repetir o procedimento seguindo a cabeça curta medialmente à axila.

Músculo braquial

ETIMOLOGIA Latim *brachium*, braço.

Resumo

O **m. braquial** (Fig. 5.3) é um importante flexor do cotovelo. Este músculo equilibra a tração exercida pelo bíceps sobre o rádio com sua fixação na ulna. O m. bíceps braquial deve ser afastado pelo massoterapeuta, para que se possa massagear o m. braquial.

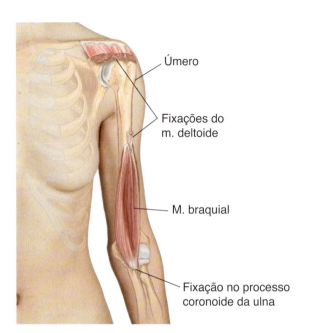

FIGURA 5.3 Anatomia do músculo braquial.

Fixações

- Origem: na metade inferior da superfície anterior do úmero e nos septos intermusculares correlatos.
- Inserção: distalmente, processo coronoide da ulna.

Palpação

O m. braquial pode ser palpado desde a metade distal da face medial do braço, entre o m. bíceps e o úmero. O músculo é discernível nesse ponto e sua arquitetura, paralela. Suas fibras são paralelas ao úmero.

Ação

Flexiona o cotovelo.

Área de dor referida

Superfície anterior do braço até o acrômio, região anterior do cotovelo e região lateral e posterior da base do polegar.

Outros músculos a examinar

- M. bíceps braquial.
- M. supinador.
- M. braquiorradial.

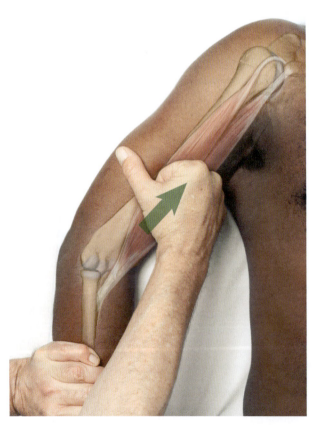

FIGURA 5.2 Deslizamento profundo em faixas no músculo bíceps, usando as articulações dos dedos.

- M. oponente do polegar.
- M. adutor do polegar.

 Terapia manual

Deslizamento profundo em faixas

- O paciente deita-se em decúbito dorsal.
- O terapeuta fica em pé ao lado dele, na altura do quadril.
- Colocar o polegar na superfície lateral da extensão distal do m. braquial num ponto imediatamente proximal ao cotovelo, empurrando o m. bíceps braquial medialmente, para afastá-lo.
- Pressionando o tecido firmemente, deslizar o polegar ao longo do m. braquial (Fig. 5.4) até seu ponto de fixação no úmero, num ponto imediatamente distal à fixação do m. deltoide, parte acromial.
- Repetir a manobra no lado medial do músculo (Fig. 5.5), continuando por aproximadamente metade da distância até o úmero.

Músculo tríceps braquial

ETIMOLOGIA Latim *tríceps*, com três cabeças + *brachii*, do braço.

Resumo

Duas das três cabeças do **m. tríceps braquial** (Fig. 5.6) atravessam apenas a articulação do cotovelo, enquanto a cabeça longa atravessa as articulações do cotovelo e o ombro. Esse músculo é oposto aos músculos bíceps braquial e braquial. Seus pontos-gatilho podem causar dor em uma área que varia do pescoço até os dedos.

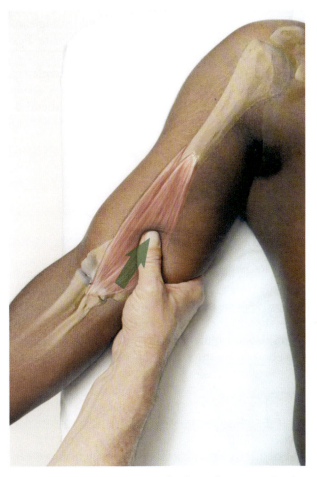

FIGURA 5.5 Deslizamento profundo em faixas no músculo braquial, com o polegar (desde a região medial).

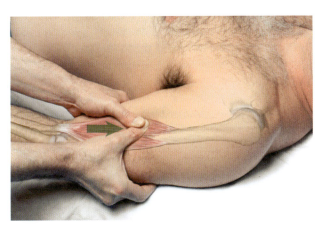

FIGURA 5.4 Deslizamento profundo em faixas do músculo braquial, com o polegar apoiado (desde a região lateral).

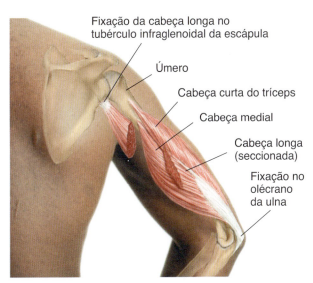

FIGURA 5.6 Anatomia do músculo tríceps braquial.

Fixações

Origem

- Cabeça longa ou escapular: tubérculo infraglenoidal na margem lateral da escápula, inferior à cavidade glenoidal.
- Cabeça curta ou lateral: superfície posterolateral do úmero, abaixo do tubérculo maior.
- Cabeça medial: superfície posterior distal do úmero.

Inserção (todas as três cabeças)

- Olécrano da ulna.

 Palpação

Palpar desde o olécrano até (1) a cabeça longa: a margem superior externa da escápula; (2) cabeça medial: superfície posterossuperior do úmero; e (3) cabeça lateral: superfície externa posterior do úmero. Ele é discernível. Sua arquitetura como um todo é bipeniforme e as fibras de seu corpo principal são paralelas ao úmero.

 Ação

Estende o cotovelo; a cabeça longa auxilia na extensão e adução da articulação glenoumeral

 Área de dor referida

Superfície dorsal do braço, proximalmente sobre a parte posterior do ombro e distalmente no dorso da mão, até o quarto e o quinto dedos; também sobre a superfície volar do antebraço e região imediatamente proximal ao cotovelo.

 Outros músculos a examinar

- Todos os músculos do braço e do antebraço.
- Mm. do manguito rotador.
- M. peitoral menor.
- M. peitoral maior.

 Terapia manual

Deslizamento profundo em faixas

- O paciente deita-se em decúbito dorsal.
- O terapeuta fica em bipedestação ao lado, na altura do quadril do paciente.
- Colocar o polegar (as articulações dos nós dos dedos ou as pontas dos dedos) no músculo, numa região imediatamente proximal ao olécrano.
- Pressionando o tecido firmemente, deslizar o polegar, os nós dos dedos ou as pontas dos dedos (Figs. 5.7 e 5.8) ao longo do músculo até a fixação do m. deltoide, parte espinal.

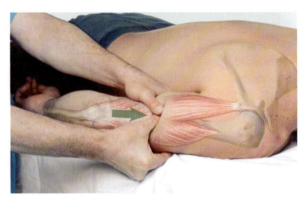

FIGURA 5.7 Deslizamento profundo em faixas no músculo tríceps, com os polegares.

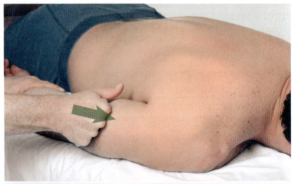

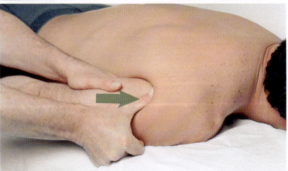

FIGURA 5.8 Deslizamento profundo em faixas no músculo tríceps, com as articulações dos dedos e o polegar.

- O paciente deita-se em decúbito dorsal.
- O terapeuta fica em bipedestação na altura da cabeça do paciente.
- Posicionar a mão do paciente embaixo do ombro (Fig. 5.9 A).
- Colocar a eminência tenar numa posição imediatamente proximal ao olécrano.
- Pressionando o tecido firmemente, deslizar a eminência tenar ao longo do tríceps até sua fixação da escápula (Fig. 5.9 B).

Músculo ancôneo

ETIMOLOGIA Latim *ancon*, grego *ankon*, cotovelo.

Resumo

O **m. ancôneo** (Fig. 5.10) é um músculo pequeno que ajuda o m. tríceps braquial na extensão do cotovelo. Sua zona de dor referida é local.

Fixações

- Origem: na região posterior do epicôndilo lateral do úmero.
- Inserção: no olécrano e superfície posterior da ulna.

Palpação

Palpável na região imediatamente distal ao epicôndilo lateral do úmero e a face lateral do olécrano. Sua arquitetura é convergente e suas fibras são diagonais ao antebraço.

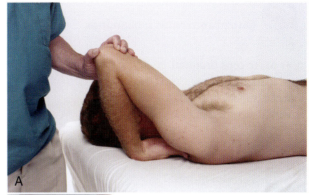

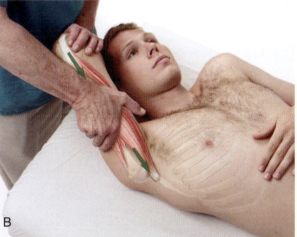

FIGURA 5.9 Deslizamento profundo em faixas no músculo tríceps em decúbito dorsal, com a eminência tenar. (A) Posicionamento do paciente, (B) deslizamento profundo.

Ação

Estende o cotovelo.

Área de dor referida

Sobre o epicôndilo lateral do úmero.

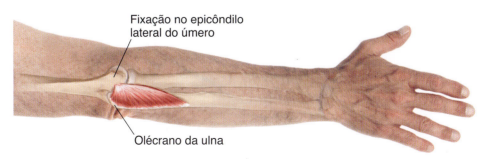

FIGURA 5.10 Anatomia do músculo ancôneo, vista dorsal (posterior).

Outros músculos a examinar

- M. tríceps braquial.
- Mm. escalenos.
- M. supraespinal.
- M. serrátil posterior superior.

 Terapia manual

Deslizamento profundo em faixas

- O paciente pode ficar em qualquer posição que facilite o acesso à região dorsal do cotovelo.
- Colocar o polegar na superfície posterior proximal da ulna, num ponto imediatamente distal ao olécrano.
- Pressionando o tecido com firmeza, deslizar o polegar ao longo do músculo (Fig. 5.11) diagonalmente, até sua fixação no epicôndilo lateral do úmero (uma distância muito curta).

Músculo coracobraquial

ETIMOLOGIA Latim *coracoid* (Grego *korakodes*, como o bico de um corvo, de korax, corvo + *eidos*, semelhança) + Latim *brachialis*, do braço (*brachium*).

Resumo

O **m. coracobraquial** (Fig. 5.12) é um dos três músculos com ponto fixo no processo coracoide da escápula e mantém a interação complexa e de três contatos entre o braço, a escápula e o tórax (caixa torácica). Os outros dois músculos são o bíceps braquial e o peitoral menor.

 Fixações

- Origem: no processo coracoide da escápula.
- Inserção: no centro da margem medial do úmero.

 Palpação

Palpável na metade medial superior do úmero até o processo coracoide da escápula. A arquitetura é paralela e as fibras são diagonais.

 Ação

- Aduz e flexiona a articulação glenoumeral.
- Resiste ao deslocamento da articulação do ombro para baixo.

 Área de dor referida

Região posterior do braço, antebraço e mão e área do m. deltoide, partes acromial e clavicular.

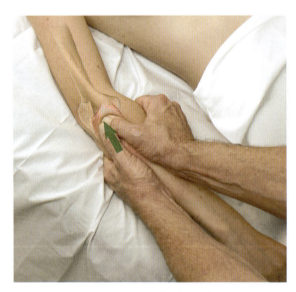

FIGURA 5.11 Deslizamento profundo em faixas no músculo ancôneo.

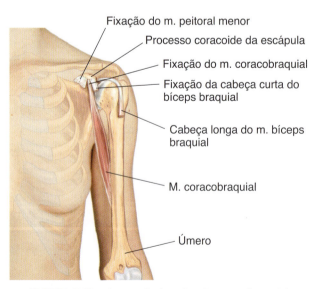

FIGURA 5.12 Anatomia do músculo coracobraquial.

Outros músculos a examinar

- Todos os músculos do braço e do antebraço.
- Mm. do manguito rotador.
- Mm. deltoides.

 Terapia manual

Deslizamento profundo em faixas e compressão

- O paciente deita-se em decúbito dorsal. O terapeuta fica em bipedestação ao lado dele, de frente para sua cabeça. O terapeuta segura o membro superior que será tratado no cotovelo, com a mão secundária.
- Com a mão primária (i. e., a mais próxima do paciente), segurar o braço no lado medial, de forma que o polegar possa se estender confortavelmente ao longo do lado medial do úmero.
- Pressionar o polegar sob o m. bíceps braquial até o lado medial do úmero em cerca de metade do comprimento do osso, procurando a fixação distal do m. coracobraquial. Manter assim até liberar.
- Deslizar o polegar proximalmente ao longo do músculo, mantendo assim até liberar, quando encontrar um ponto de dor à palpação (Fig. 5.13).
- O polegar finalmente segue o músculo, profundamente na axila, até a fixação superior ao processo coracoide.

ALERTA Ao massagear a axila, tomar o cuidado de manter contato com o músculo e evitar os nervos e vasos sanguíneos que passam sob o processo coracoide e entram no membro superior.

Músculos do antebraço e da mão

Músculo supinador

ETIMOLOGIA Latim *supinare*, flexionar para trás ou posicionar de costas (*supinus*, decúbito dorsal).

Resumo

O **m. supinador** (Fig. 5.14) ajuda o m. bíceps braquial em sua função de supinação. O m. supinador é profundo, mas pode ser massageado pela compressão através dos músculos superficiais.

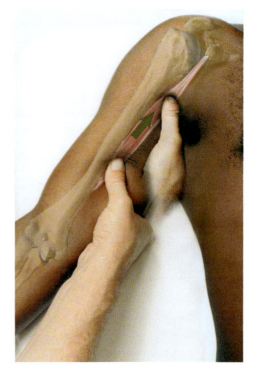

FIGURA 5.13 Deslizamento profundo em faixas e compressão no músculo coracobraquial com o polegar.

 Fixações

- Origem: no epicôndilo lateral do úmero, nos ligamentos colateral radial e anular do rádio e na crista da ulna do m. supinador.
- Inserção: nas superfícies anterior e lateral do rádio.

 Palpação

Posicionar o cotovelo do paciente em extensão e pronação. Identificar o rádio desde a cabeça radial para baixo. Identificar a ulna desde o olécrano para baixo. O m. supinador se situa no interespaço entre o rádio e a ulna, entre o cotovelo e a parte média do antebraço. Pedir ao cliente para supinar e opor resistência a essa tentativa. Pode ser sentida uma contração.

 Ação

Supina o antebraço (articulações radioulnares).

 Área de dor referida

Região volar do cotovelo e sobre o epicôndilo lateral e lado dorsal da mão, na base do polegar e do dedo indicador.

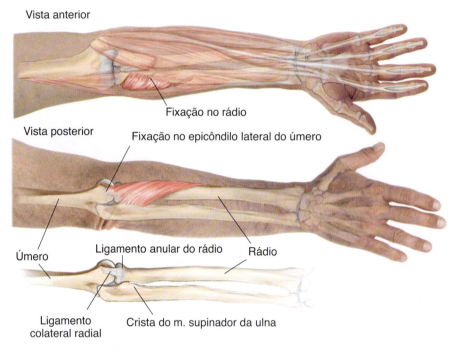

FIGURA 5.14 Anatomia do músculo supinador.

Outros músculos a examinar

- M. infraespinal.
- M. subclávio.
- Mm. escalenos.
- M. braquial.
- M. ancôneo.
- M. braquiorradial.
- Mm. extensores da mão.

Terapia manual

Compressão

- O paciente deita-se em decúbito dorsal.
- O terapeuta fica em bipedestação ao seu lado, na altura do quadril.
- Segurando o antebraço em pronação, colocar o polegar da mão oposta no lado ulnar do grande feixe extensor, imediatamente distal ao cotovelo.
- Deslocar o feixe extensor lateralmente, para pressionar o espaço interósseo.
- Comprimir o tecido firmemente, procurando pontos de dor à palpação. Manter assim até a liberação (Fig. 5.15).

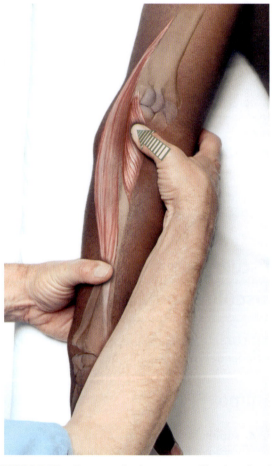

FIGURA 5.15 Compressão do ponto-gatilho do músculo supinador.

Músculo pronador redondo

ETIMOLOGIA Latim *pronare*, flexionar para a frente + *teres*, redondo, uniforme, de *terere*, esfregar.

Resumo

O **m. pronador redondo** (Fig. 5.16) é semelhante ao m. supinador em tamanho, porém sua ação é oposta. Assim como o m. supinador, ele é profundo mas pode ser comprimido através dos músculos superficiais.

Fixações

- Origem: cabeça superficial (umeral) a partir da origem comum dos flexores no epicôndilo medial do úmero; cabeça profunda (ulnar) do lado medial (ulnar) do processo coronoide da ulna.
- Inserção: no meio da superfície lateral do rádio.

Palpação

Palpável com a pronação do antebraço contra resistência. A arquitetura é paralela.

Ação

- Prona o antebraço (articulações radioulnares).
- Ajuda na flexão do cotovelo.

Área de dor referida

Sobre a margem radial da face volar do antebraço, principalmente no punho e na base do polegar.

Outros músculos a examinar

- Mm. escalenos.
- M. infraespinal.
- M. subclávio.

Terapia manual

Deslizamento profundo em faixas

- O paciente deita-se em decúbito dorsal.
- O terapeuta fica em bipedestação ao seu lado, na altura do quadril.
- Segurando o membro superior com a face volar para cima, colocar o polegar no centro do antebraço, num ponto imediatamente distal à dobra do cotovelo (Fig. 5.17).
- Pressionando o tecido firmemente, deslizar o polegar em uma direção proximal e ulnar através da dobra do cotovelo até a fixação no epicôndilo medial do úmero.

Músculo pronador quadrado

ETIMOLOGIA Latim, *pronare*, flexionar para a frente + *quadratus*, com quatro lados.

Resumo

Qualquer movimento intenso e repetitivo de pronação, por exemplo, durante a prática de esportes como o tênis ou em tarefas numa fábrica, pode fatigar excessivamente o pronador e estabelecer um ponto-gatilho com área de dor referida entre a borda superior do músculo no seu lado voltado para o polegar e o punho (Fig. 5.18).

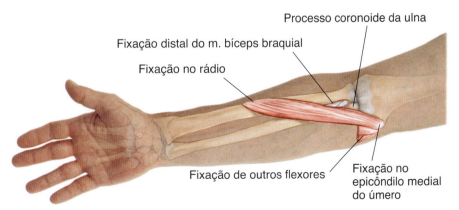

FIGURA 5.16 Anatomia do músculo pronador redondo, vista volar (anterior).

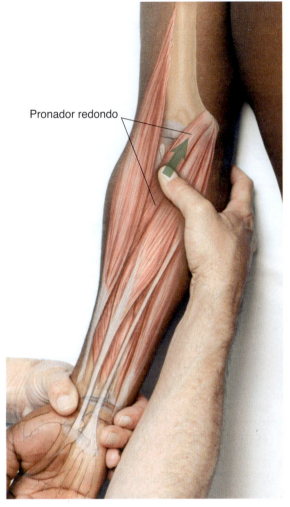

FIGURA 5.17 Deslizamento profundo em faixas no músculo pronador redondo.

Fixações

- Origem: no quarto distal da superfície anterior da ulna.
- Inserção: no quarto distal da superfície anterior do rádio.

Palpação

Pode-se testar a força e sentir a contração do músculo solicitando que o paciente flexione completamente o antebraço e, em seguida, faça um movimento de pronação contra resistência.

Ação

Prona o antebraço (articulações radioulnares).

Área de dor referida

Entre a borda superior do músculo no lado voltado para o polegar e o punho.

Outros músculos a examinar

Pronador redondo.

Terapia manual

MÚSCULOS PRONADOR E SUPINADOR
Alongamento e mobilização

- O paciente deita-se em decúbito dorsal.
- O terapeuta fica em bipedestação ao seu lado, na altura do quadril.
- Com a mão mais distante do paciente, segurar o seu antebraço na área imediatamente proximal ao punho.
- Com a mão mais próxima do paciente, segurar a mão dele como se fosse cumprimentá-lo.
- Virar a mão firmemente em supinação e depois em pronação.

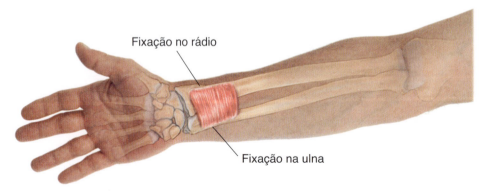

FIGURA 5.18 Anatomia do músculo pronador quadrado, vista volar (anterior).

- Reposicionar a mão oposta para o centro do antebraço e repetir o alongamento.
- Reposicionar a mão oposta para uma área imediatamente distal ao cotovelo e repetir o alongamento (Fig. 5.19).

Músculo braquiorradial

ETIMOLOGIA Latim *brachium*, braço + *radialis*, adjetivo derivado de *radius*, o raio de uma roda.

Resumo

O **m. braquiorradial** (Fig. 5.20) é um flexor do cotovelo, sendo eficaz principalmente quando o m. braquial ou o m. bíceps já estão parcialmente flexionados nesta articulação, ou quando o antebraço está em meia pronação. O m. braquiorradial pode ajudar tanto na pronação como na supinação. Considerando que sua inserção se situa muito distante do ponto de apoio do cotovelo, o m. braquiorradial não gera tanto torque na articulação, em comparação com o m. braquial ou o m. bíceps.

 ### Fixações

- Origem: na crista supracondilar lateral do úmero.
- Inserção: na face lateral da base do processo estiloide do rádio.

 ### Palpação

Pode ser palpado entre o cotovelo e o rádio, flexionando o antebraço neutro contra resistência. A arquitetura é paralela e as fibras são paralelas ao músculo.

 ### Ação

Flexiona o cotovelo e retorna o antebraço à posição neutra, depois da supinação ou da pronação.

 ### Área de dor referida

Superfície radial do cotovelo, superfície dorsal da mão entre o polegar e o dedo indicador, superfície radial do ante braço.

 ### Outros músculos a examinar

- M. infraespinal.
- M. supraespinal.
- Mm. escalenos.
- M. subclávio.

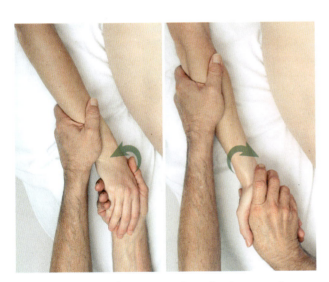

FIGURA 5.19 Alongamento dos músculos pronador e supinador.

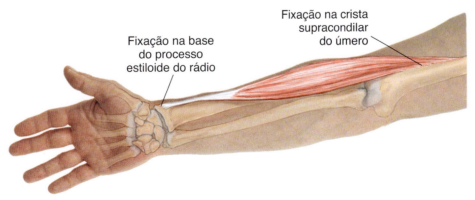

FIGURA 5.20 Anatomia do músculo braquiorradial.

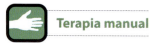 **Terapia manual**

Deslizamento profundo em faixas

- O paciente deita-se em decúbito dorsal.
- O terapeuta fica em bipedestação ao seu lado, na altura do quadril.
- Usando o polegar apoiado, encontrar o m. braquiorradial em sua fixação, perto da extremidade distal do rádio.
- Pressionando o tecido com firmeza, deslizar o polegar (Fig. 5.21) proximalmente ao longo do músculo, ultrapassando o cotovelo até sua fixação no úmero.

Visão geral dos músculos extensores da mão, do punho e dos dedos

Os músculos que estendem o punho e as articulações metacarpofalângicas e interfalângicas dos dedos cobrem a região dorsal do antebraço. Junto aos flexores do antebraço volar, eles estabilizam o punho durante os movimentos manuais. Podem ser tratados em conjunto pela massagem profunda, com grande eficácia. Por esse motivo, a terapia manual será definida no final das descrições de todos os músculos extensores individuais.

Músculo extensor radial curto do carpo

ETIMOLOGIA Latim *extensor*, extensor + *carpi*, do punho + *radialis*, adjetivo derivado de *radius*, um raio de uma roda + *brevis*, curto.

 Fixações

- Origem: no epicôndilo lateral do úmero (Fig. 5.22).
- Inserção: na base do terceiro osso metacarpal.

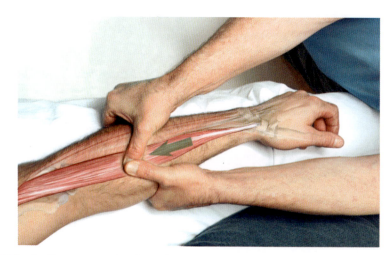

FIGURA 5.21 Deslizamento profundo em faixas no músculo braquiorradial com o polegar apoiado.

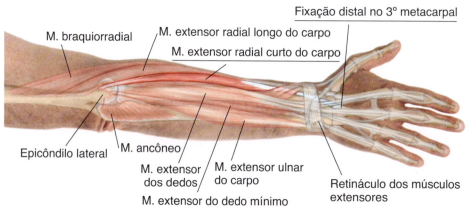

FIGURA 5.22 Anatomia do músculo extensor radial curto do carpo, vista dorsal (posterior).

Palpação

Os extensores podem ser palpados em grupo, por meio da hiperextensão do punho. Sua arquitetura é semipeniforme, e as fibras estão orientadas fazendo um ângulo com o eixo gerador de força; todas as fibras estão situadas no mesmo lado de um dos tendões

Ação

Estende e abduz o punho na direção radial.

Área de dor referida

Superfície dorsal da mão.

Outros músculos a examinar

- M. subescapular.
- M. infraespinal.
- M. coracobraquial.
- M. braquial.

Terapia manual

Ver *Terapia manual para os extensores*, um pouco mais adiante.

Músculo extensor radial longo do carpo

ETIMOLOGIA Latim *extensor*, extensor + *carpi*, do punho + *radialis*, adjetivo derivado de *radius*, um raio de uma roda + *longus*, longo.

Fixações

- Origem: na crista supracondilar lateral do úmero (Fig. 5.23).
- Inserção: na parte dorsal da base do segundo osso metacarpal.

Palpação

Os extensores podem ser palpados em grupo, por meio da hiperextensão do punho. Sua arquitetura é semipeniforme e as fibras estão orientadas fazendo um ângulo com o eixo gerador de força; todas as fibras estão situadas no mesmo lado de um tendão

Ação

Estende e desvia o punho na direção radial.

Área de dor referida

Superfície do cotovelo, região radial das faces dorsais da mão e do antebraço.

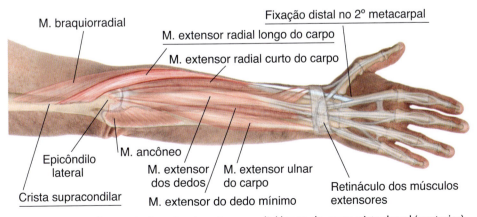

FIGURA 5.23 Anatomia do músculo extensor radial longo do carpo, vista dorsal (posterior).

Outros músculos a examinar

- M. extensor radial curto do carpo.
- M. supinador.
- M. extensor do dedo indicador.
- M. braquial.
- M. infraespinal.
- M. serrátil posterior superior.
- Mm. escalenos.

 Terapia manual

Ver *Terapia manual para os extensores*, um pouco mais adiante.

Músculo extensor ulnar do carpo

ETIMOLOGIA Latim *extensor*, extensor + *carpi*, do punho + *ulnaris*, adjetivo derivado de *ulna*, cotovelo ou braço.

 Fixações

- Origem: no epicôndilo lateral do úmero (cabeça umeral) e na margem posterior da ulna proximal (cabeça ulnar) (Fig. 5.24).
- Inserção: base do quinto osso metacarpal.

Palpação

Os extensores podem ser palpados em grupo, por meio da hiperextensão do punho. Sua arquitetura é bipeniforme e as fibras formam um ângulo nos dois lados do tendão.

 Ação

Estende e aduz o punho na direção ulnar.

 Área de dor referida

Superfície ulnar do punho.

 Outros músculos a examinar

- M. subescapular.
- M. serrátil posterior superior.

 Terapia manual

Ver *Terapia manual para os extensores*, um pouco mais adiante.

Músculo extensor do dedo mínimo

ETIMOLOGIA Latim *extensor*, extensor + *digiti*, do dedo + *minimi*, mínimo.

 Fixações

- Origem: epicôndilo lateral do úmero (Fig. 5.25).
- Inserção: dorso das falanges proximal, média e distal do dedo mínimo.

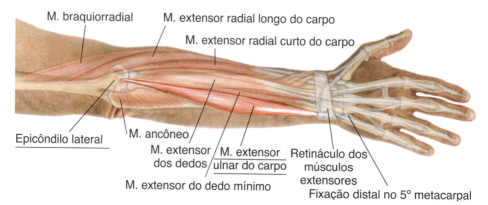

FIGURA 5.24 Anatomia do músculo extensor ulnar do carpo, vista dorsal (posterior).

Capítulo 5 ■ Braço e mão **187**

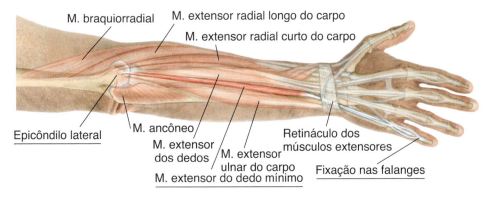

FIGURA 5.25 Anatomia do músculo extensor do dedo mínimo, vista dorsal (posterior).

 Palpação

Os extensores podem ser palpados em grupo, por meio da extensão dos dedos flexionados contra resistência. Sua arquitetura é semipeniforme, orientada para um ângulo das fibras com o eixo gerador de força, e todas as fibras estão no mesmo lado de um dos tendões.

 Ação

Estende o dedo mínimo na articulação metacarpofalângica (MF) e nas articulações interfalângicas (IF).

 Área de dor referida

Não há nenhuma registrada.

 Terapia manual

Ver *Terapia manual para os extensores*, um pouco mais adiante.

Músculo extensor dos dedos

ETIMOLOGIA Latim *extensor*, extensor + *digitorum*, dos dedos.

 Fixações

- Origem: no epicôndilo lateral do úmero (Fig. 5.26).
- Inserção: nos quatro tendões na base das falanges proximal e média e na base das falanges distais do 2º ao 5º dedos (exceto o polegar).

 Palpação

Os extensores podem ser palpados em grupo, por meio da extensão dos dedos flexionados contra resistência. Sua arquitetura é semipeniforme, orientada para um ângulo das fibras com o eixo gerador de força e todas as fibras estão no mesmo lado de um dos tendões.

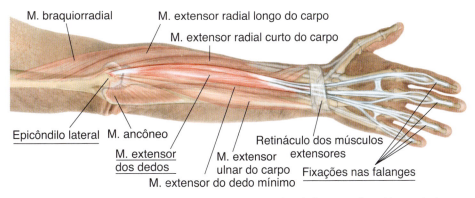

FIGURA 5.26 Anatomia do músculo extensor dos dedos, vista dorsal (posterior).

Ação

Estende do 2º ao 5º dedos (exceto o polegar) nas articulações MF e nas articulações IF.

 Área de dor referida

Não há nenhuma registrada.

 Terapia manual

Ver *Terapia manual para os extensores*, um pouco mais adiante.

Músculo extensor do dedo indicador

ETIMOLOGIA Latim *extensor*, extensor + *indicis*, do dedo indicador.

 Fixações

- Origem: na superfície posterior da ulna e na membrana interóssea (Fig. 5.27).
- Inserção: aponeurose extensora dorsal do indicador.

 Palpação

Pedir ao paciente para estender o dedo indicador e localizar o tendão distal no lado posterior da mão; palpar proximalmente, pedindo ao paciente para contrair e relaxar alternadamente o músculo.

 Ação

Estende o dedo indicador (2º dedo) na articulação metacarpofalângica (MF) e nas articulações IF.

 Área de dor referida

Superfície dorsal da mão, até a região dorsal do indicador.

 Outros músculos a examinar

- M. coracobraquial.
- M. subclávio.

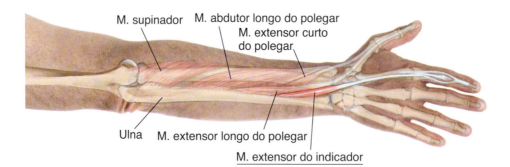
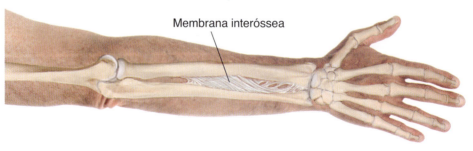

FIGURA 5.27 Anatomia do músculo extensor do indicador, vista dorsal (posterior).

Terapia manual

Ver *Terapia manual para os extensores*, um pouco mais adiante.

Músculo extensor curto do polegar

ETIMOLOGIA Latim *extensor*, extensor + *pollicis*, do polegar + *brevis*, curto.

 Fixações

- Origem: superfície posterior do rádio e na membrana interóssea (Fig. 5.28).
- Inserção: base da falange proximal do polegar.

 Palpação

O tendão pode ser palpado na base dorsal do polegar estendido. A arquitetura é convergente e as fibras são paralelas ao músculo.

 Ação

Estende e abduz o polegar.

 Área de dor referida

Não é aplicável.

 Outros músculos a examinar

Não é aplicável.

 Terapia manual

Ver *Terapia manual para os extensores*, um pouco mais adiante.

Músculo extensor longo do polegar

ETIMOLOGIA Latim *extensor*, extensor + *pollicis*, do polegar + *longus*, longo.

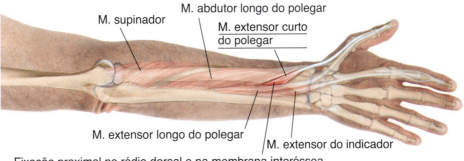

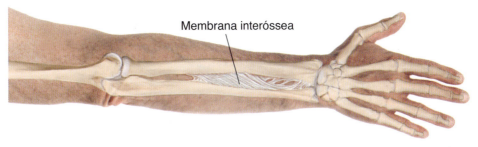

FIGURA 5.28 Anatomia do músculo extensor curto do polegar, vista dorsal (posterior).

Fixações

- Origem: na superfície posterior da ulna e no terço médio da membrana interóssea (Fig. 5.29).
- Inserção: base da falange distal do polegar, na articulação IF.

Palpação

O tendão pode ser palpado no dorso da mão, a cerca de 2,5 cm do m. extensor curto do polegar, com o polegar estendido. A arquitetura é convergente e as fibras são paralelas ao músculo.

Ação

Estende a articulação MF e a articulação IF do polegar.

Área de dor referida

Não é aplicável.

Outros músculos a examinar

Não é aplicável.

Músculo abdutor longo do polegar

ETIMOLOGIA Latim *abductor*, aquele que afasta de + *pollicis*, do polegar + *longus*, longo.

Fixações

- Origem: nas superfícies posteriores do rádio e da ulna e na membrana interóssea (Fig. 5.30).
- Inserção: na lateral da base do primeiro osso metacarpal.

Palpação

O tendão é palpado no primeiro osso metacarpal. A arquitetura é convergente e as fibras são paralelas ao músculo.

Ação

Abduz e ajuda a estender o polegar.

Área de dor referida

Não é aplicável.

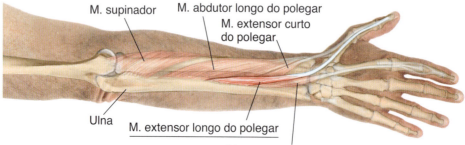
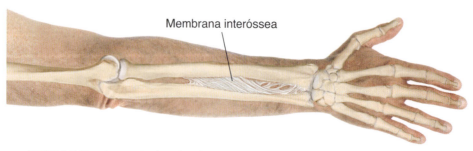

FIGURA 5.29 Anatomia do músculo extensor longo do polegar, vista dorsal (posterior).

Capítulo 5 ■ Braço e mão **191**

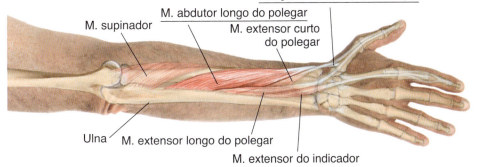

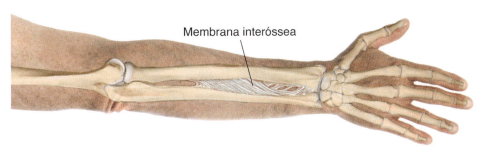

FIGURA 5.30 Anatomia do músculo abdutor longo do polegar, vista dorsal (posterior).

 Outros músculos a examinar

Não é aplicável.

 Terapia manual

Ver *Terapia manual para os extensores*, a seguir.

Terapia manual para os músculos extensores da mão, do punho e dos dedos

Deslizamento profundo em faixas nos músculos extensores do punho e dedos

- O paciente deita-se em decúbito dorsal, com o antebraço e a mão pronados e o cotovelo ligeiramente flexionado.
- O terapeuta fica em bipedestação ao seu lado, na altura do quadril.
- Com a mão secundária, segurar a mão do paciente para estabilizar o braço e o punho.
- Colocar o polegar no punho, próximo da cabeça da ulna.
- Pressionando o tecido com firmeza, deslizar o polegar proximalmente (Fig. 5.31) até o epicôndilo lateral do úmero.
- Deslocando o polegar para um ponto ligeiramente mais distante na direção do rádio, repetir o movimento, deslizando ao longo de uma linha paralela à manobra anterior até o úmero distal.
- Repetir o procedimento seguindo linhas paralelas até que toda a região extensora (dorsal) do antebraço tenha sido massageada.

Deslizamento profundo em faixas no grupo muscular extensor

- O paciente deita-se em decúbito dorsal.
- O terapeuta fica em bipedestação ao seu lado, na altura do quadril.
- Colocar as articulações dos dedos ou a eminência tenar no punho, na região dorsal.
- Pressionando o tecido firmemente, deslizar as articulações (Fig. 5.32) ou a eminência lentamente ao longo do grupo muscular, ultrapassando o cotovelo até o úmero distal.

Visão geral dos músculos flexores do punho e dos dedos

A maioria dos tendões dos músculos flexores do punho e dos dedos atravessa o túnel do carpo, uma passagem formada pelos ossos carpais e o retináculo dos músculos flexores (Fig. 5.33). Quando esses tendões estão inchados, eles podem comprimir e irritar o nervo

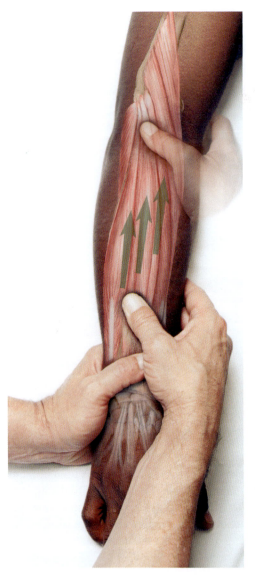

FIGURA 5.31 Deslizamento profundo em faixas nos músculos extensores, com o polegar.

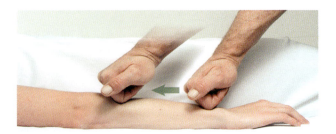

FIGURA 5.32 Deslizamento profundo em faixas nos músculos extensores, com as articulações dos dedos.

mediano, causando a síndrome do túnel do carpo. Manter os músculos flexores no antebraço relaxados pode ajudar a evitar essa condição. Como os músculos extensores, os flexores podem ser massageados profundamente, como um conjunto. A terapia manual segue as descrições individuais de todos os músculos.

Retináculo dos músculos flexores (ligamento transverso do carpo)

ETIMOLOGIA Latim *flexor*, flexor + *retinaculum*, faixa ou cabresto (de *retinere*, reter).

Palpação

Palpável entre o hâmulo do hamato e o pisiforme no lado ulnar, e no tubérculo do m. trapézio no lado radial.

Ação

Confina os tendões flexores dos dedos, o tendão do m. flexor radial do carpo e o nervo mediano, criando o túnel do carpo.

Área de dor referida

Não há nenhuma registrada.

Terapia manual

Deslizamento transversal profundo das fibras
- O paciente deita-se em decúbito dorsal, com a região volar do antebraço voltada para cima.
- Colocar o polegar na superfície palmar da mão, cerca de 2,5 cm distais ao punho.
- Deslizar proximalmente em uma série de linhas paralelas (Fig. 5.34), trocando gradualmente um lado da superfície volar (anterior) do punho pelo outro, a fim de alongar o retináculo.

Músculo palmar longo

ETIMOLOGIA Latim *palmaris*, referente à palma + *longus*, longo.

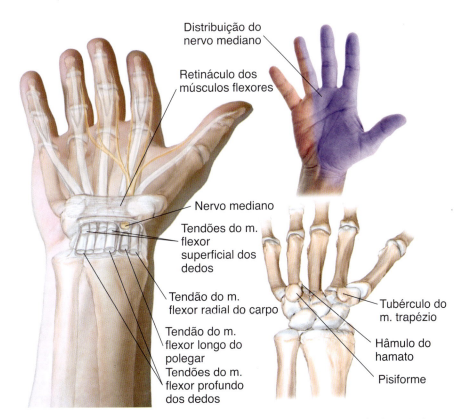

FIGURA 5.33 Túnel do carpo e retináculo dos músculos flexores, vista volar (anterior).

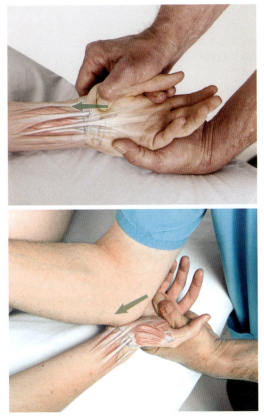

Resumo

O **m. palmar longo** (Fig. 5.35) é o único flexor da mão cujo tendão se localiza superficialmente ao retináculo dos músculos flexores. Ele se destaca quando a mão é fechada em concha e o punho é flexionado. Em algumas pessoas, o m. palmar longo está variavelmente ausente em um ou em ambos os lados. Tendo em vista que a flexão é realizada por outros músculos, o m. palmar longo não é um músculo "necessário", e em certas circunstâncias os cirurgiões colhem o tendão para uso em reparos tendíneos em outras áreas do corpo.

 Fixações

- Origem: no epicôndilo medial do úmero.
- Inserção: no retináculo dos músculos flexores do punho e na aponeurose palmar.

 Palpação

O tendão pode ser palpado fechando-se a mão em concha e flexionando o punho. A arquitetura é paralela e as fibras são paralelas ao músculo.

FIGURA 5.34 Alongamento do retináculo dos músculos flexores com o polegar e o cotovelo.

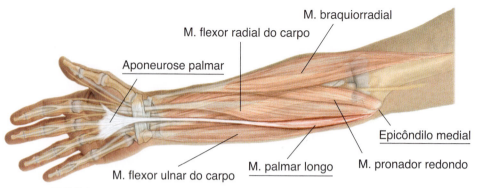

FIGURA 5.35 Anatomia do músculo palmar longo, vista volar (anterior).

 Ação

- Tensiona a aponeurose palmar.
- Flexiona a mão na altura do punho

 Área de dor referida

Dor ardente ao longo da superfície volar do antebraço e concentrada na palma.

 Outros músculos a examinar

- Todos os demais flexores do antebraço.
- M. pronador redondo.
- M. serrátil anterior.
- Mm. peitoral maior e menor.

 Terapia manual

Ver *Terapia manual para os flexores*, um pouco mais adiante.

Músculo flexor radial do carpo

ETIMOLOGIA Latim *flexor*, flexor + *carpi*, do punho + *radialis*, adjetivo derivado de *radius*, raio de uma roda.

 Fixações

- Origem: na origem comum dos flexores no epicôndilo medial do úmero (Fig. 5.36).
- Inserção: na superfície anterior da base do segundo e do terceiro ossos metacarpais.

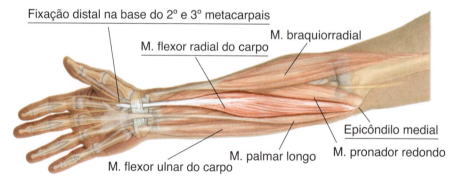

FIGURA 5.36 Anatomia do músculo flexor radial do carpo, vista volar (anterior).

Palpação

Os flexores podem ser palpados como grupo, flexionando o punho e os dedos contra resistência. A arquitetura é bipeniforme e as fibras são anguladas a partir de um tendão central.

 Ação

Flexiona o punho e o abduz na direção radial.

 Área de dor referida

Centro da região volar do punho, na direção radial.

 Outros músculos a examinar

M. pronador redondo.

 Terapia manual

Ver *Terapia manual para os flexores*, um pouco mais adiante.

Músculo flexor ulnar do carpo

ETIMOLOGIA Latim *flexor*, flexor + *carpi*, do punho + *ulnaris*, adjetivo derivado de *ulna*, braço ou cotovelo.

 Fixações

- Origem: na cabeça umeral do músculo no epicôndilo medial do úmero, na cabeça ulnar do músculo no olécrano e nos três quintos superiores da margem posterior da ulna (Fig. 5.37).
- Inserção: osso pisiforme, no ligamento pisometacarpal e na base do quinto metacarpal.

 Palpação

Os flexores podem ser palpados como grupo, flexionando o punho e os dedos contra resistência. A arquitetura é paralela e as fibras são semipeniformes em relação ao músculo.

 Ação

Flexiona o punho e o aduz na direção da ulna.

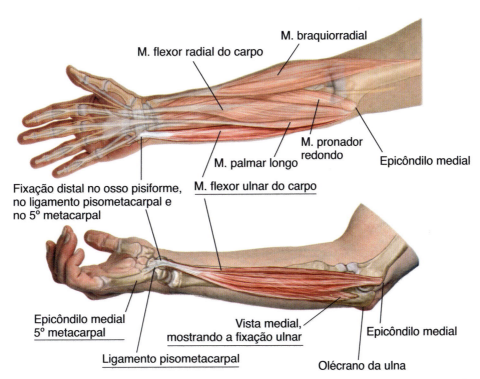

FIGURA 5.37 Anatomia do músculo flexor ulnar do carpo, vistas volar (anterior) e ulnar (medial).

Área de dor referida

Região volar e ulnar do punho.

 Outros músculos a examinar

- M. peitoral menor.
- M. serrátil posterior superior.

 Terapia manual

Ver *Terapia manual para os flexores*, um pouco mais adiante.

Músculo flexor profundo dos dedos

ETIMOLOGIA Latim *flexor*, flexor + *digitorum*, dos dedos + *profundus*, profundo.

 Fixações

- Origem: superfície anterior do terço superior da ulna e membrana interóssea (Fig. 5.38).
- Inserção: quatro tendões na base da falange distal de cada dedo (exceto o polegar).

 Palpação

Os flexores podem ser palpados como grupo, flexionando o punho e os dedos contra resistência. A arquitetura é paralela e as fibras são bipeniformes em relação ao músculo.

 Ação

Flexiona a articulação IF distal do 2º ao 5º dedos; auxilia na flexão da articulação IF proximal, da articulação MF e do punho.

 Área de dor referida

Não é aplicável.

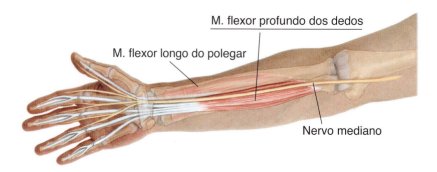
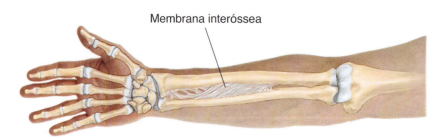

FIGURA 5.38 Anatomia do músculo flexor profundo dos dedos, vista volar (anterior).

Outros músculos a examinar

Não é aplicável.

 Terapia manual

Ver *Terapia manual para os flexores*, um pouco mais adiante.

Músculo flexor superficial dos dedos

ETIMOLOGIA Latim *flexor*, flexor + *digitorum*, dos dedos + *superficialis*, superficial.

 Fixações

- Origem: na cabeça umeroulnar até o epicôndilo medial do úmero, na margem medial do processo coronoide e em um arco tendíneo entre esses pontos; na cabeça radial na linha oblíqua anterior e no terço médio da margem lateral do rádio (Fig. 5.39).
- Inserção: nos quatro tendões separados, passando a cada lado dos tendões profundos, nas laterais da falange média do 2º ao 5º dedos.

 Palpação

Os flexores podem ser palpados como grupo, flexionando o punho e os dedos contra resistência. A arquitetura é paralela e as fibras são semipeniformes em relação ao músculo.

 Ação

Flexiona a articulação IF proximal do 2º ao 5º dedos; auxilia na flexão da articulação MF e do punho.

 Área de dor referida

Não é aplicável.

 Outros músculos a examinar

Não é aplicável.

 Terapia manual

Ver *Terapia manual para os flexores*, um pouco mais adiante.

Músculo flexor longo do polegar

ETIMOLOGIA Latim *flexor*, flexor + *pollicis*, do polegar + *longus*, longo.

 Fixações

- Origem: na superfície anterior do terço médio do rádio e na membrana interóssea (Fig. 5.40).
- Inserção: na falange distal do polegar.

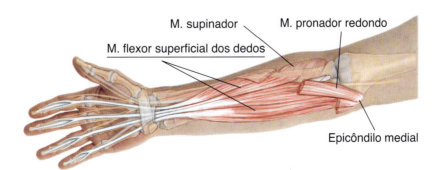

FIGURA 5.39 Anatomia do músculo flexor superficial dos dedos, vista volar (anterior).

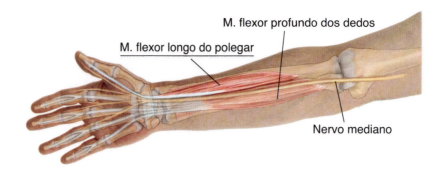

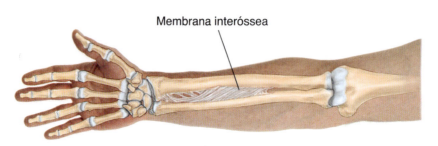

FIGURA 5.40 Anatomia do músculo flexor longo do polegar, vista volar (anterior).

Palpação

Os flexores podem ser palpados como grupo, flexionando o punho e os dedos contra resistência. A arquitetura é semipeniforme e as fibras são paralelas ao músculo.

Ação

Flexiona a falange distal do polegar na articulação IF.

Área de dor referida

Através do aspecto palmar do polegar até a ponta.

Outros músculos a examinar

- Mm. escalenos.
- M. subclávio.

Terapia manual

Ver *Terapia manual para os flexores*, a seguir.

Terapia manual para os músculos flexores da mão, do punho e dos dedos

Deslizamento profundo em faixas no grupo muscular flexor

- O paciente deita-se em decúbito dorsal.
- O terapeuta fica em bipedestação ao lado dele, na altura do quadril.
- Com a mão secundária, segurar a mão do paciente para estabilizar o membro superior.
- Colocar as articulações dos dedos ou a eminência tenar no punho, na região volar.
- Pressionando o tecido com firmeza, deslizar as articulações dos dedos ou a eminência lentamente ao longo do grupo muscular (Fig. 5.41) ultrapassando o cotovelo até a extremidade distal do m. bíceps braquial.

Deslizamento profundo em faixas nos músculos extensores individuais

- O paciente deita-se em decúbito dorsal.
- O terapeuta fica em bipedestação ao lado dele, na altura do quadril.
- Com a mão secundária, segurar a mão do paciente para estabilizar o membro superior.

- Colocar o polegar, as articulações dos dedos ou as pontas dos dedos no punho, num ponto exatamente ao lado da face ulnar e proximal à extremidade distal do rádio.
- Pressionando o tecido firmemente, deslizar o polegar, as articulações dos dedos ou as pontas dos dedos (Fig. 5.42) proximalmente ao longo do rádio, até a região volar do epicôndilo lateral do úmero.
- Recomeçando em um ponto ligeiramente mais próximo do centro do punho, repetir o movimento, deslizando ao longo de uma linha paralela à manobra anterior e terminando na base do m. bíceps braquial.
- Repetir o procedimento, seguindo linhas paralelas, até que toda região flexora (volar) do antebraço tenha sido massageada (o último movimento deve ser ao longo da ulna).

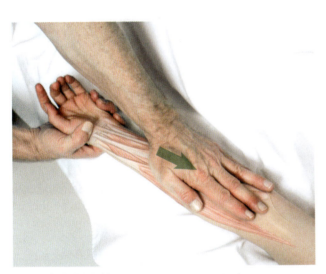

FIGURA 5.41 Compressão móvel dos flexores.

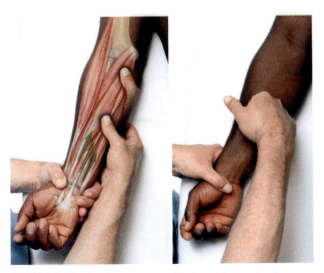

FIGURA 5.42 Deslizamento profundo em faixas dos flexores, com o polegar e as articulações dos dedos.

Músculos da mão

Músculos do polegar

Uma das características que distinguem o *homo sapiens* é o polegar opositivo, que é usado de maneira intensa, como todo massoterapeuta com certeza sabe. A dor, os pontos de dor à palpação e os pontos-gatilho nos músculos do polegar, causados pelo uso excessivo, são bastante comuns. A dor na área do polegar também pode ser um sintoma da síndrome do túnel do carpo, portanto são importantes o exame cuidadoso e o tratamento detalhado dos músculos do polegar e do antebraço.

Os principais músculos do polegar (o m. abdutor e o m. oponente do polegar) constituem a *eminência tenar* (ver Pranchas 5.6 e 5.10), comumente denominada base do polegar, que é um feixe grosso e forte de músculos na base do polegar, distal ao punho.

Músculo adutor do polegar

ETIMOLOGIA Latim *adductor* (*ad*, na direção de + *ducere*, levar), aquele que vai na direção de + *pollex*, polegar.

 Fixações

POR DUAS CABEÇAS

Origem

- Cabeça transversa, no corpo do terceiro metacarpal (Fig. 5.43).
- Cabeça oblíqua, na parte frontal da base do 1º, 2º e 3º metacarpais

Inserção

- As duas cabeças no lado medial da base da falange proximal do polegar e no sesamoide medial da articulação MF.

 Palpação

Palpável na região distal da eminência tenar; a arquitetura é ligeiramente convergente e as fibras são paralelas ao músculo.

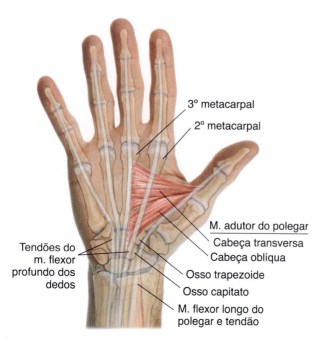

FIGURA 5.43 Anatomia do músculo adutor do polegar.

Outros músculos a examinar

- M. oponente do polegar.
- M. supinador.
- M. braquiorradial.
- M. braquial.
- M. infraespinal.
- M. subclávio.
- Mm. escalenos.

Terapia manual

Ver *Terapia manual para os músculos palmares do polegar*, um pouco mais adiante.

Músculo flexor curto do polegar

ETIMOLOGIA Latim *flexor*, flexor + *pollicis*, do polegar + *brevis*, curto.

Fixações

- Origem: na porção superficial do osso trapézio e no retináculo dos músculos flexores do punho, na porção profunda desde os ossos trapezoide e capitato (Fig. 5.44).
- Inserção: na base da falange proximal do polegar.

Ação

Aduz o polegar na articulação carpometacarpal e auxilia na flexão da articulação MF.

Área de dor referida

Base do polegar, nos lados palmar e dorsal.

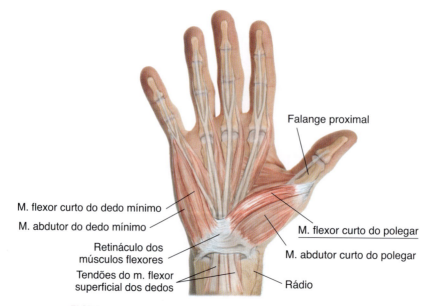

FIGURA 5.44 Anatomia do músculo flexor curto do polegar.

Palpação

Palpável como o músculo mais distal da eminência tenar. A arquitetura é paralela e as fibras são paralelas ao músculo.

 Ação

Flexiona a articulação MF do polegar.

 Área de dor referida

Não é aplicável.

 Outros músculos a examinar

Não é aplicável.

 Terapia manual

Ver *Terapia manual para os músculos palmares do polegar*, um pouco mais adiante.

Músculo abdutor curto do polegar

ETIMOLOGIA Latim *abductor* (*ab*, a partir de + *ducere*, levar), aquele que vai na direção oposta a + *pollex*, polegar.

 Fixações

- Origem: no tubérculo do trapézio e no retináculo dos músculos flexores (Fig. 5.45).
- Inserção: na base da face lateral da falange proximal do polegar.

 Palpação

Palpável como o músculo central da eminência tenar. A arquitetura é convergente e as fibras são paralelas ao músculo.

 Ação

Abduz o polegar na articulação carpometacarpal.

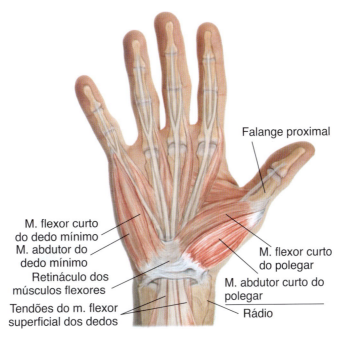

FIGURA 5.45 Anatomia do músculo abdutor curto do polegar.

Área de dor referida

Nenhuma.

 Outros músculos a examinar

Não é aplicável.

 Terapia manual

Ver *Terapia manual para os músculos palmares do polegar*, um pouco mais adiante.

Músculo oponente do polegar

ETIMOLOGIA Latim *opponere*, colocar contra, opor.

 Fixações

- Origem: na crista do trapézio e no retináculo dos músculos flexores (Fig. 5.46).
- Inserção: na face lateral de toda a extensão do corpo do primeiro osso metacarpal.

 Palpação

Palpável como o músculo mais proximal da eminência tenar. A arquitetura é convergente e as fibras são paralelas ao músculo.

 Ação

Coloca o polegar em oposição aos outros dedos, desviando a sua base na direção da palma, na articulação carpometacarpal.

 Área de dor referida

Superfície lateral do polegar, punho na extremidade do rádio.

 Outros músculos a examinar

- M. adutor do polegar.
- M. infraespinal.
- M. braquial.
- M. subescapular.
- M. subclávio.
- Mm. escalenos.
- M. serrátil posterior superior.

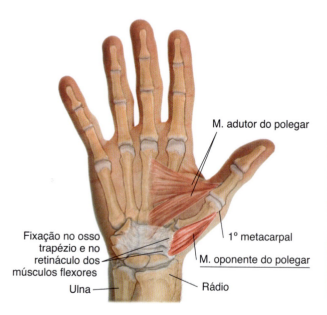

FIGURA 5.46 Anatomia do músculo oponente do polegar.

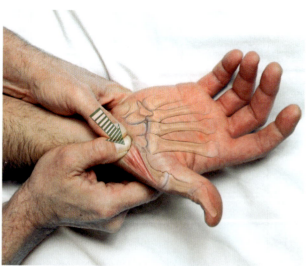

FIGURA 5.47 Compressão do ponto-gatilho no músculo oponente do polegar.

Terapia manual para os músculos palmares do polegar

Compressão do ponto-gatilho

- Segurando a mão do paciente com a palma virada para cima, usar o polegar oposto para procurar um ponto-gatilho na eminência tenar, perto de sua base (Fig. 5.47).
- Comprimir com o polegar e manter até a liberação.

Deslizamento profundo em faixas

- O paciente pode ficar em qualquer posição que facilite o acesso à palma da mão.
- Segurando a mão firmemente com a palma virada para você, colocar o polegar com ou sem apoio na base da eminência tenar (Fig. 5.48).
- Pressionando com firmeza, deslizar o polegar radialmente até a primeira articulação MF.
- Repetir o procedimento (Fig. 5.49) em uma linha imediatamente distal e paralela à primeira.
- Continuar até que toda a eminência tenar tenha sido tratada.

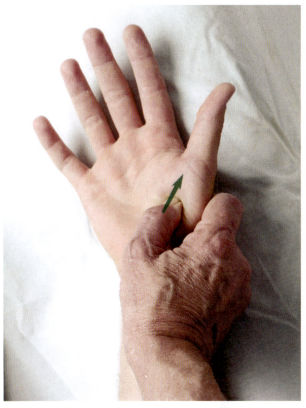

FIGURA 5.49 Deslizamento profundo em faixas nos músculos da eminência tenar (com o polegar não apoiado).

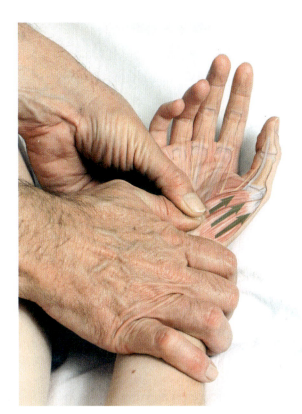

FIGURA 5.48 Deslizamento profundo em faixas na eminência tenar, começando no músculo oponente do polegar (com o polegar apoiado).

Músculos interósseos da mão

ETIMOLOGIA Latim *inter*, entre + *os*, osso.

Resumo

Os **músculos interósseos** palmares aduzem os dedos na direção da linha média da mão, enquanto os dorsais abduzem os dedos a partir da linha média.

 Fixações

Músculos interósseos dorsais (quatro) (Fig. 5.50):
- Origem: nas laterais dos ossos metacarpais adjacentes.
- Inserção: na base das falanges proximais e expansão extensora, o primeiro no lado radial do indicador, o segundo no lado radial do dedo médio, o terceiro no lado ulnar do dedo médio e o quarto no lado ulnar do dedo anular.

Músculos interósseos palmares (três) (Fig. 5.51):
- Origem: na superfície palmar do segundo, do quarto e do quinto ossos metacarpais.
- Inserção: no primeiro músculo interósseo palmar na base do lado ulnar do indicador, segundo e terceiro músculos interósseos palmares nos lados radiais dos dedos anular e mínimo.

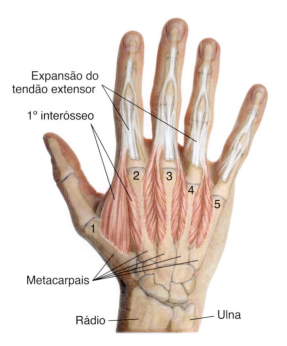

FIGURA 5.50 Anatomia dos músculos interósseos dorsais.

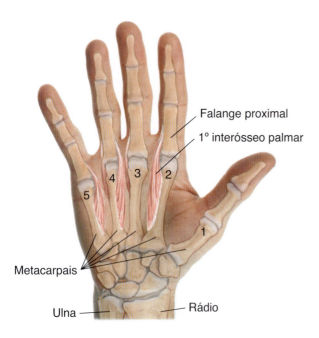

FIGURA 5.51 Anatomia dos músculos interósseos palmares.

Palpação

Palpável entre os ossos metacarpais nas partes frontal e dorsal da mão. A arquitetura varia de semipeniforme (todas as fibras no mesmo lado do tendão) a bipeniforme (fibras formando um ângulo com o eixo de geração de força [ângulo de penação], com inserção em um tendão central.

Ação

Dorsal: abduz o indicador e o dedo médio a partir da linha média da mão (o eixo do dedo médio e aduz os dedos médio e anular); observar que o 2º e 3º músculos interósseos podem abduzir o dedo médio em duas direções a partir da linha média, mas apenas quando em funcionamento isolado.

Palmar: aduz os dedos indicador, anular e mínimo na direção da linha média da mão (o eixo do dedo médio).

Área de dor referida

Margens dos dedos correspondentes.

Outros músculos a examinar

- M. infraespinal.
- Mm. escalenos.
- M. subclávio.
- M. peitoral maior.
- M. peitoral menor.
- M. coracobraquial.
- M. serrátil anterior.

Terapia manual

MÚSCULOS INTERÓSSEOS PALMARES DA MÃO
Deslizamento profundo em faixas
- O paciente deita-se em decúbito dorsal (também pode ficar sentado, ou em qualquer posição que facilite o acesso à região palmar da mão).
- O terapeuta fica em bipedestação ao lado do paciente, na altura do ombro.
- Colocar o polegar na palma da mão, entre a primeira e a segunda articulações MF.

- Pressionando o tecido com firmeza, deslizar o polegar proximalmente entre o primeiro e o segundo dedos, até a eminência tenar.
- Repetir o procedimento entre cada par de metacarpais (Fig. 5.52), deslocando o polegar no sentido ulnar até que toda a mão tenha sido tratada.

MÚSCULOS INTERÓSSEOS DORSAIS DA MÃO

Deslizamento profundo em faixas

- O paciente deita-se em decúbito dorsal (também pode ficar sentado, ou em qualquer posição que facilite o acesso à região dorsal da mão).
- O terapeuta fica em bipedestação atrás do paciente, na altura dos quadris.
- Segurar e estabilizar a mão do paciente com a sua mão secundária.
- Colocar o polegar na superfície dorsal da mão, entre o primeiro e o segundo metacarpais (i. e., entre o polegar e o indicador), imediatamente nas proximidades da articulação metacarpofalângica.
- Pressionando o tecido com firmeza, deslizar o polegar proximalmente entre o polegar e o indicador (Fig. 5.53) até o final do tecido.
- Repetir o procedimento entre cada par de metacarpais até que toda a mão tenha sido tratada (Fig. 5.54).

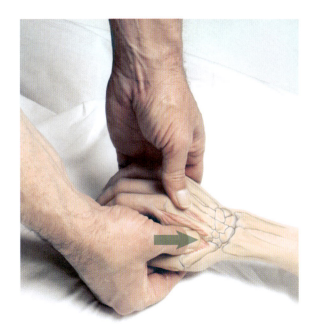

FIGURA 5.53 Deslizamento profundo em faixas no primeiro músculo interósseo dorsal.

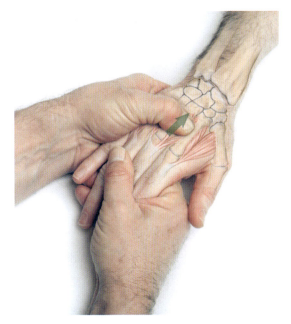

FIGURA 5.54 Deslizamento profundo em faixas nos músculos interósseos dorsais.

Músculos lumbricais da mão

ETIMOLOGIA Latim *lumbricus*, minhoca.

Resumo

Os **músculos lumbricais** (Fig. 5.55) trabalham junto com os mm. interósseos nas ações refinadas dos dedos,

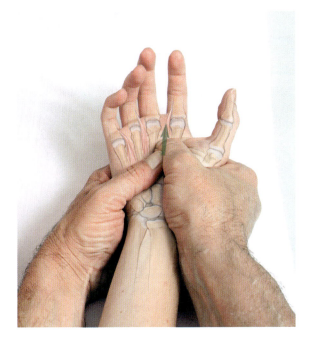

FIGURA 5.52 Deslizamento profundo em faixas nos músculos interósseos palmares, entre o segundo e o terceiro metacarpais.

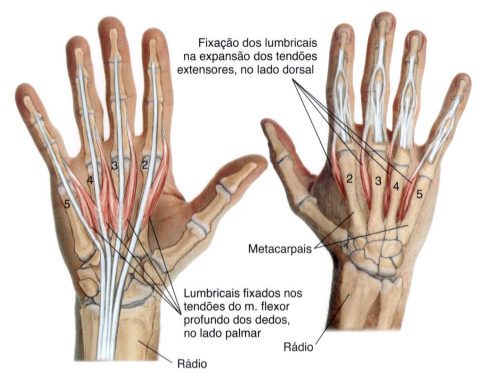

FIGURA 5.55 Anatomia dos lumbricais.

em particular no pinçamento com força. Trata-se de músculos incomuns, pois são fixados apenas nos tendões e não nos ossos.

 Fixações

Origem

- Os dois laterais (radiais): do lado radial dos tendões do m. flexor profundo dos dedos até o indicador e o dedo médio.
- Os dois mediais (ulnares): de lados adjacentes dos tendões para os dedos indicador e médio e para os dedos anular e mínimo.

Inserções

- Lado radial do tendão extensor no dorso de cada um dos quatro dedos (com exclusão do polegar), nas falanges proximais.

 Palpação

- Não são palpáveis nem discerníveis.

 Ação

Flexiona a articulação MF e estende as articulações IF proximal e distal do 2º até o 5º dedos.

 Área de dor referida

Nenhum ponto-gatilho específico foi documentado nos músculos lumbricais. Eles foram incluídos aqui a título de informação.

 Outros músculos a examinar

Nenhum.

 Terapia manual

Esses músculos são tratados junto com os mm. interósseos descritos anteriormente.

Músculo flexor curto do dedo mínimo

ETIMOLOGIA Latim *flexor*, flexor + *digiti*, do dedo + *minimi*, mínimo + *brevis*, curto.

 Fixações

- Origem: hâmulo do osso hamato (Fig. 5.56).
- Inserção: lado ulnar da quinta falange proximal.

 Palpação

Palpável na palma da mão entre o osso hamato e a base do dedo mínimo. A arquitetura é paralela e as fibras são paralelas ao músculo.

 Ação

Flexiona a articulação MF do dedo mínimo.

 Área de dor referida

Nenhum ponto-gatilho específico foi documentado nesse músculo.

 Outros músculos a examinar

Nenhum.

Terapia manual

Não é aplicável.

Músculo abdutor do dedo mínimo

ETIMOLOGIA Latim *abductor* (*ab*, a partir de + *ducere*, levar), aquele que vai na direção oposta a + *digiti*, do dedo + *minimi*, mínimo.

Resumo

Se houvesse um sexto dedo, o **m. abdutor do dedo mínimo** (Fig. 5.57) seria a metade de seu músculo interósseo dorsal. Em geral, este músculo desenvolve um ponto-gatilho no centro de seu ventre, palpável no lado dorsal.

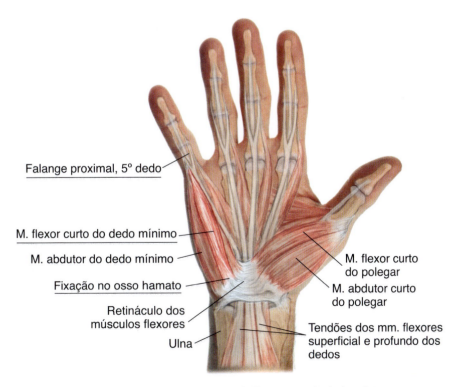

FIGURA 5.56 Anatomia do músculo flexor curto do dedo mínimo.

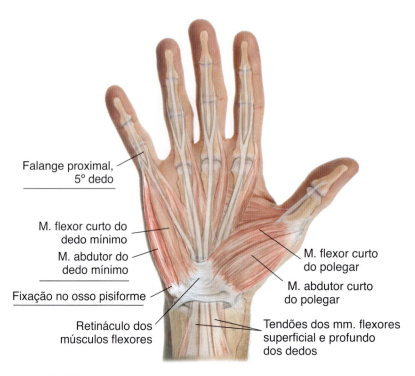

FIGURA 5.57 Anatomia do músculo abdutor do dedo mínimo.

 Fixações

- Origem: osso pisiforme e ligamento piso-hamato.
- Inserção: face lateral da base da quinta falange proximal.

 Palpação

Palpável na margem ulnar da mão. A arquitetura é paralela e as fibras são paralelas ao músculo.

 Ação

Abduz e flexiona a articulação MF do dedo mínimo.

 Área de dor referida

Aspectos lateral e dorsal do dedo mínimo.

 Outros músculos a examinar

- M. peitoral menor.
- M. serrátil posterior superior.
- M. latíssimo do dorso.
- M. tríceps braquial.
- M. flexor dos dedos.

 Terapia manual

Compressão por pinçamento

- O paciente fica em qualquer posição que permita o acesso à margem ulnar da mão.
- Com a mão secundária, segurar e estabilizar a mão do paciente.
- Usar o polegar e o indicador, explorar a região dorsal do m. abdutor do dedo mínimo, procurando pontos de dor à palpação (Fig. 5.58).
- Manter até a liberação.

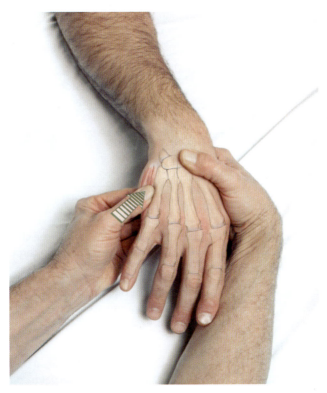

FIGURA 5.58 Compressão por pinçamento do ponto-gatilho no músculo abdutor do dedo mínimo.

REVISÃO DO CAPÍTULO

Estudo de caso

S.H. é uma mulher de 30 anos, funcionária em uma fábrica de equipamentos eletrônicos como empacotadora. S.H. passa 8 horas por dia realizando tarefas com movimentos repetitivos e tem feito isso ao longo dos últimos 6 anos. Ela está querendo experimentar massagem para uma dor nos braços que irradia para as mãos. S.H. também está sentindo algum formigamento e dormência em torno da área do pulso; informou que às vezes tem dificuldade em fechar o punho. Acha que está com a síndrome do túnel do carpo, embora não tenha consultado um médico para obter um diagnóstico. Ela foi encaminhada para massagem por um colega de trabalho e até então jamais tinha sido massageada. Para relaxar e também para que S.H. se acostumasse à massagem, sua primeira sessão começou com movimentos suecos básicos na cabeça, pescoço, ombros e membros superiores. Uma massagem profunda foi aplicada durante 15 minutos nos músculos da parte superior das costas e nos músculos do ombro antes que fosse dado início ao trabalho de deslizamento profundo em faixas nos braços e mãos. O músculo braquial direito estava muito sensível logo abaixo da origem do músculo braquiorradial, e a dor referida se irradiava pelo cotovelo e até o braço. Ao final da sessão, a compressão profunda e o deslizamento profundo em faixas, praticados nos limites de tolerância da paciente à dor, resultaram em alívio. A necessidade de uma consulta médica foi discutida, pois a paciente pretende continuar no seu trabalho atual; S.H. concordou em visitar seu médico antes da próxima sessão de massoterapia, marcada para duas semanas a partir do dia da sessão inicial. Mas foi sugerido que a paciente poderia aplicar gelo para a dor. Com base no alívio que sentiu no final da sessão, a paciente concordou com a realização de consultas semestrais no futuro próximo.

M.O., LMBT

Perguntas para revisão

1. A retenção nervosa _____ pode ser responsável pela dor no braço e na mão.
   a. De raízes cervicais
   b. No desfiladeiro torácico
   c. Na inserção do peitoral menor no processo coracoide
   d. Todas as respostas acima

2. Pontos-gatilho localizados nos músculos _____ podem causar dor referida no braço e/ou mão.
   a. Cervicais
   b. Lombares
   c. Quadríceps
   d. EIPS

3. Qual das opções a seguir se fixa ao processo coracoide da escápula?
   a. M. subclávio
   b. M. peitoral maior
   c. M. peitoral menor
   d. M. serrátil anterior

4. Volar refere-se à face _____ do antebraço.
   a. Posterior
   b. Anterior
   c. Superior
   d. Inferior

5. Um dos poderosos e eficientes músculos flexores do cotovelo é o _____.
   a. M. subclávio
   b. M. redondo maior
   c. M. bíceps femoral
   d. M braquial

6. A condição de tendões inflamados e inchados, comprimindo o nervo mediano, é chamada de _____.
   a. Otite média
   b. Síndrome do desfiladeiro torácico
   c. Síndrome do túnel do carpo
   d. Flebite

7. Uma das características específicas dos seres humanos que os diferencia de outras espécies é o _____.
   a. Polegar em oposição
   b. Glândulas mamárias
   c. Fibras musculares semipenadas
   d. Fáscia

8. A eminência tenar está localizada _____.
   a. Na base do polegar
   b. Na ponta dos dedos
   c. Na primeira articulação do dedo mínimo
   d. Na face medial da palma da mão

9. Os músculos lumbricais da mão estão ligados _____.
   a. À articulação metacarpofalângica
   b. Apenas a tendões
   c. Ao processo coracoide
   d. Às duas primeiras falanges

10. Os músculos extensores podem ser palpados em grupo _____.
    a. Estalando os dedos
    b. Flexionando o tríceps
    c. Hiperestendendo o punho
    d. Hiperflexionando o punho

CAPÍTULO 6

Coluna vertebral

OBJETIVOS DE APRENDIZADO

Ao final deste capítulo, o leitor será capaz de:
- Indicar os nomes anatômicos dos músculos da coluna vertebral.
- Palpar os músculos da coluna vertebral.
- Identificar as origens e inserções dos músculos da coluna vertebral.
- Explicar as ações dos músculos.
- Descrever suas áreas de dor referida.
- Lembrar-se de músculos correlatos que são sinergistas e antagonistas dos músculos da coluna vertebral.
- Reconhecer quaisquer locais de risco da coluna vertebral, contraindicações e cuidados éticos para a massagem terapêutica.
- Demonstrar proficiência em técnicas de terapia manual nos músculos da coluna vertebral.

A visão geral da região começa na página 215, após as pranchas de anatomia.

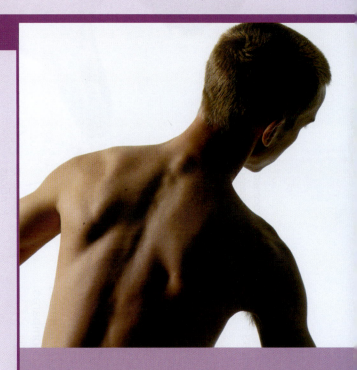

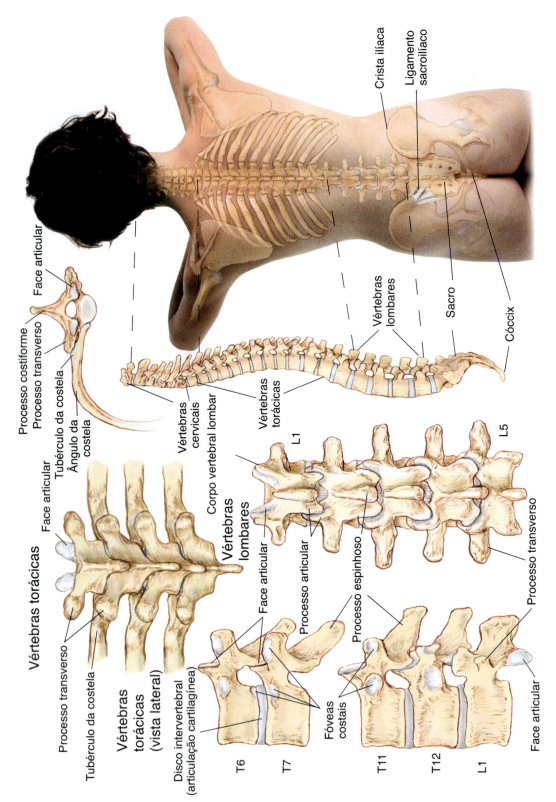

PRANCHA 6.1 Estruturas esqueléticas do dorso.

Capítulo 6 ■ Coluna vertebral 213

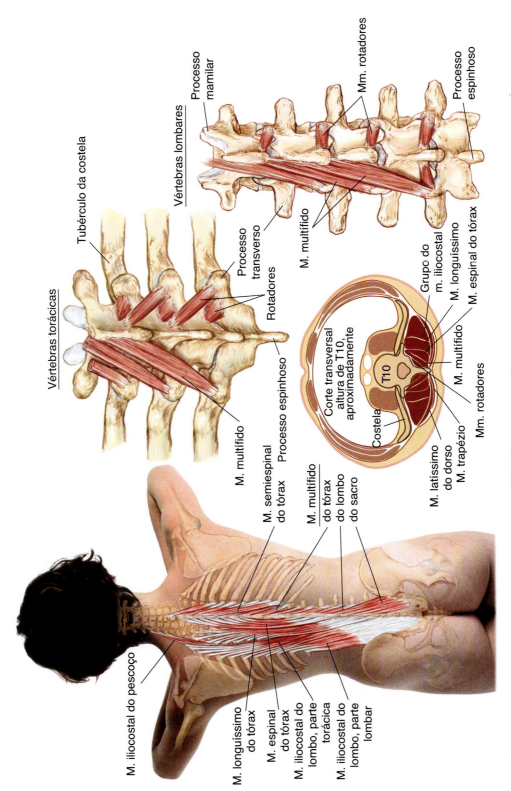

PRANCHA 6.2 Músculos do dorso.

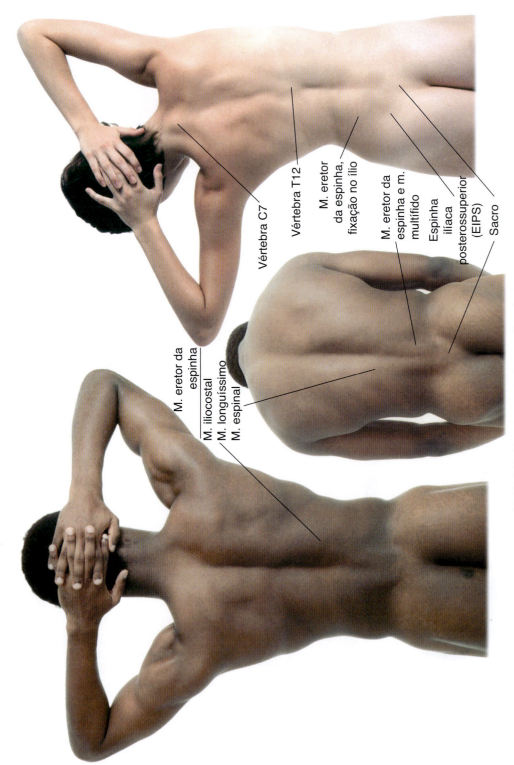

PRANCHA 6.3 Anatomia de superfície do dorso.

Visão geral da região (Pranchas 6.1 a 6.3)

A coluna vertebral divide-se em cinco regiões:
- A coluna cervical, com sete vértebras (C1 a C7).
- A coluna torácica, com doze vértebras e costelas anexas (T1 a T12).
- A coluna lombar, com cinco vértebras (L1 a L5)
- O sacro, com cinco vértebras fundidas.
- O cóccix, que geralmente contém quatro vértebras.

Embora sejam semelhantes na estrutura básica e na função, as vértebras variam consideravelmente em tamanho e formato nas diferentes regiões, sendo as vértebras cervicais menores e as lombares maiores.

Na época do nascimento, a coluna tem uma única curvatura posterior, que constitui o formato em "C" típico do lactente recém-nascido. À medida que a criança começa a manter a cabeça ereta, sentar-se e aprender a ficar em pé, curvaturas vertebrais adicionais se desenvolvem. As cinco regiões da coluna adulta incluem quatro curvaturas normais. As regiões cervical e lombar possuem uma curvatura anterior, enquanto as regiões torácica, sacral e coccígea mantêm sua curvatura posterior original. Aumentos ou diminuições excessivos nessas curvaturas (**cifose, lordose**) ou anormalidades como a escoliose ameaçam a integridade postural; sua restauração e manutenção é um dos objetivos do trabalho corporal orientado à postura. No entanto, devemos ter em mente que somos apenas massoterapeutas, não milagreiros. Não podemos "consertar" todos os problemas decorrentes de desvios posturais; além disso, nem todas as pessoas com algum desvio sentem dor relacionada ao desvio – e é possível que muitas pessoas que *estão* sentindo dor não tenham nenhum desvio postural. É muito mais fácil obter correções posturais em uma criança ainda em fase de crescimento, em alguns casos. Não temos capacidade de corrigir problemas estruturais decorrentes de deformidades ósseas reais, embora a massagem certamente possa ajudar a diminuir a dor muscular resultante e melhorar a mobilidade. Em pacientes que já chegaram à idade adulta e já com a interrupção do crescimento físico, talvez não tenhamos o sucesso que esperamos no tratamento de problemas posturais. Está dentro das nossas possibilidades o alívio da dor onde ela exista, mas é pouco realista pensar que podemos corrigir os problemas posturais de todas as pessoas que chegam ao nosso consultório.

Existem dois tipos de articulações entre a maioria das vértebras da coluna:

- As articulações cartilagíneas entre os corpos vertebrais amplos das vértebras adjacentes são conhecidas como discos intervertebrais. Essas articulações são constituídas de fibrocartilagem ao redor de um disco cheio de gel, que sustenta a maior parte do peso.
- As articulações sinoviais das facetas articulares entre os processos articulares de vértebras adjacentes, que orientam a maior parte dos movimentos.

Existem duas articulações das facetas articulares em cada lado superior e inferior, articulando-se com as facetas articulares das duas vértebras adjacentes. Além disso, as vértebras torácicas também se articulam com as costelas e, portanto, possuem articulações das facetas (sinoviais) para elas nos lados direito e esquerdo.

As variações entre os formatos e orientações entre as articulações das facetas das vértebras em diferentes regiões da coluna determinam seu tipo e amplitude de movimento. Esses movimentos são:

- Flexão.
- Extensão (e hiperextensão).
- Flexão lateral (para os lados esquerdo e direito; às vezes denominada inclinação lateral).
- Rotação (para os lados esquerdo e direito).

A região cervical é a única capaz de amplitude total de movimento da coluna. Todas as demais regiões são limitadas a um ou mais movimentos. Os processos espinhosos das vértebras torácicas formam ângulos agudos na direção inferior e impedem a hiperextensão dessa região na maior parte dos indivíduos. Os planos das facetas articulares da região lombar são quase verticais no plano sagital, "travadas" ao sacro e, portanto, limitam a rotação. Uma vez que as vértebras são geralmente fundidas no sacro e no cóccix entre os 18 e os 30 anos de idade (e, para todas as finalidades práticas, muito mais cedo), não existe movimento possível dentro dessas regiões, embora elas se movimentem em relação às regiões adjacentes. Por exemplo, o cóccix está unido ao sacro por ligamentos e pode mover-se em relação a ele em resposta à pressão.

A região lombar do dorso é a mais frequentemente lesionada, por suportar mais peso do que o restante da coluna vertebral. Mas as vértebras cervicais são as mais delicadas, com maior mobilidade e cercadas por uma complexa anatomia (ver Cap. 3). Essas vértebras também são bastante vulneráveis a lesões.

As contraindicações para o tratamento com massagem no entorno da coluna vertebral são iguais às contraindicações gerais aplicáveis em outras partes do corpo (não massagear áreas em que haja ossos fraturados, não massagear em pacientes com doença transmissível e/ou febre, não massagear se houver sangramento, e assim por diante). O massoterapeuta deve se abster de realizar massagem profunda ao trabalhar com paciente que tenha osteoporose ou outras condições que possam contribuir para a fragilidade dos ossos. É sempre melhor errar pelo excesso de cautela.

Observação: serão usados neste capítulo os termos direcionais "**cefálico**" (na direção da cabeça) e "**caudal**" (na direção da cauda, i. e., do cóccix).

ETIMOLOGIA Grego *kephal*, cabeça; e latim *cauda*, caudal.

É proveitoso fazer uma massagem geral no dorso antes de tratar áreas específicas, a fim de estimular o fluxo sanguíneo local e relaxar a musculatura superficial. Isso pode incluir deslizamento (*effleurage*), amassamento (*pétrissage*), compressão e percussão, mas deve-se tomar cuidado para não usar uma lubrificação excessiva, pois isso comprometerá a massagem subsequente em áreas específicas. Uma técnica útil para o tratamento preparatório do dorso é o alongamento miofascial.

 Terapia manual

Alongamento miofascial no dorso

- O paciente deita-se em decúbito ventral.
- O terapeuta fica em bipedestação ao lado do paciente, na altura do tronco.
- Colocar a mão mais próxima à cabeça do paciente de forma plana na área lombar, lateral às vértebras, com os dedos sobre a crista ilíaca, exatamente lateral ao sacro.
- Cruzando a outra mão sobre ou sob a primeira, colocá-la plana na área torácica, sobre as três ou quatro costelas inferiores.
- Deixar as mãos afundarem no tecido até sentir contato com o tecido miofascial superficial.
- Exercer pressão com as mãos em direções opostas; a pressão deve ser suficiente para envolver e alongar o tecido miofascial superficial (Fig. 6.1).
- Manter até sentir uma liberação significativa no tecido.
- Deslocar as duas mãos lateralmente (na direção do seu corpo) por cerca de 10 cm e repetir a técnica.
- Deslocar as mãos na direção cefálica, de forma que a mão caudal repouse nas três ou quatro costelas, enquanto a mão cefálica fica em cima da terceira à sexta costelas; as duas mãos devem ficar numa área imediatamente lateral às vértebras.
- Repetir a técnica.
- Repetir a técnica no mesmo local, deslizando as mãos lateralmente.
- Repetir todo o procedimento no lado oposto.

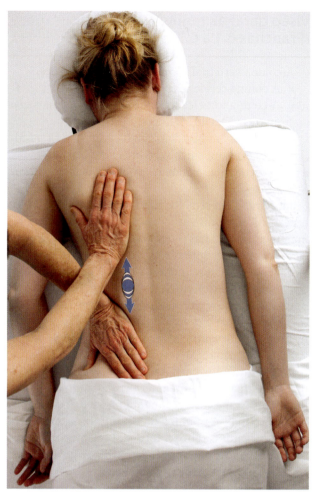

FIGURA 6.1 Alongamento miofascial no dorso.

Músculos paraespinais superficiais

É necessário considerar dois fatos ao visualizar a coluna vertebral no contexto holístico do corpo:

- O centro de gravidade do corpo se situa na região pélvica, bem à frente da coluna.
- Como observado no Capítulo 4, toda a estrutura do membro superior e do ombro se encaixa no esqueleto por apenas uma articulação, a esternoclavicular, que também está bem à frente da coluna.
- A maior parte do peso do crânio, costelas e conteúdo torácico também se situam bem à frente da coluna vertebral.

A implicação é que a coluna e os músculos nela fixados devem manter a integridade da postura, contra uma forte tração anterior. Em virtude da localização dos olhos e da construção dos ombros e dos membros superiores, praticamente tudo que nós, seres humanos, fazemos requer que movimentemos a cabeça, os braços e o tronco para a frente, para baixo e para dentro. A tarefa dos músculos superficiais da coluna vertebral (junto com os músculos lombares) é promover a estabilização do nosso corpo em tais atividades. A má postura – isto é, a postura na qual a cabeça avança à frente da linha sagital mediana e/ou os ombros estão em rotação medial e/ou os músculos intercostais anteriores e abdominais tornam-se habitualmente encurtados (Fig. 6.2) – exerce um esforço intenso nos músculos superficiais da coluna e nos músculos posteriores do pescoço, resultando no desenvolvimento de pontos-gatilho ativos e na dor. Embora, de acordo com o Dr. David G. Simmons (comunicação particular), "não existam dados científicos sólidos sobre quando e como os PGM (pontos-gatilho miofasciais) latentes começam",[1] sabemos que, "corrigindo-se os problemas posturais, os PGM são eliminados ou se tornam muito mais suscetíveis ao tratamento".

Músculos eretores da espinha

ETIMOLOGIA Latim *erector*, eretor + *spinae*, da espinha.

Resumo

Eretor da espinha (Fig. 6.3) é um termo coletivo para o grupo de músculos que estendem e mantêm o equilíbrio da coluna vertebral e da caixa torácica. Eles também se contraem fortemente durante a tosse e no esforço durante os movimentos intestinais.

Esses músculos se originam do sacro, do ílio e dos processos das vértebras lombares e torácicas inferiores. Dividem-se em três grupos: m. iliocostal, m. longuíssimo e m. espinal. Seus ramos são fixados nas vértebras e nas costelas, em níveis ascendentes.

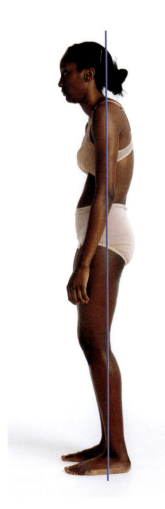

FIGURA 6.2 Postura com o avanço da cabeça e os ombros rotacionados medialmente.

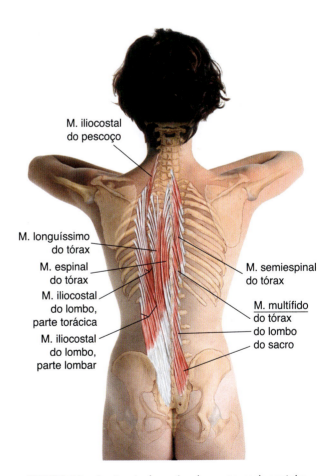

FIGURA 6.3 Anatomia dos músculos eretores da espinha.

Ação

A ação é a mesma para todos os eretores da espinha, em suas respectivas regiões:
- Bilateral
  - Extensão e hiperextensão (nas regiões onde for possível) da coluna vertebral.
  - Opor-se isometricamente à gravidade para manter a postura ereta (mnemônico = *Eu gosto de ficar em pé*).
  - Contrair excentricamente para estabilizar a coluna vertebral durante movimentos de flexão, atuando em oposição aos músculos abdominais e à ação da gravidade.
- Unilateral
  - Flexão lateral para o mesmo lado.
  - Auxiliar a rotação de formas complexas; muitas vezes o movimento é ipsilateral.
  - Os músculos opostos se contraem excentricamente para obter estabilização durante a flexão lateral.

Visão geral do grupo iliocostal

O grupo iliocostal representa a coluna muscular mais lateral dos mm. eretores da espinha. Este grupo é constituído de três divisões: m. iliocostal do lombo – parte lombar, m. iliocostal do lombo – parte torácica e m. iliocostal do pescoço.

Músculo iliocostal do lombo – parte lombar

ETIMOLOGIA Latim *ilio-*, referente ao ílio + *costalis*, referente às costelas (costa) + *lumborum*, do lombo.

 Cuidado ético

Em geral, o trabalho na região lombar pressupõe também trabalhar os músculos glúteos. Sempre faça uma paramentação adequada do paciente; e sempre informe sobre o que você está fazendo. O ato de tocar abruptamente seu paciente na área sacral ou glútea pode ser mal interpretado, se ele não estiver ciente da necessidade de trabalhar a área. Nos Estados Unidos, muitas leis estaduais de prática profissional permitem a remoção temporária dos panos de cobertura para a aplicação do tratamento, mas nunca o paciente deverá ficar totalmente exposto; se estiver trabalhando de um lado, mantenha o outro lado coberto.

 Fixações

- Origem: sacro, crista ilíaca e processos espinhosos das vértebras torácicas inferiores e da maioria das vértebras lombares.
- Inserção: margens inferiores dos ângulos das costelas 6 até 12 (Fig. 6.4).

 Palpação

Discernível quando patologicamente hipercontraído por meio da compressão transversal das fibras. A arquitetura é paralela e as fibras são paralelas ao músculo.

 Ação

Estende e flexiona lateralmente as vértebras torácicas e lombares; e rotaciona (gira) as vértebras torácicas.

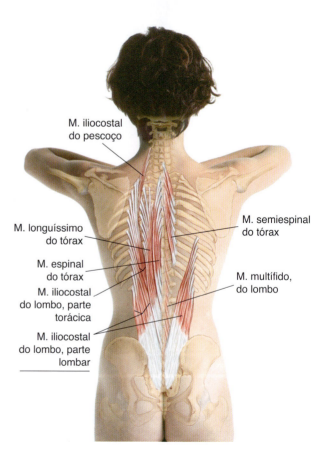

FIGURA 6.4 Anatomia do músculo iliocostal do lombo – parte lombar.

Capítulo 6 ■ Coluna vertebral 219

Área de dor referida

Sobre a região lombar, no centro da nádega.

Outros músculos a examinar

- M. iliocostal do lombo.
- M. longuíssimo.
- M. quadrado do lombo.
- Mm. glúteos.
- M. piriforme e outros rotadores laterais do quadril.

Terapia manual

Deslizamento profundo em faixas

- O paciente deita-se em decúbito ventral.
- O terapeuta fica em bipedestação ao lado do paciente, na altura do tronco.
- Colocar a eminência tenar da mão sobre os músculos da cintura do paciente, numa área imediatamente lateral às vértebras lombares.
- Pressionando o tecido com firmeza, deslizar inferiormente a eminência tenar da mão sobre o sacro, até sua base (Fig. 6.5).
- Repetir o procedimento no lado oposto.

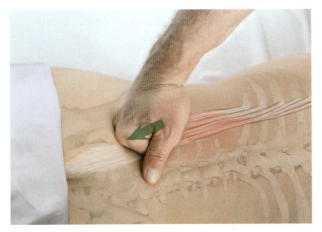

FIGURA 6.5 Deslizamento profundo em faixas nas origens do músculo iliocostal do lombo – parte lombar.

Músculo iliocostal do lombo – parte torácica

ETIMOLOGIA Latim *ilio-*, referente ao ílio + *costalis*, referente às costelas (*costa*) + *thoracis*, do tórax.

Resumo

Em virtude do uso extensivo dos membros superiores e das mãos, da necessidade de olhar para baixo e ver o que as nossas mãos estão fazendo e da prevalência da má postura, o **m. iliocostal do lombo – parte torácica** (Fig. 6.6) frequentemente é acometido por uma atividade dolorosa de pontos-gatilho nos ramos do músculo que se estendem sob as escápulas. Essa área imediatamente inferior e medial à escápula é uma das regiões que mais comumente necessita da liberação de pontos-gatilho. A dor nesse local frequentemente acompanha a dor nos músculos dos ombros.

Fixações

- Origem: margens superiores das costelas 6 até 12.
- Inserção: margens inferiores das seis costelas superiores e às vezes no processo transverso de C7.

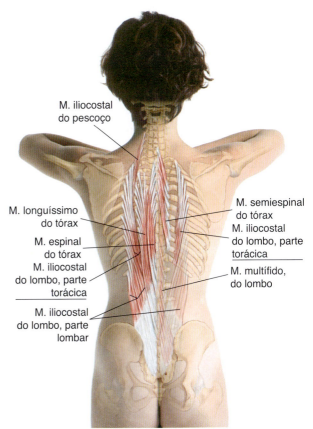

FIGURA 6.6 Anatomia do músculo iliocostal do lombo – parte torácica.

Palpação

Discernível quando patologicamente hipercontraído por meio da compressão transversal das fibras – em particular na área do ângulo inferior da escápula. A arquitetura é paralela e as fibras são paralelas ao músculo.

 Ação

Estende, flexiona lateralmente e rotaciona (gira) as vértebras torácicas.

 Área de dor referida

- Ângulo inferior da escápula, no interior da margem medial da escápula até o ângulo superior; parte anterior do tórax, sobre o ângulo do esterno e o arco costal.
- Sobre a região lombar, até a região torácica na lateral inferior, subindo pela escápula; quadrante ipsilateral inferior do abdome.

 Outros músculos a examinar

- M. trapézio, mm. do manguito rotador, m. redondo maior, mm. romboides.
- M. peitoral maior, mm. intercostais.
- M. serrátil posterior inferior, m. quadrado do lombo, m. iliocostal do lombo.
- Mm. oblíquos do abdome, m. iliopsoas.

 Terapia manual

Deslizamento profundo em faixas

- O paciente deita-se em decúbito ventral.
- O terapeuta fica em bipedestação ao lado do paciente, na altura da cabeça.
- Palpar em busca de uma faixa muscular distinta que percorre diagonalmente na direção superolateral, sob a margem inferomedial da escápula. Explorar essa faixa na área imediatamente inferior à escápula em busca de dor à palpação.
- Colocar o polegar apoiado nos pontos de dor e pressionar o tecido com firmeza.
- Deslizar o polegar diagonalmente ao longo do músculo até o feixe eretor (Fig. 6.7).
- Começando no mesmo local, repetir o procedimento duas ou três vezes.

Compressão transversal das fibras

- O paciente deita-se em decúbito ventral.
- O terapeuta fica em bipedestação ao lado do paciente, na altura da cabeça.
- Colocar a mão (Fig. 6.8 A) ou as articulações dos dedos (Fig. 6.8 B) na região cervical, medialmente ao ângulo superior da escápula.
- Pressionando o tecido com firmeza com as eminências da mão ou as articulações dos dedos, deslizar a mão diagonalmente ao longo da margem medial da escápula, passando pelo ângulo inferior.
- Começando no mesmo local, repetir o procedimento duas ou três vezes.

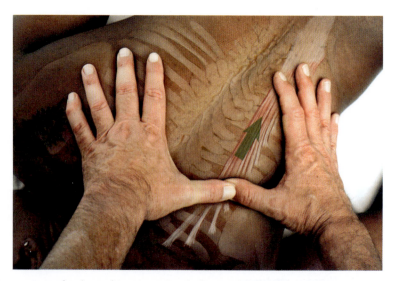

FIGURA 6.7 Deslizamento profundo em faixas no músculo iliocostal do lombo – parte torácica, com o polegar apoiado.

Capítulo 6 ■ Coluna vertebral 221

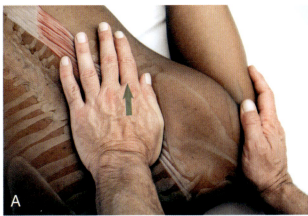

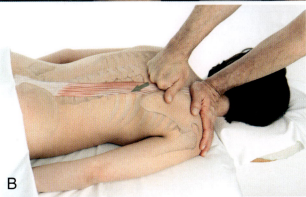

FIGURA 6.8 Deslizamento transversal nas fibras do músculo iliocostal do lombo – parte torácica, com a eminência tenar (A) ou as articulações dos dedos (B).

Deslizamento profundo ou fricção transversal das fibras

- O paciente deita-se em decúbito ventral.
- O terapeuta fica em bipedestação ao lado do paciente, na altura da cabeça.
- Colocar as pontas ou as articulações dos dedos perto da faixa muscular na margem inferomedial da escápula.
- Mover as pontas ou as articulações dos dedos para trás e para a frente através da faixa, em um ritmo de aproximadamente duas vezes por segundo.
- Continuar até sentir a liberação do tecido.

Músculo iliocostal do pescoço

ETIMOLOGIA Latim *ilio-*, referente ao ílio + *costalis*, referente às costelas (*costa*) + *cervicis*, do pescoço.

Fixações

- Origem: ângulos das seis costelas superiores (Fig. 6.9).
- Inserção: processos transversos de C4 até C6.

Palpação

Discernível quando patologicamente hipercontraído por meio da compressão transversal das fibras. A arquitetura é paralela e as fibras são paralelas ao músculo.

Ação

Estende, flexiona lateralmente e rotaciona (gira) as vértebras cervicais.

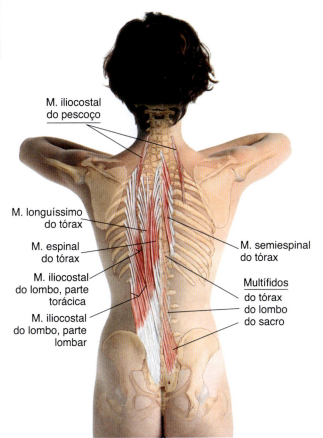

FIGURA 6.9 Anatomia do músculo iliocostal do pescoço.

Área de dor referida

Nenhum ponto-gatilho foi registrado nesse músculo; ele foi incluído aqui a título de integralidade.

Músculo longuíssimo do tórax

ETIMOLOGIA Latim *longissimus*, o mais longo + *thoracis*, do tórax.

Fixações

- Origem: sacro e processos espinhosos das vértebras torácicas inferiores e da maioria das vértebras lombares (Fig. 6.10).
- Inserção: pontas dos processos transversos de todas as vértebras torácicas e as últimas nove ou dez costelas e entre seus tubérculos e ângulos.

Palpação

Discernível quando patologicamente hipercontraído por meio da compressão transversal das fibras. A arquitetura é paralela e as fibras são paralelas ao músculo.

Ação

Estende a coluna vertebral.

Área de dor referida

Sobre a região lombar até a região superior da nádega; nádega até sua região inferior.

Outros músculos a examinar

- M. serrátil posterior inferior.
- M. quadrado do lombo.
- Mm. iliocostais do lombo e do tórax.
- Mm. glúteos.
- M. piriforme e outros rotadores laterais.
- Mm. posteriores da coxa.

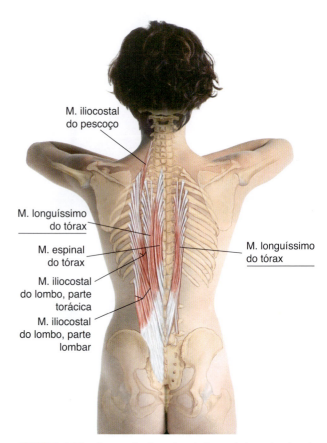

FIGURA 6.10 Anatomia do músculo longuíssimo do tórax.

Terapia manual

Ver *Terapia manual para os mm. eretores da espinha*, um pouco mais adiante.

Músculo espinal do tórax

ETIMOLOGIA Latim *spinalis*, referente à espinha.

Fixações

- Origem: processos espinhosos das vértebras T11, T12, L1 e L2 (Fig. 6.11).
- Inserção: processos espinhosos das 4 a 8 vértebras torácicas e superiores.

Palpação

Discernível quando patologicamente hipercontraído por meio da compressão transversal das fibras. A arquitetura é paralela e as fibras são paralelas ao músculo.

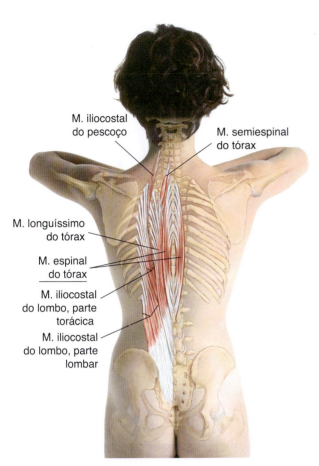

FIGURA 6.11 Anatomia do músculo espinal do tórax.

Ação

Estende a coluna vertebral.

Área de dor referida

Não é aplicável.

Outros músculos a examinar

Não é aplicável.

Terapia manual

Ver *Terapia manual para os mm. eretores da espinha*, um pouco mais adiante.

Músculo semiespinal do tórax

ETIMOLOGIA Latim *semi*, metade + *spinalis*, referente à espinha + *thoracis*, do tórax.

Fixações

- Origem: processos transversos das vértebras T5 a T10 (Fig. 6.12).
- Inserção: processos espinhosos de C7 até T4.

Palpação

A arquitetura é paralela e as fibras são paralelas ao músculo. Discernível quando patologicamente hipercontraído por meio da compressão transversal das fibras.

Ação

Estende a coluna vertebral.

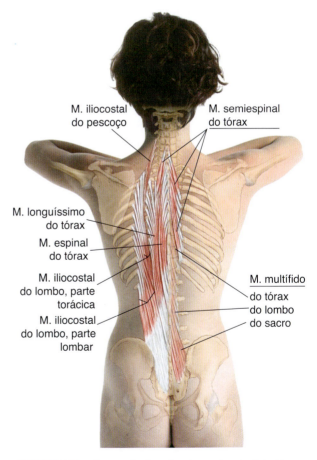

FIGURA 6.12 Anatomia do músculo semiespinal do tórax.

Área de dor referida

Não é aplicável.

Outros músculos a examinar

Não é aplicável.

Terapia manual para os mm. eretores da espinha

Uma vez que os músculos eretores da espinha são agrupados em um feixe paraespinal, eles podem ser tratados facilmente em conjunto. É possível aplicar a massagem de deslizamento profundo em faixas na direção caudal ou cefálica. Vale a pena realizar ambas, uma vez que diferentes pontos-gatilho podem ser acessados em cada direção. Podem-se usar a mão, o polegar, as articulações, as pontas dos dedos ou o cotovelo.

Deslizamento profundo em faixas

- O paciente deita-se em decúbito ventral.
- O terapeuta fica em bipedestação ao lado do paciente, na altura da cabeça ou do ombro (para massagear na direção caudal) ou na altura do quadril (direção cefálica).
- Colocar as eminências da mão (Fig. 6.13), as pontas dos dedos apoiadas (Fig. 6.14), os polegares apoiados (Fig. 6.15), as articulações dos dedos (Fig. 6.16) ou o cotovelo (Fig. 6.17) no feixe muscular perto de C7 (para trabalhar no sentido caudal) ou no sacro (sentido cefálico).
- Pressionando o tecido com firmeza, deslizar a parte do corpo que estiver usando ao longo de todo o comprimento do feixe muscular.

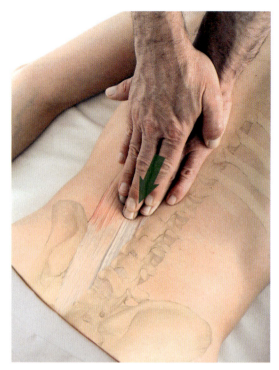

FIGURA 6.14 Deslizamento profundo em faixas no feixe do músculo eretor da espinha, com as pontas dos dedos apoiadas (o músculo longuíssimo é ilustrado).

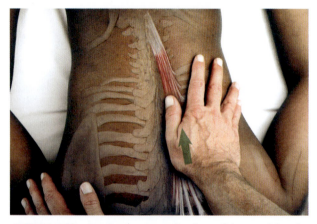

FIGURA 6.13 Deslizamento profundo em faixas no feixe do músculo eretor da espinha, com a eminência tenar (o músculo longuíssimo é ilustrado).

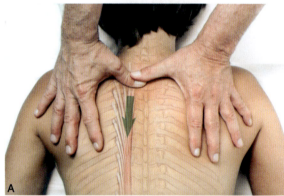

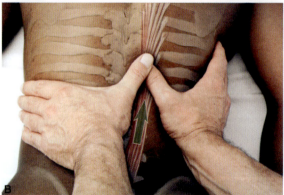

FIGURA 6.15 Deslizamento profundo em faixas no feixe no músculo eretor da espinha, com o polegar apoiado, nas direções cefálica e caudal (o músculo longuíssimo é ilustrado). (A) posição inicial do deslizamento na direção caudal, (B) posição média inicial do deslizamento na direção cefálica.

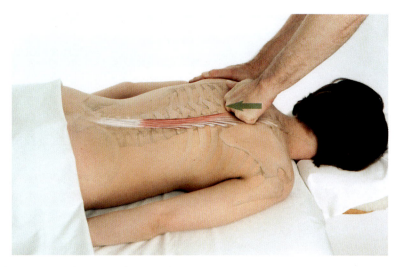

FIGURA 6.16 Deslizamento profundo em faixas no feixe do músculo eretor da espinha, com as articulações dos dedos, mostrando o músculo longuíssimo.

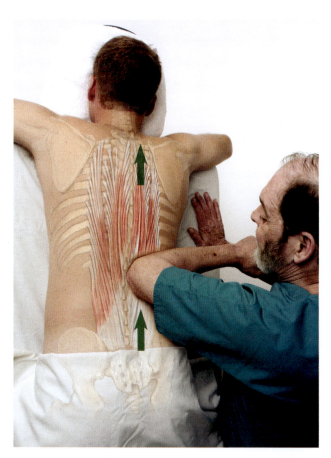

FIGURA 6.17 Deslizamento profundo em faixas no feixe do músculo eretor da espinha, com o cotovelo, mostrando o músculo longuíssimo.

Músculos profundos da coluna vertebral

Músculos multífidos

ETIMOLOGIA Latim *multi*, muitos + *fidus*, dividido, portanto, "dividido em muitos segmentos".

Resumo

Esse grupo de músculos (Fig. 6.18) se localiza ao longo da coluna vertebral, desde a região cervical até a base da coluna. Os segmentos inferiores do m. multífido que vão desde o sacro até as vértebras lombares são muito fortes e proeminentes, semelhantes aos tirantes no mastro de um barco a vela. Na realidade, o m. multífido é um dos músculos mais fortes do corpo. Com frequência ocorre dor à palpação sobre o sacro nos pacientes com dor lombar.

 Fixações

Origem

- Região cervical: desde os processos articulares das vértebras cervicais inferiores.
- Região torácica: desde os processos transversos de todas as vértebras torácicas.
- Região lombar: porção inferior do sacro dorsal, EIPS, superfície profunda da origem tendínea do m. eretor da espinha, e processos mamilares de todas as vértebras lombares.

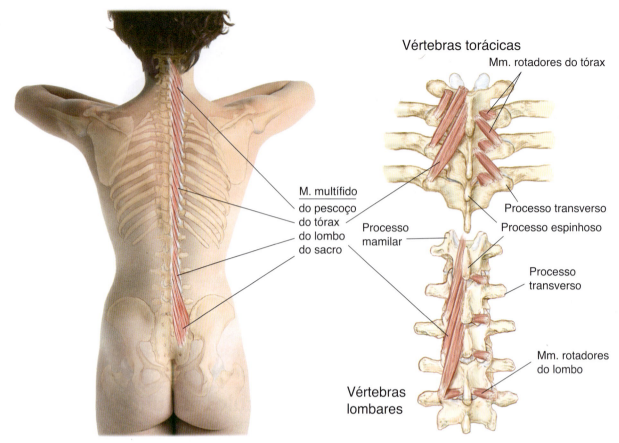

FIGURA 6.18 Anatomia do músculo multífido.

Inserção

- Processo espinhoso de todas as vértebras, estendendo-se desde L5 até C2 (abrangendo 2 a 4 vértebras).

 Palpação

Discernível entre os processos transversos das vértebras, porém com mais facilidade no sacro. A arquitetura é paralela e as fibras são paralelas ao músculo.

 Ação

Estende, rotaciona e estabiliza a coluna vertebral.

 Área de dor referida

- Entre a coluna vertebral e a margem medial da escápula.
- Região imediatamente lateral a T12 e L1 e sobre a região lombar; quadrante lateral superior do abdome.
- Sobre o sacro, na nádega ao longo da fenda interglútea, na parte posterior da coxa abaixo da nádega; quadrante lateral inferior do abdome.
- Ao redor do cóccix.

 Outros músculos a examinar

- M. iliocostal do lombo – parte torácica, mm. romboides.
- M. quadrado do lombo, m. serrátil posterior inferior, m. iliocostal do lombo – parte lombar.
- M. reto do abdome, m. iliopsoas.
- Mm. glúteos, mm. posteriores da coxa.
- Mm. oblíquos do abdome, m. iliopsoas.
- M. levantador do ânus.

 Terapia manual

Deslizamento profundo em faixas

- O paciente deita-se em decúbito ventral.
- O terapeuta fica em bipedestação ao lado do paciente, na altura do tórax, de frente para a direção caudal.

- Colocar as pontas dos dedos (Fig. 6.19 A) ou o polegar (Fig. 6.19 B) com ou sem apoio na região superior do sacro, numa área imediatamente lateral à coluna vertebral, apontando no sentido caudal (inferiormente).
- Pressionando o tecido com firmeza, deslizar o polegar ou as pontas dos dedos no sentido caudal até a região inferior do sacro.
- Repetir o procedimento no lado oposto.

Músculos rotadores

ETIMOLOGIA Latim *rotatores*, rotadores.

Resumo

Os **mm. rotadores** (Fig. 6.20) constituem a mais profunda das três camadas dos músculos transversoespinais, desenvolvidos principalmente na região torácica. Uma vez que eles têm uma densidade muito alta de fusos musculares, provavelmente funcionam proporcionando importante *feedback* de percepção dos movimentos (propriocepção). Aparentemente, sua função motora envolve os ajustes finos, e não os movimentos mais significativos da coluna.

Fixações

- Origem: processo articular da maioria das vértebras cervicais, processo transverso de cada vértebra torácica e processo mamilar de cada vértebra lombar.
- Inserção: na raiz do processo espinhoso vértebras acima.

Palpação

Discernível entre os processos transversos das vértebras. A arquitetura é paralela e as fibras são paralelas ao músculo.

Ação

- Bilateralmente, extensão da coluna.
- Unilateralmente, rotação na região torácica.
- Propriocepção (ver resumo).

Área de dor referida

Ao longo da linha média da coluna.

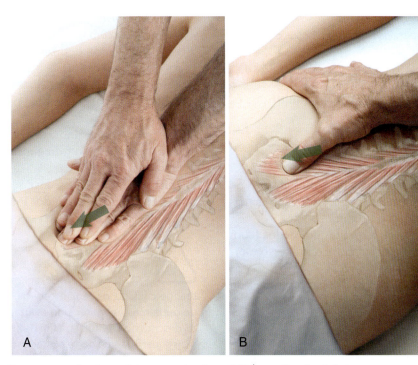

FIGURA 6.19 Deslizamento profundo em faixas no músculo multífido nas fixações inferiores, com as pontas dos dedos (A) e o polegar (B).

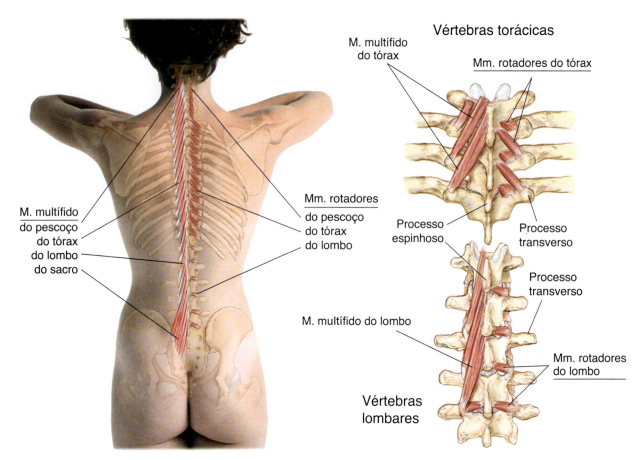

FIGURA 6.20 Anatomia dos músculos rotadores.

Outros músculos a examinar

Outros músculos paraespinais superficiais e profundos.

Terapia manual para os mm. multífidos e rotadores

Compressão transversal das fibras

- O paciente deita-se em decúbito ventral.
- O terapeuta fica em bipedestação ao lado do paciente, começando pela cintura.
- Colocar o polegar ou as pontas dos dedos (com ou sem apoio) no espaço entre o processo espinhoso de L5 e o sacro (Fig. 6.21).
- Pressionar lateralmente (na direção contrária à do seu corpo) e diagonalmente no sentido caudal, afastando do caminho os músculos superficiais, a fim de alcançar os músculos intrínsecos.
- Se o paciente relatar dor à palpação, manter a pressão até a liberação.
- Deslocando-se no sentido cefálico, repetir a técnica entre cada par de processos espinhosos até o espaço entre T12 e L1.
- Começando com o espaço entre T11 e T12, aplicar a mesma técnica, deslizando o polegar para o espaço entre as costelas.
- Repetir técnica (Fig. 6.22) até C7.
- De C7 até a base craniana, usar o polegar sem apoio.
- A técnica é contraindicada em qualquer área da coluna onde houver diagnóstico ou suspeita de patologia.
- Quando usar a técnica, deve-se prestar atenção no paciente em relação à dor local ou referida, ou qualquer outra sensação.

ALERTA Deve-se aplicar a técnica com grande cuidado na região cervical, e apenas depois de outra massagem ter sido realizada na área, como foi descrito no Capítulo 3, a fim de liberar os músculos mais superficiais da parte posterior do pescoço.

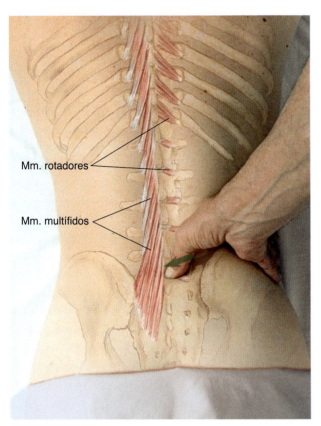

FIGURA 6.21 Compressão transversal nas fibras nos músculos rotadores na região lombar, com o polegar.

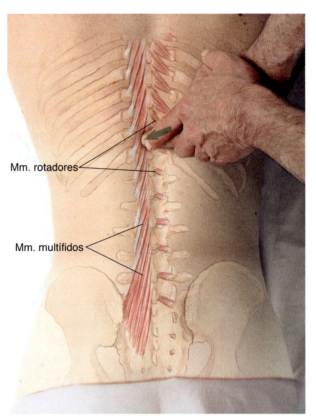

FIGURA 6.22 Compressão transversal nas fibras dos músculos rotadores na região torácica, com as pontas dos dedos apoiadas.

REVISÃO DO CAPÍTULO

Estudo de caso

G.Q. é um homem de 63 anos, aposentado do serviço militar. Goza de boa saúde e é muito ativo fisicamente, joga golfe vários dias por semana e se exercita todos os dias em uma academia. G.Q. afirma que raramente teve dores nas costas, mas que sente que distendeu as costas alguns dias atrás enquanto pegava seu neto no colo. Ele disse que certamente era capaz de dobrar o joelho, mas que a criança inesperadamente pulou em cima dele e, quando ele se abaixou para levantá-la, sentiu uma tensão na região lombar. A avaliação postural e da marcha não mostrou desvios; a palpação revelou a presença de pontos-gatilho ativos no iliocostal lombar, irradiando-se para os glúteos. Ao final da sessão, o uso da massagem sueca profunda para aquecer a musculatura, seguida de deslizamento profundo em faixa nos eretores lombares, liberação miofascial nas áreas dos músculos iliocostal e quadrado do lombo, e compressão profunda nos glúteos trouxeram alívio total ao paciente.

G.Q. afirmou que jamais havia feito massagem e que esse procedimento lhe foi recomendado pela vizinha, que é também paciente. Ele se sentiu tão bem depois da sessão que decidiu comprar um pacote de sessões e comparecer a cada duas semanas. Foi lembrado ao paciente que ele poderia sentir alguma dor por um dia ou dois por causa do trabalho profundo nos tecidos e que, caso venha a sentir qualquer dor residual nas costas, deverá telefonar e voltar à massagem logo, em vez de esperar as duas semanas para sua próxima consulta. Duas semanas depois, em sua consulta seguinte, G.Q. declarou que ainda tinha ficado um pouco dolorido, mas que a dor se dissipou depois de um dia e que subsequentemente ele se sentiu bem. O paciente afirmou ainda que se sentiu tão bem a ponto de recomendar a massagem a todos os seus amigos de golfe e da academia, tendo pedido uma pilha de cartões de visita para compartilhar.

K.M., LMT

Perguntas para revisão

1. A região _____ é a única capaz de realizar todos os movimentos possíveis da coluna vertebral, incluindo flexão anterior e lateral, extensão e rotação.
   - a. Lombar
   - b. Sacral
   - c. Cervical
   - d. Torácica

2. Existem _____curvaturas na coluna normal de um adulto.
   - a. 5
   - b. 4
   - c. 3
   - d. 2

3. Os três grupos de eretores da espinha são _____.
   - a. Coracobraquial, latíssimo e espinal
   - b. Iliocostal, quadrado e lombar
   - c. Multífido, longuíssimo e torácico
   - d. Iliocostal, longuíssimo e espinal

4. A mais profunda das três camadas dos músculos transversoespinais é constituída pelos _____.
   - a. Rotadores
   - b. Romboides
   - c. Multífidos
   - d. Intercostais

5. O músculo que se origina no processo transverso de uma vértebra e se insere no processo espinhoso das vértebras acima é o _____.
   - a. Processo coronoide
   - b. M. subescapular
   - c. Mm. rotadores
   - d. M. serrátil

6. Os músculos chamados _____ significam "divididos em muitos segmentos".
   - a. Redondo menor e maior
   - b. Infraespinal
   - c. Piriforme
   - d. Multífidos

7. Um músculo com pontos-gatilho que frequentemente referem dor nas nádegas são os _____.
   - a. Iliocostal do pescoço
   - b. Iliocostal do lombo – parte torácica
   - c. Espinal do tórax
   - d. Iliocostal do lombo – parte lombar

8. O centro de gravidade do corpo está na região _____.
   - a. Torácica
   - b. Cervical
   - c. Pélvica
   - d. Lombar

9. Os músculos que coletivamente estendem e mantêm o equilíbrio da coluna vertebral e da caixa torácica são os _____.
   - a. Rotadores
   - b. Eretores da espinha
   - c. Quadrados
   - d. Multífidos

10. Os dois tipos de articulações entre as vértebras móveis da coluna são _____ e _____.
    - a. Cartilaginosa e sinovial
    - b. Cartilaginosa e diartrótica
    - c. Diartrótica e sinartrótica
    - d. Sinovial e fibrosa

CAPÍTULO 7

Região lombar e abdome

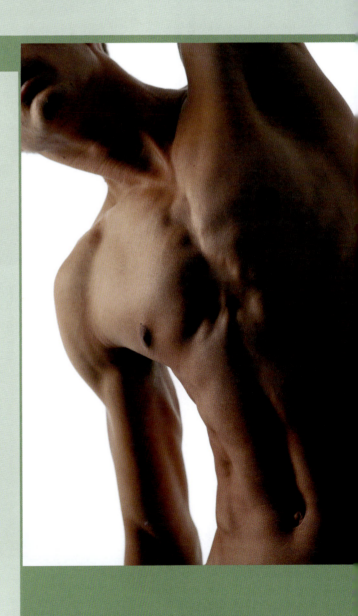

OBJETIVOS DE APRENDIZADO

Ao final deste capítulo, o leitor será capaz de:
- Citar a terminologia correta dos músculos da região lombar e do abdome.
- Palpar os músculos da região lombar e do abdome.
- Identificar suas fixações nas origens e inserções.
- Explicar as ações dos músculos.
- Descrever suas áreas de dor referida.
- Lembrar-se dos músculos correlatos.
- Identificar quaisquer locais de risco e cuidados éticos para a massagem terapêutica.
- Demonstrar proficiência em técnicas de terapia manual para os músculos da região lombar e do abdome.

A visão geral da região começa na página 237, após as pranchas de anatomia.

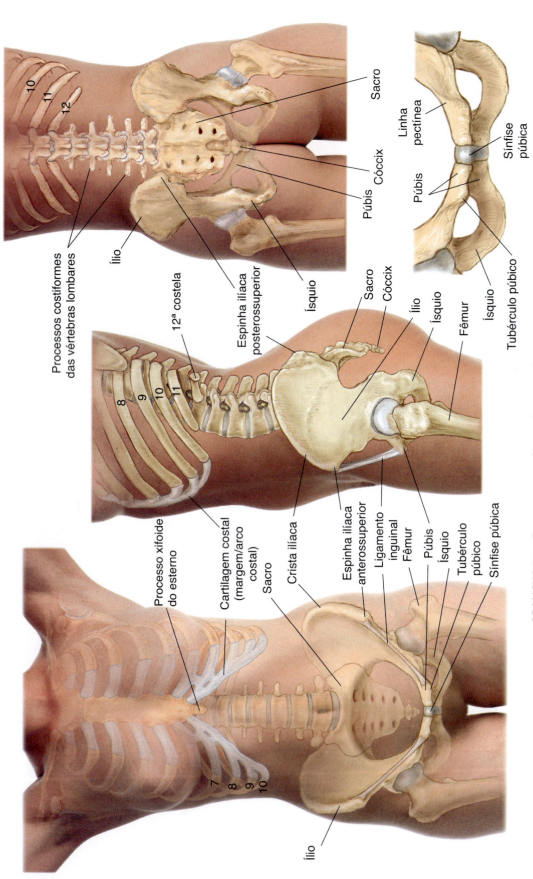

PRANCHA 7.1 Estruturas esqueléticas da região abdominal e lombar.

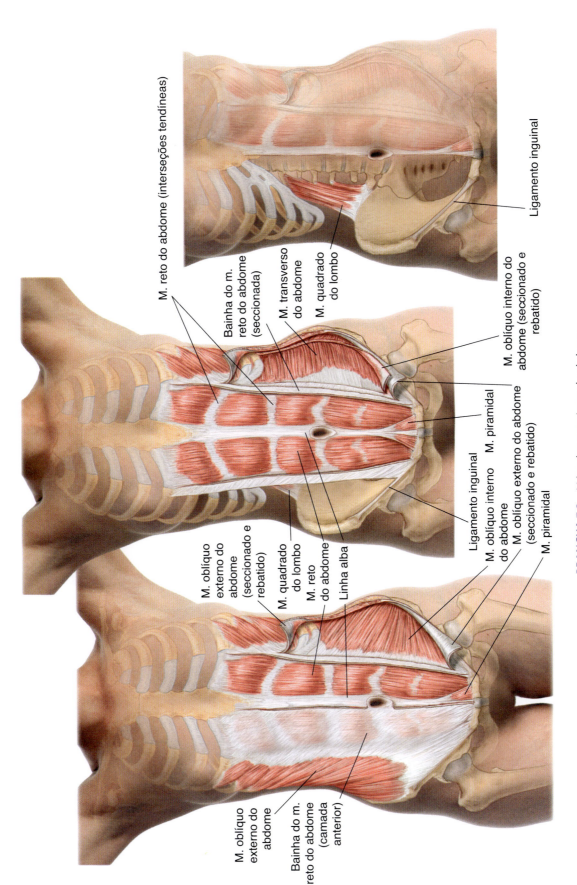

PRANCHA 7.2 Músculos anteriores do abdome.

234 Massoterapia clínica

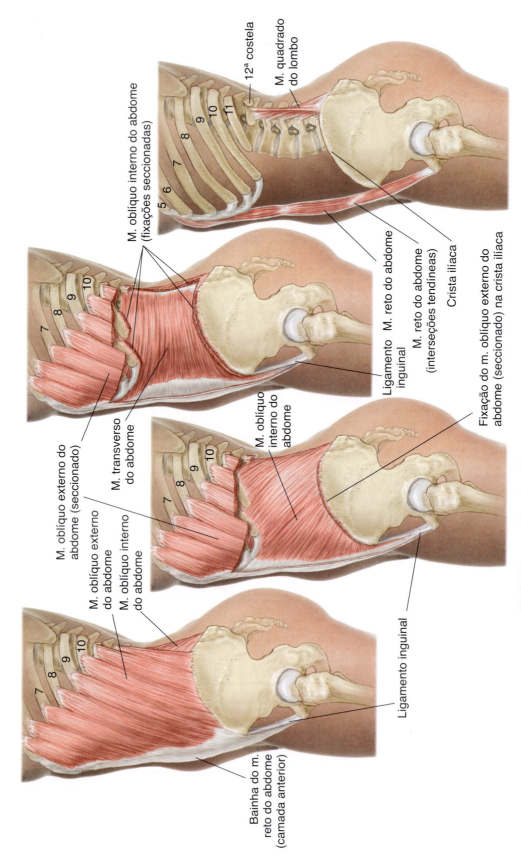

PRANCHA 7.3 Músculos abdominais e da região lombar, vista lateral.

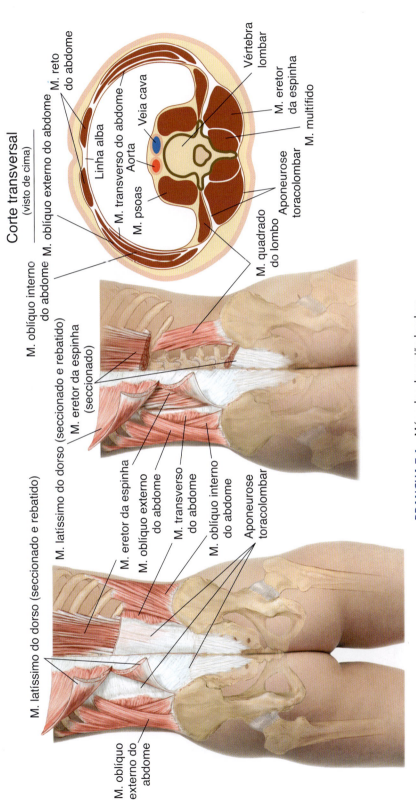

PRANCHA 7.4 Músculos da região lombar.

236 Massoterapia clínica

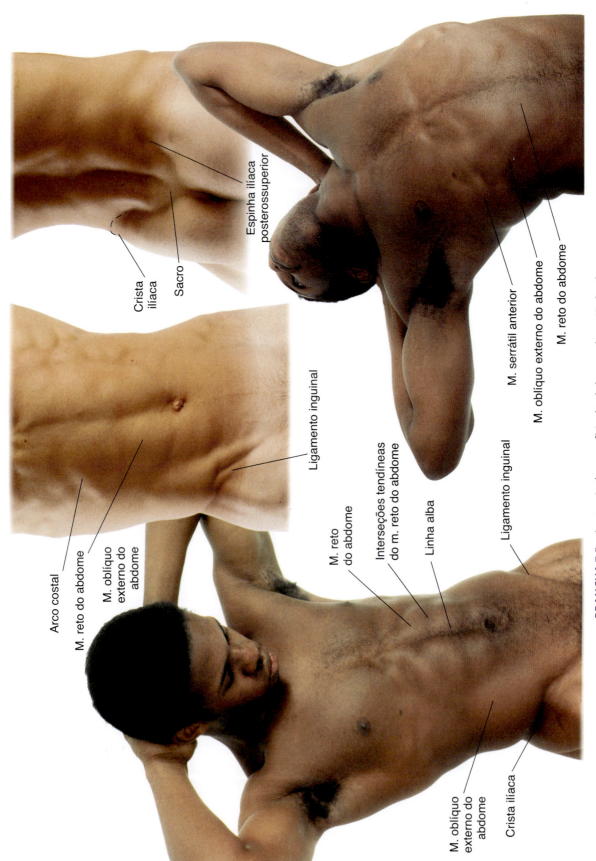

PRANCHA 7.5 Anatomia de superfície do abdome e da região lombar.

Visão geral da região (Pranchas 7.1 a 7.5)

A cintura, que inclui a região lombar e a parte média do abdome, é uma área muito vulnerável por causa da falta de proteção e suporte ósseos. Acima dela, o tronco e a coluna são estabilizados e os órgãos internos são protegidos pela caixa torácica. Abaixo, a pelve – o centro de gravidade do corpo – fornece estabilidade e proteção. Entre eles, no entanto, nossa necessidade de flexibilidade e mobilidade requer um espaço com pouquíssimo suporte ou proteção. Portanto, os músculos dessa região são submetidos a uma alta demanda e são facilmente forçados ou lesionados. Suas principais ações são o movimento da parte superior do tronco em relação à inferior e vice-versa: a flexão anterior e a lateral e a rotação do tronco. Os pontos-gatilho nesses músculos desencadeiam a dor referida para uma região extensa: para cima, no dorso e no tórax; para dentro, nas vísceras, e para baixo, nas nádegas, na parte inferior do abdome, na virilha, nos genitais e nos membros inferiores.

A região lombar é caracterizada por várias camadas de tecido tendíneo e fascial espessas e fortes, incluindo a aponeurose toracolombar e as porções tendíneas dos músculos eretores da espinha e do músculo latíssimo do dorso. Esses tecidos conjuntivos podem tornar-se rígidos, congestionados e doloridos à palpação e devem ser tratados junto dos músculos.

Os músculos lombares/abdominais constituem um dos grupos musculares mais predominantemente implicados nas queixas de dor lombar – a dor de ocorrência mais comum na região dorsal – por causa da carga de trabalho que suportam. Os outros são os músculos das nádegas, do assoalho pélvico e o músculo iliopsoas, que serão discutidos no próximo capítulo.

Visão geral dos músculos do abdome

Esses músculos formam a parede abdominal e incluem o **músculo reto do abdome**, o **músculo transverso do abdome** e os **músculos oblíquos externo e interno do abdome**. Além das várias funções primárias, todos eles ajudam na expiração forçada, com a compressão da cavidade abdominal. Eles são extremamente importantes do ponto de vista clínico, uma vez que seus pontos-gatilho podem desencadear a dor referida para as vísceras e chegam a causar problemas viscerais, por exemplo, doenças somatoviscerais, que podem ocorrer quando um nervo comprimido avança de e para órgãos internos, o que provoca dor e/ou disfunção. Da mesma forma, os distúrbios viscerais podem causar dor na musculatura abdominal, que, às vezes, persiste até mesmo após o distúrbio ter sido resolvido. Também podem desencadear a dor referida para a região lombar.

É aconselhável fazer um trabalho preparatório no abdome antes da terapia manual mais profunda em músculos específicos, a fim de estimular o fluxo sanguíneo local e relaxar a musculatura superficial. Esse trabalho pode incluir técnicas gerais de massagem, como a *effleurage* e também o alongamento miofascial. Lembre-se de não trabalhar no sentido anti-horário no abdome. O massoterapeuta poderá ajudar pacientes que possam estar padecendo de constipação com a aplicação da massagem abdominal no sentido horário. Certifique-se de que qualquer pressão aplicada na área abdominal seja lenta e gradual; também é importante ter em mente que pacientes com dor visceral podem estar com alguma patologia ainda não diagnosticada. Qualquer pessoa com queixa de dor visceral deve ser encaminhada a um médico, para um diagnóstico adequado.

Cuidado ético

Algumas pessoas ficam desconfortáveis com a massagem abdominal. Não deixe de pedir sempre permissão ao paciente antes de tocar seu abdome; e use técnicas adequadas de drapejamento. E, obviamente, tome cuidado para não expor ou tocar seios, pelos pubianos e órgãos genitais.

Terapia manual

ALONGAMENTO MIOFASCIAL PARA O ABDOME

- O paciente deita-se em decúbito dorsal.
- O terapeuta fica em bipedestação ao lado do paciente, na altura do quadril.
- Colocar uma das mãos de forma plana na parte superior do abdome no lado mais próximo a você, os dedos posicionados imediatamente abaixo da caixa torácica.
- Cruzar a outra mão sobre a primeira e colocá-la na parte inferior do abdome e no lado mais distante, com os dedos sobre a EIAS (espinha ilíaca anterossuperior) (Fig. 7.1).
- Deixar as mãos afundarem no tecido até envolverem o tecido miofascial superficial do abdome.
- Separar as mãos sem deixar de pressionar e sem permitir que elas deslizem sobre a pele. Manter até a liberação.
- Repetir no lado oposto.

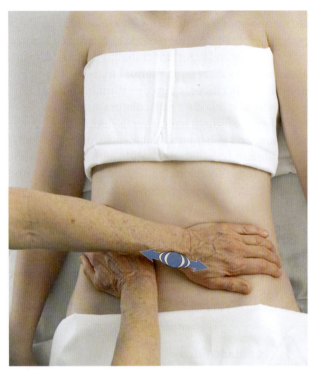

FIGURA 7.1 Alongamento miofascial nos músculos do abdome.

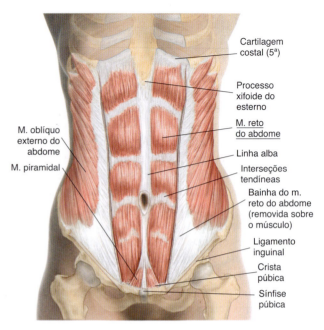

FIGURA 7.2 Anatomia do músculo reto do abdome.

Músculo reto do abdome

ETIMOLOGIA Latim *rectus*, reto + *abdominis*, do abdome.

Resumo

O **m. reto do abdome** (Fig. 7.2) é constituído de uma série de corpos musculares, separados por interseções tendíneas e divididos no centro pela **linha alba** (do latim *linea*, linha + *alba*, branca). Esse músculo conecta a parte anterior do tórax (caixa torácica) com a parte anterior da pelve (púbis). Ele flexiona a coluna e resiste à sua extensão. O m. reto do abdome é o único músculo na maior parte da região anterior do abdome. Lateralmente a ele, os músculos abdominais estão dispostos em camadas.

Fixações

- Origem: crista e sínfise púbicas.
- Inserção: processo xifoide e quinta à sétima cartilagem costal.

Palpação

Discernível no púbis; discernível nas margens com as pontas dos dedos desde o púbis até a caixa torácica, embora seja difícil de diferenciar em clientes obesos. Sua arquitetura é paralela e as fibras são superiores e inferiores.

Ação

- Flexiona as regiões das vértebras torácicas e lombares.
- Traciona o tórax inferiormente, na direção do púbis, ou o púbis na direção do tórax.

Área de dor referida

- Sobre o abdome, desde o processo xifoide até o púbis.
- Atravessando o dorso imediatamente abaixo das escápulas; região ao redor do processo xifoide (epigástrio, precórdio).
- Atravessando o topo das nádegas (crista ilíaca) e o sacro.
- Quadrante lateral inferior do abdome.
- Parte média do abdome, na área imediatamente abaixo do umbigo.
- Também causa sensação de plenitude abdominal, dismenorreia.

Outros músculos a examinar

- M. piramidal.
- M. serrátil posterior inferior.
- M. iliopsoas.
- Mm. oblíquos do abdome.
- M. transverso do abdome.
- Mm. glúteos.
- M. quadrado do lombo.

Terapia manual

Deslizamento profundo em faixas (1)

- O paciente deita-se em decúbito dorsal.
- O terapeuta fica em bipedestação ao lado do paciente, na altura do quadril.
- Colocar as pontas dos dedos ao lado do m. reto do abdome, em um ponto imediatamente acima do púbis.
- Pressionando o tecido com firmeza, deslizar as pontas dos dedos no sentido superior ao longo do músculo, até suas fixações nas costelas (Fig. 7.3).
- Repetir o mesmo procedimento no lado oposto.

Deslizamento profundo em faixas (2)

- O paciente deita-se em decúbito dorsal.
- O terapeuta fica em bipedestação ao lado do paciente, na altura da cintura.
- Colocar as pontas dos dedos na margem lateral do m. reto do abdome, imediatamente acima do púbis. Pressionando o tecido com firmeza, girar a mão de forma que as pontas dos dedos se movam no sentido superior, ao longo da margem do músculo (Fig. 7.4).

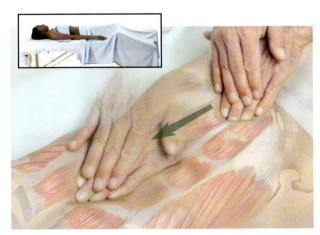

FIGURA 7.3 Deslizamento profundo em faixas no músculo reto do abdome.

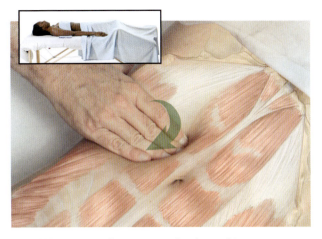

FIGURA 7.4 Deslizamento profundo em faixas na margem lateral do músculo reto do abdome.

- Começando num ponto imediatamente acima do local que acabou de ser massageado, repetir o procedimento ao longo do músculo até a caixa torácica.
- Repetir o procedimento no lado oposto.

Deslizamento profundo em faixas (3)

- O paciente deita-se em decúbito dorsal.
- O terapeuta fica em bipedestação ao lado do paciente, na altura do quadril.
- Colocar as pontas dos dedos (Fig. 7.5 A) ou o polegar apoiado (Fig. 7.5 B) na margem lateral do m. reto do abdome, imediatamente acima do púbis.
- Pressionando o tecido com firmeza, deslizar as pontas dos dedos ou o polegar ao longo do músculo até suas fixações na caixa torácica.
- Repetir o procedimento no lado oposto.

Compressão

- O paciente deita-se em decúbito dorsal.
- O terapeuta fica em bipedestação ao lado do paciente, na altura do tórax.
- Colocar o polegar apoiado na fixação do m. reto do abdome no púbis, no lado mais próximo a você.
- Pressionar o músculo com firmeza contra o osso, procurando pontos de dor à palpação. Manter assim até a liberação.
- Movimentar a mão medialmente até o próximo local e repetir até chegar à linha alba, no centro (Fig. 7.6).
- Repetir o procedimento no lado oposto.

Compressão transversal das fibras

- O paciente deita-se em decúbito dorsal.
- O terapeuta fica em bipedestação ao lado do paciente, no nível da cintura.

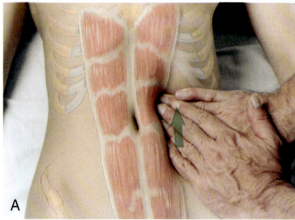

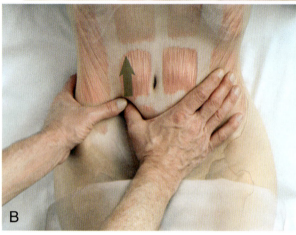

FIGURA 7.5 Deslizamento profundo em faixas na margem lateral do músculo reto do abdome com as pontas dos dedos (A) ou o polegar apoiado (B).

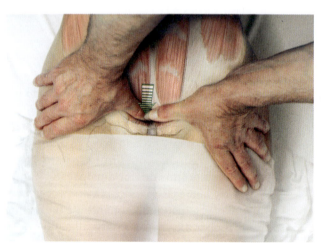

FIGURA 7.6 Compressão nas fixações do músculo reto do abdome no púbis.

- Colocar a ponta do polegar no m. reto do abdome, na linha alba (linha central) numa região imediatamente acima da sínfise púbica, com as pontas dos dedos posicionadas no abdome lateralmente.

- Pressionando o tecido com firmeza, deslizar a ponta do polegar lateralmente, na direção das pontas dos dedos.
- Começando no local imediatamente superior ao ponto prévio, repetir o procedimento.
- Repetir o procedimento (Fig. 7.7), continuando ao longo do m. reto do abdome até chegar à caixa torácica.
- Repetir o procedimento no lado oposto.

Músculo piramidal

ETIMOLOGIA Latim *pyramidalis*, em formato de pirâmide.

Resumo

O **m. piramidal** (Fig. 7.8) ocorre muito comumente em apenas um dos lados e está ausente em muitas pessoas. Ele é o outro músculo abdominal anterior (além do reto do abdome) e pode abrigar um ponto-gatilho em seu ponto de fixação no púbis.

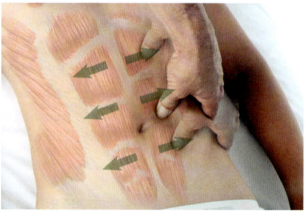

FIGURA 7.7 Compressão transversal nas fibras no músculo reto do abdome.

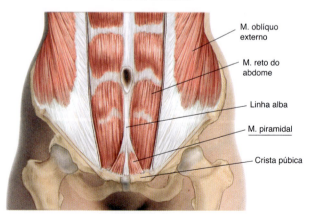

FIGURA 7.8 Anatomia do músculo piramidal.

Fixações

Origem: crista púbica, anteriormente à origem do m. reto do abdome.
Inserção: porção inferior da linha alba.

Palpação

Em geral, não é diferençável do m. reto do abdome.

Ação

Tensiona a linha alba.

Área de dor referida

- Sua fixação no púbis.
- Ao longo da linha média até o umbigo.

Outros músculos a examinar

- M. reto do abdome.
- M. iliopsoas.
- Mm. oblíquos do abdome.

Terapia manual

Compressão

- O paciente deita-se em decúbito dorsal.
- O terapeuta fica em bipedestação ao lado do paciente, na altura do quadril.
- Colocar o polegar no m. piramidal, num local imediatamente superior e lateral à sínfise púbica (Fig. 7.9).
- Pressionando o tecido com firmeza, examinar os pontos de dor à palpação. Manter assim até liberar.
- Repetir o procedimento no lado oposto.

Músculos oblíquos do abdome

ETIMOLOGIA Latim *obliquus*, oblíquo, diagonal.

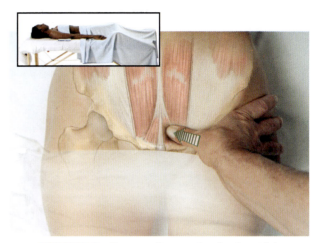

FIGURA 7.9 Compressão no músculo piramidal.

Resumo

Os **mm. oblíquos interno e externo do abdome** (Figs. 7.10 e 7.11) são músculos pareados, situados a cada lado da parede abdominal, e formam as duas primeiras das três camadas laterais ao m. reto do abdome. Suas fibras percorrem respectivamente as mesmas direções que os mm. intercostais interno e externo. Uma boa maneira de lembrar suas direções é colocar uma das mãos no lado oposto do abdome, com os dedos apontados diagonalmente para baixo, e em seguida colocar a outra mão sobre a primeira, apontando perpendicularmente. A mão superior representa os externos e a inferior, os internos (Fig. 7.12).

Fixações

Externo:
- Origem: superfícies externas e margens inferiores da quinta à décima segunda costelas.
- Inserção: metade anterior do lábio lateral da crista ilíaca, ligamento inguinal e camada anterior da bainha do m. reto do abdome (margem lateral do m. reto do abdome).

Interno:
- Origem: na fáscia ilíaca profundamente à parte lateral do ligamento inguinal, à metade anterior da crista ilíaca e na fáscia lombar.
- Inserção: ao longo da parte inferior da caixa torácica (décima à décima segunda costelas) e bainha do m. reto do abdome, profundamente ao m. oblíquo externo.

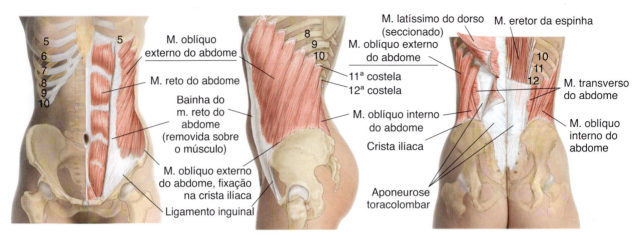

FIGURA 7.10 Anatomia do músculo oblíquo externo do abdome.

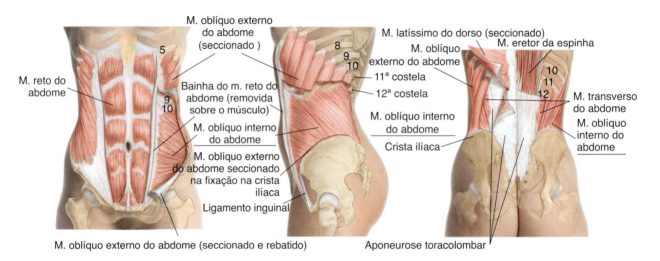

FIGURA 7.11 Anatomia do músculo oblíquo interno do abdome.

Palpação

Discernível apenas quando contraído, solicitando-se ao paciente em decúbito dorsal que levante um dos ombros na direção do lado oposto do corpo. A arquitetura é paralela e as fibras são, como o nome implica, oblíquas em duas direções opostas (Fig. 7.12).

Ação

- Bilateralmente, aumenta a pressão intra-abdominal para ajudar na expiração e flexiona a coluna.
- Unilateralmente, ajuda na flexão lateral e na rotação da coluna torácica; externamente ao lado oposto, internamente no mesmo lado.

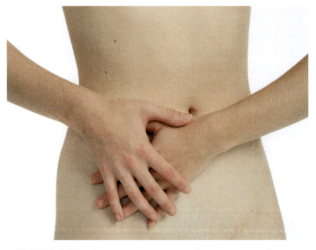

FIGURA 7.12 Posição mnemônica da mão para a direção dos oblíquos externo e interno do abdome (mão superior, externo; mão inferior, interno).

Área de dor referida

- Região epigástrica (abaixo do processo xifoide, entre os arcos costais), sobre a parte inferior do tórax e diagonalmente abaixo do arco costal.
- Quadrante lateral inferior do abdome, virilha e testículo, avançando pelo abdome até o púbis, o umbigo e o arco costal.

 Outros músculos a examinar

- M. reto do abdome.
- M. iliopsoas.
- M. quadrado do lombo.

 Terapia manual

Deslizamento profundo em faixas

- O paciente deita-se em decúbito ventral.
- O terapeuta fica em bipedestação ao lado do paciente, na altura do tórax.
- Colocar a mão entre o abdome do paciente e a mesa (Fig. 7.13 A) com a palma encostada no abdome e as pontas dos dedos num local imediatamente acima do púbis, na fixação do ligamento inguinal.
- Pressionando o tecido com firmeza de baixo para cima, deslizar as pontas dos dedos no sentido laterossuperior ao longo do músculo até a caixa torácica (Fig. 7.13 B). (Observação: a paciente é mostrada em bipedestação na foto para ilustrar o procedimento.)
- Começando no mesmo local, repetir o procedimento em um ângulo mais oblíquo até que toda a superfície do abdome tenha sido tratada.
- Repetir o procedimento no lado oposto.

Músculo transverso do abdome

ETIMOLOGIA Latim *trans*, através de + *versus*, virado.

Resumo

O **m. transverso do abdome** (Fig. 7.14) localiza-se mais profundamente em relação aos demais músculos abdominais, lateralmente ao m. reto do abdome. É um

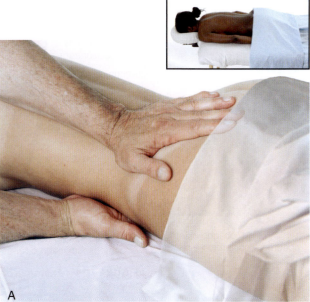
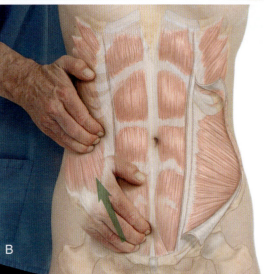

FIGURA 7.13 Paciente em decúbito ventral (A) para o deslizamento profundo em faixas nos músculos oblíquos do abdome (B) e posição para demonstração como se estivesse na posição de decúbito ventral.

músculo importante para a respiração, pois ele comprime o abdome na expiração forçada.

Não existe um tratamento manual separado para ele que seja apropriado ao texto.

 Fixações

- Origem: ao longo da parte inferior interna da caixa torácica (sétima à décima segunda costelas e cartilagens costais, interdigitando-se com as fibras do diafragma), fáscia lombar, crista ilíaca e ligamento inguinal.

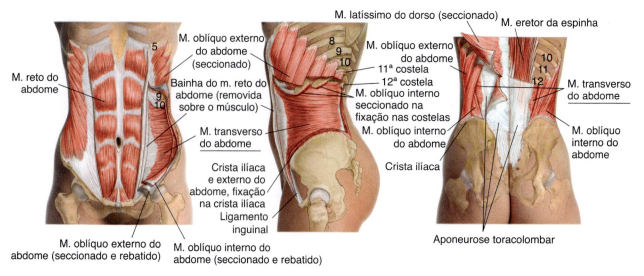

FIGURA 7.14 Anatomia do músculo transverso do abdome.

- Inserção: aponeurose da bainha anterior e posterior do m. reto e do tendão conjugado ao tubérculo púbico e pécten.

Palpação

Não palpável.

Ação

Comprime o abdome; é importante na expiração forçada.

Área de dor referida

Ao longo e entre as margens costais anteriores.

Outros músculos a examinar

- M. reto do abdome.
- Mm. oblíquos do abdome.

Terapia manual

Não é aplicável.

Visão geral dos músculos da região lombar

Os músculos do ombro situados na região dorsal, como o latíssimo do dorso, foram descritos no Capítulo 4. Os músculos vertebrais na região lombar foram discutidos no Capítulo 6.

Músculo quadrado do lombo

ETIMOLOGIA Latim *quadratus*, com quatro lados + *lumborum*, do lombo.

Resumo

Quando o cineasta precisa filmar uma cena com a câmera em movimento, estando ela no ombro do *cameraman* ou deslizando sobre os trilhos, ele usa um aparelho chamado Steadicam® – para impedir que o movimento do *cameraman* ou do trilho seja transferido para a câmera. A mesma coordenação entre a parte inferior e a parte superior do corpo é necessária quando realizamos atividades complexas com os olhos e as mãos enquanto estamos correndo ou andando a cavalo, ou para manter os membros inferiores estáveis enquanto realizamos ações com os membros superiores. Além de sua responsabilidade na flexão lateral, o **m. quadrado do lombo** desempenha essa função estabilizadora.

Por esse motivo, com frequência se encontram problemas nesse músculo em cavaleiros, praticantes de caiaque ou golfe e em qualquer pessoa cuja atividade envolva a separação do movimento entre a parte superior e a inferior do corpo.

O m. quadrado do lombo (Fig. 7.15; ver também Prancha 7.4) não é um músculo fácil de ser acessado manualmente, pois se localiza profundamente aos músculos paraespinais lombares (mm. eretores da espinha) e nas grossas camadas de fáscia e no tecido aponeurótico da região lombar. Ele pode ser abordado obliquamente, com o cotovelo aplicado num local imediatamente adjacente aos músculos paraespinais lombares, ou lateralmente, com os dedos ou polegares.

Fixações

- Origem: terço posterior da crista ilíaca e ligamento iliolombar.
- Inserção: processos transversos das vértebras L1 a L4 e borda inferior da 12ª costela.

Palpação

Pode ser palpado com o polegar ou as pontas dos dedos embaixo dos mm. paraespinais e da aponeurose lombar entre a última costela e a crista ilíaca. As fibras são oblíquas: as superiores percorrem do sentido lateral para o medial e as inferiores, no sentido medial para o lateral; a arquitetura é paralela.

Ação

- Flexão lateral da coluna (unilateralmente).
- Ajuda na extensão da coluna (bilateralmente).
- Estabilização da região lombar da coluna durante outros movimentos.
- Fixa a 12ª costela durante a respiração.

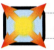

Área de dor referida

- Na nádega.
- Sobre o quadril.
- Descendo pela parte posterior do membro inferior.
- Sobre a crista ilíaca.
- Na virilha e às vezes no testículo.
- No quadrante lateral inferior do abdome.

Outros músculos a examinar

- M. iliopsoas.
- Mm. paraespinais lombares.
- Mm. glúteos.
- M. piriforme e outros mm. rotadores laterais profundos.
- M. reto do abdome e m. piramidal.

⚠️ **ALERTA** Ao massagear o m. quadrado do lombo na direção superior, não exerça uma pressão excessiva sobre a última costela. Ela é unida apenas à T12 e pode se quebrar com a pressão.

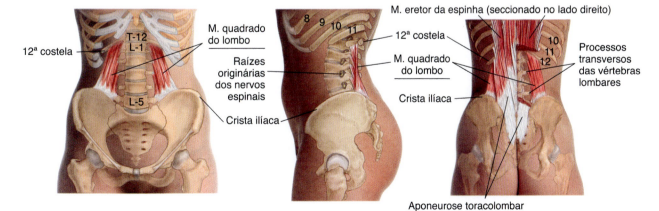

FIGURA 7.15 Anatomia do músculo quadrado do lombo.

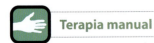 **Terapia manual**

ALONGAMENTO MIOFASCIAL

- O paciente deita-se em decúbito ventral.
- O terapeuta fica em bipedestação ao lado do paciente, no nível da cintura.
- Colocar a mão mais próxima à cabeça do paciente de maneira plana na área lombar lateralmente às vértebras, com os dedos sobre a crista ilíaca num local imediatamente lateral ao sacro.
- Cruzando a outra mão sobre ou sob a primeira, colocá-la de forma plana na área torácica, sobre as três ou quatro costelas inferiores.
- Deixar as mãos afundarem no tecido até sentir contato com o tecido miofascial superficial.
- Fazer pressão com as mãos em direções opostas, com pressão para baixo suficiente para envolver e alongar o tecido superficial (Fig. 7.16).
- Manter assim até sentir uma liberação significativa no tecido miofascial.
- Deslocar as duas mãos lateralmente (na direção do seu corpo) por cerca de 10 cm e repetir a técnica.

Compressão (1)

- O paciente deita-se em decúbito ventral ou lateral.
- O terapeuta fica em bipedestação ao lado do paciente, no nível da cintura.
- Segurar a cintura do paciente na lateral, com o polegar (Figs. 7.17 e 7.18 A) ou as pontas dos dedos (Fig. 7.18 B), pressionando sob o feixe do m. eretor da espinha no m. quadrado do lombo.

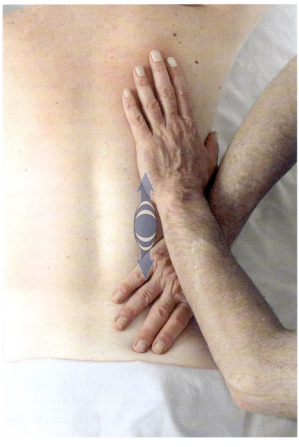

FIGURA 7.16 Alongamento miofascial na região lombar.

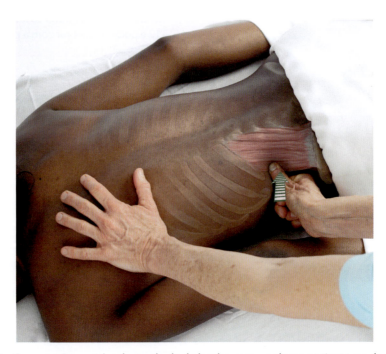

FIGURA 7.17 Compressão no músculo quadrado do lombo com o polegar, paciente em decúbito ventral.

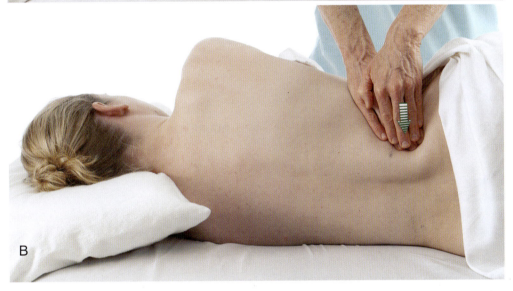

FIGURA 7.18 Compressão no músculo quadrado do lombo com o paciente em decúbito lateral, usando o polegar (A) ou as pontas dos dedos (B).

- Pressionando o músculo com firmeza, procurar pontos de dor à palpação, que podem variar das fixações no ílio até as fixações na última costela. Manter até a liberação.

Compressão (2)

- O paciente deita-se em decúbito ventral.
- O terapeuta fica em bipedestação ao lado do paciente, no nível da cintura.
- Colocar o cotovelo numa posição imediatamente lateral ao feixe do m. eretor da espinha.
- Pressionando o tecido obliquamente com firmeza, percorrer uma direção profunda e medial. Manter assim até a liberação.
- Repetir o procedimento, pressionando primeiro superiormente na direção da fixação do músculo na última costela (Fig. 7.19 A) e depois inferiormente na direção da fixação do músculo no ílio (Fig. 7.19 B.)

Alongamento

- O paciente deita-se em decúbito ventral.
- O terapeuta fica em bipedestação ao lado do paciente, no nível da cintura.
- Colocar as eminências da mão num ponto imediatamente lateral ao feixe do m. eretor da espinha no lado oposto do corpo do paciente, entre o ílio e a última costela.
- Pressionando com firmeza na direção da maca, deslizar as eminências da mão lentamente na direção oposta à do seu corpo (Fig. 7.20), comprimindo todos os músculos entre a pelve e a última costela, até a mão chegar à cintura do paciente.

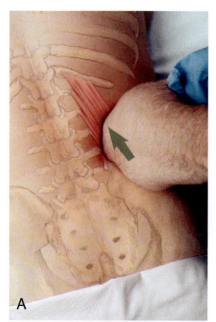

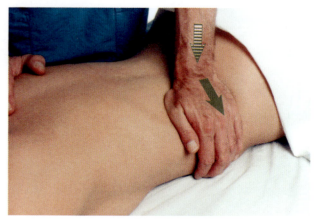

FIGURA 7.20 Alongamento do músculo quadrado do lombo com a mão.

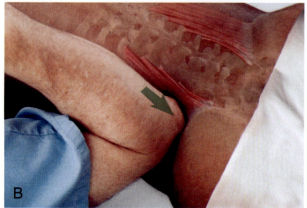

FIGURA 7.19 Compressão no músculo quadrado do lombo com o cotovelo em direção ascendente (A) e direção descendente (B).

REVISÃO DO CAPÍTULO

Estudo de caso

R.G. tem 50 anos e é profissional do golfe. Ele é proprietário de um campo de golfe local. Ele informou que está tentando a massoterapia como último recurso, pois já tentou de tudo, e um primo dele, que é massoterapeuta em outro estado, recomendou que ele fizesse massagem. R.G. declarou ter tido dor no baixo-ventre por cerca de um ano. Seu estado físico é excelente e tem uma aparência muito mais jovem do que sua idade poderia supor. Sua lembrança do começo da dor é que ele estava fazendo exercício com *kettlebell* quando sentiu uma dor aguda no abdome. Deduzindo que ele apenas tinha estirado um músculo, parou de se exercitar por alguns dias; mas quando a dor persistiu, foi ao médico. A palpação e a ressonância magnética não revelaram anormalidades. Depois de transcorridos alguns meses e com a dor persistindo com igual intensidade, R.G. procurou uma segunda opinião. O médico diagnosticou "distensão muscular" e aconselhou-o a "pegar leve" durante algumas semanas, embora R.G. assim estivesse procedendo desde a lesão. R.G. se propôs a obter uma cinta elástica (não para as costas, mas para servir de apoio aos músculos abdominais) e, um ano depois, ainda usa diariamente a cinta. R.G. não pratica mais com o *kettlebell* e afirma que sempre fez abdominais como parte de sua rotina de exercícios, mas também abandonou a prática. Ele ainda é magro e musculoso, por jogar golfe e caminhar no campo diariamente. Afirma que sente como se tivesse uma "linha horizontal" de dor em seu abdome. A postura e a marcha parecem normais. A palpação não revelou nenhum "nó" ou qualquer coisa fora do comum. Diante desse quadro, procedi muito lenta e cautelosamente com *effleurage*, começando com uma pressão muito leve. Minha preocupação era não causar mais dor ao paciente. Fiz compressão no reto do abdome, que ele tolerou, e deslizamento profundo em faixas nos músculos laterais. Meu instinto me avisou para esperar até a segunda sessão para então fazer um deslizamento profundo em faixas no reto do abdome – a área onde a dor verdadeiramente estava localizada.

R.G. retornou uma semana depois e afirmou que se sentia um pouco mais "solto" na região e que havia notado uma diferença moderada na dor, embora continue usando a cinta elástica. A segunda sessão prosseguiu como a primeira, mas no final eu fiz com que R.G. deitasse em decúbito dorsal enquanto eu fazia um deslizamento profundo em faixas no reto do abdome, o que resultou em várias liberações profundas. O paciente declarou ter sentido significativa diferença no final da sessão. Sugeri outra sessão na semana seguinte, que incorporaria o trabalho abdominal em uma massagem de corpo inteiro, argumentando que, embora sua postura não parecesse ser influenciada por seu problema, ele já estava em um "padrão de espera" há um ano, e o paciente concord–ou com minha sugestão.

Na terceira sessão, R.G. informou ter abandonado a cinta. Ele afirmou que, embora ainda sentisse alguma "sensibilidade", estava se sentindo muito melhor do que antes da primeira sessão. Então, dei prosseguimento ao tratamento com uma sessão de 90 minutos de massagem sueca profunda e de liberação miofascial, com a inclusão de outra sessão de deslizamento profundo em faixas no reto do abdome. Como o paciente tinha bom cuidado com seu corpo, realmente não parecia ter outros problemas corporais significativos nem dor em outros lugares... sem pontos-gatilho ativos, faixas musculares tensas ou pontos de sensibilidade, além da dor abdominal residual, que ele diz estar melhor em cerca de 75%. Continuaremos com outra sessão em uma semana.

No final da quarta sessão, R.G. afirmou que, se soubesse o alívio que teria, já teria procurado um massoterapeuta há muito tempo. Como seu estado físico é excelente, confidenciou-me que não pretende retornar ao treino com *kettlebell*, pois sente que, para começo de conversa, essa foi a causa original; e que ainda não sentia vontade de fazer flexões, e, na verdade, não há realmente qualquer motivo para essa prática. R.G. afirmou ainda que agora acredita firmemente na massagem e marcou uma consulta com um mês de antecedência. Ele pretende fazer da prática regular das massagens uma parte de seu plano de saúde e bem-estar.

L.E.A., LM

Perguntas para revisão

1. Os músculos abdominais auxiliam na expiração forçada através de _____ da cavidade abdominal.
   - a. Inspiração
   - b. Alongamento
   - c. Descompressão
   - d. Compressão

2. A constipação crônica pode ser um exemplo de sintoma da doença _____.
   - a. Síndrome de Asperger
   - b. Doença somatovisceral
   - c. Difteria
   - d. Poliomielite

3. A linha alba divide _____.
   - a. O quadrado do lombo
   - b. Oblíquos externos dos oblíquos internos
   - c. O reto do abdome
   - d. O diafragma de outros órgãos

4. A última costela está unida apenas a _____.
   - a. T1
   - b. T6
   - c. T12
   - d. L1

5. Um músculo que está ausente em muitas pessoas é o _____.
   - a. Piramidal
   - b. Oblíquo interno
   - c. Intercostal
   - d. Linha alba

6. Ao trabalhar os músculos fixados ao púbis, é importante _____.
   - a. Certificar-se de que o paciente esteja descoberto
   - b. Usar apenas compressão
   - c. Ficar longe da EIAS
   - d. Evitar tocar nos pelos pubianos

7. O músculo _____ pode ser palpado fazendo com que o paciente levante um ombro em direção ao lado oposto do corpo.
   - a. Serrátil
   - b. Iliopsoas
   - c. Diafragma
   - d. Oblíquos

8. Um músculo com ação significativa para a flexão lateral e estabilização lombar é o _____.
   - a. Quadrado do lombo
   - b. Reto do abdome
   - c. Piramidal
   - d. Serrátil anterior

9. Problemas no _____ são comuns em cavaleiros, canoístas e em qualquer pessoa cujas atividades envolvam a separação entre a parte superior e inferior do corpo.
   a. Músculo quadrado do lombo
   b. Diafragma
   c. Processo xifoide
   d. Músculo reto do abdome

10. Você deve evitar a aplicação de pressão profunda _____.
   a. Aos músculos paravertebrais
   b. À última costela
   c. Ao sacro
   d. Ao ilíaco

CAPÍTULO 8

Pelve

OBJETIVOS DE APRENDIZADO

Ao final deste capítulo, o leitor será capaz de:
- Indicar os nomes anatômicos corretos dos músculos da pelve.
- Palpar os músculos da pelve.
- Identificar suas fixações nas origens e inserções.
- Explicar as ações dos músculos.
- Descrever suas áreas de dor referida.
- Lembrar-se dos músculos correlatos.
- Identificar quaisquer locais de risco e precauções éticas para a massagem terapêutica.
- Demonstrar proficiência em técnicas de terapia manual para os músculos da pelve.

A visão geral da região começa na página 259, após as pranchas de anatomia.

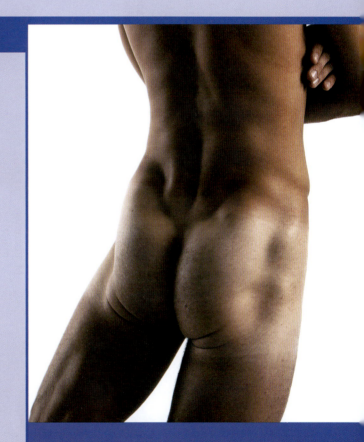

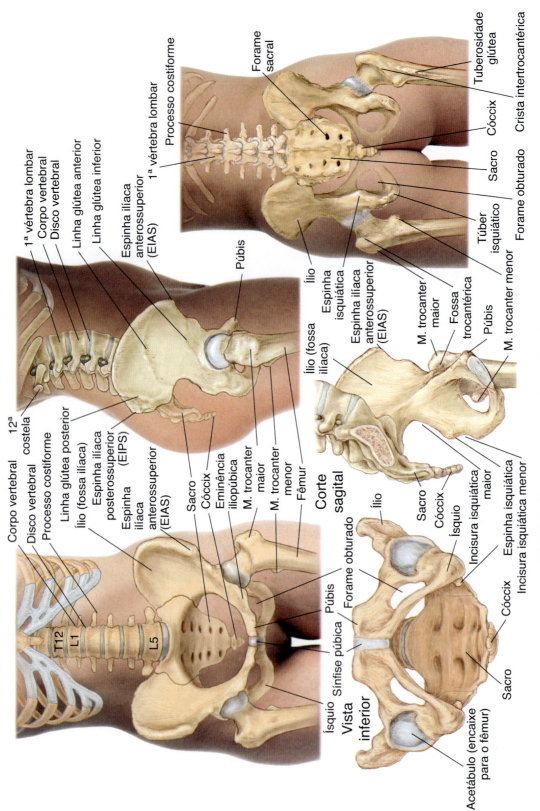

PRANCHA 8.1 Estruturas esqueléticas da região pélvica.

Capítulo 8 ■ Pelve 253

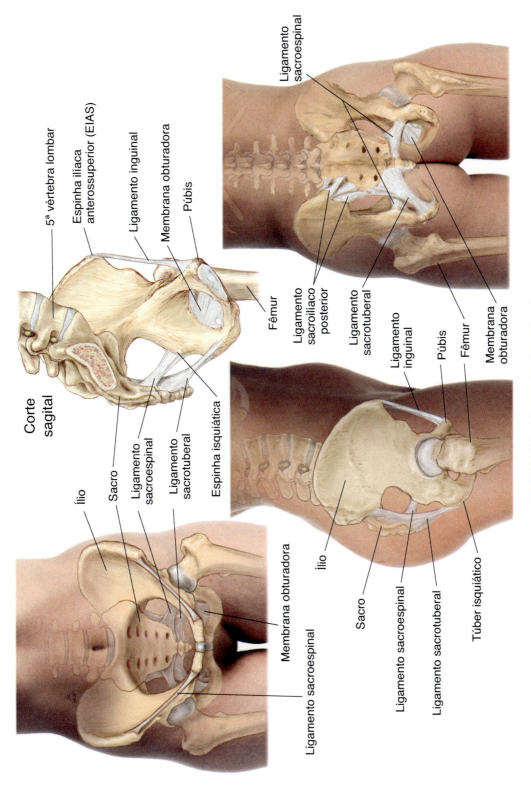

PRANCHA 8.2 Ligamentos da região pélvica.

254 Massoterapia clínica

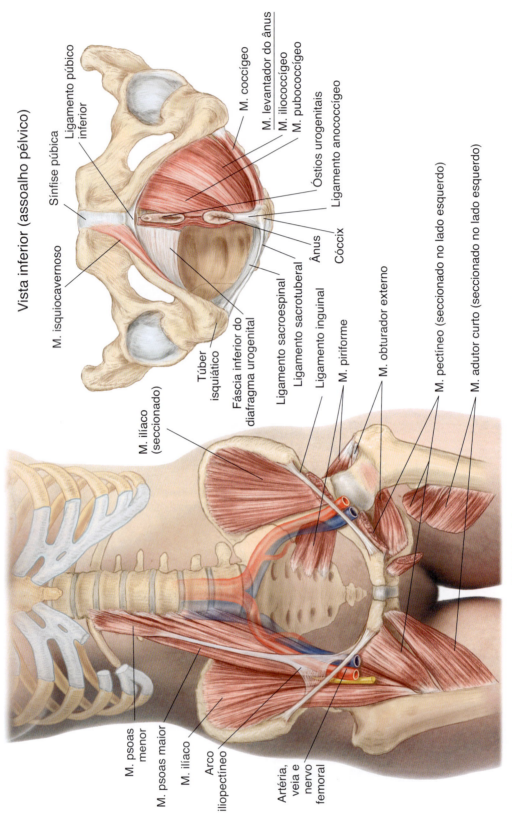

PRANCHA 8.3 Músculos anteriores da pelve e do assoalho pélvico.

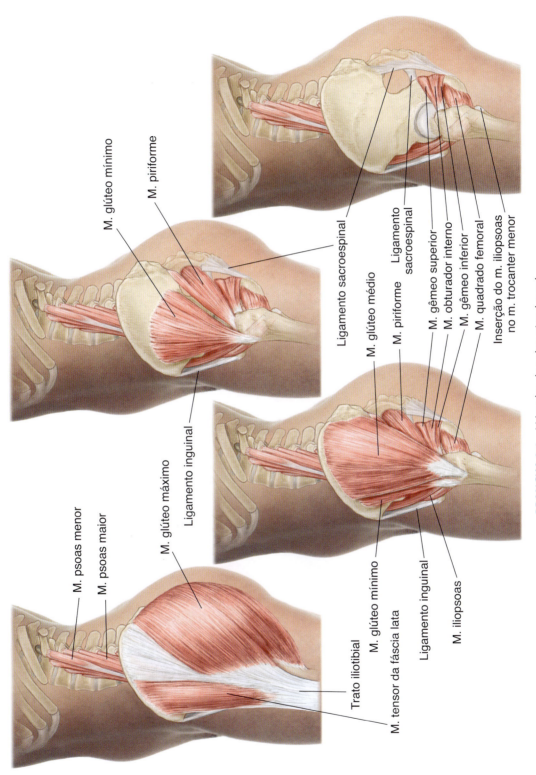

PRANCHA 8.4 Músculos da pelve, vista lateral.

256 Massoterapia clínica

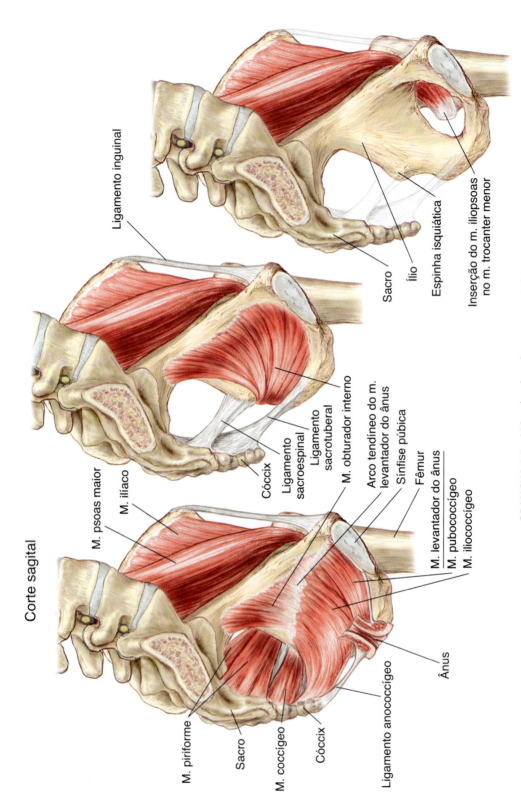

PRANCHA 8.5 Músculos da pelve, corte sagital.

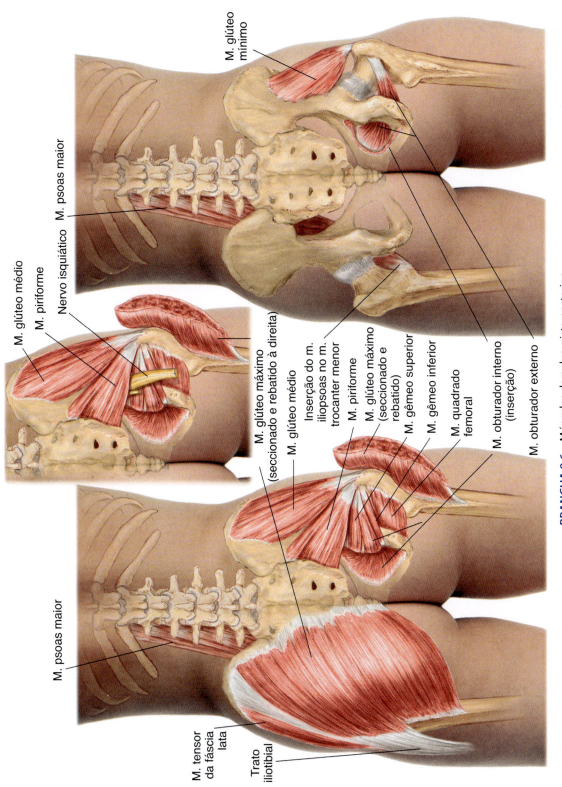

PRANCHA 8.6 Músculos da pelve, vista posterior.

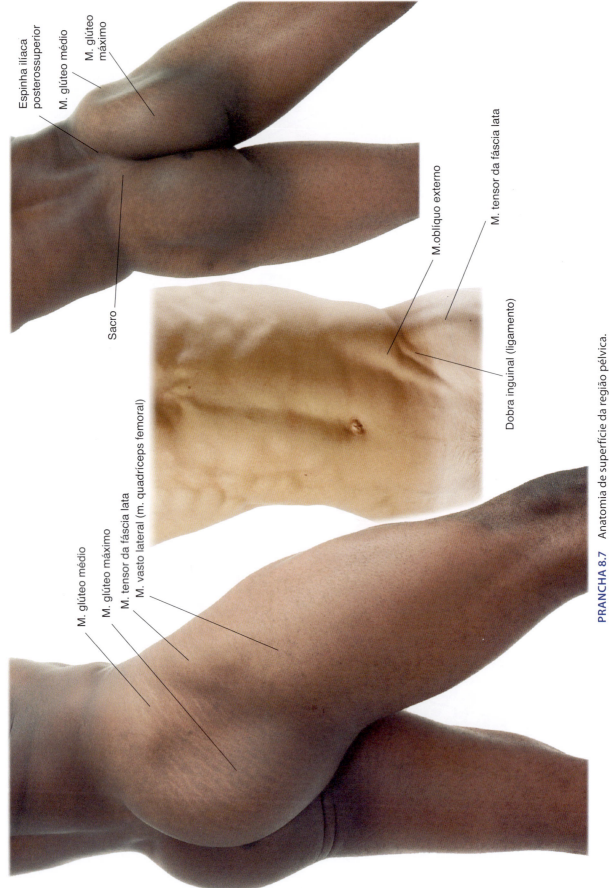

PRANCHA 8.7 Anatomia de superfície da região pélvica.

Visão geral da região
(Pranchas 8.1 a 8.7)

A ênfase que damos à importância estrutural, funcional e emocional da pelve humana não é exagerada. Ela equilibra o tronco e seus apêndices sobre os membros inferiores. Ela é o recipiente, o suporte e a proteção dos órgãos abdominais e pélvicos, principalmente os da reprodução e da excreção. Portanto, essa é uma área muito pessoal e íntima. Sua posição e liberdade de movimento são de suma importância no alinhamento postural e também na marcha.

Embora tenhamos a tendência de pensar na pelve como uma única entidade, ela é na realidade composta de duas metades, ou hemipelves, unidas posteriormente nas articulações sacroilíacas e anteriormente na sínfise púbica. Como um todo, a pelve pode ser rotacionada para a frente e para trás, ou inclinada para os dois lados. Cada hemipelve, no entanto, pode apresentar uma rotação anterior ou posterior maior ou menor em relação à outra, resultando no que se denomina pelve retorcida. Uma vez que cada hemipelve é local de um acetábulo, no qual a cabeça do fêmur repousa, sua posição afeta a posição da articulação do quadril e do membro inferior correspondente. A rotação anterior ou posterior da pelve também afeta a curva normal da coluna lombar, que, por sua vez, influencia o transporte de toda a parte superior do corpo.

Uma inclinação lateral na pelve, determinada pelas posições relativas das duas espinhas ilíacas posterossuperiores (EIPS), resulta em uma distribuição desigual do peso corporal entre os membros inferiores e requer o deslocamento da coluna vertebral, da caixa torácica e das estruturas fixas a ela, a fim de compensar. Qualquer combinação entre a inclinação ou a rotação nos planos frontal ou sagital e o torque das hemipelves resultará no desalinhamento postural que, por sua vez, provavelmente causará uma ampla variedade de problemas miofasciais nas extremidades inferiores e em toda a parte superior do corpo. Além das questões posturais, a tensão e os pontos-gatilho nos músculos da pelve podem interferir nas funções reprodutivas ou excretoras e desencadear a dor referida para as vísceras.

Os músculos pélvicos devem sempre ser considerados e tratados em qualquer entrevista e exame. Em razão da natureza íntima da região pélvica, é necessário abordar o exame ou o tratamento com grande sensibilidade, respeitando os sentimentos e as preocupações do paciente, no que se refere à privacidade e ao pudor. Exames e tratamentos devem ser realizados apenas com o consentimento informado por escrito da pessoa, com especial atenção ao drapejamento do paciente e à preservação dos seus sentimentos de segurança e confiança.

 Cuidado ético

O massoterapeuta deve se lembrar que o paciente tem sempre o direito de recusa, mesmo que já tenha dado o seu consentimento. Se a qualquer momento o paciente se sentir desconfortável, ele poderá retirar seu consentimento. É importante que o massoterapeuta esteja sintonizado com a linguagem corporal e os sinais não verbais do paciente, pois algumas pessoas hesitarão em dizer que se sentem desconfortáveis.

Músculo psoas maior (músculo iliopsoas)

ETIMOLOGIA Grego *psoa*, os músculos dos quadris + Latim *major*, maior.

Resumo

O **m. psoas maior** (Fig. 8.1), que se une ao **m. ilíaco** na virilha para formar o **m. iliopsoas**, é um dos músculos mais importantes do corpo, não apenas por sua função primária como flexor do quadril, mas também por sua importância postural e clínica.

Em animais domésticos quadrúpedes, a tarefa do m. iliopsoas não é muito difícil, uma vez que ele não cumpre realmente uma função postural e serve apenas para balançar a perna de trás para a frente durante a marcha. Por esse motivo, ele tende a ser um corte de carne bem macio: é o lombo ou o filé, (a origem do filé mignon). Nos seres humanos, a história é bem diferente: uma vez que andamos eretos, um esforço muscular muito maior é necessário para flexionar o quadril e elevar a perna contra a tração exercida pela gravidade. Além disso, o m. psoas desempenha uma função importante em determinar o posicionamento mútuo da pelve e da região lombar.

Durante a gestação, os quadris do feto permanecem totalmente flexionados na maior parte do tempo. Ao observar bebês, é possível perceber que eles não deitam horizontalmente – os quadris tendem a ficar parcialmente flexionados. Na verdade, o bebê não adquire a extensão total dos quadris até que comece a andar. Essa extensão total é necessária para uma postura ereta relaxada e confortável. A criança passa grande parte do dia sentada na escola, ou em casa estudando e assistindo à televisão. A maioria dos adultos passa ainda mais tempo nessa posição em suas mesas de trabalho, na frente do computador e também da TV. O m. iliopsoas, portanto, passa a maior parte do tempo encurtado e é pouco alongado.

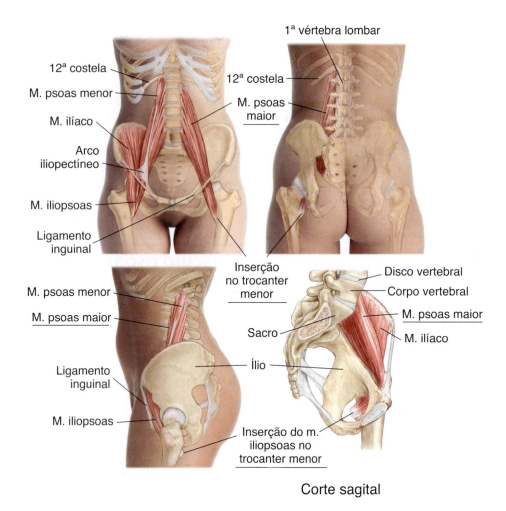

FIGURA 8.1 Anatomia do músculo psoas maior.

O m. psoas é fixado às vértebras lombares e passa de cima para baixo através da cavidade abdominal até a virilha, onde se funde com o m. ilíaco, prosseguindo por cima da margem anterior do ílio, e depois obliquamente na direção posteroinferior até se fixar no **trocanter menor** do fêmur. Dessa forma, ele usa a margem anterior do ílio como uma roldana, exercendo uma força inferior e posterior contra esse osso. Portanto, ao empurrar a coluna lombar para a frente e pressionar a parte anteroinferior do ílio para baixo e para trás, ele inclina a pelve para a frente e traciona a curvatura lombar em lordose (Fig. 8.2). Esse efeito pode ser visto facilmente em crianças, que tendem a apresentar essa rotação e a lordose em grau pronunciado; e é muito comum que essa tendência postural persista até a maturidade, em extensão menor, porém ainda mensurável. O resultado da rotação pélvica anterior é deslocar o peso do conteúdo da cavidade abdominal para a frente, causando a protrusão do abdome. Além disso, tal rotação movimenta posteriormente a articulação do quadril, forçando os músculos que controlam os joelhos e os tornozelos. Uma

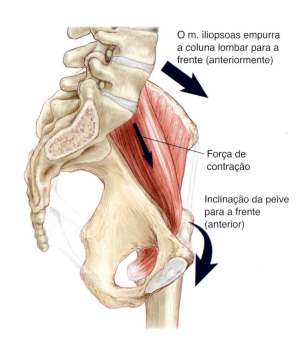

FIGURA 8.2 Influência do músculo psoas maior na rotação pélvica anterior.

lordose lombar exagerada requer o posicionamento de compensação de todas as estruturas superiores a ela.

A importância clínica do m. psoas é direta e indireta: indireta nas influências posturais descritas anteriormente; direta, porque desencadeia a dor referida para a região lombar, o abdome, a virilha e a parte superior da coxa. Os padrões de dor referida no m. psoas podem incluir as vísceras. Dessa forma, os problemas do m. psoas podem imitar a dor de origem visceral.

Fixações

- Origem: corpos vertebrais e discos intervertebrais da 12ª vértebra torácica à 5ª vértebra lombar e processos costiformes das vértebras lombares.
- Inserção: com o músculo ilíaco no trocanter menor do fêmur.

Palpação

O ventre do músculo é discernível com as pontas dos dedos imediatamente abaixo e a 5 a 7,5 cm a cada lado do umbigo, quando é solicitado ao paciente que eleve a perna correspondente. O m. psoas menor é discernível na virilha abaixo do ligamento inguinal, exatamente medial à eminência iliopúbica. A arquitetura é paralela e as fibras percorrem no sentido vertical, exceto onde passam sobre a crista pélvica anterior, onde o ramo superior do púbis se une à porção anterior do ílio.

Ação

Flexiona, aduz e faz rotação lateral do quadril; pode contribuir para a flexão e inclinação lateral da parte lombar da coluna. Este é um importante músculo postural.

Área de dor referida

- Região lombar medial.
- Abdome, desde o epigástrio até a virilha.
- Parte anterior da coxa desde a virilha até a metade do percurso até o joelho.

Outros músculos a examinar

- M. ilíaco.
- M. reto do abdome.

- Mm. oblíquos do abdome.
- M. diafragma.
- Mm. adutores do quadril.
- M. quadrado do lombo.
- Mm. lombares eretores da espinha.

Terapia manual

Compressão

- O paciente deita-se em decúbito dorsal, com o quadril e o joelho, no lado que será tratado, flexionados em aproximadamente 45°.
- O terapeuta fica em bipedestação ao lado do paciente, na altura do quadril.
- Colocar as pontas dos dedos da mão mais perto do paciente no lado mais próximo do abdome, a alguns centímetros abaixo e na lateral do umbigo (Fig. 8.3).
- Pressionando o abdome lenta e firmemente, fazer movimentos circulares com as pontas dos dedos.
- Quando encontrar o m. psoas, pressioná-lo procurando áreas de dor à palpação (Fig. 8.4). Manter assim até a liberação.
- Movimentar a mão no sentido caudal, de forma que as pontas dos dedos fiquem posicionadas imediatamente abaixo do local antes tocado.
- Repetir o procedimento até chegar ao ligamento inguinal.
- Repetir na virilha, abaixo do ligamento inguinal (o movimento circular não é necessário nessa fase) (Fig. 8.5).
- Essa massagem no m. psoas também pode ser feita no lado oposto do paciente sentado (Fig. 8.6), ou em pé e inclinado sobre a mesa.

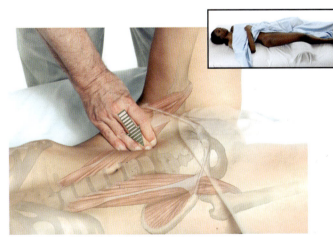

FIGURA 8.3 Posição da mão para a massagem no músculo psoas maior.

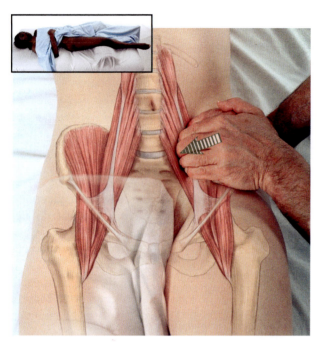

FIGURA 8.4 Compressão no músculo psoas maior.

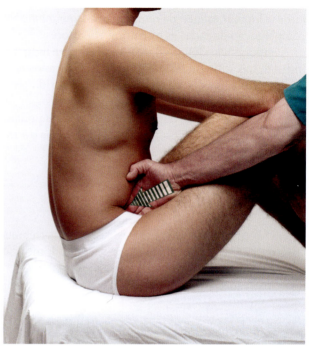

FIGURA 8.6 Compressão no músculo psoas maior com o paciente sentado.

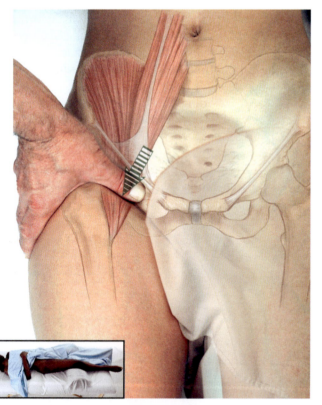

FIGURA 8.5 Compressão no músculo iliopsoas abaixo do ligamento inguinal.

Compressão da fixação inferior

- O paciente deita-se em decúbito dorsal.
- O terapeuta fica em bipedestação ao lado do paciente, na altura dos joelhos.
- Colocar o polegar apoiado na parte anterior da coxa, cerca de 5 cm abaixo da virilha, medialmente ao m. reto femoral.
- Pressionando o tecido com firmeza, procurar a fixação ao trocanter menor (Fig. 8.7). Se houver dor à palpação, mantê-la até a liberação.

Músculo ilíaco

ETIMOLOGIA Referente ao ílio: Latim *ilium*, flanco, virilha.

Resumo

Ver discussão prévia sobre o m. psoas.

 Fixações

- Origem: fossa ilíaca no lado interior do osso do quadril e também desde a região medial à espinha ilíaca anteroinferior (Fig. 8.8).

Capítulo 8 ■ Pelve 263

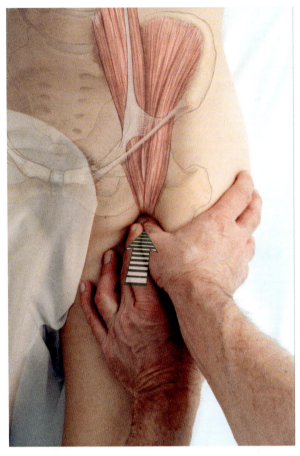

FIGURA 8.7 Compressão na região de inserção do músculo psoas maior no trocanter menor.

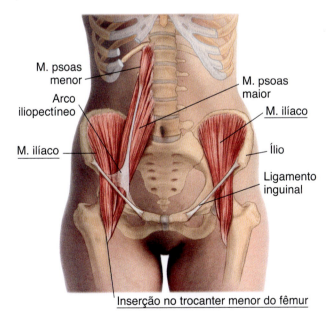

FIGURA 8.8 Anatomia do músculo ilíaco.

- Inserção: tendão do m. psoas, superfície anterior do trocanter menor e cápsula da articulação do quadril.

 Palpação

Pode ser diferenciado com as pontas dos dedos curvadas sobre o ílio. A arquitetura é convergente.

 Ação

Flexiona, aduz e faz rotação lateral do quadril, juntamente com o m. psoas maior.

 Área de dor referida

Ver m. psoas, na descrição anterior.

 Outros músculos a examinar

Ver m. psoas, na descrição anterior.

 Terapia manual

Deslizamento profundo em faixas e deslizamento transversal das fibras

- O paciente deita-se em decúbito dorsal.
- O terapeuta fica em bipedestação ao lado do paciente, na altura do quadril.
- Colocar as pontas dos dedos na região medial do ílio.
- Pressionando o tecido com firmeza, mover as pontas dos dedos para trás e para a frente e rotacionar (girar) a mão de um lado para outro, deslizando as pontas dos dedos ao longo do músculo (Fig. 8.9 A).
- O procedimento também pode ser realizado com o polegar apoiado (Fig. 8.9 B) ou com o paciente em decúbito ventral e a mão sob a pelve (Fig. 8.9 C).

Músculo psoas menor

ETIMOLOGIA *Grego psoa*, os músculos dos quadris + Latim *minor*, menor.

Resumo

O **m. psoas menor** (Fig. 8.10) está ausente em aproximadamente 50% da população e em algumas pessoas

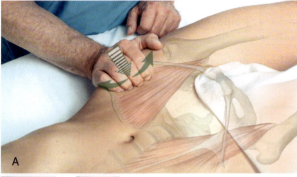
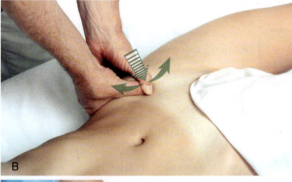
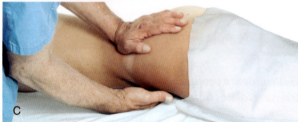

FIGURA 8.9 Deslizamento profundo em faixas e deslizamento transversal nas fibras do músculo ilíaco, com as pontas dos dedos (A), o polegar apoiado (B) e de baixo para cima (C).

pode ser unilateral. Ele não tem importância clínica registrada.

 Fixações

- Origem: corpos da décima segunda vértebra torácica e da primeira lombar e o disco entre elas.
- Inserção: eminência iliopúbica através do arco iliopectíneo (fáscia ilíaca).

 Palpação

Não é palpável.

 Ação

Ajuda na flexão da coluna lombar.

 Área de dor referida

Não é aplicável.

 Outros músculos a examinar

Não é aplicável.

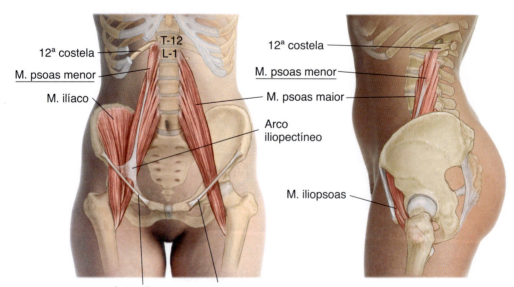

FIGURA 8.10 Anatomia do músculo psoas menor.

Terapia manual

Não é aplicável.

Visão geral dos músculos do assoalho pélvico

O **assoalho pélvico** pode ser denominado mais corretamente de rede pélvica, tanto por razões psicológicas (uma rede parece mais macia do que um assoalho) quanto por motivos descritivos. Esses músculos formam uma rede de apoio para os órgãos pélvicos, presa ao cóccix no plano posterior, ao púbis no anterior, aos túberes isquiáticos em ambos os lados e também em várias estruturas de tecido conjuntivo em locais intermediários.

O grupo muscular tem aberturas para acomodar o reto, a vagina e a uretra e partes dele servem como esfíncteres para essas passagens. É comum que as pessoas acumulem tensão nos músculos do assoalho pélvico e também nos das nádegas. Essa tensão pode afetar os órgãos pélvicos e causar desconforto em atividades como movimentos intestinais e relações sexuais.

Parte do exame e do tratamento desses músculos pode ser realizada externamente, massageando o períneo e entre as nádegas, mas um tratamento completo e eficaz muitas vezes requer uma massagem interna através do reto. O exame e o tratamento internos dos músculos do assoalho pélvico são técnicas avançadas e especializadas, que não fazem parte do objetivo deste livro. Nos Estados Unidos, são pouquíssimos os estados que permitem aos massoterapeutas a prática da massagem interna. Para a massagem externa entre as nádegas ou no períneo, o paciente pode deitar-se em decúbito ventral, de preferência com um travesseiro ou uma almofada sob os quadris.

Cuidado ético

Em alguns estados norte-americanos, a lei de práticas profissionais pode proibir a aplicação de massagem nos músculos do assoalho pélvico, pois eles podem ser considerados como parte dos órgãos genitais; em alguns estados, essa prática é considerada domínio de fisioterapeutas, não de massoterapeutas. Nos casos em que os massoterapeutas têm permissão de trabalhar no assoalho pélvico, o profissional deve obter consentimento informado por escrito e específico e, antes da realização de qualquer trabalho nessa região do paciente, o massoterapeuta e o paciente devem ter uma discussão completa. Infelizmente, também existem alguns pacientes que alegam ter machucado a virilha ou o períneo, na tentativa de fazer com que os massoterapeutas realizem massagens de natureza sexual. Alguns terapeutas optam por se proteger; nesse sentido, exigem receita médica ou prontuários médicos que demonstrem a existência de lesão antes de fazer o trabalho do assoalho pélvico. Alguns profissionais também podem exigir a presença de uma testemunha na sala de tratamento.

Músculo coccígeo

ETIMOLOGIA Latim referente ao *cóccix*, do grego *kokkyx*, cuco, cóccix.

Fixações

- Origem: espinha isquiática e ligamento sacroespinal (Fig. 8.11).
- Inserção: laterais da parte inferior do sacro e parte superior do cóccix.

Palpação

As fixações superiores podem ser palpadas externamente a cada lado do cóccix. Embora fora do escopo da prática dos massoterapeutas na maioria dos estados norte-americanos, o músculo pode ser palpado internamente com o dedo indicador a partir do cóccix, movendo-se nos sentidos inferior e lateral. Sua arquitetura é convergente.

Ação

Ajuda no apoio do assoalho pélvico, principalmente quando a pressão intra-abdominal aumenta. Se o cóccix humano fosse móvel, poderia produzir o abano da "cauda" (flexão lateral do cóccix).

Área de dor referida

Parte inferior do sacro, cóccix e área circunjacente (aspecto medial das nádegas).

Outros músculos a examinar

- M. glúteo máximo.
- M. obturador interno.
- M. quadrado do lombo.

Terapia manual

Ver *Terapia manual para os músculos do assoalho pélvico e o m. obturador interno*, mais adiante.

Músculo levantador do ânus

ETIMOLOGIA Latim *levator*, levantador + *ani*, do ânus.

Resumo

O **m. levantador do ânus** é constituído pelos músculos pubococcígeo, iliococcígeo e puborretal, formando o diafragma da pelve (Fig. 8.12).

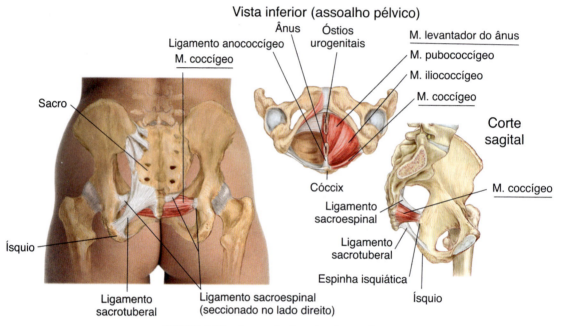

FIGURA 8.11 Anatomia do músculo coccígeo.

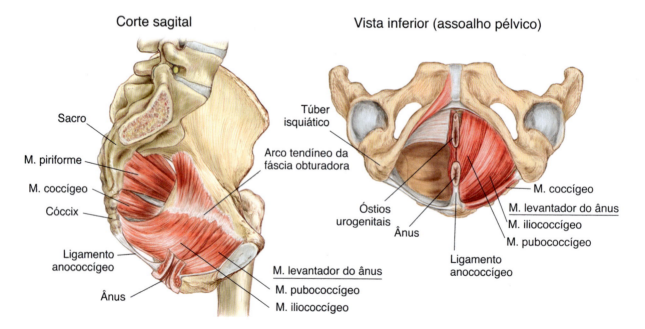

FIGURA 8.12 Anatomia do músculo levantador do ânus.

Fixações

- Origem: corpo posterior do púbis, arco tendíneo da fáscia obturadora e espinha isquiática.
- Inserção: ligamento anococcígeo, laterais da parte inferior do sacro e do cóccix.

Palpação

Pode ser palpado apenas internamente – fora do escopo da prática dos massoterapeutas na maioria dos estados norte-americanos.

Ação

Resiste às forças de prolapso e traciona o ânus para cima após a defecação; ajuda a suportar as vísceras pélvicas.

Área de dor referida

Parte inferior do sacro, cóccix e área circunjacente (região medial das nádegas).

Outros músculos a examinar

- M. glúteo máximo.
- M. obturador interno.
- M. quadrado do lombo

Terapia manual

O m. levantador do ânus não pode ser tratado externamente com eficácia.

Terapia manual para os músculos do assoalho pélvico e o m. obturador interno

Compressão

- O paciente deita-se em decúbito ventral. Um travesseiro pode ser colocado sob a pelve.
- O terapeuta fica em bipedestação ao lado do paciente, na altura do quadril.
- Usando uma luva, o terapeuta deve colocar a palma de sua mão mais próxima na nádega oposta do paciente, inserindo o polegar entre as nádegas para atingir a extremidade inferior do cóccix externamente. Evitar tocar o esfíncter anal.
- Pressionando o cóccix com firmeza de baixo para cima (Fig. 8.13) e depois o tecido em ambos os lados do cóccix, procurar pontos de dor à palpação. Manter assim até a liberação.
- Repetir o procedimento, deslocando o polegar na direção inferior e explorando os músculos do assoalho pélvico na região interna do m. glúteo máximo (Fig. 8.14).
- Na altura do forame obturado, pressionar o forame para explorar o m. obturador interno, mantendo assim até a liberação se necessário (Fig. 8.15).

Visão geral dos músculos glúteos

Uma vez que o m. glúteo máximo e a fáscia associada ao trato iliotibial cobrem o m. glúteo médio e uma ampla porção do m. glúteo mínimo, a maior parte da massagem na nádega aplica-se a esses três músculos, principalmente na região lateral. A única distinção está na intenção e na profundidade da massagem. O tratamento dos músculos glúteos é apresentado após as descrições de todos os músculos individuais.

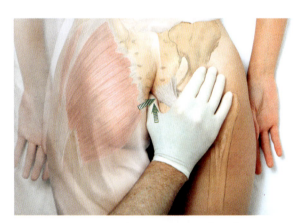

FIGURA 8.13 Exame externo sob o cóccix.

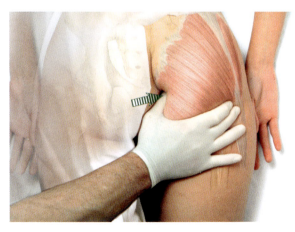

FIGURA 8.14 Exame externo e tratamento entre as nádegas.

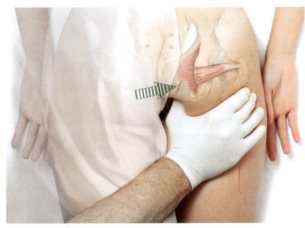

FIGURA 8.15 Compressão no músculo obturador interno.

Músculo glúteo máximo

ETIMOLOGIA Latim *gluteus*, músculo da nádega + *maximus*, o maior.

Resumo

O **m. glúteo máximo** (Fig. 8.16) é o músculo mais potente extensor do quadril para ações como subir aclives. Seu tamanho, potência e função na postura ereta e na locomoção diferenciam os seres humanos de nossos parentes símios. O m. glúteo máximo é um antagonista do m. iliopsoas. Muito comumente, ele está envolvido na dor na região lombar.

Cuidado ético

Os músculos glúteos, embora não constituam a genitália, estão suficientemente próximos para que o massoterapeuta tenha muita cautela e o máximo cuidado para salvaguardar o conforto e o recato do paciente. Antes de tocar a área, discuta com seu paciente o envolvimento dos glúteos na dor que está sentindo. Use técnicas de drapejamento adequadas. Confira as leis de práticas profissionais em seu país; nos Estados Unidos, alguns estados permitem a remoção temporária da cobertura para a aplicação do tratamento, enquanto outros pressupõem que o tratamento seja aplicado através da cobertura. Mesmo que haja permissão para a remoção da cobertura, preserve o recato do paciente, expondo apenas um lado de cada vez.

Fixações

- Origem: ílio, atrás da linha glútea posterior, até a superfície posterior do sacro e do cóccix e o ligamento sacrotuberal.
- Inserção: trato iliotibial da fáscia lata (três quartos superiores do músculo) e tuberosidade glútea (quarto proximal posterolateral) do fêmur.

Palpação

Discernível na maior parte das nádegas, movendo-se diagonalmente no sentido inferior até o trato iliotibial. A margem medial é discernível entre as nádegas. A arquitetura é convergente e as fibras são principalmente diagonais.

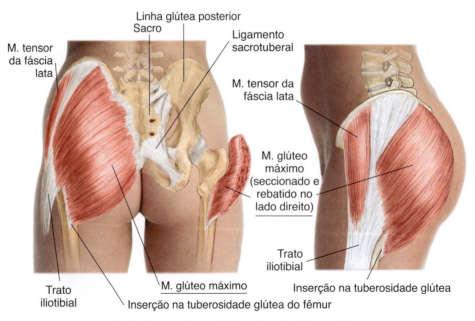

FIGURA 8.16 Anatomia do músculo glúteo máximo.

Ação

Promove rotação lateral e estende o quadril, principalmente após a posição fletida, como para subir escadas ou erguer-se da posição sentada.

 Área de dor referida

Toda a nádega e a parte posterossuperior da coxa.

 Outros músculos a examinar

- Outros mm. glúteos.
- Mm. rotadores laterais profundos do quadril.
- M. quadrado do lombo.
- Mm. do assoalho pélvico.

 Terapia manual

Ver *Terapia manual para os músculos glúteos*, a seguir. Observação: para tratar a região medial do m. glúteo máximo, usar a técnica de massagem externa entre as nádegas descrita anteriormente em *Músculos do assoalho pélvico e o m. obturador interno* (Fig. 8.14).

Músculo glúteo médio

ETIMOLOGIA Latim *gluteus*, músculo da nádega + *medius*, médio.

Resumo

O **m. glúteo médio** (Fig. 8.17), junto com o m. glúteo mínimo, é um abdutor potente do quadril e também importante estabilizador lateral durante a marcha, nas corridas ou em qualquer momento no qual o peso corporal é suportado sobre uma das pernas. Muito comumente, ele está envolvido na dor na região lombar.

 Fixações

- Origem: no ílio entre as linhas glúteas anterior e posterior.
- Inserção: na superfície lateral do trocanter maior.

 Palpação

Discernível apenas na região lateral e superior da nádega. A arquitetura é convergente e as fibras são diagonais.

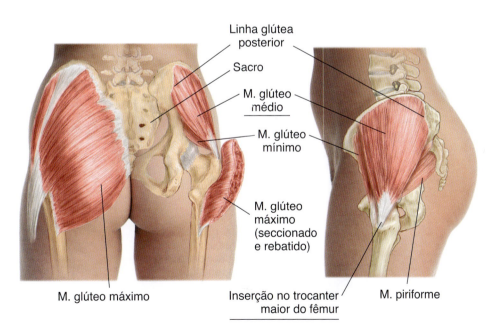

FIGURA 8.17 Anatomia do músculo glúteo médio.

Ação

Abduz e contribui com a flexão, a extensão e a rotação lateral e medial da articulação do quadril.

Área de dor referida

- Sobre a nádega.
- Sobre o sacro.
- Na região lombar medial.
- Na região superoposterior da coxa.

Outros músculos a examinar

- M. quadrado do lombo.
- Mm. eretores da espinha, região lombar.
- Outros mm. glúteos.
- M. rotadores laterais profundos do quadril.
- Mm. do assoalho pélvico.

Terapia manual

Ver *Terapia manual para os músculos glúteos*, a seguir.

Músculo glúteo mínimo

ETIMOLOGIA Latim *gluteus*, músculo da nádega + *minimus*, o menor.

Resumo

O **m. glúteo mínimo** (Fig. 8.18), junto com o m. glúteo médio, é um abdutor potente do quadril. Seu padrão de dor referida que pode mimetizar a dor ciática, mas sendo diferenciado porque a ciática também pode vir acompanhada de dormência, formigamento e debilitação. Comumente o m. glúteo mínimo está envolvido na maioria das dores no quadril e no membro inferior que, às vezes, se irradiam inferiormente pela face lateral da perna e, em outros casos, inferiormente ao longo da face posterior da perna.

Fixações

- Origem: no ílio entre as linhas glúteas anterior e inferior.
- Inserção: trocanter maior do fêmur.

Palpação

Discernível na região lateral da nádega, entre o m. glúteo médio e o m. tensor da fáscia lata. A arquitetura é convergente.

Ação

Abduz, flexiona e rotaciona medialmente o quadril.

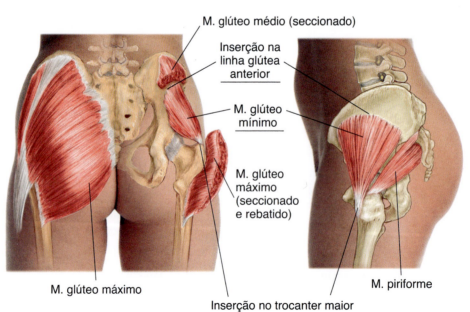

FIGURA 8.18 Anatomia do músculo glúteo mínimo.

Área de dor referida

- Sobre a nádega e a parte lateral do quadril.
- Sobre a parte posterior da coxa.
- Sobre a parte posterior da panturrilha.
- Sobre a parte lateral da coxa.
- Sobre a parte lateral da panturrilha até o tornozelo.

Outros músculos a examinar

- Outros mm. glúteos.
- Mm. rotadores laterais profundos do quadril.
- M. tensor da fáscia lata.
- Trato iliotibial.
- M. vasto lateral.
- Mm. posteriores da coxa.
- Mm. da panturrilha.

Terapia manual para os músculos glúteos

Alongamento miofascial

- O paciente deita-se em decúbito ventral.
- O terapeuta fica em bipedestação ao lado do paciente, na altura da cintura e de frente para ele.
- Colocar a palma da mão proximal ao lado superior da nádega do cliente, com os dedos apontando inferiormente.
- Cruzar a mão mais distal sobre a primeira, colocando-a na cintura do paciente, sobre a crista ilíaca.
- Apoiar-se nas mãos e separá-las, pressionando o tecido com firmeza (Fig. 8.19).
- Manter o alongamento até sentir a liberação da fáscia subjacente. Outros músculos a examinar

Deslizamento profundo em faixas

- O paciente deita-se em decúbito ventral.
- O terapeuta fica em bipedestação ao lado do paciente, na altura do tórax.
- Colocar a palma da mão na nádega, imediatamente acima da crista ilíaca e lateralmente ao sacro, com o polegar apontando para baixo (Fig. 8.20 A).
- Pressionando o tecido com firmeza com as eminências da mão, deslizar a mão ao longo do músculo até sua região mais inferior.
- Começando num ponto imediatamente lateral ao ponto anterior, repetir o procedimento até abranger toda a nádega, incluindo a fixação do m. glúteo máximo no trato iliotibial e o m. glúteo mínimo ao longo da lateral do quadril (Fig. 8.20 B).
- O mesmo procedimento pode ser realizado com as articulações dos dedos (Fig. 8.21), as pontas dos dedos (Fig. 8.22) ou o polegar apoiado (Fig. 8.23).

Deslizamento profundo em faixas

- O paciente deita-se em decúbito lateral, com a perna que está embaixo estendida e a outra flexionada no quadril e no joelho.
- O terapeuta fica em bipedestação ao lado do paciente, na altura da cintura.
- Colocar o polegar apoiado na região superolateral da nádega, na crista ilíaca.
- Pressionando o tecido com firmeza, deslizar os polegares para baixo ao longo do músculo até suas fixações no trocanter maior (Fig. 8.24).

Compressão

- O paciente deita-se em decúbito ventral.
- O terapeuta fica em bipedestação ao lado do paciente, na altura da cintura.
- Colocar o polegar apoiado na região lateral da nádega, num ponto imediatamente inferior à crista ilíaca.

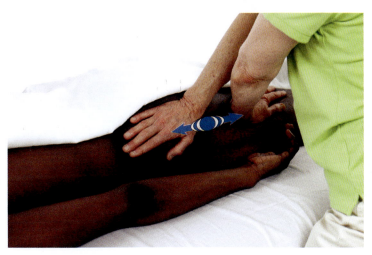

FIGURA 8.19 Liberação miofascial da região glútea.

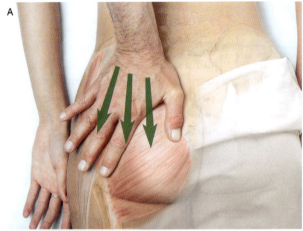

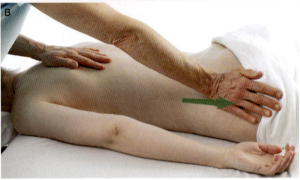

FIGURA 8.20 Deslizamento profundo em faixas nos músculos glúteos com a eminência tenar: (A), início do deslizamento; (B), final do deslizamento.

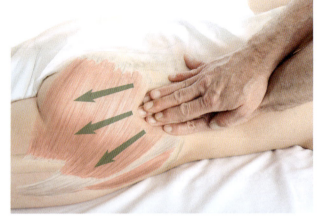

FIGURA 8.22 Deslizamento profundo em faixas nos músculos glúteos com as pontas dos dedos.

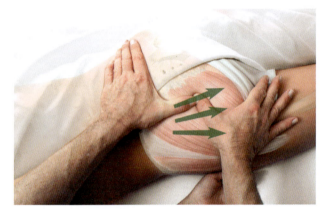

FIGURA 8.23 Deslizamento profundo em faixas nos músculos glúteos com o polegar.

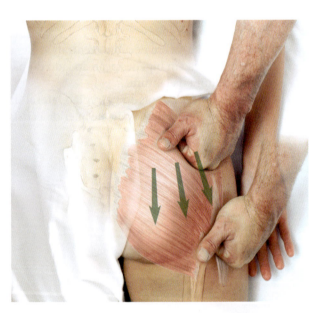

FIGURA 8.21 Deslizamento profundo em faixas nos músculos glúteos com as articulações dos dedos.

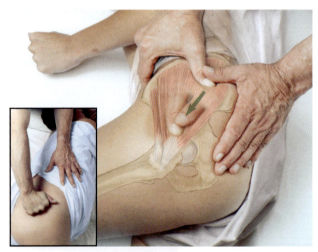

FIGURA 8.24 Deslizamento profundo em faixas nos músculos glúteos em decúbito lateral.

- Pressionando o tecido com firmeza e movendo o polegar para trás e para a frente, procurar áreas de dor à palpação. Manter até a liberação (Fig. 8.25).
- Explorar os músculos glúteos dessa maneira em toda a nádega.

Revertendo a rotação pélvica anterior

Esses procedimentos devem ser realizados depois de massagear todos os músculos que afetam a rotação pélvica anterior (m. quadrado do lombo, mm. glúteos, m. latíssimo do dorso, m. iliopsoas, m. reto femoral, mm. adutores do quadril). O massoterapeuta deve ter em mente que, apesar das nossas melhores intenções e com o oferecimento de nosso trabalho mais eficiente, talvez não seja possível corrigir defeitos posturais antigos – nem tais defeitos estão necessariamente causando a dor do paciente.

Decúbito ventral

- O paciente deita-se em decúbito ventral.
- O terapeuta fica em bipedestação ao lado do paciente, na altura da cintura.
- Colocar uma das mãos na nádega, na crista ilíaca, com os dedos apontando para baixo. Colocar a outra mão sobre o ílio, com as pontas dos dedos na espinha ilíaca anterossuperior (EIAS).
- Simultaneamente, puxar a EIAS na direção superior, enquanto empurra a crista ilíaca na direção inferior (Fig. 8.26).

Decúbito dorsal

- O paciente deita-se em decúbito dorsal, com o quadril e o joelho flexionados.
- O terapeuta fica em bipedestação ao lado da perna do paciente, de frente para a cabeça.
- Abraçando a perna do paciente com o braço mais próximo dele, posicionar o ombro com firmeza e imediatamente abaixo do joelho e colocar as eminências da mão na EIAS.

- Colocar a mão oposta sob a nádega do paciente, com as pontas dos dedos encostadas na crista ilíaca.
- Pedir ao paciente para fazer resistência com 20% da força dele, enquanto você força simultaneamente a perna dele na direção do tórax, empurra superiormente contra a EIAS e puxa inferiormente a nádega e a crista ilíaca (Fig. 8.27).

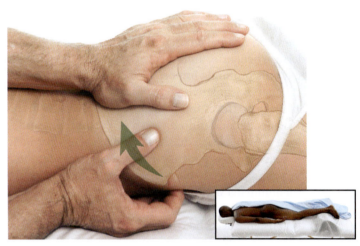

FIGURA 8.26 Reversão da rotação pélvica anterior em decúbito ventral.

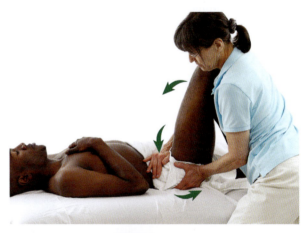

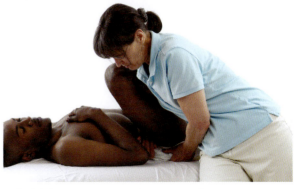

FIGURA 8.27 Reversão da rotação pélvica anterior em decúbito dorsal.

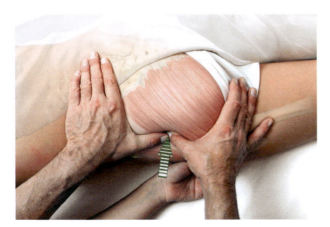

FIGURA 8.25 Exame e compressão nos músculos glúteos.

Músculos rotadores laterais profundos do quadril

Músculo piriforme

ETIMOLOGIA Latim *pirum*, pêra + *forma*, forma.

Resumo

O **m. piriforme** (Fig. 8.28) é um importante rotador lateral do quadril e também o principal estabilizador dessa articulação, juntamente com o glúteo médio. Ele tem uma profunda importância clínica.

O nervo isquiático pode passar embaixo, acima ou até mesmo através (ou parcialmente através) do m. piriforme, dependendo da pessoa. Portanto, a rigidez desse músculo pode causar a dor, não apenas por meio de seus próprios padrões de referência, mas também pela compressão do nervo isquiático. Essa compressão é denominada *síndrome do m. piriforme*. Os problemas do m. piriforme são frequentes em bailarinos, por causa da constante demanda de giros (rotação lateral do quadril) no balé. Mas o problema é bastante comum em geral, por causa da função desse músculo em estabilizar o quadril. Ademais, o músculo pode ficar particularmente dolorido em pessoas que ficam sentadas o dia inteiro, como aquelas que trabalham em escritórios e motoristas de caminhão.

Fixação

- Origem: margens dos forames sacrais pélvicos anteriores, a incisura ciática maior do ílio, cápsula da articulação sacroilíaca e o ligamento sacrotuberal.
- Inserção: margem superior do trocanter maior.

Palpação

Palpável apenas quando patologicamente hipercontraído, através do m. glúteo máximo em uma linha entre a região inferior do sacro e o trocanter maior. A inserção superior do m. piriforme é discernível intra-analmente embaixo da região inferior do sacro; essa manobra fica fora do escopo da prática da maioria dos massoterapeutas. A arquitetura é convergente.

Ação

Estende, abduz e rotaciona o quadril lateralmente; estabiliza a articulação do quadril.

Área de dor referida

- Sobre a nádega (principalmente a margem lateral do sacro e a região inferolateral da nádega).
- Parte posterior da coxa.
- Havendo compressão do nervo isquiático, toda a parte posterior do membro inferior até o pé, irradiando para a região lombar, o quadril, a virilha, o períneo e o reto.

Outros músculos a examinar

- Mm. glúteos.
- Outros mm. rotadores laterais profundos do quadril.
- M. quadrado do lombo.

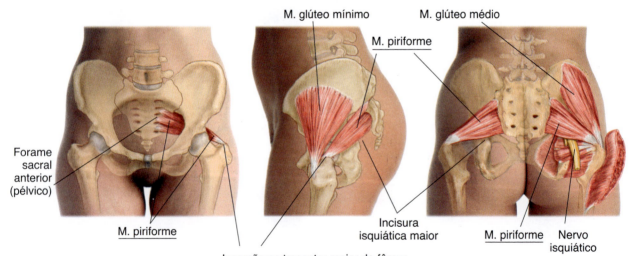

FIGURA 8.28 Anatomia do músculo piriforme.

Terapia manual

Compressão

- O paciente deita-se em decúbito ventral.
- O terapeuta fica em bipedestação ao lado do paciente, na altura do quadril.
- Colocar o polegar (Fig. 8.29) ou o polegar apoiado (Fig. 8.30) no ponto intermediário entre o trocanter maior e o sacro.
- Pressionando o tecido com firmeza, procurar pontos de dor à palpação. Manter assim até a liberação.
- Explorar todo o músculo dessa maneira, desde a margem sacral até a inserção no trocanter maior (Fig. 8.31).

Compressão com alongamento manual

- O paciente deita-se em decúbito ventral.
- O terapeuta fica em bipedestação ao lado do paciente, na altura do quadril.
- Colocar as articulações dos dedos de uma das mãos na nádega, num local imediatamente medial ao trocanter maior, pressionando com firmeza em uma direção medial e anterior.
- Com a outra mão, segurar o tornozelo do paciente e flexionar o joelho em 90°.
- Ainda mantendo as articulações dos dedos firmemente apoiadas contra o m. piriforme, o terapeuta deve puxar o pé do paciente na direção do seu corpo, rotacionando o quadril medialmente (Fig. 8.32).

Músculo gêmeo superior

ETIMOLOGIA Latim *superior*, superior + *gemellus*, diminutivo de *geminus*, gêmeo.

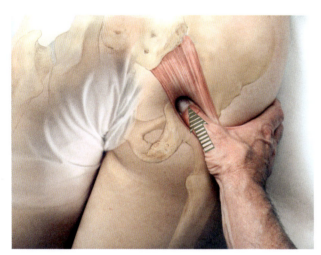

FIGURA 8.29 Compressão no músculo piriforme com o polegar.

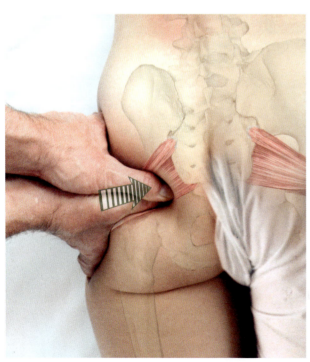

FIGURA 8.30 Compressão no músculo piriforme com o polegar apoiado.

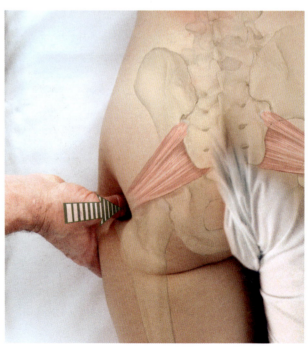

FIGURA 8.31 Compressão na inserção do músculo piriforme no trocanter maior.

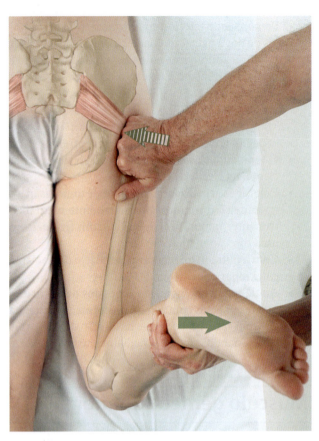

FIGURA 8.32 Alongamento passivo do músculo piriforme.

Resumo

Esse músculo (Fig. 8.33) não tem importância clínica quando separado do m. piriforme.

 Fixações

- Origem: espinha isquiática e margem da incisura isquiática menor.
- Inserção: superfície medial do trocanter maior através do tendão do m. obturador interno.

 Palpação

Não é palpável.

 Ação

Rotaciona (gira) o quadril lateralmente; ajuda na extensão e na abdução; estabiliza a articulação do quadril.

 Área de dor referida

Não é aplicável.

 Outros músculos a examinar

Não é aplicável.

 Terapia manual

Não é aplicável.

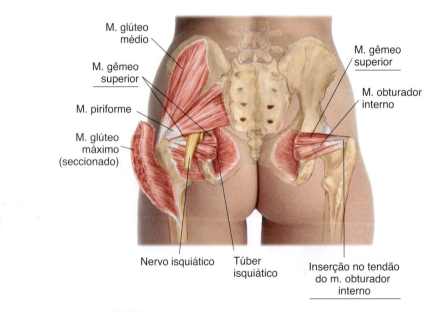

FIGURA 8.33 Anatomia do músculo gêmeo superior.

Músculo gêmeo inferior

ETIMOLOGIA Latim *inferior*, inferior + *gemellus*, diminutivo de *geminus*, gêmeo.

Resumo

Esse músculo (Fig. 8.34) não tem importância clínica quando separado do m. piriforme.

 Fixações

- Origem: túber isquiático medial.
- Inserção: superfície medial do trocanter maior através do tendão do m. obturador interno.

 Palpação

Não é palpável.

 Ação

Rotaciona (gira) a coxa lateralmente; ajuda na extensão e na adução.

 Área de dor referida

Não é aplicável.

 Outros músculos a examinar

Não é aplicável.

 Terapia manual

Não é aplicável.

Músculo obturador interno

ETIMOLOGIA Latim *obturator*, aquele que oclui ou detém + *internus*, interno.

Resumo

O **m. obturador interno** (Fig. 8.35) tem um padrão de referência bastante semelhante ao do m. levantador do ânus e do m. coccígeo, discutidos anteriormente.

 Fixações

- Origem: superfície pélvica da membrana obturadora e margem do forame obturado.
- Inserção: através da incisura isquiática menor, faz um giro de 90° para inserir-se na superfície medial do trocanter maior.

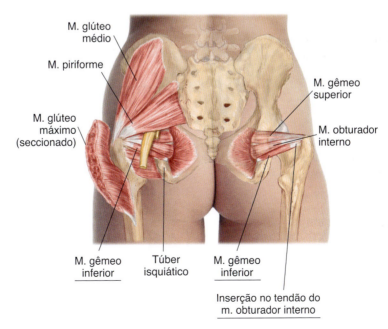

FIGURA 8.34 Anatomia do músculo gêmeo inferior.

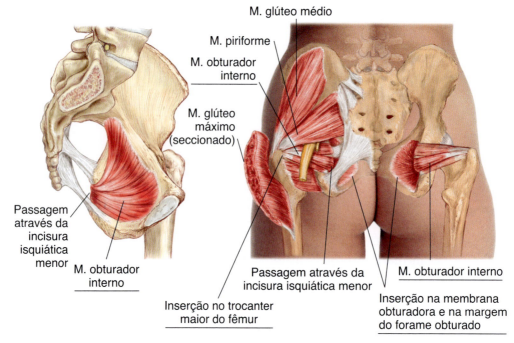

FIGURA 8.35 Anatomia do músculo obturador interno.

Palpação

Discernível com o polegar entre as nádegas, pressionando o forame obturado. A arquitetura é convergente como um todo.

Ação

Rotaciona (gira) a articulação do quadril lateralmente; ajuda na extensão e na abdução; estabiliza a articulação do quadril.

Área de dor referida

- Parte inferior do sacro e cóccix.
- Parte posterossuperior da coxa.

Outros músculos a examinar

- Mm. do assoalho pélvico.
- M. piriforme.
- M. glúteo máximo.

Terapia manual

Ver *Terapia manual para os músculos do assoalho pélvico e o m. obturador interno*, anteriormente.

Músculo obturador externo

ETIMOLOGIA Latim *obturator*, aquele que oclui ou detém + *externus*, externo.

Resumo

O **m. obturador externo** (Fig. 8.36) pode, com o m. quadrado femoral, causar dor à palpação na região imediatamente medial à parte inferior do trocanter maior. Esse músculo pode ser palpado profundamente na virilha, entre o m. pectíneo e o m. adutor curto.

Fixações

- Origem: metade inferior da margem do forame obturado e parte adjacente da superfície externa da membrana obturadora.
- Inserção: fossa trocantérica do trocanter maior.

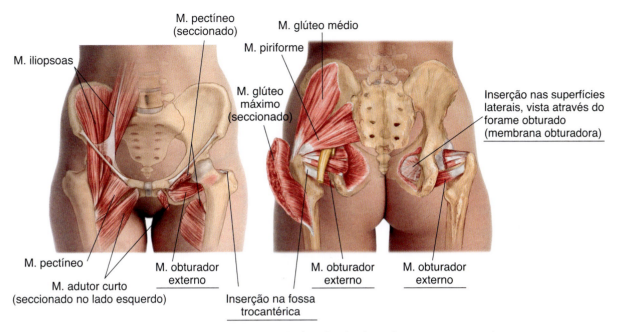

FIGURA 8.36 Anatomia do músculo obturador externo.

Palpação

Não é palpável.

Ação

Rotaciona (gira) a coxa lateralmente; ajuda na extensão e na adução; estabiliza a articulação do quadril.

Área de dor referida

Imediatamente medial à região inferior do trocanter maior.

Outros músculos a examinar

- M. quadrado femoral e outros mm. rotadores laterais profundos do quadril.
- M. pectíneo.
- M. adutor curto.

Terapia manual

Compressão

- O paciente deita-se em decúbito dorsal.
- O terapeuta fica em bipedestação ao lado do paciente, na altura do joelho.

- Usando o polegar, localizar os mm. pectíneo e adutor curto.
- Pressionando o tecido firme e profundamente entre os mm. pectíneo e adutor curto, procurar pontos de dor à palpação (Fig. 8.37). Manter assim até a liberação.

Músculo quadrado femoral

ETIMOLOGIA Latim *quadratus*, com quatro lados + *femoris*, do fêmur (osso da coxa).

Resumo

O **m. quadrado femoral** (Fig. 8.38) pode, com o m. obturador externo, causar dor à palpação na região imediatamente medial da parte inferior do trocanter maior.

Fixações

- Origem: margem lateral do túber isquiático.
- Inserção: crista intertrocantérica do fêmur.

Palpação

Palpável na região imediatamente posterior e medial do trocanter maior. A arquitetura é paralela.

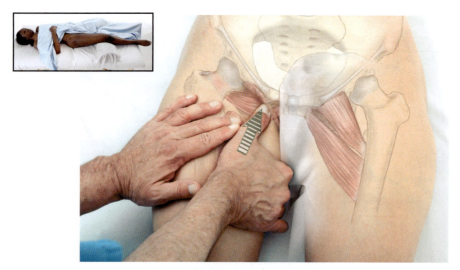

FIGURA 8.37 Compressão no músculo obturador externo através da virilha.

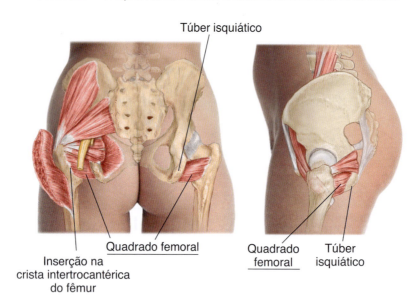

FIGURA 8.38 Anatomia do músculo quadrado femoral.

Ação

Rotaciona o quadril lateralmente; ajuda na extensão e na adução.

Área de dor referida

Junto ao m. obturador externo, até a área imediatamente medial à região inferior do trocanter maior.

Outros músculos a examinar

- M. obturador externo.
- Outros mm. rotadores laterais profundos do quadril.

Terapia manual

Compressão

- O paciente deita-se em decúbito ventral.
- O terapeuta fica em bipedestação ao lado do paciente, na altura do joelho.
- Colocar o polegar na dobra da nádega, entre o túber isquiático e o trocanter maior.
- Pressionando com firmeza para cima, procurar áreas de dor à palpação (Fig. 8.39). Manter até a liberação.

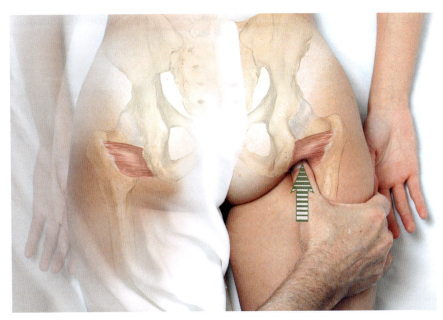

FIGURA 8.39   Compressão no músculo quadrado femoral.

REVISÃO DO CAPÍTULO

Estudo de caso

B.F. tinha 8 anos na primeira vez que sua mãe a trouxe ao meu consultório para uma massagem. A menina era uma ginasta competitiva que começou aos 6 anos de idade e rapidamente superou todos os outros – um verdadeiro talento olímpico. A mãe de B.F. é minha paciente e tem formação em Medicina, mas é administradora de hospital. Ela considerava a massagem como uma coisa boa em geral para os atletas infantis, mas não recorria à massoterapia para problemas específicos. Nos cinco anos seguintes, B.F. continuou com seu programa de treinamento diário, tendo recebido massagem uma vez por semana e, às vezes, com maior frequência, caso estivesse se recuperando de uma lesão – algo que acontece com ginastas jovens mais frequentemente do que as pessoas imaginam. Ao longo dos anos, B.F. sofreu lesões no pulso e no tornozelo, distensões de tendão, uma concussão... uma carga enorme para qualquer criança pequena passar.

B.F. se queixava frequentemente dos glúteos e rotadores profundos do quadril, o que não era de surpreender para uma ginasta. Ela era uma menina miúda, mas muito musculosa, e para mim sempre foi um grande desafio encontrar um ponto de equilíbrio entre trabalhar profundamente o suficiente para resolver seus problemas e não ser tão profundo a ponto de machucá-la. Mesmo quando não estava com lesões específicas, em geral o corpo de B.F. estava tenso como uma corda de violão. Além de suas horas diárias de prática, ela era uma aluna brilhante na escola e que se esforçava para se destacar em tudo que tentava fazer. B.F. ficava particularmente tensa nos dias imediatamente anteriores a uma grande competição. Às vezes, sua massagem era de natureza reabilitadora, mas muitas vezes era apenas para cuidar do estresse e da tensão muscular generalizada.

Quando B.F. tinha 13 anos, sua mãe veio para sua própria consulta um dia e disse: "Você não vai acreditar, minha filha largou a ginástica". Expressei minha surpresa e ela disse que sua filha havia dito: "Tenho 13 anos e fiz 13 ressonâncias magnéticas, todas por lesões que sofri durante a ginástica". Ela decidiu que era o bastante. Sua mãe sempre a apoiou, mas nunca a pressionou para que continuasse na ginástica; e a decisão de desistir foi da própria filha.

No ensino médio, ela passou a praticar *cross-country* e ainda era minha paciente, embora com menos frequência do que antes. B.F. está na faculdade e ainda me visita para uma massagem sempre que retorna à sua casa.

C.T., LMBT

Perguntas para revisão

1. Os _____ estão unidos posteriormente nas articulações sacroilíacas.
   a. Puborretais
   b. Hemipelves
   c. Orbiculares
   d. Acetabulares

2. A inclinação lateral da pelve é determinada por um desalinhamento na posição relativa dos dois _____.
   a. Ossos da sínfise púbica
   b. Trocanteres maiores
   c. Acrômios
   d. EIPS

3. O iliopsoas é composto pelo _____ e pelo _____.
   a. M. psoas menor e crista ilíaca
   b. M. psoas menor e ílio
   c. M. psoas maior e m. ilíaco
   d. M. psoas maior e crista ilíaca

4. O levantador do ânus pode ser palpado _____.
   a. Na borda medial de T12
   b. No terço lateral da crista ilíaca
   c. Superiormente ao m. psoas
   d. Apenas internamente

5. Você nunca deve realizar massagem pélvica em um paciente sem _____.
   a. Informá-lo que a massagem pode ser delicada e causar cócegas
   b. Informá-lo que a manobra é ilegal
   c. Obter consentimento informado específico
   d. Tomar suas medidas pélvicas

6. A síndrome do_____ é uma compressão do nervo isquiático.
   a. M. piriforme
   b. M. sacroilíaco
   c. TIT (trato iliotibial)
   d. M. peitoral menor

7. O músculo mais poderoso para escalar é o _____.
   a. M. obturador
   b. M. levantador do ânus
   c. M. gêmeo
   d. M. glúteo máximo

8. O trabalho interno nos músculos do assoalho pélvico geralmente _____.
   a. É de natureza sexual
   b. Está fora do âmbito da prática da massoterapia
   c. É realizado no início da sessão
   d. Causa muita dor ao paciente

9. A posição de virar o pé lateralmente, de uso costumeiro entre os bailarinos, é conhecida como _____.
   a. Rotação lateral do quadril
   b. Adução
   c. Flexão do quadril
   d. Flexão do fêmur

10. A condição resultante de uma das hemipelves que apresente maior ou menor rotação anterior ou posterior em relação à outra hemipelve resulta em uma pelve_____.
    a. Torcida
    b. Fraturada
    c. Deformada
    d. Caída

CAPÍTULO 9

Coxa

OBJETIVOS DE APRENDIZADO

Ao final deste capítulo, o leitor será capaz de:
- Indicar a terminologia correta dos músculos da coxa.
- Palpar os músculos da coxa.
- Identificar suas fixações nas origens e inserções.
- Explicar as ações dos músculos.
- Descrever suas áreas de dor referida.
- Lembrar-se dos músculos correlatos.
- Reconhecer quaisquer locais de risco e cuidados éticos para a massagem terapêutica.
- Demonstrar proficiência em técnicas de terapia manual para os músculos da coxa.

A visão geral da região começa na página 290, após as pranchas de anatomia.

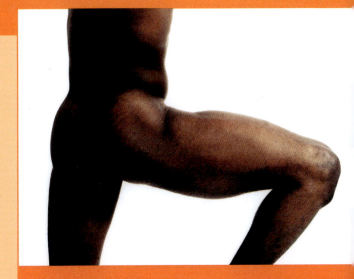

284 Massoterapia clínica

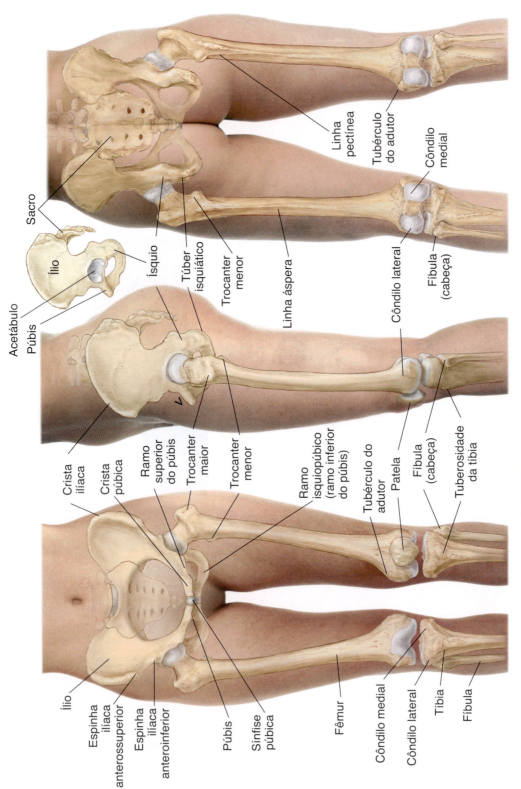

PRANCHA 9.1 Estruturas esqueléticas da coxa.

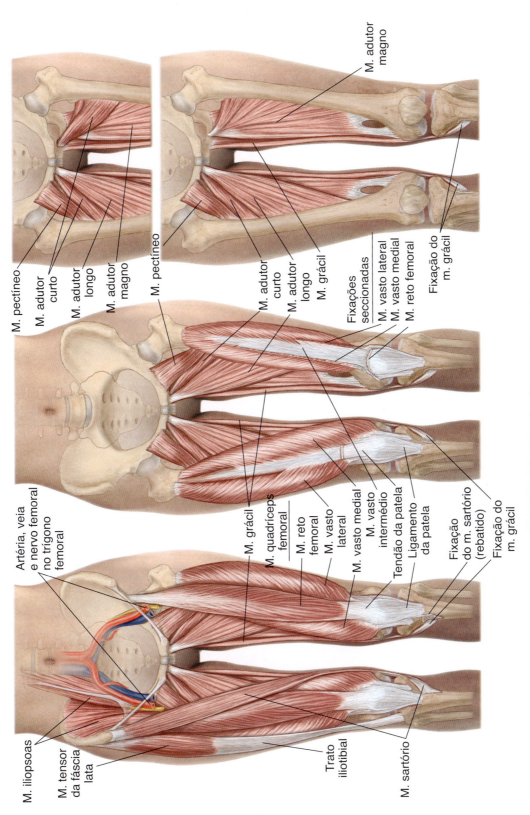

PRANCHA 9.2 Músculos da coxa, vista anterior.

286 Massoterapia clínica

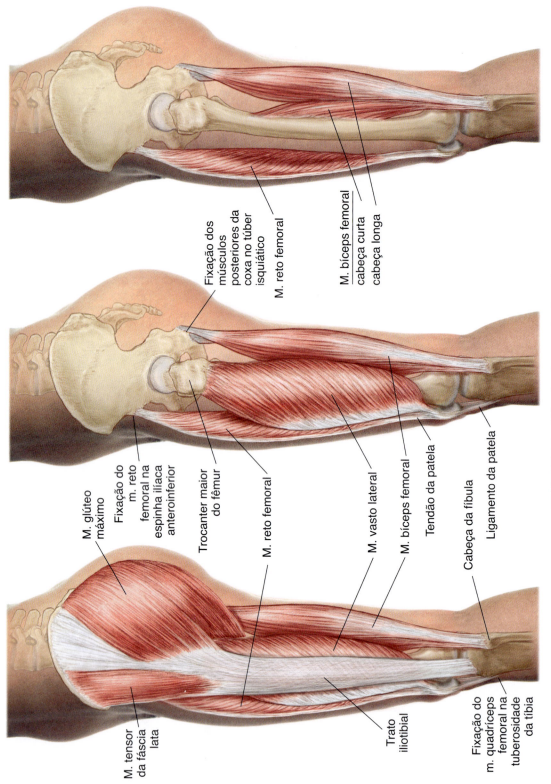

PRANCHA 9.3 Músculos da coxa, vista lateral.

Capítulo 9 ■ Coxa 287

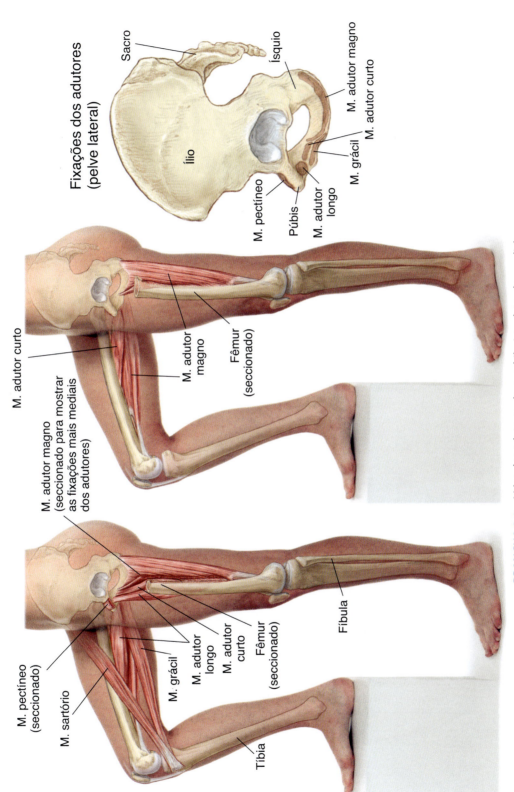

PRANCHA 9.4 Músculos adutores do quadril, vistas lateral e medial.

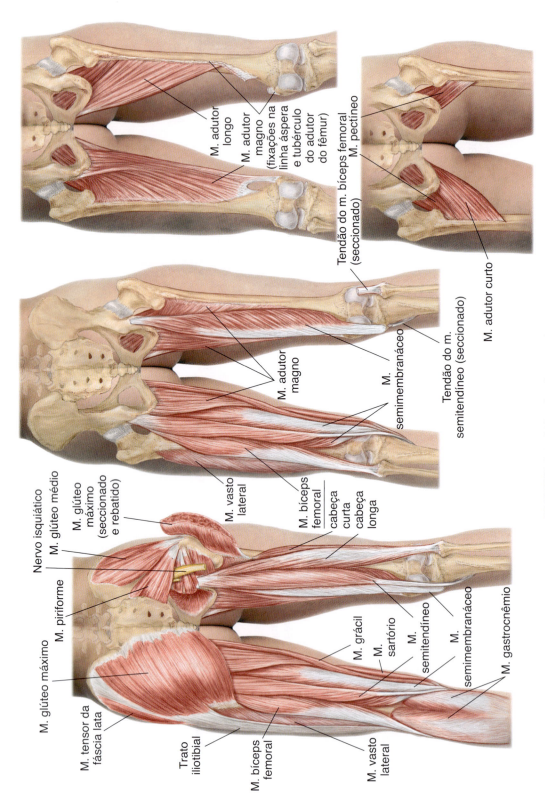

PRANCHA 9.5 Músculos da coxa, vista posterior.

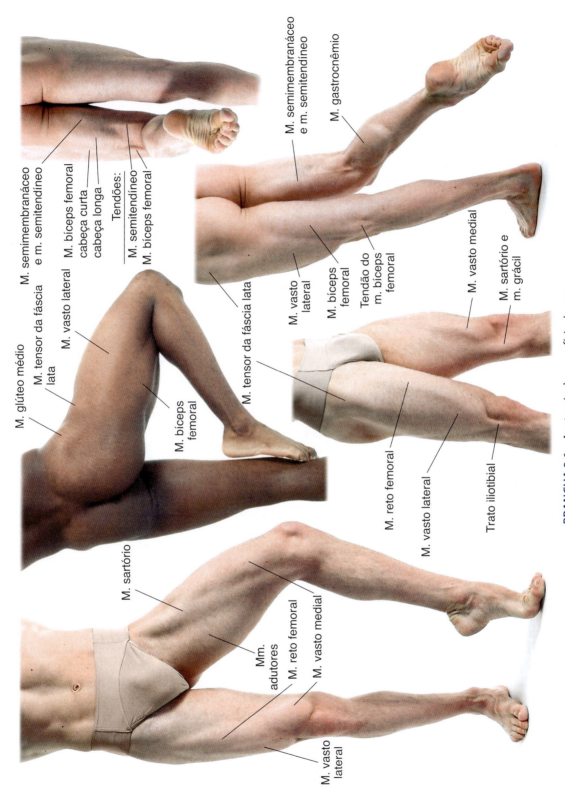

PRANCHA 9.6   Anatomia de superfície da coxa.

Visão geral da região
(Pranchas 9.1 a 9.6)

Os potentes músculos da coxa podem ser divididos em quatro grupos básicos: os anteriores (**músculo quadríceps femoral e músculo sartório**), os posteriores (**músculos posteriores da coxa**), os laterais (**músculo tensor da fáscia lata e trato iliotibial**) e os mediais (**músculos adutores do quadril**). Embora parte da dor referida na coxa seja desencadeada pelos músculos localizados acima, no interior e ao redor da pelve e também da perna, a dor também pode se originar nos músculos da coxa propriamente ditos.

Esses são alguns dos principais músculos que contribuem com a dor no joelho, uma vez que sua função principal é movimentar e estabilizar esta articulação. Sua importância na conservação da postura é considerável, tanto no controle do joelho como na influência do **músculo reto femoral** e dos músculos adutores do quadril na posição da pelve. O músculo reto femoral é fixado na **espinha ilíaca anteroinferior** (**EIAI**) e os músculos **adutor longo**, **adutor curto**, **pectíneo** e **grácil** têm pontos de fixação em várias regiões anteriores do **púbis**. Portanto, todos eles são flexores do quadril e podem contribuir para a rotação anterior da pelve. Os músculos posteriores da coxa (isquiotibiais), por outro lado, são fixados no túber isquiático, são extensores do quadril e podem empurrar a pelve em rotação posterior. Quando dizemos que o músculo quadríceps femoral e os músculos posteriores da coxa são antagonistas, geralmente pensamos em suas funções opostas ao estender ou flexionar o joelho, mas eles também são antagonistas no posicionamento da pelve.

Quando os músculos quadríceps e posteriores da coxa estão encurtados, podem causar aumento da pressão da patela contra as superfícies articulares do fêmur. Isso pode causar desgaste e lesão da cartilagem, resultando em dor no joelho. Além disso, uma vez que os músculos do grupo do **quadríceps femoral** são fixados na **tíbia** por um tendão comum no qual está embutida a **patela**, esses músculos determinam a posição da patela. Juntos, os músculos quadríceps femoral e posteriores da coxa definem a posição e o equilíbrio do esforço na articulação do joelho. Habitualmente, a articulação do joelho é incluída entre as articulações estruturalmente mais complexas do corpo humano. Isso, em combinação com as forças físicas observadas na sustentação do peso corporal durante o movimento, a tornam uma das articulações mais vulneráveis e suscetíveis à ocorrência de lesões.

A observação cuidadosa da marcha no exame inicial do paciente revela muitas informações sobre os músculos da coxa, por exemplo, a força e tensão relativas, porque eles afetam a posição e o movimento dos quadris e dos joelhos durante o ciclo da marcha.

Deve-se notar que a estrutura de tecido conjuntivo que fixa o músculo quadríceps femoral à tíbia e embute a patela é em geral denominada *tendão da patela* acima da patela (conecta músculo a osso) e *ligamento da patela* abaixo dela (conecta osso a osso).

> **ALERTA** Fique familiarizado com o trígono femoral, um espaço triangular na parte superior da coxa, delimitado pelo m. sartório lateralmente, pelo m. adutor longo medialmente e pelo ligamento inguinal superiormente (ver Prancha 9.2). Profundamente a esses músculos, o trígono femoral é definido lateralmente pelo m. iliopsoas e medialmente pelo m. pectíneo. Esse triângulo contém os vasos femorais e os ramos do nervo femoral. O triângulo ou fossa poplítea, na parte posterior do joelho, contém o nervo tibial e o nervo fibular (peroneal) comum, a artéria poplítea (uma continuação da artéria femoral), a veia poplítea, a veia safena parva, e vasos e linfonodos poplíteos. Quando trabalhar na coxa, tenha cuidado para não exercer pressão sobre essas estruturas.

Cuidado ético

O trabalho com as inserções da parte superior da coxa pode exigir contato com os órgãos genitais, o que, nos Estados Unidos, é proibido pela maioria das regulamentações estaduais. Mantenha o paciente protegido por panos da forma mais segura possível e permaneça em constante comunicação. É provável que o paciente se sinta mais seguro se você sugerir que coloque a própria mão sobre os órgãos genitais enquanto você estiver trabalhando na área.

Visão geral dos músculos anteriores da coxa

Em sua maioria, os músculos da face anterior da coxa são extensores do joelho e flexores da articulação do quadril, mas alguns mobilizam apenas o joelho, enquanto outros podem flexionar as duas articulações. Esses músculos proporcionam estabilidade na posição ereta e ajudam a produzir a locomoção.

Músculo quadríceps femoral

ETIMOLOGIA Latim *quadri*, quatro + *caput*, cabeça; portanto, aquele que tem quatro cabeças.

Resumo

Três dos músculos (os mm. vastos) do grupo quadríceps cruzam e mobilizam apenas a articulação do joelho, enquanto um deles (o m. reto femoral) atravessa e mobiliza as articulações do quadril e do joelho. Todos possuem uma fixação inferior em comum, através do tendão da patela e aplicam sua considerável força de extensão à porção anterior da tíbia (Fig. 9.1).

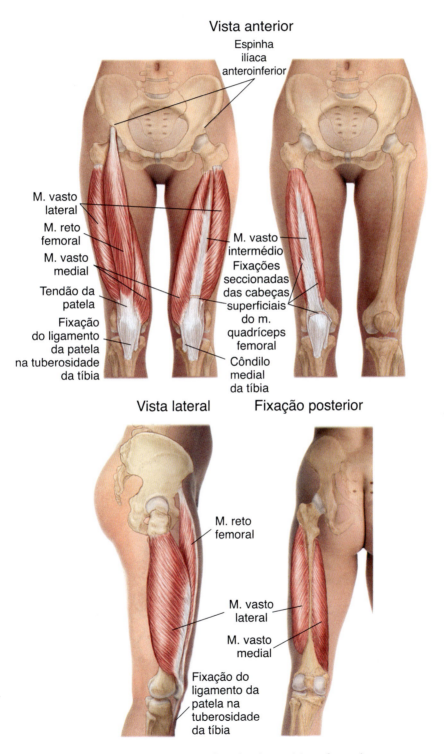

FIGURA 9.1 Anatomia do músculo quadríceps femoral.

Fixações

Origens

- M. reto femoral: à espinha ilíaca anteroinferior (EIAI) e margem superior do acetábulo.
- M. vasto lateral: ao lábio lateral da linha áspera e envolvendo desde a face lateral até a parte anterior do fêmur, imediatamente sob o trocanter maior.
- M. vasto medial: no lábio medial da linha áspera.
- M. vasto intermédio: nos três quartos superiores da superfície anterior do corpo do fêmur.

Inserções

Toda a patela e, consequentemente, pelo ligamento da patela na tuberosidade da tíbia; o m. vasto medial também é fixado ao côndilo medial da tíbia.

 Palpação

A palpação é fácil, porém é um grande desafio distinguir os músculos. Todos são facilmente palpáveis na fixação na região superior da patela. O m. reto femoral (arquitetura bipeniforme) pode ser acompanhado até sua fixação superior imediatamente abaixo da espinha ilíaca anterossuperior. Os mm. vastos lateral e medial (arquitetura semipeniforme) podem ser acompanhados até a fixação superior no fêmur, lateral e medialmente. O m. vasto intermédio não é diretamente palpável.

 Ação

Todos estendem o joelho; o m. reto femoral também flexiona o quadril.

 Área de dor referida

- Mm. vastos medial e intermédio: parte anterior da coxa e joelho.
- M. vasto lateral: parte lateral da coxa e joelho.

 Outros músculos a examinar

- Mm. adutores do quadril.
- M. tensor da fáscia lata e trato iliotibial.
- M. obturador interno (pode causar dor na parte anterior da coxa, pela compressão do nervo obturatório).

 Terapia manual

> ⚠ **ALERTA** Esses procedimentos não devem ser realizados em um paciente submetido a cirurgia no joelho, ou com tal cirurgia marcada. Antes do procedimento, é preciso questionar detalhadamente se o paciente já sofreu uma cirurgia desse tipo ou se ele se queixa de dor no joelho. Quando estiver em dúvida, pedir-lhe para obter permissão de seu médico antes de prosseguir com a terapia manual.

Deslizamento profundo em faixas

- O paciente deita-se em decúbito dorsal.
- O terapeuta deve ficar em bipedestação ao lado do paciente, na altura da perna.
- Colocar as eminências da mão, o polegar ou as pontas dos dedos (Fig. 9.2) no tendão do quadríceps femoral, onde ele é fixado à patela no lado medial.
- Pressionando o tecido com firmeza, deslizar ao longo do m. vasto medial até seu ponto de fixação na parte superior do fêmur (Fig. 9.3).
- Começando novamente no centro da patela, repetir o procedimento e continuar o deslizamento ao longo do m. reto femoral até sua fixação na EIAS (Figs. 9.4 e 9.5).
- Repetir o procedimento lateralmente, no m. vasto lateral (Figs. 9.6 e 9.7).

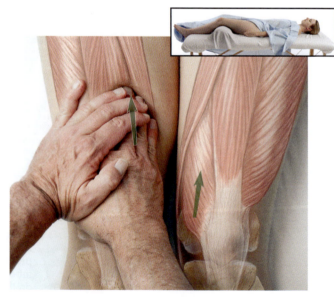

FIGURA 9.2 Deslizamento profundo em faixas no músculo vasto medial com as pontas dos dedos.

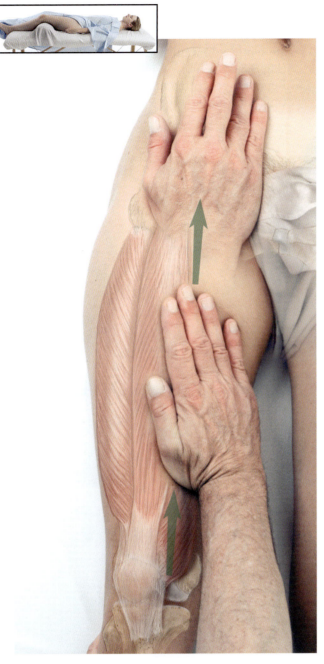

FIGURA 9.3 Deslizamento profundo em faixas no músculo vasto medial.

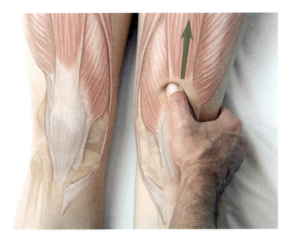

FIGURA 9.4 Deslizamento profundo em faixas no músculo reto femoral, com o polegar.

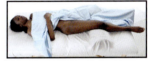

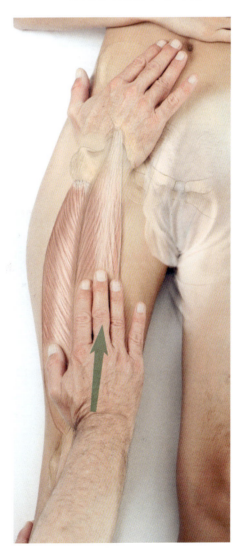

FIGURA 9.5 Deslizamento profundo em faixas no músculo reto femoral.

- **Observação:** o m. vasto intermédio localiza-se na profundidade de outros músculos do grupo quadríceps femoral e, portanto, é tratado através deles.

Fricção transversal das fibras para o tendão e o ligamento patelar

- O paciente deita-se em decúbito dorsal.
- O terapeuta deve ficar em bipedestação ao lado do paciente, na altura dos membros inferiores.
- Colocar o polegar no tendão da patela (superior à patela).

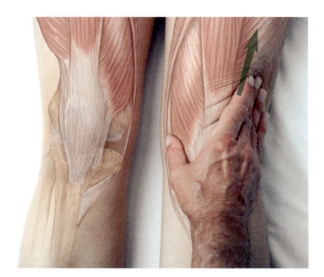

FIGURA 9.6 Deslizamento profundo em faixas no músculo vasto lateral com as pontas dos dedos.

- Pressionando o tecido com firmeza, mover o polegar para trás e para a frente por cima do tendão, até sentir a diminuição de resistência no tecido (Fig. 9.8 A).
- Repetir o procedimento no ligamento da patela (inferior à patela) (Fig. 9.8 B).

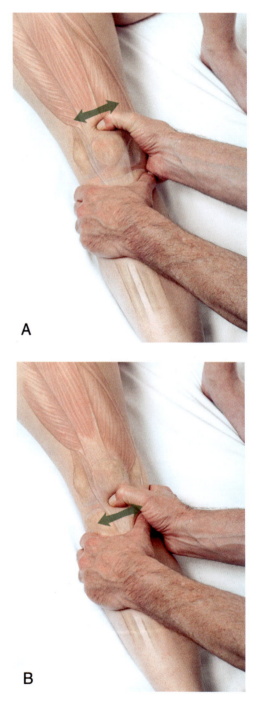

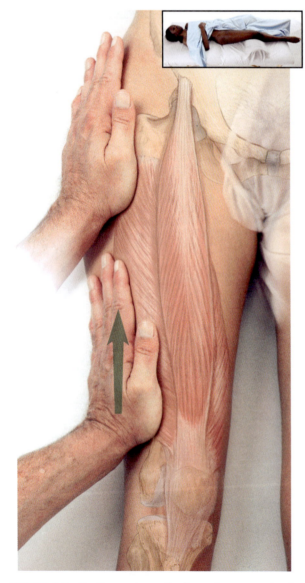

FIGURA 9.7 Deslizamento profundo em faixas no músculo vasto lateral.

FIGURA 9.8 Fricção transversal nas fibras do tendão da patela (A) e do ligamento da patela (B).

Fricção transversal das fibras na região profunda da patela

- Com uma das mãos, afastar a patela na direção oposta à do seu corpo.
- Colocar as pontas dos dedos da outra mão sob a patela.
- Pressionando a patela de baixo para cima, movimentar as pontas dos dedos para trás e para a frente até sentir a diminuição de resistência do tecido (Fig. 9.9 A).
- Repetir o procedimento medialmente (Fig. 9.9 B).

Músculo sartório

ETIMOLOGIA Latim *sartor*, alfaiate ou costureiro (refere-se ao modo como os alfaiates costumam se sentar, com as pernas cruzadas).

Resumo

O **m. sartório** tem a distinção de ser o mais longo músculo do corpo humano. Este músculo flexiona e rotaciona tanto a articulação do quadril como o joelho. Um m. sartório tenso (Fig. 9.10) frequentemente interferirá no alongamento do m. piriforme. Se o terapeuta tentar alongar o m. piriforme e o paciente relatar uma sensação de alongamento na parte anterior da coxa, deve-se liberar o m. sartório antes de prosseguir.

Fixações

- Origem: espinha ilíaca anterossuperior.
- Inserção: margem medial da tuberosidade da tíbia, depois de passar por trás do joelho.

Ação

Flexiona o quadril e o joelho, rotaciona o joelho medialmente e o quadril lateralmente.

Palpação

Pedir ao paciente para fazer rotação lateral e flexão da coxa ao nível da articulação do quadril, e para sentir a contração do sartório, num local imediatamente distal e ligeiramente medial à EIAS. Sua arquitetura é paralela.

Área de dor referida

Regiões anterior e medial da coxa.

Outros músculos a examinar

- M. quadríceps femoral.
- Mm. adutores do quadril.

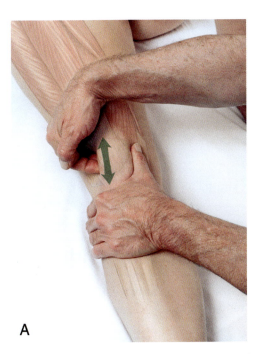
A

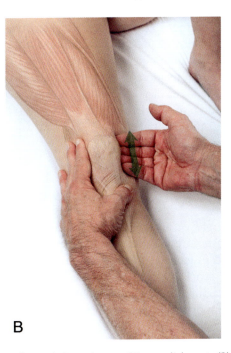
B

FIGURA 9.9   Fricção transversal nas fibras por baixo da patela lateralmente (A) e medialmente (B).

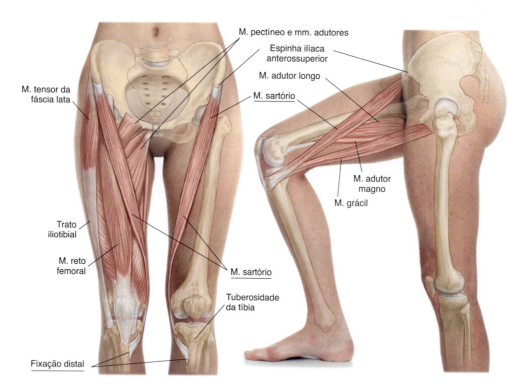

FIGURA 9.10 Anatomia do músculo sartório.

 Terapia manual

Deslizamento profundo em faixas

- O paciente deita-se em decúbito dorsal.
- O terapeuta deve ficar em bipedestação ao lado do paciente, na altura do membro inferior.
- Colocar as eminências da mão, o polegar ou as pontas dos dedos na parte medial da coxa, num local imediatamente superior à patela.
- Pressionando o tecido com firmeza, deslizar as pontas dos dedos na diagonal ao longo do músculo, atravessando o m. quadríceps femoral até sua fixação na EIAS (Fig. 9.11).

Visão geral dos músculos posteriores da coxa

O termo "jarrete" é a antiga terminologia usada para os músculos posteriores da coxa, que incluem a cabeça longa do m. bíceps femoral, o m. semitendíneo e o m. semimembranáceo. Deve-se notar que esses músculos atravessam as articulações do quadril e do joelho e, portanto, são importantes para seu movimento e estabilização dessas articulações. A cabeça curta do bíceps femoral atravessa e mobiliza apenas a articulação do joelho.

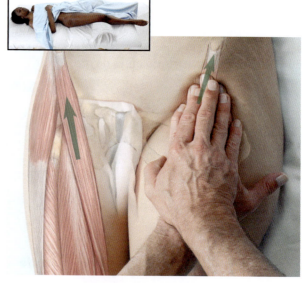

FIGURA 9.11 Deslizamento em faixas no músculo sartório com as pontas dos dedos.

Músculo semitendíneo

ETIMOLOGIA Latim *semi*, metade + *tendinosus*, tendíneo.

Fixações

- Origem: túber isquiático (Fig. 9.12).
- Inserção: anterior, côndilo medial da tíbia depois de passar por trás do joelho com os mm. sartório e grácil.

Palpação

Os mm. posteriores da coxa, como o m. quadríceps femoral, são fáceis de palpar mas difíceis de distinguir. O m. bíceps femoral pode ser acompanhado na face lateral até sua fixação na cabeça da fíbula, onde seu único tendão pode ser palpado cruzando por trás do joelho. Os dois tendões pertinentes aos mm. semitendíneo e semimembranáceo podem ser palpados onde cruzam medialmente por trás do joelho. O m. semimembranáceo pode ser acompanhado até sua fixação no côndilo medial da tíbia (posterior). O m. semitendíneo é difícil de diferenciar em sua fixação inferior na face anterior da tíbia medial. As cabeças superiores dos mm. posteriores da coxa podem ser sentidas embaixo do túber isquiático. Os mm. bíceps femoral e semimembranáceo são bipeniformes; o m. semitendíneo é semipeniforme.

Ação

Estende e rotaciona medialmente o quadril; flexiona e rotaciona o joelho medialmente, quando flexionado. A ação é idêntica à exercida pelo m. semimembranáceo.

Área de dor referida

Sobre a parte posterior da perna, desde a nádega até a metade da panturrilha.

Outros músculos a examinar

- M. quadrado do lombo.
- M. piriforme.
- Mm. glúteos.
- Mm. adutores do quadril.

Músculo semimembranáceo

ETIMOLOGIA Latim *semi*, metade + *membranosus*, membranáceo ou membranoso.

Fixações

- Origem: túber isquiático (Fig. 9.13).
- Inserção: região posterior do côndilo medial da tíbia.

Palpação

Ver m. semitendíneo.

Ação

Estende a articulação do quadril e a rotaciona medialmente; flexiona o joelho e o rotaciona medialmente, quando esta articulação está flexionada; a ação é idêntica ao m. semitendíneo.

Área de dor referida

Sobre a parte posterior da perna, desde a nádega até a área média da panturrilha.

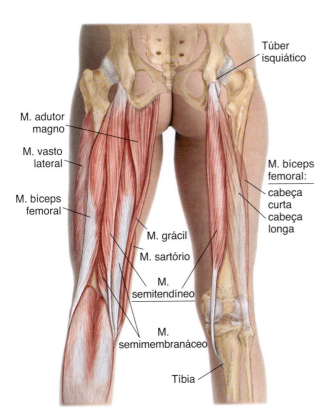

FIGURA 9.12 Anatomia do músculo semitendíneo.

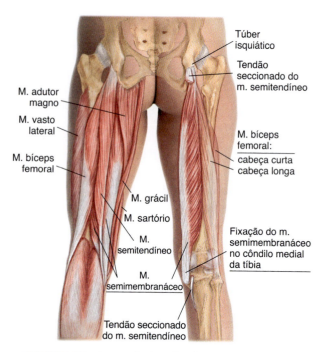

FIGURA 9.13   Anatomia do músculo semimembranáceo.

Outros músculos a examinar

- M. quadrado do lombo.
- M. piriforme.
- Mm. glúteos.
- Mm. adutores do quadril.

Músculo bíceps femoral

ETIMOLOGIA   Latim *biceps*, com duas cabeças + *femorais*, do fêmur.

Fixações

- Origem: cabeça longa no túber isquiático, cabeça curta aos dois terços inferiores do lábio lateral da linha áspera (Fig. 9.14).
- Inserção: cabeça da fíbula.

Palpação

Ver m. semitendíneo.

Ação

Flexiona o joelho e o rotaciona lateralmente, quando flexionado; a cabeça longa estende e rotaciona lateralmente o quadril.

Área de dor referida

Sobre a parte posterior da perna, desde a nádega até a metade da panturrilha.

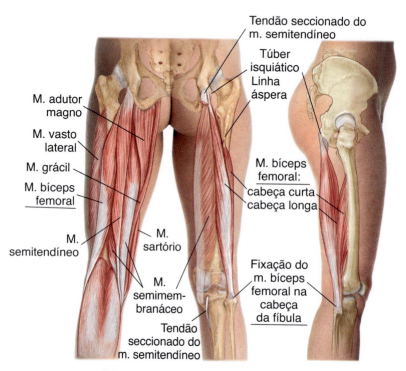

FIGURA 9.14   Anatomia do bíceps femoral.

Outros músculos a examinar

- M. quadrado do lombo.
- M. piriforme.
- Mm. glúteos.
- Mm. adutores do quadril.

 Terapia manual

> ⚠️ **ALERTA** Evitar sempre aplicar pressão no espaço poplíteo (atrás do joelho).

MÚSCULOS POSTERIORES DA COXA

Deslizamento profundo em faixas

- O paciente deita-se em decúbito ventral.
- O terapeuta fica em bipedestação ao lado do paciente, na altura da panturrilha.
- Colocar as pontas dos dedos, as eminências da mão, o antebraço ou as articulações dos dedos na região medial dos mm. posteriores da coxa, num local imediatamente superior ao joelho.
- Pressionando com firmeza o tecido, deslizar ao longo do músculo até seu ponto de fixação no túber isquiático (Fig. 9.15).
- Começando no centro, repetir o procedimento (Fig. 9.16).
- Repetir o procedimento na região lateral (Fig. 9.17).

Compressão e fricção transversal das fibras

- Colocar os polegares na fixação dos músculos posteriores da coxa no túber isquiático (Fig. 9.18).
- Pressionar o tecido para cima e manter até a liberação.
- Como alternativa, mover os polegares de um lado para outro até sentir o amolecimento e o relaxamento do tecido.

Visão geral da região lateral da coxa: músculo tensor da fáscia lata e trato iliotibial

A rigor, o **trato iliotibial** (TIT) não é um músculo; é mais um reforço (espessamento) fibroso da fáscia lata (a fáscia profunda da coxa) na superfície lateral da coxa, estendendo-se desde a crista ilíaca até o côndilo lateral da tíbia. O m. tensor da fáscia lata ajuda os ligamentos

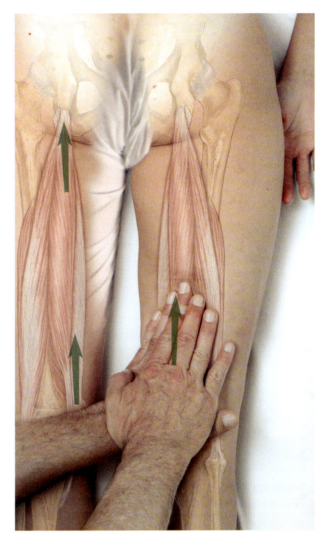

FIGURA 9.15 Deslizamento profundo em faixas nos músculos posteriores da coxa com as pontas dos dedos.

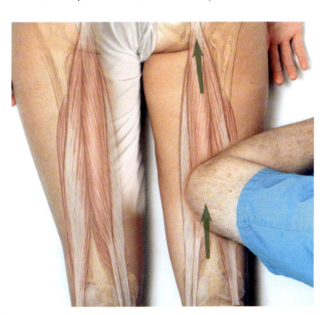

FIGURA 9.16 Deslizamento profundo em faixas nos músculos posteriores da coxa com o antebraço.

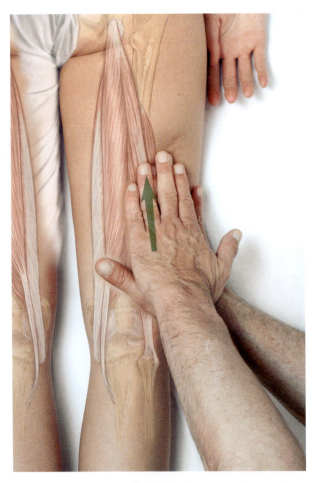

FIGURA 9.17 Deslizamento profundo em faixas nos músculos posteriores laterais da coxa com as pontas dos dedos.

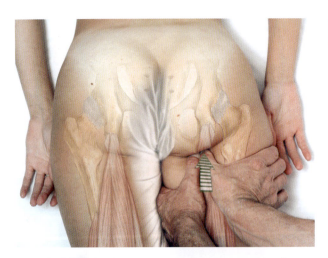

FIGURA 9.18 Compressão nas fixações nos músculos posteriores da coxa contra o túber isquiático.

na estabilização do joelho, tanto em extensão como na flexão parcial; em virtude dessa sua propriedade, o músculo é utilizado constantemente durante a marcha e a corrida. Ao inclinar-se para a frente com o joelho levemente flexionado, o TIT é o principal suporte do joelho contra a gravidade. O m. tensor da fáscia lata fixa-se à margem anterior do TIT e parte do glúteo máximo fixa-se à margem posterior. Juntos, eles servem como flexores, abdutores e rotadores mediais do quadril. O m. tensor da fáscia lata exerce tração sobre o TIT para funcionar como flexor, abdutor e rotador medial do quadril. A força do glúteo máximo sobre o TIT gera extensão, abdução e rotação lateral do quadril. A síndrome do trato iliotibial é um problema que ocorre quando o m. tensor da fáscia lata, o m. glúteo máximo e o trato iliotibial ficam tensos. Essa situação faz com que ocorra fricção do TIT, que se assemelha a um tendão, contra a face externa da cápsula da articulação do joelho, disso resultando inflamação e dor. A síndrome do TIT é uma lesão comum entre os corredores, sobretudo se essas pessoas são praticantes de corridas longas em aclives ou em declives, ou começam a se exercitar após um longo período de inatividade. Muitas vezes essa é uma lesão do tipo "sobrecarga".

Músculo tensor da fáscia lata e trato iliotibial

ETIMOLOGIA Latim *tensor*, tensor + *fasciae*, da faixa + *latae*, larga.

 Fixações

- Origem: (m. tensor da fáscia lata), espinha ilíaca anterossuperior e superfície lateral e anterior adjacente do ílio (Fig. 9.19).
- Inserção: trato iliotibial da fáscia lata, que é fixado ao côndilo lateral da tíbia.

 Palpação

O m. tensor da fáscia lata pode ser palpado lateralmente, numa área imediatamente abaixo da espinha ilíaca anterossuperior, movendo-se posteriormente até o trato iliotibial (TIT). O TIT pode ser acompanhado desde esse ponto e, a partir do m. glúteo máximo, descendo pela lateral da coxa até o côndilo lateral da tíbia. Sua arquitetura é paralela.

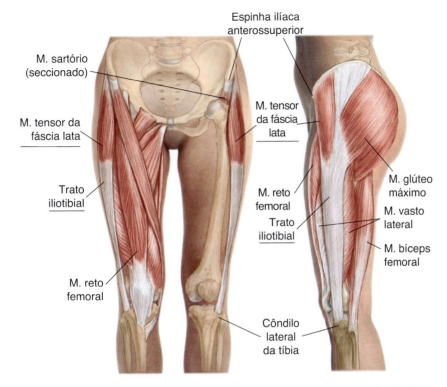

FIGURA 9.19 Anatomia do músculo tensor da fáscia lata e do trato iliotibial.

Ação

Tensiona a fáscia lata; flexiona, abduz e rotaciona medialmente o quadril; também contribui com a estabilidade lateral do joelho.

Área de dor referida

Até a região lateral da coxa.

Outros músculos a examinar

M. vasto lateral.

Terapia manual

MÚSCULO TENSOR DA FÁSCIA LATA

Compressão

- O paciente deita-se em decúbito dorsal.
- O terapeuta deve ficar em bipedestação ao lado do paciente, na altura do joelho.
- Colocar as pontas dos dedos no m. tensor da fáscia lata, entre o trocanter maior e a crista ilíaca.
- Pressionando o tecido com firmeza, procurar áreas de dor à palpação. Manter assim até a liberação (Fig. 9.20).

Deslizamento profundo em faixas

- O paciente deita-se em decúbito dorsal.
- O terapeuta fica em bipedestação ao lado do paciente, na altura do tórax.
- Colocar as pontas dos dedos, o polegar ou as articulações dos dedos no m. tensor da fáscia lata, num local imediatamente abaixo da crista ilíaca.
- Pressionando o tecido com firmeza, deslizar ao longo do músculo, passando pelo trocanter maior (Figs. 9.21).
- Continuar o deslizamento com a técnica descrita a seguir, para o TIT.

Terapia manual

TRATO ILIOTIBIAL (TIT)

Deslizamento profundo em faixas

- O paciente deita-se em decúbito dorsal.
- O terapeuta deve ficar em bipedestação ao lado do paciente, no nível da cintura.

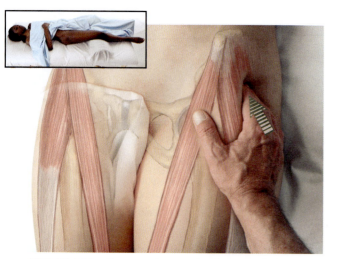

FIGURA 9.20 Compressão no músculo tensor da fáscia lata com as pontas dos dedos.

Deslizamento profundo em faixas

- O paciente deita-se em decúbito lateral, com o membro inferior que está embaixo estendido e o outro membro flexionado no quadril e no joelho.
- O terapeuta deve ficar em bipedestação ao lado do paciente, na altura da pelve.
- Colocar as eminências da mão ou as articulações dos dedos no TIT, num local imediatamente abaixo do trocanter maior.
- Pressionando o tecido com firmeza, deslizar ao longo do músculo até o côndilo lateral da tíbia (Fig. 9.23).

- Colocar as eminências da mão ou as articulações dos dedos no TIT, num local imediatamente abaixo do trocanter maior.
- Pressionando o tecido com firmeza, deslizar ao longo do músculo até o côndilo lateral da tíbia (Fig. 9.22).

Visão geral dos músculos da região medial da coxa (músculos adutores do quadril)

Embora associemos os mm. adutores do quadril principalmente com a adução desta articulação, eles também contribuem com a flexão, a extensão, a rotação e a estabilidade dessa região de maneiras complexas, na

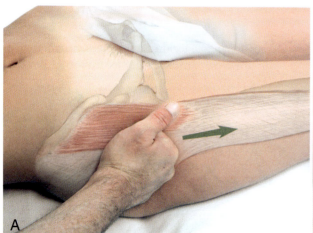
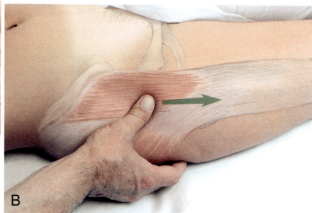

FIGURA 9.21 Deslizamento profundo em faixas no músculo tensor da fáscia lata com as articulações dos dedos (A) e o polegar (B).

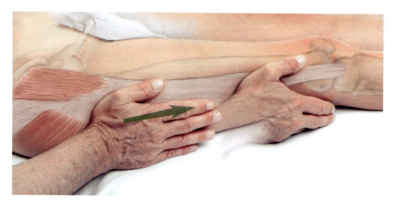

FIGURA 9.22 Deslizamento profundo em faixas no trato iliotibial com o paciente em decúbito dorsal.

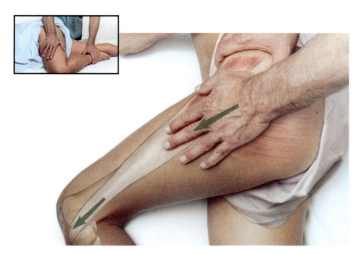

FIGURA 9.23 Deslizamento profundo em faixas no trato iliotibial com o paciente em decúbito lateral.

posição em bipedestação, na marcha, ao subir escadas e em outras atividades que envolvem os membros inferiores. Na avaliação da marcha do paciente, deve-se observar com cuidado a parte medial da coxa em busca de disfunções como espasmos ou aprisionamentos durante os movimentos.

Palpação

As fixações superiores desses músculos seguem o púbis desde a sínfise até o túber isquiático. O m. adutor longo é o mais proeminente do grupo, pois se insere na região anterossuperior da sínfise púbica. O m. adutor curto fixa-se lateralmente a ele e o m. pectíneo se insere na extremidade lateral do ramo púbico superior.

Atrás deles estão o m. grácil e depois o m. adutor magno, que é fixado no ramo isquiopúbico e no túber isquiático. Embora na maioria das vezes seja difícil distinguir suas fixações, eles podem ser facilmente palpados e acompanhados desde a sínfise púbica até o túber isquiático. A fixação do m. adutor magno com o m. grácil ao púbis e ao ísquio forma um tendão nitidamente grande. As fixações inferiores são difíceis de palpar, com a exceção do m. adutor magno, que é fixado no tubérculo adutor do fêmur, e o m. grácil, que é fixado imediatamente abaixo da tuberosidade da tíbia. A arquitetura de todos é convergente, exceto no caso do m. grácil, que é paralela. A área medial da tuberosidade da tíbia, que engloba as inserções dos mm. semitendíneo, grácil e sartório, é frequentemente conhecida como a bolsa anserina.

Cuidado ético

A palpação do púbis pode parecer invasiva; tenha cuidado extra com o drapeado do paciente e com a comunicação, de modo a preservar seus sentimentos de segurança e confiança. Em qualquer situação, o paciente sempre poderá ficar vestido com sua roupa íntima, se assim preferir. Evite tocar nos pelos pubianos e, embora esteja trabalhando em locais muito próximos, faça um esforço especial para não tocar na genitália.

Músculo adutor magno

ETIMOLOGIA Latim *ad*, na direção de + *ducere*, empurrar + *magnus*, grande.

Resumo

O **m. adutor magno** é o maior e mais poderoso adutor do quadril. Esse músculo também apresenta as inserções mais extensas e gera mais tipos de movimento do que os demais. A parte anterossuperior da região lateral do m. adutor magno (Fig. 9.24) é denominada m. adutor mínimo, nos casos em que forma um músculo diferenciado.

Fixações

- Origem: face lateral do túber isquiático e ramo isquiopúbico.
- Inserção: linha áspera e tubérculo adutor do fêmur.

Ação

Aduz a articulação do quadril; partes do músculo podem flexionar, estender e rotacionar lateral e medialmente essa articulação.

Área de dor referida

Região medial da coxa.

Outros músculos a examinar

Outros mm. adutores do quadril.

Músculo adutor longo

ETIMOLOGIA Latim *ad*, na direção de + *ducere*, empurrar + *longus*, longo.

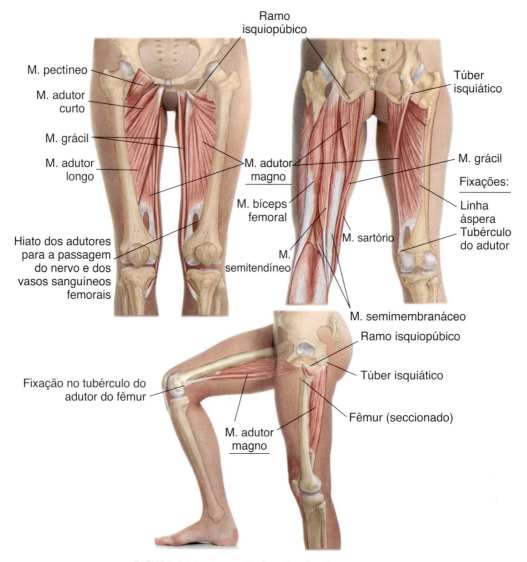

FIGURA 9.24 Anatomia do músculo adutor magno.

Fixações

- Origem: imediatamente lateral à sínfise e abaixo da crista púbica (Fig. 9.25).
- Inserção: terço médio do lábio medial da linha áspera do fêmur.

Ação

Aduz, flexiona e rotaciona lateralmente o quadril.

Área de dor referida

Região medial da coxa.

Outros músculos a examinar

Outros mm. adutores do quadril.

Músculo adutor curto

ETIMOLOGIA Latim *ad*, na direção de + *ducere*, empurrar + *brevis*, curto.

Fixações

- Origem: ramo inferior do púbis (Fig. 9.26).
- Inserção: terço superior do lábio medial da linha áspera.

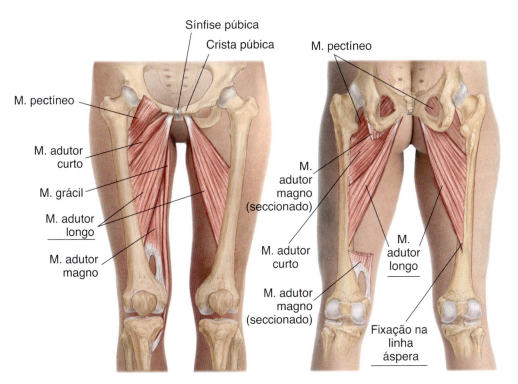

FIGURA 9.25 Anatomia do músculo adutor longo.

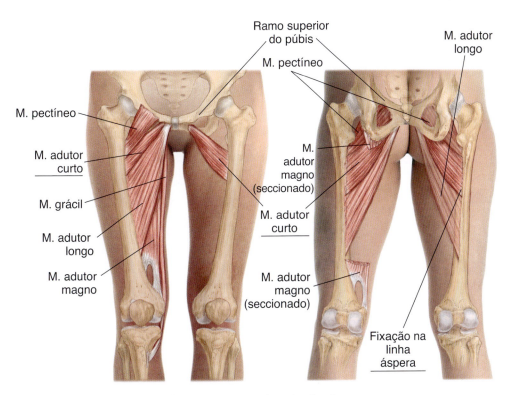

FIGURA 9.26 Anatomia do músculo adutor curto.

Ação

Aduz, flexiona e rotaciona lateralmente o quadril.

Área de dor referida

Região medial da coxa.

Outros músculos a examinar

Outros mm. adutores do quadril.

Músculo pectíneo

ETIMOLOGIA Latim *pecten*, pente.

Resumo

O **m. pectíneo** (Fig. 9.27) tem esse nome em virtude de seu ponto de fixação na linha pectínea do púbis, uma crista pontuda no ramo púbico superior.

Fixações

- Origem: crista púbica e lateralmente ao longo do ramo púbico superior (pécten).
- Inserção: linha pectínea da face posterior do fêmur, entre o trocanter menor e a linha áspera.

Ação

Aduz, flexiona e rotaciona lateralmente a articulação do quadril.

Área de dor referida

Região medial da coxa.

Outros músculos a examinar

Outros mm. adutores do quadril.

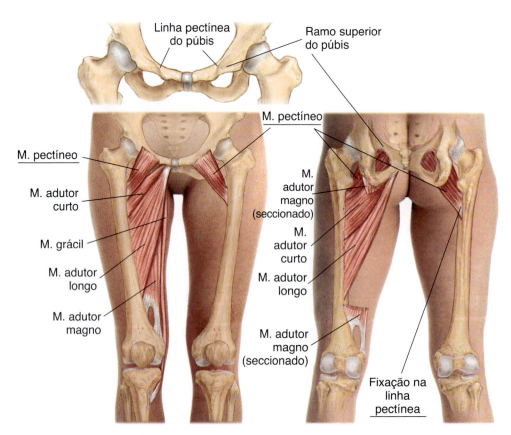

FIGURA 9.27 Anatomia do músculo pectíneo.

Músculo grácil

ETIMOLOGIA Latim *gracilis*, fino.

Fixações

- Origem: corpo e ramo inferior do púbis, perto da sínfise (Fig. 9.28).
- Inserção: côndilo medial anterior da tíbia depois de passar por trás do joelho com os mm. sartório e semitendíneo.

Ação

Aduz o quadril, flexiona o joelho, rotaciona medialmente o joelho flexionado.

Área de dor referida

Região medial da coxa.

Outros músculos a examinar

Outros mm. adutores do quadril.

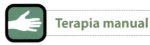
Terapia manual

MÚSCULOS ADUTORES DO QUADRIL

Compressão nos pontos de fixação dos mm. adutores

- O paciente deita-se em decúbito dorsal.
- O terapeuta fica em bipedestação ao lado do paciente, na altura do joelho.
- Colocar o polegar na margem lateral da crista púbica, na fixação do m. pectíneo (Fig. 9.29).
- Pressionando o tecido com firmeza, procurar pontos de dor à palpação. Manter assim até a liberação.
- Deslocar o polegar inferior e posteriormente ao longo da crista púbica, comprimindo os pontos de fixação de cada m. adutor (Fig. 9.30).
- Repetir o procedimento até chegar à fixação do m. adutor magno (Fig. 9.31).
- Essa técnica também pode ser realizada com o quadril abduzido e rotacionado externamente e o joelho parcialmente flexionado, e também utilizando as pontas dos dedos (Fig. 9.32).

Deslizamento profundo em faixas e compressão nos mm. adutores do quadril

- O paciente deita-se em decúbito dorsal, com o membro inferior estendido e o quadril ligeiramente abduzido, ou com o quadril abduzido e rotacionado lateralmente e o joelho parcialmente flexionado.

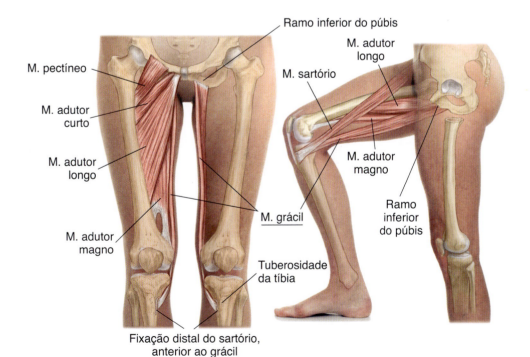

FIGURA 9.28 Anatomia do músculo grácil.

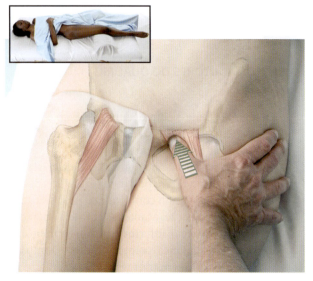

FIGURA 9.29 Compressão na fixação do músculo pectíneo.

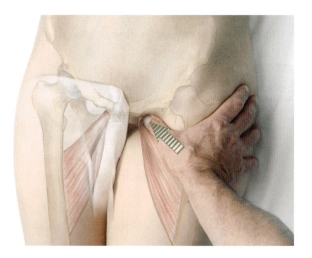

FIGURA 9.30 Compressão na fixação do músculo adutor curto.

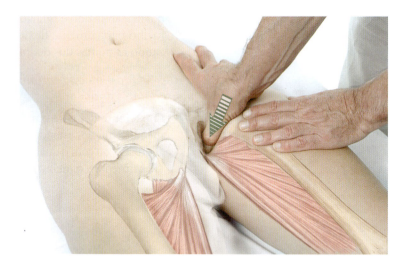

FIGURA 9.31 Compressão na fixação do músculo adutor magno com o polegar.

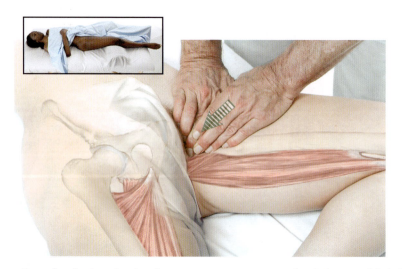

FIGURA 9.32 Compressão na fixação do músculo adutor magno com as pontas dos dedos, quadril abduzido e rotacionado.

- O terapeuta fica em bipedestação ao lado do paciente, na altura do joelho.
- Colocar o(s) polegar(es) ou as pontas dos dedos imediatamente acima do epicôndilo medial do fêmur.
- Pressionando o tecido com firmeza, deslizar as pontas dos dedos ao longo dos mm. adutores até a região anterior do arco púbico.
- Começando no mesmo ponto, repetir o procedimento, terminando cada vez mais posteriormente ao longo do púbis (Figs. 9.33, 9.34 e 9.35).
- Também é possível realizar a compressão contra o fêmur ao longo de cada adutor do quadril na mesma posição, usando os polegares (Fig. 9.36).
- Esses procedimentos também podem ser realizados com o paciente em decúbito lateral, com o membro inferior que está embaixo estendido e o outro flexionado no quadril e no joelho (Fig. 9.37), ou vice-versa (Fig. 9.38). No entanto, nessas posições não é possível trabalhar perto dos pontos de fixação sem encostar nos genitais, o que, nos Estados Unidos, é proibido na maioria dos estados regulamentados. O massoterapeuta deve ter muito cuidado com o drapejamento; também deve manter uma comunicação franca com o paciente, para que não seja criada uma situação desconfortável.

FIGURA 9.33 Deslizamento profundo em faixas nos músculos adutores magno e longo com o polegar, paciente em decúbito dorsal, membro inferior estendido, quadril ligeiramente abduzido.

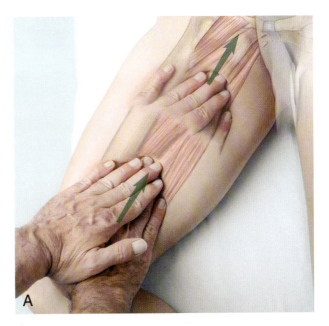

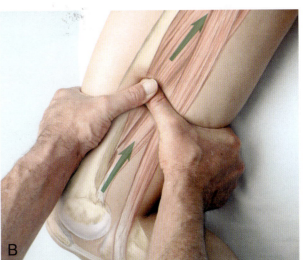

FIGURA 9.34 Deslizamento profundo em faixas no músculo adutor magno e no músculo grácil, paciente em decúbito dorsal, quadril abduzido e externamente rotacionado, joelho e quadril flexionados: (A) com as pontas dos dedos, (B) com o polegar.

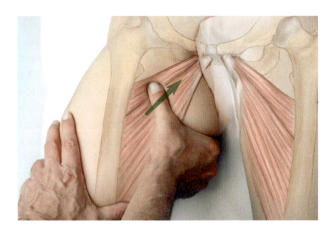

FIGURA 9.35 Deslizamento profundo em faixas nos músculos adutores curto e longo com o polegar, paciente em decúbito dorsal, quadril abduzido e externamente rotacionado, joelho e quadril flexionados.

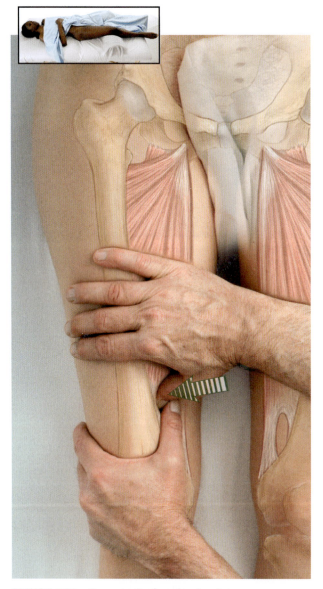

FIGURA 9.36 Compressão do músculo adutor magno com o polegar, membro inferior estendido.

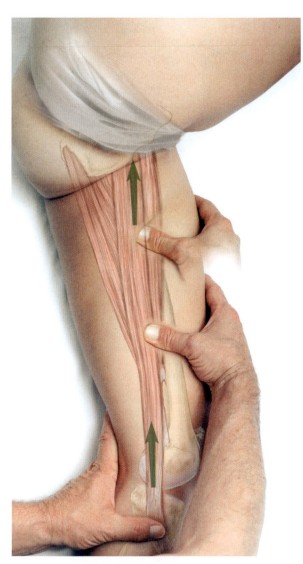

FIGURA 9.37 Deslizamento profundo em faixas nos adutores com o paciente em decúbito lateral, perna reta.

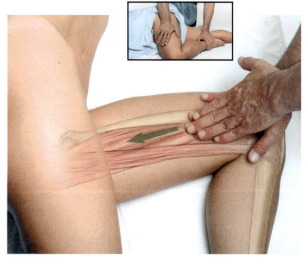

FIGURA 9.38 Deslizamento profundo em faixas nos adutores com o paciente em decúbito lateral, com a perna de cima reta.

REVISÃO DO CAPÍTULO

Estudo de caso

C.G. é uma mulher de 64 anos que está cuidando de sua mãe idosa em tempo integral. Ela afirmou que, ao longo de toda a sua vida, seu *hobby* foi a dança de salão – isso até cerca de dois anos atrás, quando foi submetida a uma artroplastia total do quadril. C.G. sentiu que algo "deu errado" durante a cirurgia; quando ela se recuperou da anestesia, informou que sua perna não estava "muito bem" e, com o passar das semanas, afirmou que seu joelho estava virando para o lado, quando isso não ocorria antes da cirurgia. Após ser tratada com fisioterapia por várias semanas sem que houvesse melhora, o médico decidiu operá-la novamente e descobriu que um músculo não havia sido reconectado adequadamente; C.G. não conseguia se lembrar de qual deles era, mas acreditava ser um músculo glúteo. Em sua opinião, a segunda cirurgia, ou a fisioterapia subsequente, em nada melhoraram sua situação.

Olhando ao acaso na internet, C.G. descobriu que eu estava viajando para o país dela a fim de dar aulas de massagem; então entrou em contato comigo para pedir uma consulta. Ao conhecê-la, percebi que a paciente estava obviamente aflita; a coxa e o joelho direitos estavam girados lateralmente. A avaliação da marcha revelou insegurança – era como um andar bamboleante, mas não exatamente, por causa da "virada". C.G. informou que não sentia dor, exceto por algum desconforto residual em torno do próprio local da cirurgia – mas que estava muito irritada por não poder dançar, tendo confidenciado que, embora tivesse praticado um pouco na privacidade de sua casa, sentia vergonha de dançar em público por causa da perna "torta" e do constrangimento. A palpação revelou que seus músculos da coxa e os glúteos estavam quase flácidos. A avaliação demonstrou que a perna direita estava substancialmente mais fraca do que a esquerda.

Tendo em vista que eu ficaria na cidade dela por apenas um dia, não pude tratar pessoalmente de C.G. Mas prometi indicar um massoterapeuta ortopédico para ajudá-la e consegui localizar um profissional perto de onde C.G. morava, para encaminhamento. Cerca de três meses depois da nossa consulta, recebi um e-mail de C.G., no qual me dizia que estava recebendo massagem com frequência desde nosso encontro e que a terapeuta estava usando técnicas para fortalecer sua perna. E afirmou que, embora não estivessem 100% restaurados, seu joelho e a perna pareciam estar quase em sua posição normal e que ela caminhava todos os dias para fazer exercícios sem se sentir constrangida com sua caminhada. C.G. afirmou que em breve pretendia começar a frequentar bailes novamente. Pedi sua permissão para conversar com sua terapeuta. A profissional me informou que vinha usando massoterapia e técnicas de energia muscular com muito sucesso. Ela também persuadiu C.G. a procurar ajuda para cuidar da mãe, em virtude do estresse que estava lhe provocando. Disse também que a condição física de C.G. aparentemente começou a melhorar à medida que o estresse foi diminuindo.

L.A., LMBT

Perguntas para revisão

1. _____ cruza tanto a articulação do quadril quanto a articulação do joelho.
   - a. Adutor curto
   - b. Adutor magno
   - c. Pectíneo
   - d. Reto femoral

2. Embora estejam envolvidos em outros movimentos, os músculos mediais da coxa realizam principalmente _____.
   - a. Extensão
   - b. Adução
   - c. Abdução
   - d. Dorsiflexão

3. Os músculos do grupo do quadríceps se ligam _____ por meio de um tendão comum que envolve a patela.
   - a. À fíbula
   - b. Ao fêmur
   - c. À tíbia
   - d. À EIAS

4. A presença de tensão no músculo sartório pode interferir no alongamento do _____.
   - a. M. piriforme
   - b. M. glúteo máximo
   - c. M. tibial anterior
   - d. M. vasto lateral

5. Dois locais de perigo a serem observados ao trabalhar os músculos da coxa são os trígonos _____ e _____.
   - a. Temporal e obturador
   - b. Femoral e lateral
   - c. Grácil e vasto medial
   - d. Femoral e poplíteo

6. O músculo mais longo do corpo é o _____.
   - a. Grácil
   - b. Sartório
   - c. Bíceps femoral
   - d. Trato iliotibial

7. A parte superior do adutor magno é o adutor _____.
   a. Inferior
   b. Posterior
   c. Mínimo
   d. Lateral

8. _____ é uma saliência aguçada no ramo púbico superior.
   a. Pécten
   b. Sínfise
   c. Pectíneo
   d. Grácil

9. O músculo que está agrupado com os mm. vasto lateral, vasto medial e vasto intermediário é _____.
   a. Os posteriores da coxa
   b. O trato iliotibial
   c. O reto femoral
   d. O adutor curto

10. O massoterapeuta deve ser sensível à invasividade, usando drapeados cuidadosos e comunicação clara com o(a) paciente, ao trabalhar a parte anterior da coxa, porque muitos dos músculos se ligam _____.
    a. À tuberosidade da tíbia
    b. À EIAS
    c. À EIPS
    d. Ao púbis

CAPÍTULO **10**

Perna, tornozelo e pé

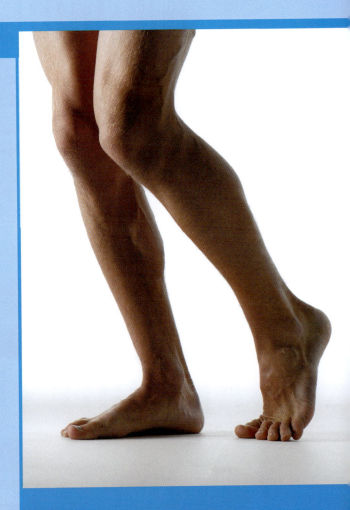

OBJETIVOS DE APRENDIZADO

Ao final deste capítulo, o leitor será capaz de:
- Indicar a terminologia correta dos músculos da perna, tornozelo e pé.
- Palpar os músculos da perna, tornozelo e pé.
- Identificar suas fixações nas origens e inserções.
- Explicar as ações dos músculos.
- Descrever suas áreas de dor referida.
- Lembrar-se dos músculos correlatos.
- Reconhecer quaisquer locais de risco e cuidados éticos para a massagem terapêutica.
- Demonstrar proficiência em técnicas de terapia manual para os músculos da perna, tornozelo e pé.

A visão geral da região começa na página 322, após as pranchas de anatomia.

314 Massoterapia clínica

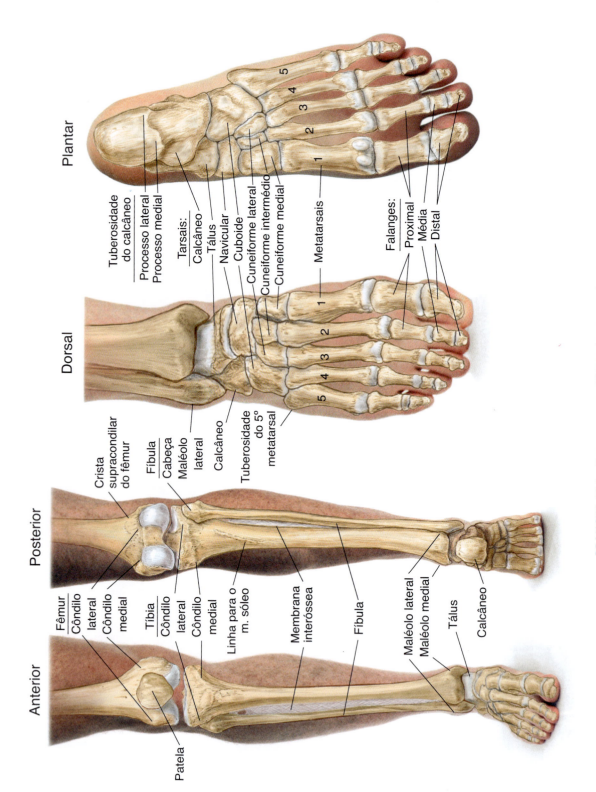

PRANCHA 10.1 Estruturas esqueléticas da perna e do pé.

Capítulo 10 ■ Perna, tornozelo e pé **315**

PRANCHA 10.2 Músculos da perna, vista anterior.

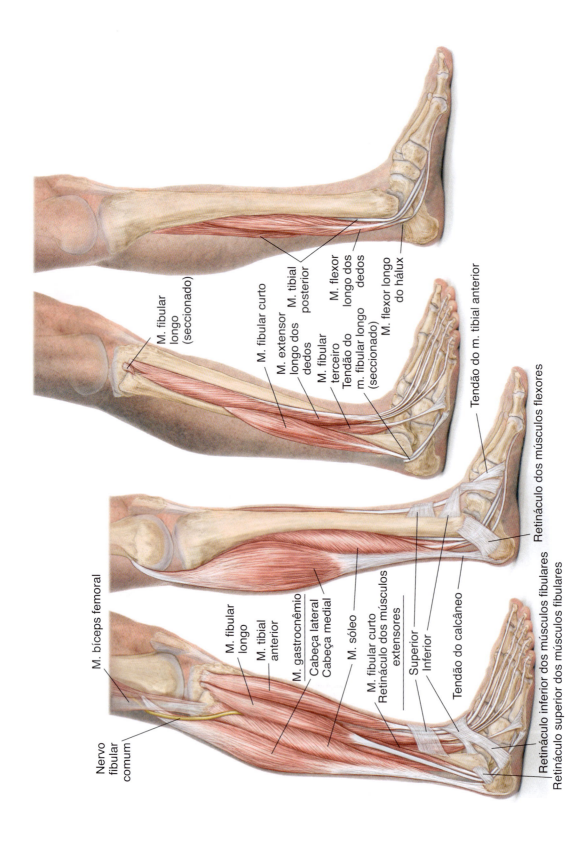

PRANCHA 10.3 Músculos da perna, vistas lateral e medial.

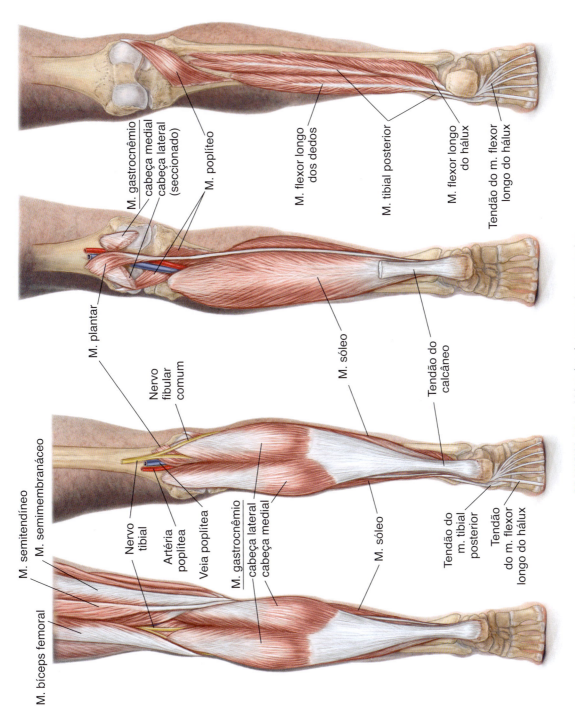

PRANCHA 10.4   Músculos da perna, vista posterior.

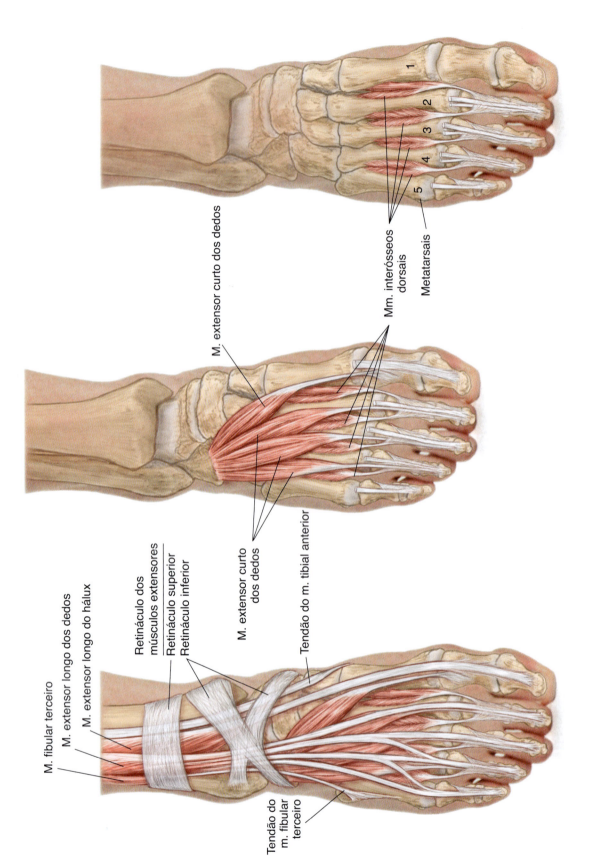

PRANCHA 10.5 Músculos intrínsecos do pé, vista dorsal.

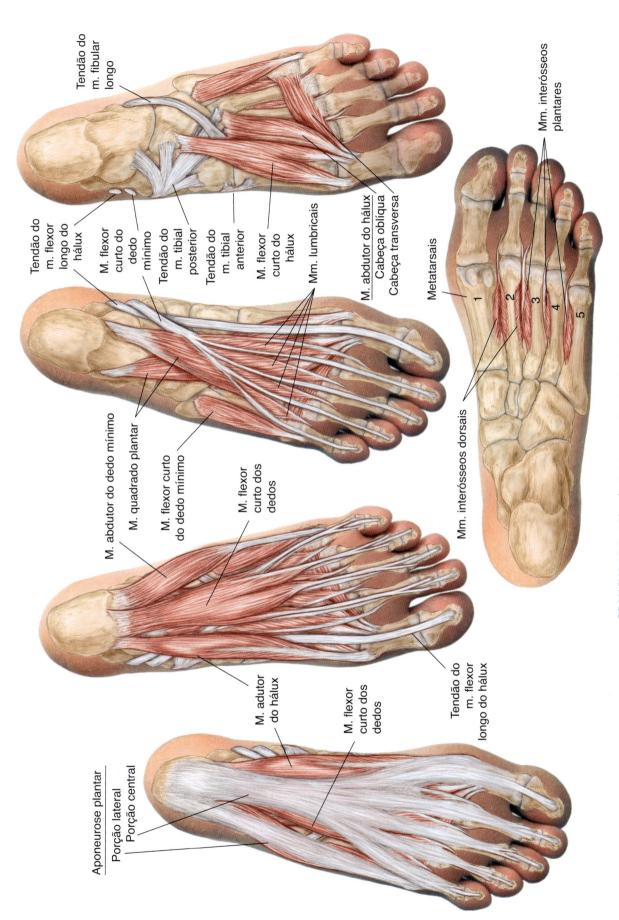

PRANCHA 10.6 Músculos intrínsecos do pé, vista plantar.

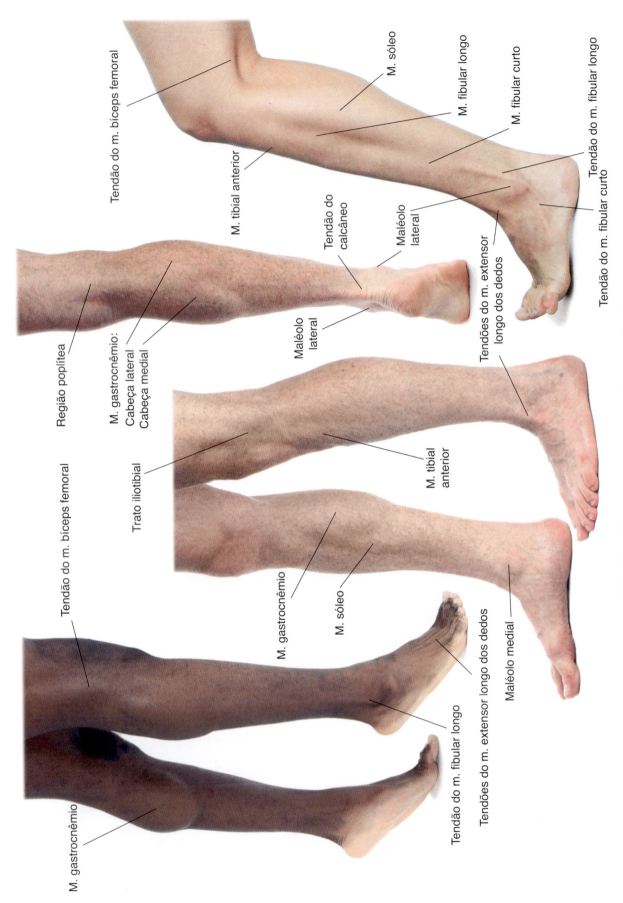

PRANCHA 10.7 Anatomia de superfície da perna e do pé.

PRANCHA 10.8   Anatomia de superfície da perna e do pé.

Visão geral da região (Pranchas 10.1 a 10.8)

Os pés são a base do corpo humano e os pontos fundamentais da locomoção. Note que os ossos e as articulações da perna, do tornozelo e do pé são semelhantes em número aos do antebraço, do punho e da mão, porém suas funções e demandas são bastante diferentes.

Os principais músculos que controlam os pés são encontrados na perna. Esses músculos estão agrupados em compartimentos anterior, lateral e posterior, separados por divisões fasciais. Seus tendões atingem vários pontos do pé através do tornozelo, geralmente fazendo curvas em ângulos retos e cobrindo longas distâncias para isso. Músculos menores, conhecidos como músculos intrínsecos do pé, estão inteiramente contidos no interior dessa estrutura. Esses músculos auxiliam nos movimentos dos músculos maiores da perna e alguns deles são exclusivamente responsáveis pela abdução e adução das articulações metatarsofalângicas (MF).

Na própria articulação do tornozelo, o movimento lateral ou medial do pé é praticamente nulo. Essa articulação é responsável pela flexão plantar e dorsiflexão do pé. A rotação lateral e medial dos pés é realizada principalmente no quadril, ou em decorrência da rotação da articulação do joelho em certo grau de flexão.

Os movimentos do pé são gerados por movimentos combinados das articulações tarsal e metatarsal. O número de movimentos produzidos por essas articulações e sua proximidade com o tornozelo podem tornar complexa a análise do movimento. Os movimentos individuais produzidos por essas articulações no pé incluem a adução/abdução e a inversão/eversão. Esses movimentos podem se combinar para produzir supinação e pronação. As articulações MF e interfalângicas (IF) dos dedos dos pés têm movimentos de flexão e extensão (e hiperextensão). As articulações MF também têm movimentos de abdução e adução.

As principais ações do pé e do tornozelo na locomoção são a flexão plantar e a flexão dorsal (ou dorsiflexão). Esses movimentos são acompanhados por uma atividade complexa dos músculos do pé, tanto os que se situam na perna como os intrínsecos do pé. Na locomoção, o peso é transferido sucessivamente de trás para a frente, à medida que a ação prossegue desde o golpe do calcanhar no chão até o impulso dos dedos para sair do chão. Muitos outros movimentos envolvem uma coordenação intrincada entre esses músculos: correr, subir aclives, mergulhar e dançar, para citar apenas alguns. Quando saudável, o membro inferior é muito bem equipado para realizar essas atividades com uma impressionante destreza.

A estrutura complexa da perna, do tornozelo e do pé, juntamente com suas enormes exigências referentes à sustentação do peso, tornam essas partes vulneráveis a uma ampla variedade de lesões ortopédicas e problemas miofasciais crônicos.

Por desempenharem uma função de base, os pés, tornozelos e pernas afetam e são profundamente afetados pela postura do corpo. Para que haja uma postura equilibrada, o centro de gravidade (i. e., o peso equilibrado) do corpo deve se equilibrar em um ponto situado imediatamente à frente do tornozelo. O corpo fará compensação de várias maneiras, como uma forma de assegurar que o peso não fique atrás desse ponto. Se o peso pender para a frente desse ponto, os músculos da panturrilha e do pé deverão funcionar de forma constante para que o corpo simplesmente não tombe para a frente. Em geral, a tensão crônica e a ocorrência de pontos-gatilho no músculo da panturrilha são atribuíveis a esse desequilíbrio, sendo muito comuns.

Tanto a supinação como a pronação crônica dos pés são disfunções que devem ser tratadas com uma correção apropriada, de acordo com a causa, talvez necessitando de cirurgia, uso de órteses ou botas corretivas e/ou fisioterapia. Embora a massagem possa ajudar em muitos casos, pode não ser a principal ou a única solução. É possível perceber muitos dos problemas posturais apenas observando os sapatos do seu paciente e seus padrões de uso. Terapeutas que se especializam em Rolfing® ou outros trabalhos estruturais, com frequência, recomendam que seus pacientes abandonem o uso de sapatos antigos após as correções posturais, de modo que padrões de desequilíbrio anteriores não sejam perpetuados pelo uso de calçados que foram usados por um pé em inversão ou eversão.

Com exceção das lesões traumáticas, a atividade mais extenuante para as pernas, os tornozelos e os pés é simplesmente ficar em bipedestação por períodos longos. Se a postura estiver desequilibrada, o ato de ficar em bipedestação exerce uma pressão imensa sobre suas estruturas, como já descrevemos. Porém, mesmo que a postura seja boa, os músculos funcionam melhor quando estão em movimento ou em repouso – e não sob esforço constante.

Tecido conjuntivo da perna, do tornozelo e do pé

Fáscia da perna (crural)

ETIMOLOGIA Latim *cruralis*, referente às pernas + *fasciae*, bandagem.

Resumo

A **fáscia da perna** (Fig. 10.1) é a fáscia profunda de todo o membro inferior. Ela é contínua à fáscia lata, é fixada aos ligamentos da patela e torna-se mais espessa no tornozelo para formar os retináculos. O tratamento da fáscia da perna, incluindo a que recobre a tíbia, ajuda a liberar as estruturas do membro inferior.

Palpação

Não é isoladamente discernível do músculo.

Terapia manual

Massagem miofascial

- O paciente deita-se em decúbito dorsal.
- O terapeuta fica em bipedestação à frente dos pés do paciente.
- Colocar as eminências da mão no lado medial do membro inferior, num local imediatamente superior ao tornozelo.
- Pressionando o tecido com firmeza, deslizar as eminências para cima e para trás (Fig. 10.2 A).
- Repetir o procedimento, com a mão imediatamente acima da posição inicial anterior.
- Repetir o procedimento, subindo pela perna até o côndilo medial.
- Também é possível usar o cotovelo (Fig. 10.2 B) ou o polegar apoiado (Fig. 10.3) nesse procedimento.

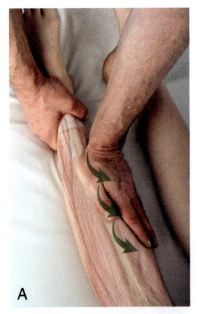

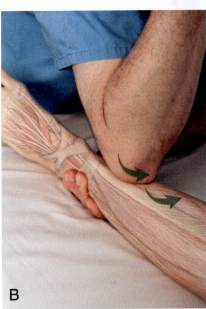

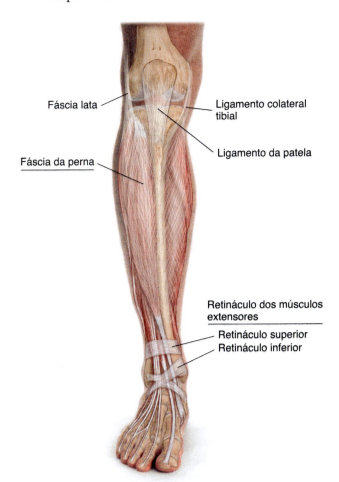

FIGURA 10.1 Anatomia da fáscia da perna (fáscia crural).

FIGURA 10.2 Deslizamento profundo em faixas (massagem miofascial) na fáscia da perna com a eminência tenar (A) e o cotovelo (B).

Retináculos dos músculos flexores, extensores e fibulares

Retináculo dos músculos flexores

ETIMOLOGIA Latim *flexor*, flexor + *retinaculum*, elástico ou retentor (de *retinere*, reter).

Resumo

O **retináculo dos músculos flexores** (Fig. 10.4) é uma faixa ligamentar larga que passa desde o maléolo medial até a margem medial e superior do calcâneo e a superfície plantar, chegando ao osso navicular. O retináculo dos músculos flexores mantém em seus lugares os tendões do m. tibial posterior, do m. flexor longo dos dedos e do m. flexor longo do hálux.

Palpação

Pedir ao paciente que flexione dorsalmente e inverta o pé. Palpar entre o maléolo medial e a face medial do calcâneo.

Retináculo inferior dos músculos extensores

ETIMOLOGIA Latim *inferior*, inferior + *extensor*, extensor + *retinaculum*, elástico ou retentor (de *retinere*, reter).

Resumo

O **retináculo inferior dos músculos extensores** (Fig. 10.4) é um ligamento em formato da letra Y que limita os tendões extensores (e flexores dorsais) do pé, distais à articulação do tornozelo.

Palpação

Palpar em cada lado do tendão do m. tibial anterior ao nível dos maléolos.

Retináculo superior dos músculos extensores

ETIMOLOGIA Latim *superior*, superior + *extensor*, extensor + *retinaculum*, elástico ou retentor (de *retinere*, reter).

Resumo

O **retináculo superior dos músculos extensores** (Fig. 10.4) é um ligamento que une os tendões dos músculos extensores (e dorsiflexores) proximais à articulação do tornozelo. Ele é contínuo à fáscia profunda da perna (corresponde a um espessamento da fáscia).

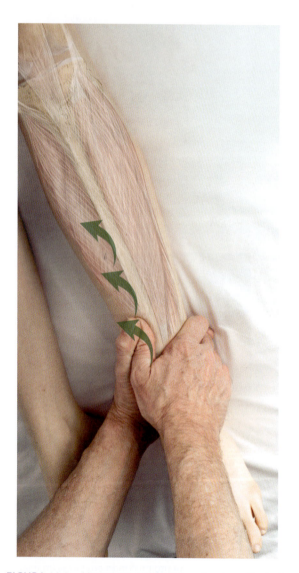

FIGURA 10.3 Massagem miofascial profunda na fáscia da perna com o polegar apoiado.

Capítulo 10 ■ Perna, tornozelo e pé 325

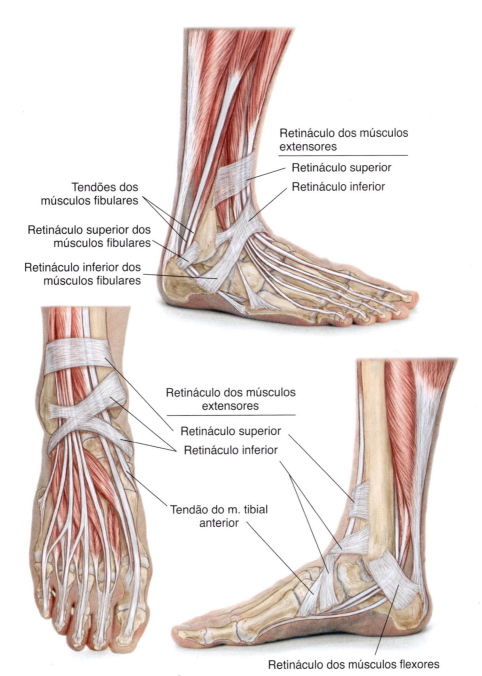

FIGURA 10.4 Anatomia dos retináculos dos músculos flexores, extensores e fibulares.

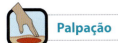 **Palpação**

Com o paciente em decúbito dorsal, pedir para que dorsiflexione o tornozelo e estenda os dedos do pé. Os retináculos podem ser palpados cerca de 2,5 cm proximalmente ao maléolo medial.

Retináculo dos músculos fibulares

ETIMOLOGIA Latim *peroneus*, do grego *perone*, fíbula + latim *retinaculum*, elástico ou retentor (de *retinere*, reter).

Resumo

O **retináculo dos músculos fibulares** (Fig. 10.4) consiste nas faixas fibrosas superior e inferior, que retêm os tendões dos mm. fibulares longo e curto em suas posições enquanto atravessam a parte lateral do tornozelo atrás do maléolo lateral e ao longo da face lateral do pé.

 Terapia manual

RETINÁCULOS

Resumo

Embora existam retináculos distintos no tornozelo, todos eles são tratados juntos.

Fricção transversal das fibras

- O paciente deita-se em decúbito dorsal.
- O terapeuta fica em bipedestação à frente dos pés do paciente.
- Colocar o polegar no dorso do pé abaixo do tornozelo, sobre o osso navicular.
- Pressionando o tecido com firmeza, deslizar o polegar, subindo pelo tornozelo cerca de 7,5 cm (Fig. 10.5 A).
- Repetir o procedimento (Fig. 10.5 B), movendo-se lateralmente ao redor do tornozelo até o tendão do calcâneo (Fig. 10.5 C). Notar que o retináculo fibular inferior se situa mais distalmente no pé, em comparação com o retináculo no lado medial.
- Repetir o procedimento, movendo-se medialmente ao redor do tornozelo (Fig. 10.6 A) até o tendão do calcâneo (Fig. 10.6 B).

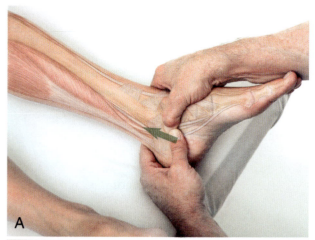
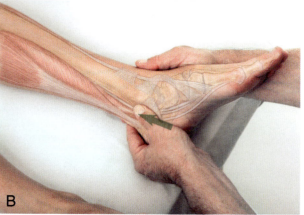

FIGURA 10.6 Deslizamento profundo em faixas no retináculo dos músculos flexores: (A) polegar apoiado e (B) polegar sem apoio.

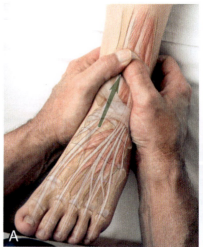
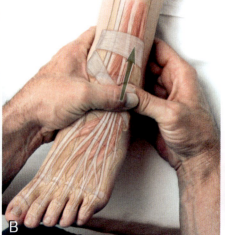
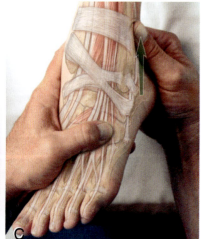

FIGURA 10.5 Deslizamento profundo em faixas nos retináculos do tornozelo, com mobilização medial para lateral.

Fáscia plantar (aponeurose plantar)

Resumo

A **fáscia/aponeurose plantar** (Fig. 10.7) é uma porção muito espessa e central da fáscia que circunda os músculos plantares. Ela irradia na direção dos dedos a partir do processo medial da tuberosidade do calcâneo e fornece um ponto de fixação aos músculos flexores curtos dos dedos.

Palpação

Não é isoladamente discernível do músculo.

Terapia manual

- O paciente deita-se em decúbito ventral, com os pés apoiados em uma almofada ou um travesseiro.
- O terapeuta fica em bipedestação ou sentado ao lado do paciente, à frente dos pés dele.
- Colocar o polegar, apoiado ou não, na região plantar do pé no lado medial, num ponto imediatamente proximal à base do primeiro dedo.
- Pressionando o tecido com firmeza, deslizar o polegar até o calcanhar (Fig. 10.8).
- Repetir o procedimento, começando num ponto imediatamente lateral ao ponto inicial anterior.
- Repetir o procedimento até que toda a superfície plantar tenha sido tratada.
- Esse procedimento pode ser realizado em toda a superfície plantar com as articulações dos dedos (Fig. 10.9).

Músculos anteriores da perna

Músculo tibial anterior

ETIMOLOGIA Latim *tibialis*, da tíbia + *anterior*, anterior.

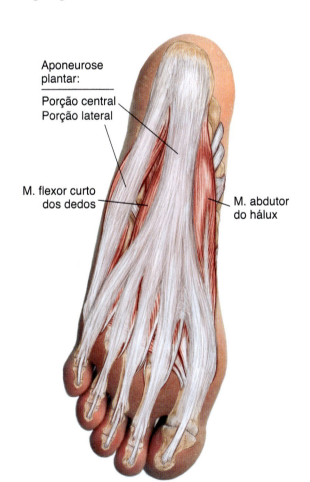

FIGURA 10.7 Anatomia da fáscia plantar.

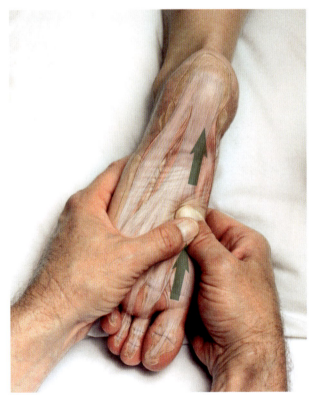

FIGURA 10.8 Deslizamento profundo em faixas na aponeurose plantar, com os polegares.

Resumo

É preciso lembrar que o **m. tibial anterior** cruza desde o lado anterolateral da perna até ao lado medial do pé (Fig. 10.10).

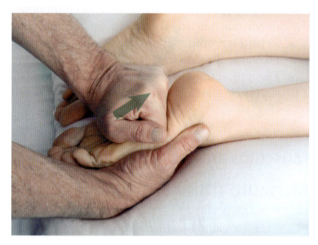

FIGURA 10.9 Deslizamento profundo em faixas na aponeurose plantar, com as articulações dos dedos.

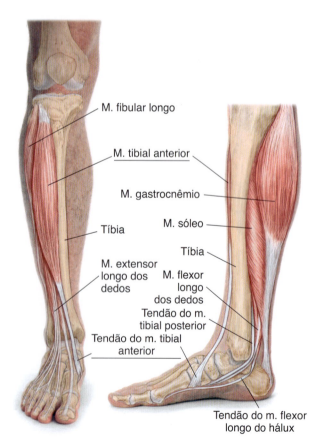

FIGURA 10.10 Anatomia do músculo tibial anterior.

 Fixações

- Origem: côndilo lateral e dois terços superiores da superfície anterolateral da tíbia e membrana interóssea.
- Inserção: cuneiforme medial e base do primeiro metatarsal.

 Palpação

Discernível na região imediatamente lateral à canela, desde abaixo do joelho até acima do tornozelo, seu tendão pode ser observado claramente e palpado quando o tornozelo está em flexão dorsal e o pé invertido. A arquitetura é paralela e as fibras são basicamente verticais até o músculo atravessar o tornozelo.

 Ação

Flexão dorsal do pé na articulação do tornozelo e inversão (supinação) do pé nas articulações intertarsais.

 Área de dor referida

- Região anterior do tornozelo.
- Região dorsal da falange do primeiro dedo.

 Outros músculos a examinar

M. extensor longo do hálux.

 Terapia manual

Deslizamento profundo em faixas

- O paciente deita-se em decúbito dorsal.
- O terapeuta fica em bipedestação à frente dos pés do paciente.
- Estabilizar o pé com a mão auxiliar.
- Colocar as pontas dos dedos na extremidade distal do m. tibial anterior, num local imediatamente proximal ao tornozelo.
- Pressionando o tecido com firmeza, deslizar as pontas dos dedos ao longo do músculo até seus pontos de fixação na tíbia proximal (Fig. 10.11).
- O procedimento também pode ser realizado com o polegar apoiado (Fig. 10.12) ou as eminências da mão (Fig. 10.13).

Capítulo 10 ■ Perna, tornozelo e pé **329**

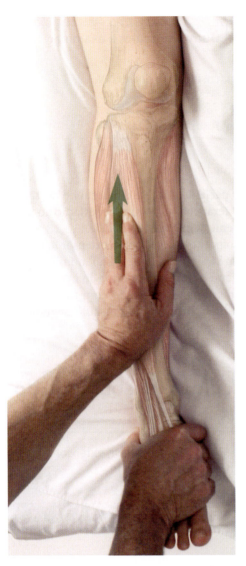

FIGURA 10.11 Deslizamento profundo em faixas no músculo tibial anterior, com as pontas dos dedos.

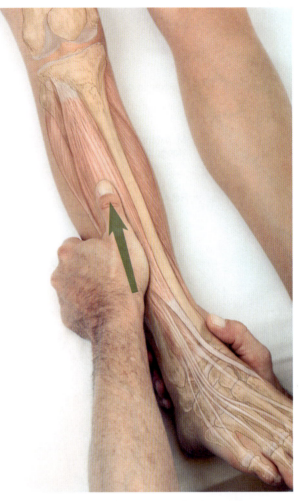

FIGURA 10.13 Deslizamento profundo em faixas no músculo tibial anterior, com a eminência tenar.

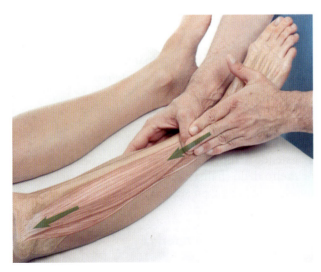

FIGURA 10.12 Deslizamento profundo em faixas no músculo tibial anterior, com o polegar apoiado.

Músculo extensor longo dos dedos

ETIMOLOGIA Latim *extensor*, extensor + *digitorum*, dos dedos + *longus*, longo.

 Fixações

- Origem: côndilo lateral da tíbia e dois terços superiores da margem anterior da fíbula, parte superior da membrana interóssea e septo intermuscular anterior (Fig. 10.14).
- Inserção: por meio de quatro tendões para as superfícies dorsais das bases das falanges proximal, média e distal do segundo ao quinto dedos.

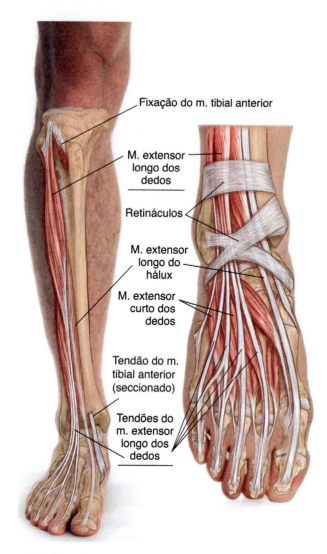

FIGURA 10.14 Anatomia do músculo extensor longo dos dedos.

Palpação

Discernível posteriormente ao m. tibial ideal anterior. A arquitetura é semipeniforme. Os tendões podem ser observados e palpados ao cruzarem a face anterior do tornozelo e o dorso do pé.

Ação

Estende (e hiperestende) as articulações MF e IF dos quatro dedos laterais; promove flexão dorsal do tornozelo e auxilia na pronação das articulações intertarsais.

Área de dor referida

Sobre a região dorsal do segundo, terceiro e quarto dedos.

Outros músculos a examinar

M. extensor curto dos dedos.

Terapia manual

Deslizamento profundo em faixas

- O paciente deita-se em decúbito dorsal.
- O terapeuta fica em bipedestação ao lado do paciente, à frente dos pés dele.
- Colocar o polegar no m. extensor longo dos dedos em sua extremidade distal, num local imediatamente anterior e superior do maléolo lateral.
- Pressionando o tecido com firmeza, deslizar o polegar ao longo do músculo, seguindo a fíbula até sua cabeça (Fig. 10.15).

Músculo extensor longo do hálux

ETIMOLOGIA Latim *extensor*, extensor + *hallucis* (de *hallux*, hálux) + *longus*, longo.

Fixações

- Origem: superfície anteromedial da fíbula e membrana interóssea (Fig. 10.16).
- Inserção: base da falange distal do primeiro dedo.

Palpação

O tendão está evidente; palpar na base do hálux através do dorso do pé, mediante a extensão do hálux.

Ação

Estende (e hiperestende) as articulações MF e IF do primeiro dedo (hálux); promove flexão dorsal do tornozelo e ajuda na supinação das articulações intertarsais.

Área de dor referida

Sobre a região dorsal da falange do primeiro dedo.

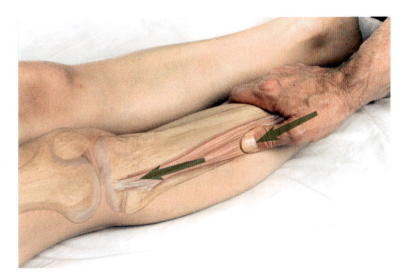

FIGURA 10.15 Deslizamento profundo em faixas no músculo extensor longo dos dedos com o polegar.

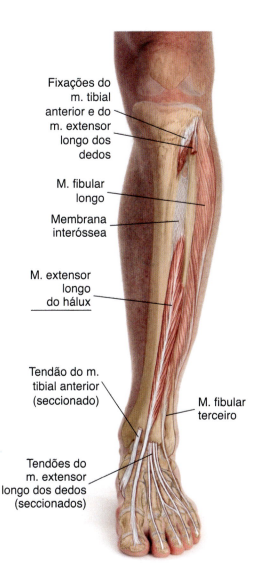

FIGURA 10.16 Anatomia do músculo extensor longo do hálux.

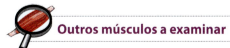
Outros músculos a examinar

M. tibial anterior.

Terapia manual

EXTENSORES DO PÉ
Alongamento manual
- O paciente deita-se em decúbito dorsal ou ventral.
- Segurando a perna com uma das mãos, segurar o pé com a mão oposta e fazer flexão plantar lentamente (Fig. 10.17).

Músculos laterais da perna
Músculo fibular longo

ETIMOLOGIA Latim *peroneus* do grego *perone*, fíbula + *longus*, longo.

Fixações

- Origem: dois terços acima da superfície lateral da fíbula e côndilo lateral da tíbia (Fig. 10.18).
- Inserção: pelo tendão que passa posteriormente ao maléolo lateral e atravessa a planta do pé, até o cuneiforme medial e a base do primeiro metatarsal.

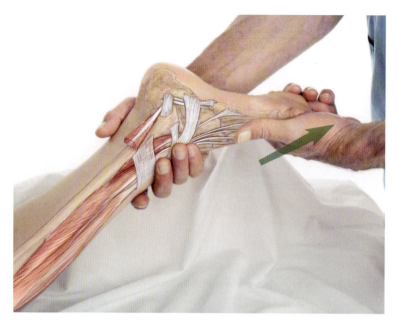

FIGURA 10.17 Alongamento dos músculos extensores (flexores dorsais) do pé.

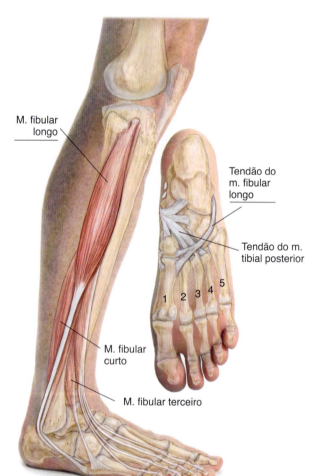

FIGURA 10.18 Anatomia do músculo fibular longo.

Palpação

Discernível posteriormente ao m. extensor longo dos dedos na metade superior da perna, mas não além desse ponto. A arquitetura é bipeniforme.

Ação

Flexão plantar do tornozelo e eversão (pronação) do pé (articulações intertarsais).

Área de dor referida

Parte lateral da perna e ao redor do maléolo lateral.

Outros músculos a examinar

M. fibular curto.

Terapia manual

Compressão

- O paciente deita-se em decúbito ventral.
- O terapeuta fica em bipedestação ao lado da perna do paciente.

- Colocar uma das mãos na face lateral da perna, acima da fíbula, com o polegar pressionando o tecido alguns centímetros abaixo do joelho.
- Pressionar o tecido com firmeza, procurando pontos de dor à palpação. Manter assim até a liberação (Fig. 10.19).

Músculo fibular curto

ETIMOLOGIA Latim *peroneus* do grego perone, fíbula + *brevis*, curto.

 Fixações

- Origem: dois terços inferiores da superfície lateral da fíbula (Fig. 10.20).
- Inserção: base do quinto osso metatarsal.

 Palpação

Discernível posteriormente ao m. tibial anterior na metade inferior da perna. A arquitetura é bipeniforme.

 Ação

Flexão plantar do tornozelo e eversão (pronação) do pé (articulações intertarsais).

 Área de dor referida

Ao redor do maléolo lateral.

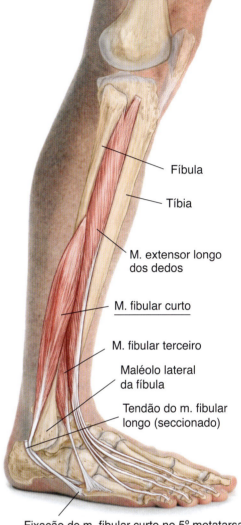

FIGURA 10.20 Anatomia do músculo fibular curto.

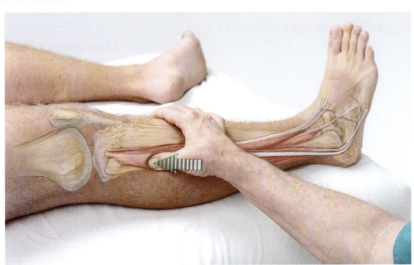

FIGURA 10.19 Compressão do ponto-gatilho no músculo fibular longo.

Outros músculos a examinar

M. fibular longo.

Terapia manual

Deslizamento profundo em faixas

- O paciente deita-se em decúbito ventral.
- O terapeuta fica em bipedestação ao lado da perna do paciente.
- Colocar uma das mãos na face lateral da perna sobre a fíbula, com o polegar pressionando o tecido em um local a cerca de um terço do trajeto abaixo do joelho.
- Pressionar o tecido com firmeza, procurando por pontos sensíveis. Manter a pressão até a liberação.

Músculo fibular terceiro

ETIMOLOGIA Latim *peroneus* do grego perone, fíbula + *tertius*, terceiro.

Fixações

- Origem: terço distal da fíbula anterior e membrana interóssea (Fig. 10.21).
- Inserção: dorso da base do quinto metatarsal, próximo ao m. fibular curto.

Palpação

Palpar no local imediatamente anterior e superior ao maléolo lateral.

Ação

Ajuda na dorsiflexão do tornozelo e na eversão (pronação) do pé (articulações intertarsais).

Área de dor referida

- Parte anterolateral do tornozelo e parte proximal do dorso do pé.
- Sobre a região lateral do calcanhar.

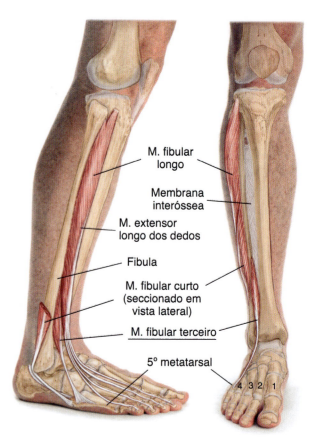
FIGURA 10.21 Anatomia do músculo fibular terceiro.

Outros músculos a examinar

Extensor longo dos dedos.

Músculos posteriores da perna

Músculo poplíteo

ETIMOLOGIA Latim *poples, poplit*, parte carnuda do joelho.

Fixações

- Origem: côndilo lateral do fêmur (Fig. 10.22).
- Inserção: superfície posterior da tíbia, acima da linha do músculo sóleo.

Palpação

Não é discernível.

Capítulo 10 ■ Perna, tornozelo e pé **335**

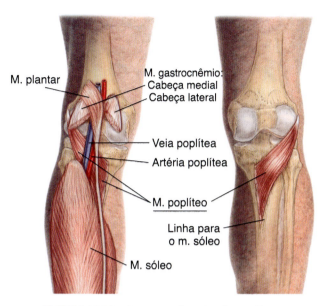

FIGURA 10.22 Anatomia do músculo poplíteo.

> ⚠ **ALERTA** Deve-se evitar pressionar a artéria poplítea e o nervo tibial, que percorrem a linha média da face posterior do joelho e se localizam por cima do m. poplíteo.

Músculo gastrocnêmio

ETIMOLOGIA Grego *gastroknemia*, panturrilha, de *gaster* + (gastr-), ventre + *kneme*, perna.

Resumo

Deve-se observar que o **m. gastrocnêmio** (Fig. 10.24) atravessa as articulações do joelho e do tornozelo, enquanto o m. sóleo atravessa apenas esta última. Portanto, enquanto o m. sóleo pode ser alongado com o joelho flexionado, o m. gastrocnêmio é alongado somente quando o joelho está estendido.

Ação

Destrava o joelho para permitir o início da flexão; auxilia na rotação medial do joelho.

Área de dor referida

Parte posterior do joelho, na direção do lado medial.

Outros músculos a examinar

M. gastrocnêmio.

Terapia manual

Compressão do ponto-gatilho

- O paciente deita-se em decúbito lateral sobre o lado não afetado, com o joelho que será tratado levemente flexionado.
- O terapeuta fica em bipedestação ao lado do paciente, na altura dos joelhos.
- Colocar a mão mais próxima do paciente na região posterior do joelho, com o polegar colocado na região distal ao joelho na direção do lado medial, pressionando o m. gastrocnêmio lateralmente para obter acesso ao m. poplíteo.
- Pressionar o tecido com firmeza, procurando pontos de dor à palpação. Manter assim até a liberação (Fig. 10.23).

Fixações

- Origem: pelas duas cabeças (lateral e medial) a partir dos epicôndilos lateral e medial da face posterior do fêmur.
- Inserção: junto do m. sóleo pelo tendão do calcâneo na metade inferior da superfície posterior do calcâneo.

Palpação

Facilmente palpável desde o tendão do calcâneo até a divisão alta da panturrilha, e depois em ambos os

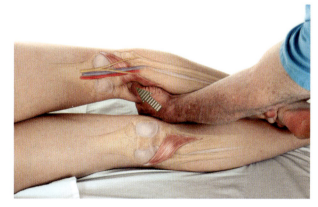

FIGURA 10.23 Compressão do ponto-gatilho no músculo poplíteo.

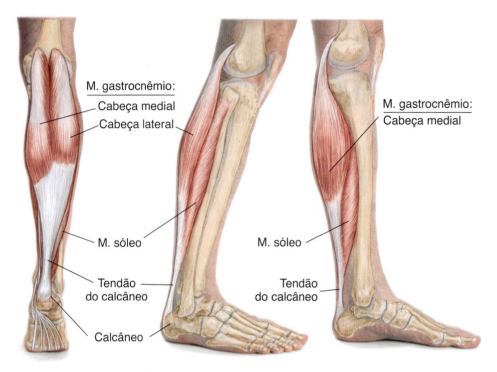

FIGURA 10.24 Anatomia do músculo gastrocnêmio.

lados da panturrilha atravessando a articulação do joelho, no interior dos tendões dos músculos posteriores da coxa. A arquitetura é bipeniforme como um todo.

 Ação

Flexão plantar do pé; auxilia na flexão do joelho.

 Área de dor referida

- Sobre os ventres do músculo.
- Superfície medial do tornozelo.
- Arco longitudinal (superfície medial da planta do pé).

 Outros músculos a examinar

- Todos os outros músculos da panturrilha.
- M. piriforme.

 Terapia manual

Ver *Terapia manual para os músculos da panturrilha*, mais adiante.

Músculo sóleo

ETIMOLOGIA Latim *solea*, uma sandália, planta do pé (de animais), a partir de *solum*, fundo, chão, solo.

Resumo

O ponto-gatilho do **m. sóleo** é uma das causas mais comuns de dor no calcanhar, em decorrência de sua inserção no calcâneo.

 Fixações

- Origem: superfície posterior da cabeça e terço superior do corpo da fíbula, linha para o músculo sóleo e terço médio da margem medial da tíbia e arco tendíneo que passa entre a tíbia e a fíbula, sobre os vasos poplíteos (Fig. 10.25).
- Inserção: com o m. gastrocnêmio pelo tendão do calcâneo, na tuberosidade do calcâneo.

 Palpação

As fibras do m. sóleo se projetam desde abaixo do m. gastrocnêmio ao longo de ambos os lados da perna

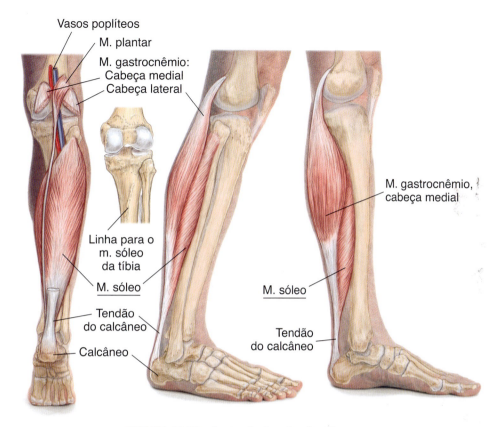

FIGURA 10.25 Anatomia do músculo sóleo.

e se estendem mais distalmente do que as cabeças do m. gastrocnêmio. Se for pedido ao paciente para ficar na ponta dos pés ou, alternativamente, para que faça flexão dorsal e plantar do tornozelo enquanto o massoterapeuta palpa a face medial ou lateral da perna, isso fará com que o músculo fique mais saliente.

 Ação

Flexão plantar do pé.

 Área de dor referida

Sobre o tendão do calcâneo até a superfície plantar do calcanhar.

 Outros músculos a examinar

M. quadrado plantar.

 Terapia manual

Compressão

- O paciente deita-se em decúbito ventral.
- O terapeuta fica em bipedestação à frente dos pés do paciente.
- Colocar a mão no m. sóleo, com o polegar pressionando o músculo proximalmente ao tornozelo em cerca de um terço do percurso até o joelho (Fig. 10.26).
- Pressionar o tecido com firmeza, procurando por pontos de dor à palpação. Manter assim até a liberação.

Alongamento manual aplicado ao m. sóleo

- Segurar a perna do paciente com uma das mãos com o joelho parcialmente flexionado, pegar o pé com a mão oposta e o dorsiflexionar lentamente (Fig. 10.27).

Ver também *Terapia manual para os músculos da panturrilha*, mais adiante.

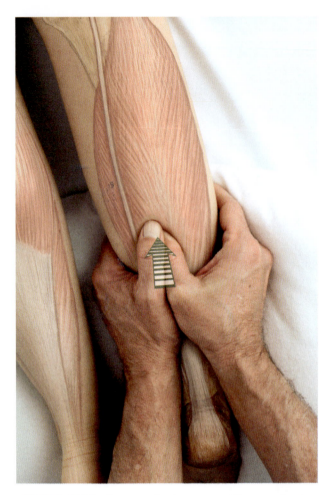

FIGURA 10.26 Compressão do ponto-gatilho no músculo sóleo.

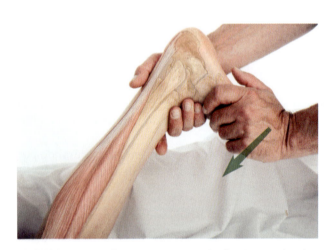

FIGURA 10.27 Alongamento manual aplicado ao músculo sóleo.

Músculo plantar

ETIMOLOGIA Latim *plantaris*, plantar (relativo à planta do pé).

Resumo

A estrutura do **m. plantar** é variável. Trata-se de um músculo longo e esguio que pode ter um ventre bem alto na panturrilha, ou dois ventres menores separados por um tendão.

Fixações

- Origem: crista supracondilar lateral do fêmur, acima da cabeça lateral do m. gastrocnêmio (Fig. 10.28).
- Inserção: por um longo tendão que une a margem medial do tendão do calcâneo e a fáscia profunda do tornozelo.

Palpação

Com o paciente deitado em decúbito ventral e com o joelho flexionado em aproximadamente 90°, envolver o calcanhar com a mão distal, enquanto o antebraço é

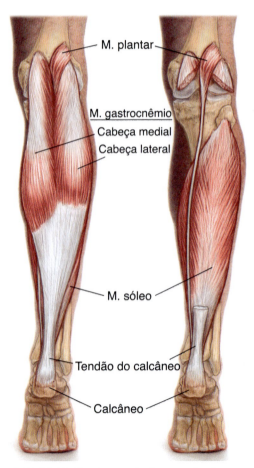

FIGURA 10.28 Anatomia do músculo plantar.

aplicado contra a face plantar do pé, o que permite uma resistência simultânea à flexão plantar do pé e à flexão do joelho.

 Ação

Ajuda fracamente na flexão plantar do tornozelo.

 Área de dor referida

Parte posterior do joelho e superior da panturrilha.

 Outros músculos a examinar

- M. sóleo.
- M. piriforme.

 Terapia manual

Ver *Terapia manual para os músculos da panturrilha*, mais adiante.

Músculo tibial posterior

ETIMOLOGIA Latim *tibialis*, da tíbia + *posterior*, posterior.

 Fixações

- Origem: linha do m. sóleo e superfície posterior da tíbia, cabeça e corpo da fíbula entre a crista medial e a margem interóssea e superfície posterior da membrana interóssea (Fig. 10.29).
- Inserção: até o navicular; três cuneiformes; cuboide; e segundo, terceiro e quarto ossos metatarsais.

 Palpação

O paciente fica deitado em decúbito ventral com o joelho flexionado; localizar a margem medial da tíbia com as pontas dos dedos.

Deslizar os dedos posteriormente e enganchá-los em torno da margem da tíbia nas fibras do m. tibial posterior, profundamente na face posterior da perna entre a tíbia e a fíbula.

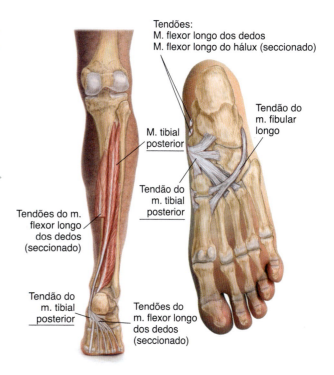

FIGURA 10.29 Anatomia do músculo tibial posterior.

Pedir ao paciente para oferecer resistência à flexão e inversão plantares ajudará na palpação.

 Ação

Flexão plantar do tornozelo e inversão (supinação) do pé (articulações intertarsais).

 Área de dor referida

- Basicamente ao tendão do calcâneo.
- Secundariamente, à superfície da panturrilha e superfície plantar do calcanhar e do pé.

 Outros músculos a examinar

- M. sóleo.
- M. gastrocnêmio.
- Mm. fibulares.

 Terapia manual

Ver *Terapia manual para os músculos da panturrilha*, mais adiante.

Músculo flexor longo dos dedos

ETIMOLOGIA Latim *flexor*, flexor + *digitorum*, dos dedos + *longus*, longo.

Fixações

- Origem: terço médio da superfície posterior da tíbia (Fig. 10.30).
- Inserção: por quatro tendões, perfurando os do m. flexor curto, entrando nas bases das falanges distais dos quatro dedos laterais.

Palpação

Com o paciente deitado em decúbito dorsal e com o pé na posição neutra, posicionar a mão na superfície plantar dos dedos e pedir que realize flexão plantar dos dedos enquanto o massoterapeuta oferece resistência a eles na superfície plantar.

Ação

Flexiona as articulações MF e IF do segundo ao quinto dedos; realiza flexão plantar do tornozelo e inverte (supina) o pé (articulações intertarsais).

Área de dor referida

- Superfície medial da panturrilha.
- Superfície plantar central do pé.

Outros músculos a examinar

- Outros músculos da panturrilha.
- Outros músculos da região plantar do pé.

Terapia manual

Ver *Terapia manual para os músculos da panturrilha*, mais adiante.

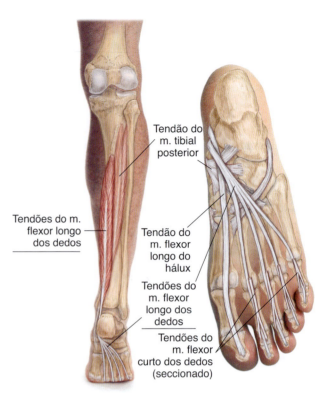

FIGURA 10.30 Anatomia do músculo flexor longo dos dedos.

Músculo flexor longo do hálux

ETIMOLOGIA Latim *flexor*, flexor + *hallucis* (de *hallux*, hálux) + *longus*, longo.

Resumo

O **m. flexor longo do hálux** é particularmente vulnerável à tenossinovite em bailarinos clássicos e em atletas que dependem do impulso do antepé e da extrema flexão plantar, por exemplo, corredores, ginastas, patinadores no gelo e nadadores. A tenossinovite é uma inflamação da bainha protetora que reveste o tendão (sua ocorrência é mais comum nas articulações do tornozelo e do punho). Esse músculo também apresenta vulnerabilidade no ponto em que seu tendão passa por baixo do 1º metatarsal no terço anterior da planta do pé (bola do pé). A causa dessa tenossinovite pode ser alguma infecção ou doença, mas frequentemente resulta de tensão ou uso excessivo.

Fixações

- Origem: dois terços inferiores da superfície posterior da fíbula e, na sua parte mais inferior, desde a parte inferior da membrana interóssea, e desde a fáscia que reveste o m. tibial posterior (Fig. 10.31).
- Inserção: base da falange distal do primeiro dedo.

 Palpação

Pedir ao paciente (que está deitado em decúbito dorsal) para flexionar dorsalmente o pé, enquanto o massoterapeuta palpa a região imediatamente posterior e lateral ao tendão do m. tibial posterior atrás do maléolo medial.

 Ação

Flexiona a articulação MF e a articulação IF do hálux; faz flexão plantar do tornozelo.

 Área de dor referida

Ao terço anterior da planta do pé e no hálux.

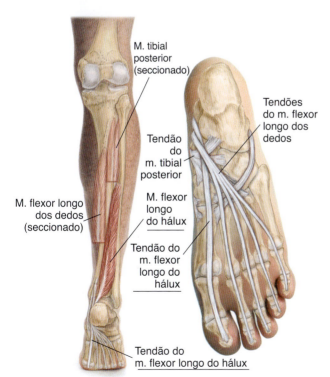

FIGURA 10.31 Anatomia do músculo flexor longo do hálux.

 Outros músculos a examinar

M. flexor curto do hálux.

 Terapia manual

Ver *Terapia manual para os músculos da panturrilha*, a seguir.

Terapia manual para os músculos da panturrilha

Quando tratar os músculos da panturrilha com o paciente em decúbito ventral, evitar a flexão plantar excessiva dos tornozelos, colocando-os sobre uma almofada ou um travesseiro, ou pedir ao paciente para deitar-se com os pés pendentes na borda da mesa.

Deslizamento profundo em faixas

- O paciente deita-se em decúbito ventral.
- O terapeuta fica em bipedestação à frente dos pés do paciente.
- Colocar as eminências da mão na panturrilha, na extremidade proximal do tendão do calcâneo, começando na lateral.
- Pressionando o tecido com firmeza (Fig. 10.32), deslizar as eminências da mão ao longo do músculo até o joelho.
- Repetir o procedimento na parte posterior da panturrilha.
- Repetir o procedimento na parte medial da panturrilha.
- O procedimento também pode ser realizado com as pontas dos dedos, os polegares (Fig. 10.33) ou o polegar apoiado (Fig. 10.34).

Músculos intrínsecos do pé

Músculo quadrado plantar

ETIMOLOGIA Latim *quadratus*, quadrado + *plantae*, da planta do pé. O m. quadrado plantar é, às vezes, denominado *flexor acessório*.

Em alguns casos, falta uma cabeça desse músculo, ou até mesmo ele está completamente ausente.

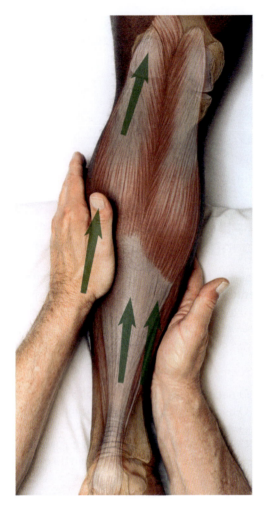

FIGURA 10.32 Deslizamento profundo em faixas nos músculos da panturrilha, realizado com a eminência tenar.

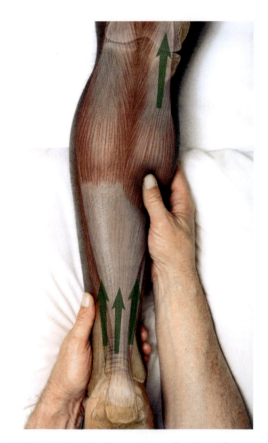

FIGURA 10.33 Deslizamento profundo em faixas nos músculos da panturrilha, com o polegar.

Fixações

- Origem: por duas cabeças desde as margens lateral e medial da superfície inferior do calcâneo (Fig. 10.35).
- Inserção: aos tendões do m. flexor longo dos dedos.

Palpação

O paciente fica deitado em decúbito dorsal com o pé em posição neutra; o massoterapeuta estabiliza os metatarsais com uma das mãos e pede ao paciente para flexionar os quatro dedos, enquanto oferece resistência a essa flexão na superfície plantar.

Ação

Ajuda o m. flexor longo dos dedos durante a flexão das articulações MF e IF do segundo ao quinto dedos.

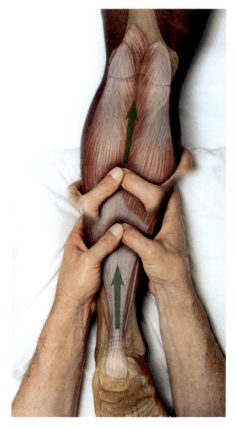

FIGURA 10.34 Deslizamento profundo em faixas nos músculos da panturrilha, com o polegar apoiado.

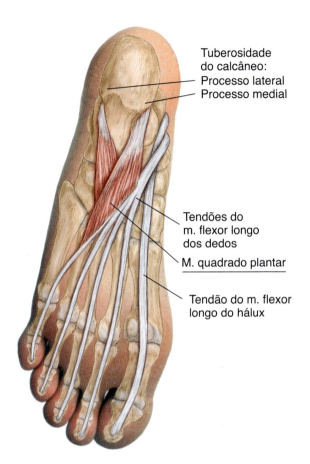

FIGURA 10.35 Anatomia do músculo quadrado plantar.

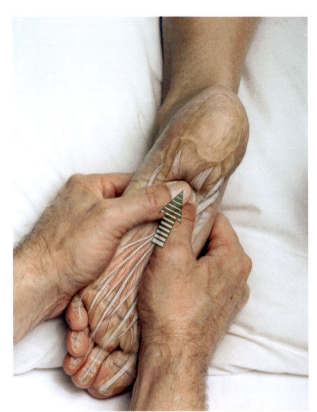

FIGURA 10.36 Compressão do ponto-gatilho no músculo quadrado plantar.

Área de dor referida

Região plantar do calcanhar.

Outros músculos a examinar

M. sóleo.

Terapia manual

Compressão
- O paciente deita-se em decúbito ventral.
- O terapeuta fica em bipedestação à frente dos pés do paciente.
- Segurar o pé com as duas mãos, o polegar posicionado na superfície plantar no centro, na região imediatamente distal ao calcanhar (Fig. 10.36).
- Pressionar o tecido com firmeza, procurando pontos de dor à palpação. Manter assim até a liberação.

Músculo flexor curto do dedo mínimo

ETIMOLOGIA Latim *flexor*, flexor + *digiti*, do dedo + *minimi*, mínimo + *brevis*, curto.

Fixações

- Origem: base do quinto osso metatarsal e bainha do tendão do m. fibular longo (Fig. 10.37).
- Inserção: superfície lateral da base da falange proximal do quinto dedo.

Palpação

É palpável, mas não discernível, no dorso e na lateral do pé. A arquitetura é paralela.

Ação

Flexiona a articulação MF do quinto dedo.

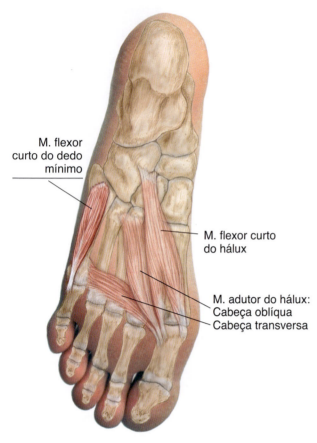

FIGURA 10.37 Anatomia do músculo flexor curto do dedo mínimo.

Fixações

- Origem: processo medial da tuberosidade do calcâneo e porção central da aponeurose plantar (Fig. 10.38).
- Inserção: falanges médias dos quatro dedos laterais, por tendões perfurados pelos tendões do m. flexor longo dos dedos.

Palpação

Não é diretamente palpável.

Ação

Flexiona as articulações MF e as articulações IF proximais dos quatro dedos laterais.

Área de dor referida

Ao longo da região plantar do pé, imediatamente proximal aos dedos.

Área de dor referida

Não há um padrão de dor isolado.

Outros músculos a examinar

Não aplicável.

Terapia manual

Ver *Terapia manual para os flexores dos dedos*.

Músculo flexor curto dos dedos

ETIMOLOGIA Latim *flexor*, flexor + *digitorum*, dos dedos + *brevis*, breve.

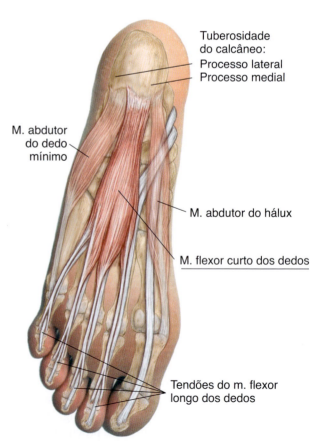

FIGURA 10.38 Anatomia do músculo flexor curto dos dedos.

Outros músculos a examinar

Outros músculos intrínsecos do pé.

 Terapia manual

Ver *Terapia manual para os flexores dos dedos do pé*, em seguida.

Músculo flexor curto do hálux

ETIMOLOGIA Latim *flexor*, flexor + *hallucis* (de hallux, hálux) + *brevis*, curto.

Resumo

Dor na bola do pé (terço anterior do pé), estendendo-se até o hálux; dificuldade em andar é um sinal de tensão no **m. flexor curto do hálux**. Como ocorre com o m. flexor longo do hálux, o m. flexor curto do hálux sofre lesões frequentes durante a marcha ou a corrida sobre superfícies duras ou irregulares, e também pelo uso de sapatos de salto alto.

 Fixações

- Origem: superfície medial do cuboide e ossos cuneiformes intermédio e lateral (Fig. 10.39).
- Inserção: por dois tendões, envolvendo o do m. flexor longo do hálux, nas laterais da base da falange proximal do primeiro dedo (hálux).

 Palpação

Não discernível isoladamente. Pode-se sentir a ação pedindo ao paciente que flexione o hálux contra resistência.

 Ação

Flexiona a articulação MF do primeiro dedo.

 Área de dor referida

Terço anterior do pé e regiões dorsal e plantar do primeiro dedo.

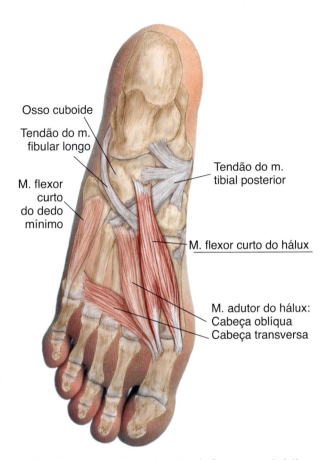

FIGURA 10.39 Anatomia do músculo flexor curto do hálux.

 Outros músculos a examinar

M. flexor longo do hálux.

Terapia manual para os flexores dos dedos do pé

Alongamento manual

- O paciente pode deitar-se em decúbito dorsal ou ventral.
- Segurar o pé com uma das mãos, colocar as eminências da outra mão na superfície plantar dos dedos e empurrá-los lenta e suavemente em hiperextensão (Fig. 10.40).

Músculo extensor curto dos dedos

ETIMOLOGIA Latim *extensor*, extensor + *digitorum*, dos dedos + *brevis*, curto.

Resumo

Para as finalidades deste livro, o m. extensor curto do hálux é considerado como o ventre medial do m. extensor curto dos dedos, cujo tendão é inserido na base da falange proximal do primeiro dedo (Fig. 10.41).

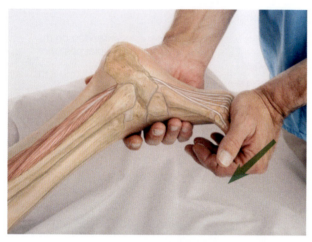

FIGURA 10.40 Alongamento manual aplicado nos músculos flexores dos dedos.

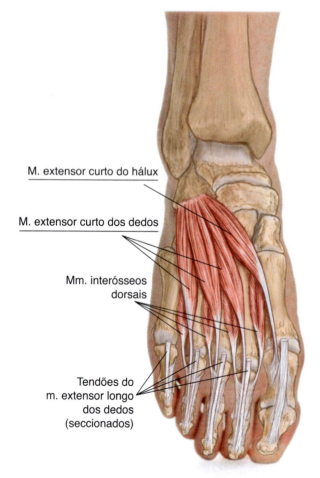

M. extensor curto do hálux
M. extensor curto dos dedos
Mm. interósseos dorsais
Tendões do m. extensor longo dos dedos (seccionados)

FIGURA 10.41 Anatomia do músculo extensor curto dos dedos.

Fixações

- Origem: superfície dorsal da face lateral do calcâneo.
- Inserção: por quatro tendões fundidos com os do m. extensor longo do segundo, terceiro e quarto dedos, e por uma tira fixada independentemente à base da falange proximal do primeiro dedo.

Palpação

Pedir ao paciente que estenda os dedos na posição de decúbito dorsal com a perna estendida (mantendo o calcanhar apoiado na maca) fará com que o músculo se saliente no osso cuboide.

Ação

Estende a articulação MF do primeiro ao quarto dedos.

Área de dor referida

Sobre a região dorsal do pé, próximo do tornozelo.

Outros músculos a examinar

- M. extensor longo dos dedos.
- M. extensor curto do hálux.

Terapia manual

Ver *Terapia manual geral para o pé*, em seguida.

Músculo abdutor do hálux

ETIMOLOGIA Latim *abductor* (*ab*, a partir de + *ducere*, levar) + *hallucis* (de *hallux*, hálux).

Fixações

- Origem: processo medial da tuberosidade do calcâneo, retináculo dos músculos flexores e aponeurose plantar (Fig. 10.42).
- Inserção: lado medial da falange proximal do hálux.

FIGURA 10.42 Anatomia do músculo abdutor do hálux.

Palpação

Com o paciente em decúbito dorsal, pernas estendidas, colocar as pontas dos dedos de uma das mãos sobre a superfície dorsal da base do hálux e o polegar na superfície plantar na base do mesmo dedo. Colocar a outra mão na face lateral do pé e pedir ao paciente para abduzir o hálux.

Ação

Abduz a articulação MF do hálux.

Área de dor referida

Região medial do calcanhar e do pé (arco).

Outros músculos a examinar

M. gastrocnêmio.

Terapia manual

Deslizamento profundo em faixas

- O paciente deita-se em decúbito dorsal.
- O terapeuta fica em bipedestação à frente dos pés do paciente.
- Segurando o pé com as duas mãos, colocar o polegar apoiado no m. abdutor do hálux em sua extremidade distal, em um local imediatamente proximal à base do primeiro dedo.
- Pressionando o tecido com firmeza, deslizar o polegar ao longo do músculo até o calcanhar (Fig. 10.43).

Músculo adutor do hálux

ETIMOLOGIA Latim *adductor* (*ad*, na direção de + *ducere*, levar) + *hallucis* (de *hallux*, hálux).

Fixações

- Origem: por duas cabeças, a cabeça transversa desde as cápsulas das quatro articulações metatarsofalângicas laterais e pela cabeça oblíqua do cuneiforme lateral e as bases do terceiro e do quarto ossos metatarsais (Fig. 10.44).
- Inserção: região lateral da base da falange proximal do primeiro dedo.

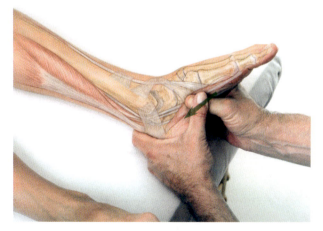

FIGURA 10.43 Deslizamento profundo em faixas no músculo abdutor do hálux com o polegar apoiado.

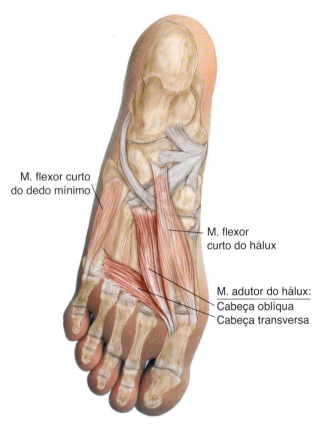

FIGURA 10.44 Anatomia do músculo adutor do hálux.

Palpação

Colocar as pontas dos dedos no lado medial do pé, junto à superfície plantar. Pedir ao paciente que aduza a primeira falange do hálux permitirá ao massoterapeuta sentir a contração do músculo.

Ação

Aduz a articulação MF do primeiro dedo.

Área de dor referida

Até a face plantar distal do pé, em um ponto imediatamente proximal aos dedos, e aos mm. flexor curto dos dedos e flexor curto do hálux.

Outros músculos a examinar

M. flexor curto dos dedos.

Terapia manual

Ver *Terapia manual geral para o pé*, em seguida.

Músculo abdutor do dedo mínimo

ETIMOLOGIA Latim *abductor* (*ab*, a partir de + *ducere*, levar) + *digiti*, do dedo + *minimi*, mínimo.

Fixações

- Origem: processos lateral e medial da tuberosidade do calcâneo (Fig. 10.45).
- Inserção: região lateral da falange proximal do quinto dedo.

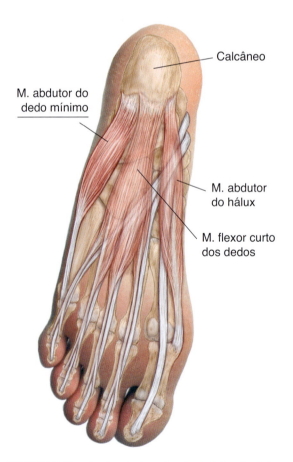

FIGURA 10.45 Anatomia do músculo abdutor do dedo mínimo.

Capítulo 10 ■ Perna, tornozelo e pé **349**

 Palpação

Não é diretamente palpável.

 Ação

Abduz e flexiona a articulação MF do quinto dedo.

 Área de dor referida

Margem lateral da região distal da planta do pé.

 Outros músculos a examinar

Mm. interósseos.

 Terapia manual

Ver *Terapia manual geral para o pé*, em seguida.

Músculos lumbricais do pé

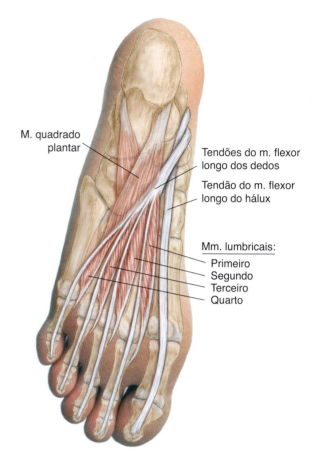

FIGURA 10.46 Anatomia dos músculos lumbricais.

ETIMOLOGIA Latim *lumbricus*, minhoca.

Resumo

Em algumas pessoas, falta um ou mais dos **mm. lumbricais** – em outras, algum deles pode estar duplicado.

 Fixações

Origem
- Primeiro: desde o lado tibial do tendão do m. flexor longo dos dedos até o segundo dedo (Fig. 10.46).
- Segundo, terceiro e quarto: desde os lados adjacentes dos três tendões laterais do m. flexor longo dos dedos (aos dedos 3-5).

Inserção
- No lado tibial do tendão extensor, no dorso de cada um dos quatro dedos laterais.

 Palpação

Não diretamente palpável.

 Ação

Flexiona a articulação MF e estende as articulações IF proximais dos quatro dedos laterais.

 Área de dor referida

Não foram identificados padrões de dor isolados.

 Outros músculos a examinar

Não aplicável.

 Terapia manual

Ver *Terapia manual geral para o pé*, em seguida.

Músculos interósseos do pé

ETIMOLOGIA Latim *inter*, entre + *os*, osso.

Resumo

O tratamento é restrito aos **mm. interósseos dorsais**, uma vez que os mm. interósseos plantares não podem ser acessados através da fáscia plantar e músculos suprajacentes (Fig. 10.47). É interessante observar que se um médico tiver que tratar os músculos interósseos por injeção, eles são acessados a partir da face dorsal do pé.

Fixações

Dorsal

- Origem: nas laterais dos ossos metatarsais adjacentes.
- Inserção: o primeiro na região medial e o segundo na região lateral da falange proximal do segundo dedo; o terceiro e o quarto na região lateral da falange proximal do terceiro e do quarto dedos.

Plantar

- Origem: lado medial do terceiro, do quarto e do quinto ossos metatarsais.
- Inserção: lado correspondente da falange proximal dos mesmos dedos.

Palpação

O paciente deita-se em decúbito dorsal na maca, joelhos dobrados, pés plantados na superfície da maca. Pedir ao paciente que mantenha o calcanhar sobre a mesa e que eleve ligeiramente os pés permitirá ao massoterapeuta palpar os músculos interósseos dorsalmente, entre os ossos metatarsais.

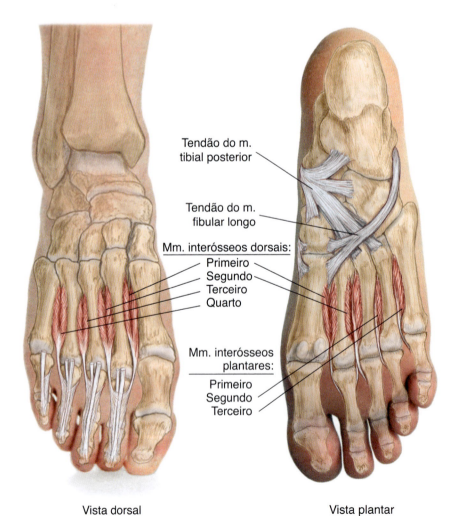

FIGURA 10.47 Anatomia dos músculos interósseos.

Ação

- Dorsal: abduz a articulação MF dos dedos 2-4 a partir de um eixo que atravessa o segundo dedo; o primeiro pode aduzir a articulação MF do dedo 2.
- Plantar: aduz a articulação MF dos dedos 3-5.

 Área de dor referida

Sobre a região dorsal ou plantar dos metatarsais correspondentes.

 Outros músculos a examinar

Músculos flexores e extensores dos dedos.

 Terapia manual

MÚSCULOS INTERÓSSEOS DORSAIS
Deslizamento profundo em faixas

- O paciente deita-se em decúbito dorsal.
- O terapeuta fica em bipedestação ao lado das pernas do paciente, de frente para os pés.
- Colocar o polegar no dorso do pé, no espaço entre a maioria dos metatarsais laterais.
- Pressionar o tecido com firmeza, deslizar o polegar ao longo desse espaço até os dedos (Fig. 10.48 A).
- Repetir o procedimento entre cada par de metatarsais, até que todo o pé tenha sido tratado (Fig. 10.48 B).

- O mesmo procedimento pode ser realizado com o terapeuta em bipedestação à frente dos pés do paciente, empurrando o polegar da região distal para a proximal ou puxando o polegar da proximal para a distal (Fig. 10.49).

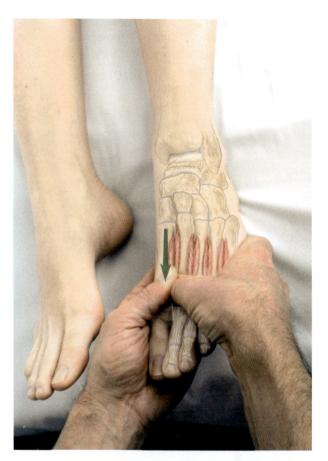

FIGURA 10.49 Deslizamento profundo em faixas nos músculos interósseos dorsais (terapeuta em pé de frente para os pés do paciente).

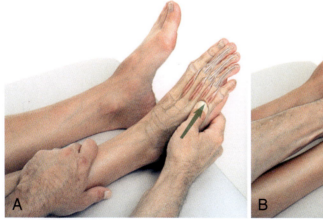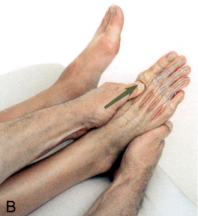

FIGURA 10.48 Deslizamento profundo em faixas nos músculos interósseos dorsais (terapeuta ao lado das pernas do paciente).

Terapia manual geral para o pé

Essas são técnicas gerais para relaxamento dos músculos intrínsecos do pé.

Mobilização manual

- Segurar o pé do paciente no seu colo com as duas mãos em ambos os lados, e movimentá-las para trás e para a frente (para cima e para baixo) em direções opostas.
- Repetir o procedimento por toda a largura do pé (Fig. 10.50).

Compressão

- Segurar o pé do paciente no seu colo com as duas mãos e o comprimir, deixando-as deslizarem gradualmente na direção oposta à do seu corpo até se afastarem dos dedos (Fig. 10.51).

Tração dos dedos

- Em pé, à frente dos pés do paciente, segurar um pé com uma das mãos e puxar cada dedo com firmeza na direção do seu corpo com a outra mão (Fig. 10.52).

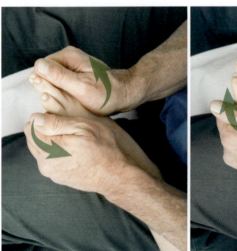
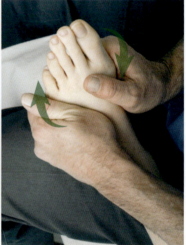

FIGURA 10.50 Mobilização manual no pé.

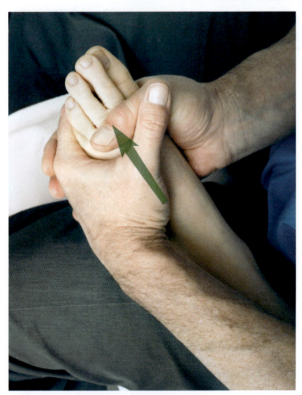

FIGURA 10.51 Compressão do pé.

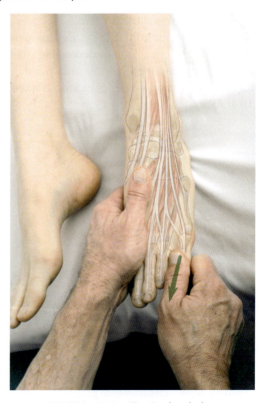

FIGURA 10.52 Tração dos dedos.

Capítulo 10 ■ Perna, tornozelo e pé **353**

REVISÃO DO CAPÍTULO

Estudo de caso

L.K. é uma mulher de 42 anos que foi diagnosticada com fascite plantar no pé esquerdo. Ela é enfermeira em uma unidade psiquiátrica e fica de pé a maior parte do dia. L.K. afirmou que tinha sido diagnosticada por um ortopedista há cerca de quatro meses e que na época o médico havia injetado cortisona em seu pé, colocado órteses e fornecido uma bota que mantém o pé em dorsiflexão, para usar à noite. O ortopedista também passou alongamentos que ela deveria fazer diariamente; a paciente relata ter sido diligente em fazê-los. Ela afirmou ainda que o ortopedista lhe disse no momento da injeção de cortisona que, para algumas pessoas, esse era um tratamento muito eficaz, capaz de parar a dor; e que o médico também disse que, em algumas pessoas, o efeito pode não durar muito. L.K. informou que a própria injeção foi muito dolorosa – e cara – e que só lhe trouxe alívio por alguns dias. A paciente também desenvolveu um esporão de calcanhar em resposta à fascite plantar. Ela afirmou que seu médico lhe informou que, embora a cirurgia habitualmente tenha efeito curativo para a fascite plantar, a maioria dos ortopedistas não utiliza mais esse procedimento cirúrgico com essa finalidade. L.K. decidiu conferir se a massagem terapêutica ajudaria, tendo em vista que, no passado, obteve sucesso com a massoterapia para outros problemas musculares. Ela também está tomando AINE e tem acesso a analgésicos que preferiria não tomar, mas aos quais, às vezes, precisava recorrer, principalmente no final do dia.

L.K. estava mancando e, evidentemente, estava sentindo dor quando chegou ao consultório. Ela havia trabalhado em turno duplo no dia anterior e disse que a massagem era a única razão de ela sair de casa hoje e que planejava passar o resto do dia descansando. L.K. usa bons sapatos com bom suporte (além das órteses) e aparentemente não tem outros problemas posturais. Começamos a sessão com a paciente deitada em decúbito ventral. Iniciei fazendo massagem sueca para relaxamento e aquecimento muscular antes de entrar com a liberação miofascial (LMF), seguida por um deslizamento profundo em faixas nos tornozelos até a região lombar. O tendão do calcâneo estava dolorido ao toque; a paciente sentia muita dor nos músculos gastrocnêmio, sóleo, posteriores da coxa e glúteos e também no trato iliotibial (TIT). A segunda metade da sessão ficou dedicada ao trabalho no pé. Essa parte estava tão sensível ao toque a ponto de ter que fazer uma aplicação de gelo na superfície plantar por cerca de 5 minutos, seguida de *effleurage* palmar, antes de iniciar qualquer manobra de deslizamento profundo em faixas. Fiz frequentes dorsiflexões passivas, mantidas por vários segundos a cada vez com o objetivo de alongar o músculo. No final da sessão, esfreguei um pouco de óleo de hortelã-pimenta nos pés da paciente, envolvendo-os em uma toalha quente, como uma medida de bem-estar, mais do que qualquer outra coisa. Deixei a paciente relaxando com a toalha quente por cerca de 10 minutos.

Ao sair da sala de massagem, L.K. afirmou que jamais tinha se sentido tão bem com seu pé nos últimos 4 meses desde que o problema começou. Como eu mesmo já passei por esse problema e tive vários outros pacientes com fascite plantar, informei à paciente que geralmente esse problema causa dor por quase um ano. Em resposta, L.K. informou que o seu ortopedista também a alertou sobre isso. Na verdade, o médico tinha lhe dito que geralmente o problema se resolveria em um ano – com ou sem intervenções. Uma consulta foi marcada para seu retorno em duas semanas e ela me disse que iria agendar (e se preparar financeiramente...) para que tivesse massagens pelo resto do ano. Ao comparecer à sua segunda sessão, L.K. contou que sentiu alívio da dor durante quase uma semana, mas que ela estava com dor; por isso decidiu vir semanalmente por algumas semanas, em vez de esperar até que estivesse novamente sentindo dor. Depois de quatro sessões, L.K. retornou ao cronograma de massoterapia de duas em duas semanas. A paciente ainda está usando a bota à noite, mas diz que a massagem tornou sua condição muito mais suportável.

J. M., LMT

Perguntas para revisão

1. Para uma postura equilibrada, o peso do corpo deve repousar em um ponto imediatamente _____ tornozelo.
   a. Lateral ao
   b. Medial ao
   c. À frente do
   d. Atrás do

2. A fáscia _____ é a fáscia profunda do membro inferior.
   a. Crural
   b. Caudal
   c. Posterior da coxa
   d. Patelar

3. O flexor _____ é uma faixa larga que mantém no lugar os tendões dos mm. tibial posterior, flexor longo dos dedos e flexor longo do hálux.
   a. Posterior
   b. Do hálux
   c. Dos dedos
   d. Do retináculo

4. O músculo tibial anterior cruza desde a face anterolateral da perna até o lado medial _____.
   a. Da EIAS
   b. Da canela
   c. Do m. sóleo
   d. Do pé

5. O músculo que é particularmente vulnerável à tenossinovite em bailarinos de balé clássico e em atletas que exigem impulso com o antepé e flexão plantar extrema, como corredores, ginastas, patinadores no gelo e nadadores é o _____.
   a. Flexor longo do hálux
   b. Flexor curto do hálux
   c. Flexor longo dos dedos
   d. Flexor curto dos dedos

6. *Quadratus* é descritivo de um músculo que é basicamente _____.
   a. Trapezoide
   b. Longo
   c. Quadrado
   d. Serrilhado

7. As articulações, ossos e musculatura do tornozelo são comparáveis às _____.
   a. Do pé
   b. Do antebraço
   c. Da mão
   d. Do punho

8. Dos músculos a seguir, o único que não é considerado um músculo "intrínseco" do pé é o _____.
   a. Quadrado plantar
   b. Extensor longo dos dedos
   c. Flexor curto dos dedos
   d. Flexor curto do dedo mínimo

9. O _____ não pode ser palpado.
   a. Tibial anterior
   b. Adutor do hálux
   c. Interósseo plantar
   d. Gastrocnêmio

10. A fascite plantar também pode ser a causa de formação de _____.
    a. Esporão de calcanhar
    b. Joanete
    c. Calos
    d. Dedos em martelo

APÊNDICE **A**

Prefixos e sufixos anatômicos

Prefixos gregos e latinos

a-	não, sem
ab-	afastado de
abdome(o)-	do, ou relacionado ao, abdome
acr(o)-	extremidade; o ponto mais elevado
ad-	na direção de
adip(o)-	relativo ao tecido adiposo
al-	pertencente a
ambi-	ambos
an-	não, sem
ante-	antes
anti-	contra
arthr(o)-	relativo às articulações, membros
articul(o)-	articulação
bi-	dois, ambos
bradi-	lento
burs(o)-	bursa, bolsa
capit-	relativo à cabeça, como um todo
carcin(o)-	associado a câncer
cardi(o)-	associado a coração
cefal(o)-	associado a cabeça
cervic-	do, ou relacionado ao, pescoço
circum-	ao redor de
cit(o)-	associado a células
con-	juntos, com
contra-	contra
cost(o)-	das, ou relacionado, às costelas
cox-	do, ou relacionado ao, quadril, articulação do quadril, ou às ancas
de-	a partir de
dextr(o)-	associado ao lado direito
di-	separado, afastado
dia-	através de, de um lado a outro
digit-	do, ou relacionado ao, dedo
dis-	doloroso, deficiente
dis-	separado, afastado
e-	fora ou longe
ec-	fora ou longe
ecto-	fora de
en-	dentro
endo-	dentro
epi-	sobre
erythr(o)-	vermelho
eu-	bom ou normal
ex-	fora ou longe
exo-	fora
extra-	fora
fibr(o)-	associado a fibra
fob(o)-fon(o)-	associado a modo excessivo associado a fala

fore-	antes, à frente
gastr(o)-	associado a estômago
genu-	do, ou relacionado ao, joelho
gloss(o)-, glott(o)-	da, ou relacionado à, língua
hem(o)-	associado a sangue
hemat(o)-	associado a sangue
hemi-	metade
hist.(o)-, histio-	tecido
hidr(o)-	associado à água
hiper-	excessivo
hipo-	deficiente
umer(o)-	relacionado ao braço
ileo-	íleo
ipsi-	o mesmo
infra-	abaixo
inter-	entre
intra-	dentro
isq-	restrição
cin(e)-, cin(o)-, cinesi(o)-	movimento
látero-	lateral
lip(o)-	associado à gordura
lit(o)-	associado a pedra
macr(o)-	grande
mam(o)-	da, ou relacionado à, mama
manu-	da, ou relacionado à, mão
melan(o)-	negro
meso-	médio
meta-	além, depois ou alterado
micro-	pequeno
mono-	um
morf(o)-	forma
multi-	muitos
miel(o)-	da, ou relacionado à, medula óssea
necr(o)-	associado a morte
neo-	novo
neur(i)-, neur(o)-	do, ou relacionado ao, sistema nervoso
ocul(o)-	do, ou relacionado ao, olho
olig(o)-	pouco
or(o)-	associado a boca
ort(o)-	reto
pan-	todos
paqui-	grosso
para-	além ou anormal
pat(o)-	associado a doença
ped(o)-	associado a crianças (ou às vezes aos pés)
pelv(i)-, pelv(o)-	osso do quadril
pi(o)-	associado a pus

pleur(a)-, pleur(o)-	das, ou relacionados às, costelas	espondil(o)-	relacionado à coluna vertebral
pod(o)-	associado a pés	sten(o)-	estreito
poli-	muitos	sub-	abaixo
pós-	depois	super-	acima
pré-	antes	supra-	acima
pró-	antes	taqui-	último
psic(o)-	associado a função mental	torac(i)-, torac(o)-	relacionado ao tórax
re-	novamente ou atrás	tox(o)-	associado a veneno
reticulo-	rede	trans-	através ou de lado a lado
retro-	atrás ou posteriormente	tri-	três
sarco-	muscular, semelhante à carne	trof(o)-	associado a alimentação
escoli(o)-	torcido	ultra-	além ou excessivo
sigmoid(o)-	curvatura em forma de S	uni-	um
semi-	metade	ur(o)-	associado a urina
sim-	com ou junto	vas(o)-	associado a vasos
sin-	com ou junto	viscer(o)-	dos, ou relacionados aos, órgãos internos
sinistr(o)-	associado ao lado esquerdo		
son(o)-	associado a som		

Sufixos gregos e latinos

ac-, acal	referente a	-metro, metria	dispositivo medidor, medição
-algia	dor	-oide	semelhante
-cele	bolsa ou hérnia	-olo	forma diminutiva
-cêntese	punção	-oma	tumor
-dese	ligação	-ose	condição
-dinia	dor	-penia	redução anormal
-eal	referente a	-pexia	fixação
-ectasia	expansão	-plasia	formação
-ectomia	remoção	-plastia	reparo cirúrgico
-emia	sangue	-poiese	formação
-filia	atração	-ptose	queda
-filo	atração	-rrafia	sutura
-gênese	origem	-rragia	explosão
-genia	originário de	-rreia	fluxo
-grafo	instrumento de registro	-rrexe	ruptura
-grama	registro	-scópio, scopia	instrumento de exame, exame
-ia	condição	-spasmo	contração voluntária
-iase	presença ou formação	-stase	parar
-iátrico, iatria	tratamento	-stomia	criação de uma abertura
-ículo	forma diminutiva	-tensão, tensivo	pressão
-io	tecido ou estrutura	-tico	referente a
-ismo	condição	-tomia	incisão
-ite	inflamação	-tonia	tensão
-lise	dissolução	-tripsia	esmagamento
-logia, logo	estudo, aquele que estuda	-ula	forma diminutiva
-malacia	amolecimento	-ulo	forma diminutiva
-megalia	alargamento		

Terminações de substantivos em latim

Se o nominativo singular for –a, o possessivo e o plural são –ae.

Exemplos:
spina (coluna vertebral), spinae
scapula (escápula), scapulae
fascia (bandagem), fasciae
vertebra, vertebrae
Outros: tibia, fibula, ulna, fossa, axila, patela

Se o nominativo singular for –us, o possessivo e o plural são geralmente –i.

Exemplos:
digitus (dedo), digiti
humerus (úmero), humeri
radius (rádio) radii
Outros: tarsus, carpus, peroneus, ramus

Se o nominativo singular for –um, o possessivo é -i e o plural é geralmente –a.

Exemplos:
sacrum (sacro), sacri, sacra
sternum (esterno), sterni, sterna
cranium (crânio), cranii, crania
Outros: infundibulum, acetabulum, tectum, cerebrum, pericardium

Alguns substantivos e adjetivos estão em uma categoria diferente, em que o singular nominativo é imprevisível.

Exemplos:
pectus (peito), pectoris (peitoral), pectora
femur (coxa), femoris, femores
pelvis (pelve), pelvis, pelves
pubis (púbis), pubis, pubes
nates (nádega), natis, nates
corpus (corpo), corporis, corpora
latus (lado), lateris, latera (que não deve ser confundido com o adjetivo latus = largo)
foramen (forame), foraminis, foramina (abertura)
larynx (laringe), laryngis, larynges
coccyx (cóccix), coccygis, coccyges
mater (mãe), matris, matres

É importante notar que os adjetivos baseados nestes substantivos não são baseados no nominativo, mas no possessivo.

Exemplos:
coccígeo
lateral
peitoral
laríngeo
femoral

APÊNDICE **B**

Terminologia direcional e cinética

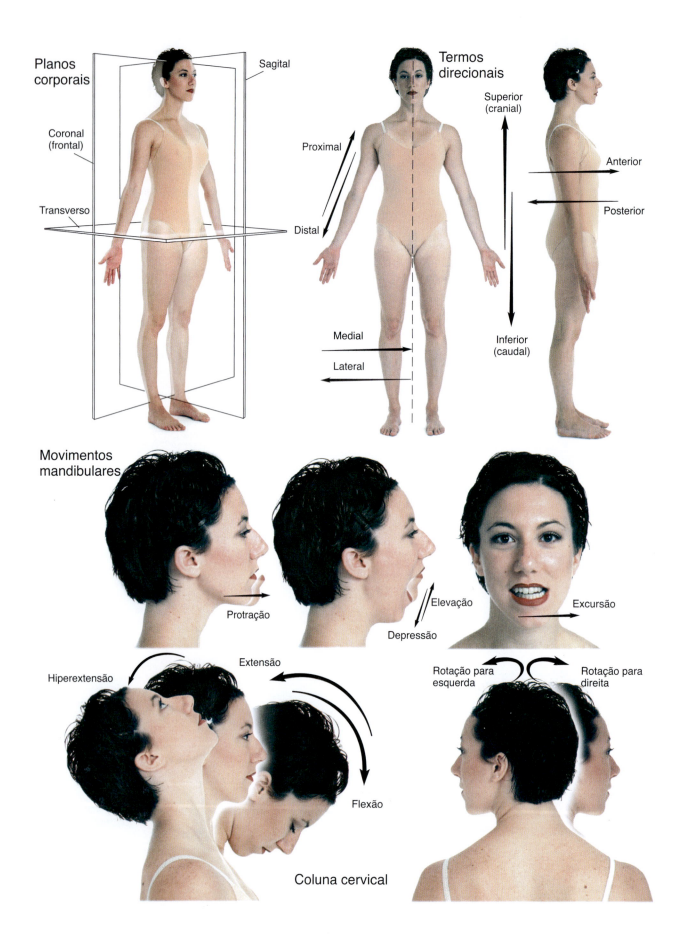

Apêndice B — Terminologia direcional e cinética 361

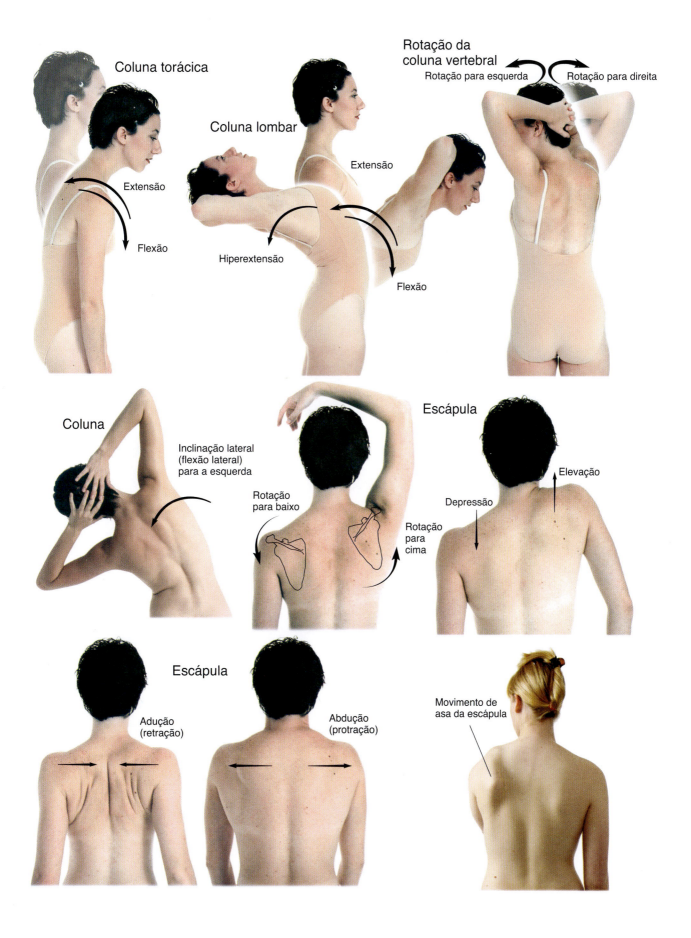

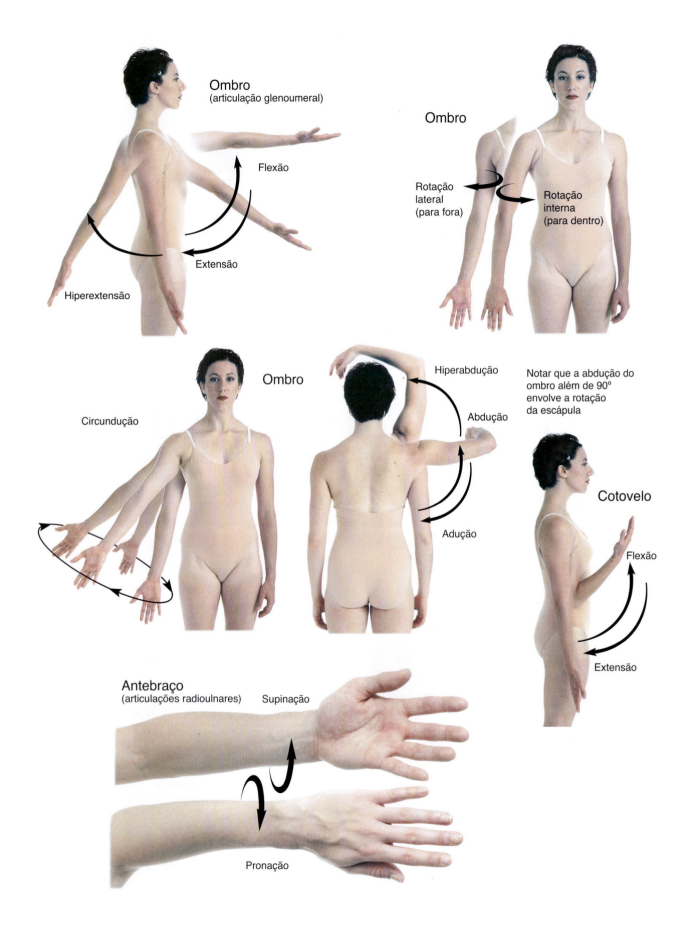

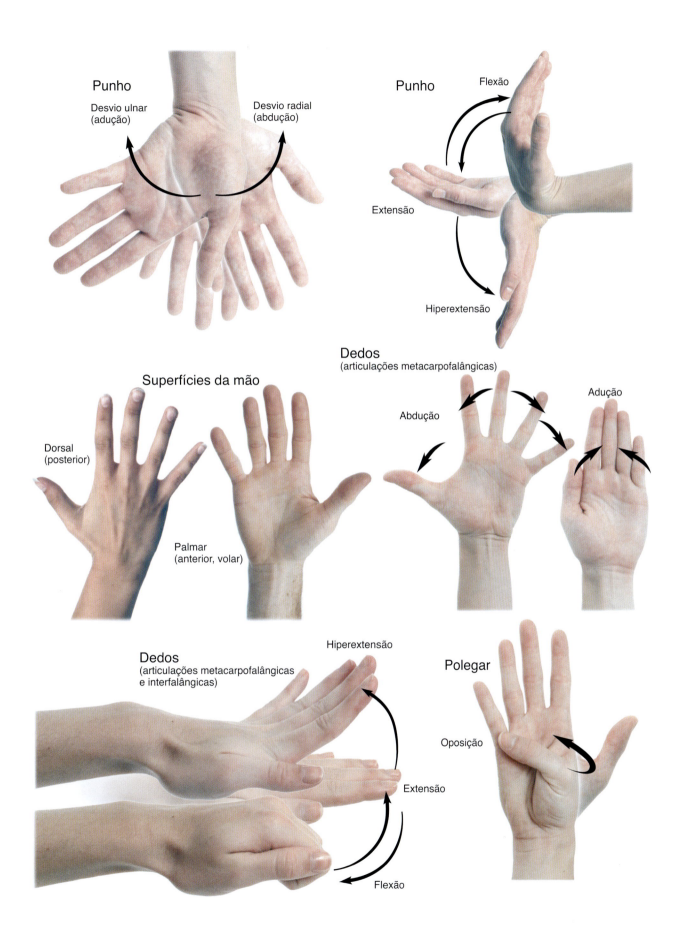

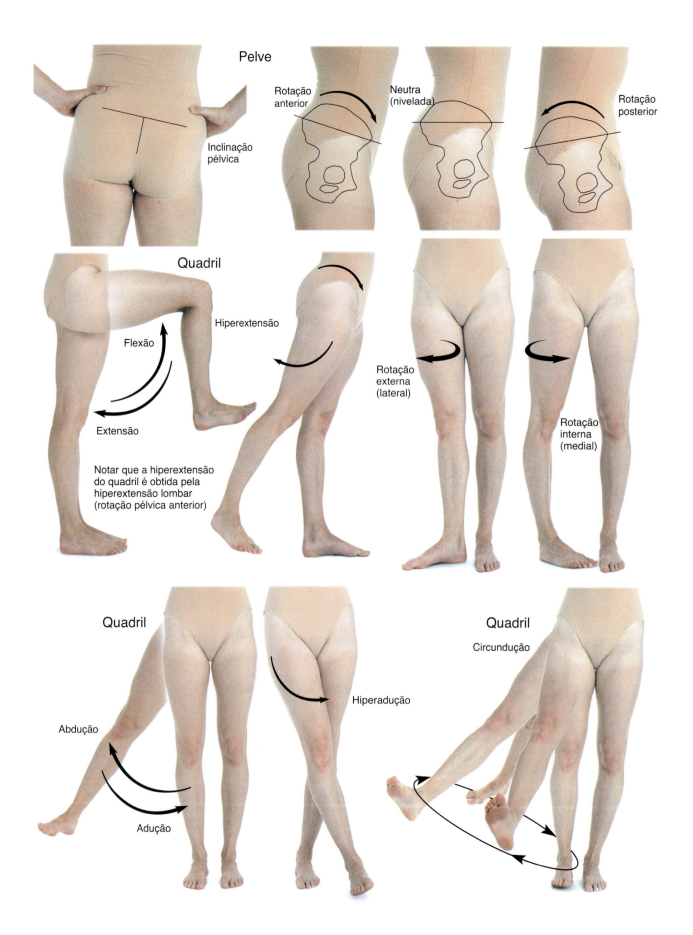

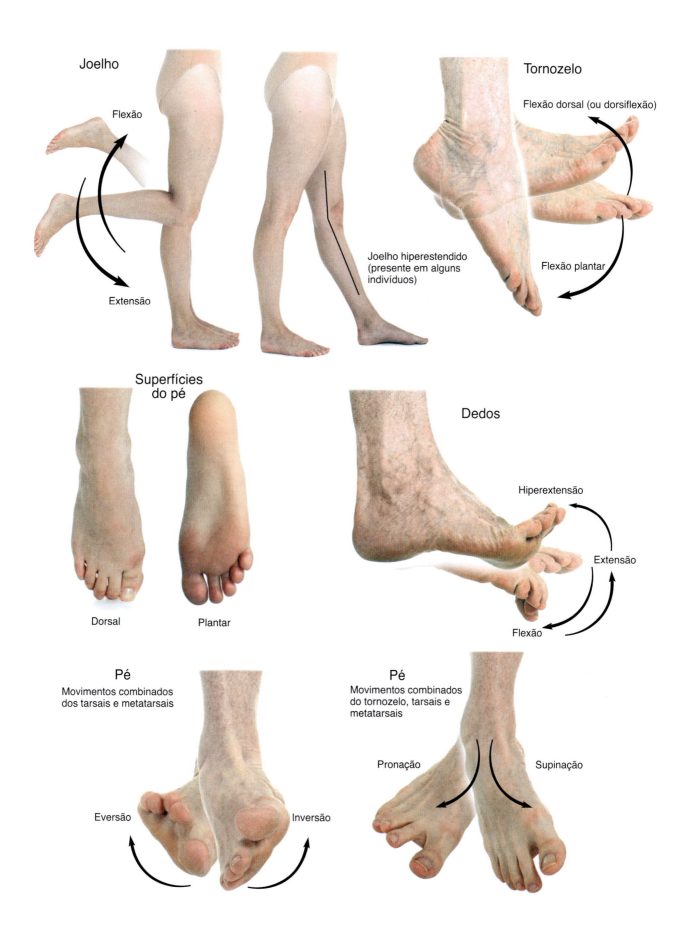

APÊNDICE C

Músculos segundo as áreas de dor referida

368 Massoterapia clínica

Este é um resumo dos músculos, organizados pelas áreas de dor referida. Cada título indica uma área em que a dor pode ser experimentada; abaixo dele, segue uma lista dos músculos que comumente referem dor a essa área.

Cabeça e pescoço
  Cabeça
    Topo da cabeça (vértice)
      M. esternocleidomastóideo
      M. esplênio da cabeça
    Parte posterior da cabeça
      Localmente, até a parte posterior e alto da cabeça, podendo irradiar para o olho ipsilateral
      M. trapézio
      M. esternocleidomastóideo
      M. semiespinal da cabeça
      M. semiespinal do pescoço
      M. esplênio do pescoço
      Grupo suboccipital
      M. occipital
      M. digástrico
      M. temporal
    M. temporal (lateral da cabeça)
      Localmente, para toda a região temporal, ou parte dessa região, região da sobrancelha, bochecha e dentes incisivos e molares
      M. trapézio
      M. esternocleidomastóideo
      M. temporal
      M. esplênio do pescoço
      Grupo suboccipital
      M. semiespinal da cabeça
    Frontal (fronte)
      Localmente, com dor que se irradia ao longo da testa
      M. esternocleidomastóideo
      M. semiespinal da cabeça
      M. frontal
      M. zigomático maior
    Orelha e articulação temporomandibular (ATM)
      Localmente, até as regiões superior e inferior da mandíbula, lado da face, orelha e região superior à sobrancelha
      Mm. pterigóideos lateral e medial
      M. masseter
      M. esternocleidomastóideo (clavicular)
    Olho e sobrancelha
      Localmente, superior ao olho e ao longo da face lateral do nariz
      M. esternocleidomastóideo (m. esternal)
      M. temporal
      M. esplênio do pescoço
      M. masseter
      Grupo suboccipital

      M. occipital
      M. orbicular do olho
      M. trapézio
    Bochecha e mandíbula
      Localmente, subindo a bochecha e ao longo do nariz, e à frente da orelha
      M. esternocleidomastóideo (m. esternal)
      M. masseter
      M. pterigóideo lateral
      M. trapézio
      M. digástrico
      M. pterigóideo medial
      M. platisma
      M. orbicular do olho
      M. zigomático maior
    Dor de dente
      M. temporal
      M. masseter
      M. digástrico
  Pescoço
    Nuca
      M. trapézio
      Mm. multífidos
      M. levantador da escápula
      M. esplênio do pescoço
      M. infraespinal
    Garganta e parte anterior do pescoço
      Localmente, ao longo da face anterior do pescoço, podendo irradiar para a parte superior do tórax
      M. esternocleidomastóideo
      M. digástrico
      M. pterigóideo medial
Coluna cervical, ombro e braço
  Coluna cervical e ombro
    Tórax posterior e superior
      Mm. escalenos
      M. levantador da escápula
      M. supraespinal
      M. trapézio
      Mm. multífidos
      Mm. romboides
      M. esplênio do pescoço
      M. tríceps braquial
      M. bíceps braquial
    Parte posterior do ombro
      Mm. deltoides
      M. levantador da escápula
      Mm. escalenos
      M. supraespinal
      M. redondo maior
      M. redondo menor
      M. subescapular
      M. serrátil posterior superior
      M. latíssimo do dorso
      M. tríceps braquial

M. trapézio
M. iliocostal do lombo – parte torácica
Parte anterior do ombro
Localmente, lateralmente ao longo da clavícula,
sobre a parte anterior do ombro e no braço,
ao longo da face radial do antebraço e até o
polegar e os dois primeiros dedos da mão
M. infraespinal
Mm. deltoides
Mm. escalenos
M. supraespinal
M. peitoral maior
M. peitoral menor
M. bíceps braquial
M. coracobraquial
Braço, antebraço, punho e mão
Parte posterior do braço
Mm. escalenos
M. tríceps braquial
M. braquial
M. deltoide
M. subescapular
M. supraespinal
M. redondo maior
M. redondo menor
M. latíssimo do dorso
M. serrátil posterior superior
M. coracobraquial
M. escaleno mínimo
Parte anterior do braço
Mm. escalenos
M. infraespinal
M. bíceps braquial
M. braquial
M. tríceps braquial
M. supraespinal
Mm. deltoides
Mm. esternais
M. escaleno mínimo
M. subclávio
Do cotovelo aos dedos
Parte lateral do cotovelo (epicôndilo lateral)
M. supinador
M. braquiorradial
M. extensor radial longo do carpo
M. tríceps braquial
M. supraespinal
Mm. extensores do quarto e do quinto dedos
M. ancôneo
Parte medial do cotovelo (epicôndilo medial)
M. tríceps braquial
M. peitoral maior
M. peitoral menor
Superfície anterior ou medial (antecubital) do
cotovelo
M. braquial

M. bíceps braquial
Parte posterior (dorsal) do antebraço
M. tríceps braquial
M. redondo maior
Mm. extensores radiais longo e curto do carpo
Ponta do cotovelo (olécrano)
M. tríceps braquial
M. serrátil posterior superior
Antebraço radial
M. infraespinal
Mm. escalenos
M. braquiorradial
M. supraespinal
M. subclávio
Antebraço interno (volar)
M. palmar longo
M. pronador redondo
M. serrátil anterior
M. tríceps braquial
Antebraço ulnar
M. latíssimo do dorso
M. peitoral maior
M. peitoral menor
M. serrátil posterior superior
Punho interno (volar) e palmar
M. flexor radial do carpo
M. flexor ulnar do carpo
M. oponente do polegar
M. peitoral maior
M. peitoral menor
M. latíssimo do dorso
M. palmar longo
M. pronador redondo
M. serrátil anterior
Parte posterior (dorsal) do punho e mão
M. extensor radial curto do carpo
M. extensor radial longo do carpo
Mm. extensores dos dedos indicador ao mínimo
M. extensor do indicador
M. extensor ulnar do carpo
M. subescapular
M. coracobraquial
M. escaleno mínimo
M. latíssimo do dorso
M. serrátil posterior superior
M. primeiro interósseo dorsal
Base do polegar e mão radial
M. supinador
Mm. escalenos
M. braquial
M. infraespinal
M. extensor radial longo do carpo
M. braquiorradial
M. oponente do polegar
M. adutor do polegar
M. primeiro interósseo dorsal

M. flexor longo do polegar
Dedo volar (lado palmar)
Mm. flexores superficial e profundo dos dedos
Mm. interósseos
M. latíssimo do dorso
M. serrátil anterior
M. abdutor do dedo mínimo
M. subclávio
Parte posterior (dorsal) dos dedos
M. extensor dos dedos
Mm. interósseos
Mm. escalenos
M. abdutor do dedo mínimo
M. peitoral maior
M. peitoral menor
M. latíssimo do dorso
M. subclávio
Tronco
Tronco superior
No seio ipsilateral (i. e., no mesmo lado) e na região anterior do tórax, sobre a face anterior do ombro, avançando pela superfície volar (com referência à palma da mão) do braço, sobre a superfície volar do antebraço até um local imediatamente abaixo do cotovelo, e até os dedos médio e anular
Lateral do tórax
Localmente, na axila e ao longo do tórax
M. serrátil anterior
M. latíssimo do dorso
Parte anterior do tórax
M. peitoral maior
M. peitoral menor
Mm. escalenos
M. esternocleidomastóideo (m. esternal)
M. esternal
M. iliocostal do pescoço
M. subclávio
M. oblíquo externo do abdome
Médio-torácico (meio das costas)
Localmente, na face lateral do dorso e em torno da região inferior da escápula, ao longo desse osso e na parte posterior do braço
Mm. escalenos
M. latíssimo do dorso
M. levantador da escápula
M. iliocostal do lombo – parte torácica
Mm. multífidos
Mm. romboides
M. serrátil posterior superior
M. infraespinal
M. trapézio
M. serrátil anterior
Tronco inferior
Tórax posterior e inferior
Diafragma

M. iliocostal do lombo – parte torácica
Mm. multífidos
M. serrátil posterior inferior
M. reto do abdome
M. latíssimo do dorso
Lombar (coluna lombar)
M. longuíssimo do tórax
M. iliocostal do lombo – parte lombar
M. iliocostal do lombo – parte torácica
Mm. multífidos
M. reto do abdome
M. glúteo médio
M. iliopsoas
Nádega
M. glúteo médio
M. quadrado do lombo
M. glúteo máximo
M. semitendíneo
M. semimembranáceo
M. piriforme
M. glúteo mínimo
M. reto do abdome
M. sóleo
M. iliocostal do lombo – parte lombar
M. longuíssimo do tórax
Iliossacral (base da coluna e margem superior da pelve)
M. glúteo médio
M. quadrado do lombo
M. glúteo máximo
M. levantador do ânus
M. coccígeo
M. reto do abdome
M. sóleo
Mm. multífidos
Pelve
Localmente, pode mimetizar dor visceral
M. levantador do ânus
M. coccígeo
M. obturador interno
M. adutor magno
M. piriforme
M. oblíquo interno do abdome
Abdome
Localmente, pode mimetizar dor visceral
M. reto do abdome
Mm. oblíquos do abdome
M. iliocostal do lombo – parte torácica
Mm. multífidos
M. quadrado do lombo
M. piramidal
M. transverso do abdome
Quadril, perna e pé
Quadril e coxa
Lateral do quadril e coxa
M. glúteo mínimo

M. vasto lateral
M. piriforme
M. quadrado do lombo
M. tensor da fáscia lata
M. vasto intermédio
M. glúteo máximo
M. reto femoral

Parte frontal (anterior) da coxa
M. adutor longo
M. adutor curto
M. iliopsoas
M. adutor magno
M. vasto intermédio
M. pectíneo
M. sartório
M. quadrado do lombo
M. reto femoral

Parte medial da coxa
M. pectíneo
M. vasto medial
M. grácil
M. adutor magno
M. sartório

Parte posterior da coxa
M. glúteo mínimo
M. semitendíneo
M. semimembranáceo
M. bíceps femoral
M. piriforme
M. obturador interno

Joelho
Parte frontal (anterior) do joelho
M. reto femoral
M. vasto medial
M. adutor longo
M. adutor curto

Superfície interna, em direção à parte frontal (anteromedial) do joelho
M. vasto medial
M. grácil
M. reto femoral
M. sartório
M. adutor longo
M. adutor curto

Parte lateral do joelho
M. vasto lateral

Parte posterior do joelho
M. gastrocnêmio
M. bíceps femoral
M. poplíteo
M. semitendíneo
M. semimembranáceo
M. sóleo
M. plantar

Perna, tornozelo e pé
Parte frontal da panturrilha (parte anterior da perna)
M. tibial anterior
M. adutor longo
M. adutor curto

Parte externa da panturrilha (parte lateral da perna)
Trato iliotibial
M. gastrocnêmio
M. glúteo mínimo
M. fibular longo
M. fibular curto
M. vasto lateral

Parte de trás da panturrilha (parte posterior da perna)
M. sóleo
M. glúteo mínimo
M. gastrocnêmio
M. semitendíneo
M. semimembranáceo
M. sóleo
M. flexor longo dos dedos
M. tibial posterior
M. plantar

Parte frontal (anterior) do tornozelo
M. tibial anterior
M. fibular terceiro
M. extensor longo dos dedos
M. extensor longo do hálux

Parte lateral do tornozelo
M. fibular longo
M. fibular curto
M. fibular terceiro

Parte interna (medial) do tornozelo
M. abdutor do hálux
M. flexor longo dos dedos

Parte posterior do tornozelo
M. sóleo
M. tibial posterior

Calcanhar
M. sóleo
M. quadrado plantar
M. abdutor do hálux
M. tibial posterior

Parte dorsal do antepé
M. extensor curto dos dedos
M. extensor curto do hálux
M. extensor longo dos dedos
M. flexor curto do hálux
Mm. interósseos do pé
M. tibial anterior

Superfície inferior (plantar) do mediopé
M. gastrocnêmio

M. flexor longo dos dedos
M. adutor do hálux
M. sóleo
Mm. interósseos do pé
M. abdutor do hálux
M. tibial posterior
Terço anterior da planta do pé (cabeça dos metatarsais)
M. flexor curto do hálux
M. flexor curto do dedo
M. adutor do hálux
M. flexor longo do hálux
Mm. interósseos do pé
M. abdutor do dedo mínimo
M. flexor longo dos dedos

M. tibial posterior
Parte dorsal do hálux
M. tibial anterior
M. extensor longo do hálux
M. flexor curto do hálux
Parte dorsal dos demais dedos
Mm. interósseos do pé
M. extensor longo dos dedos
Superfície inferior (plantar) do hálux
M. flexor longo do hálux
M. flexor curto do hálux
M. tibial posterior
Superfície inferior (plantar) dos demais dedos
M. flexor longo dos dedos
M. tibial posterior

APÊNDICE **D**

Sugestões de leitura

Archer P, Nelson L. *Applied Anatomy & Physiology for Manual Therapists.* Philadelphia, PA: Lippincott Williams & Wilkins; 2012.

Bucci C. *Condition-Specific Massage Therapy.* Philadelphia, PA: Lippincott Williams & Wilkins; 2011.

Clemente C. *Anatomy: A Regional Atlas of the Human Body.* 6.ed. Baltimore, MD: Lippincott Williams & Wilkins; 2010.

Granger J. *Neuromuscular Therapy Manual.* Baltimore, MD: Lippincott Williams & Wilkins; 2010.

Kendall FP, McCreary EK, Provance PG, et al. *Muscles: Testing and Function, with Posture and Pain.* Baltimore, MD: Lippincott Williams & Wilkins; 2005.

Lieber RL. *Skeletal Muscle Structure and Function: Implications for Rehabilitation and Sports Medicine.* 3.ed. Philadelphia, PA: Lippincott Williams & Wilkins; 2010.

Muscolino J. *Advanced Treatment Techniques for the Manual Therapist: Neck.* Baltimore, MD: Lippincott Williams & Wilkins; 2012.

Muscolino J. *Manual Therapy for the Low Back and Pelvis: A Clinical Orthopedic Approach.* Baltimore, MD: Lippincott Williams & Wilkins; 2014.

Travell JG, Simons, DG. *Travell & Simons' Myofascial Pain and Dysfunction: The Trigger Point Manual.* Vol. 1. Baltimore, MD: Lippincott Williams & Wilkins; 1998a.

Travell JG, Simons, DG. *Travell & Simons' Myofascial Pain and Dysfunction: The Trigger Point Manual.* Vol. 2. Baltimore, MD: Lippincott Williams & Wilkins; 1998b.

Walton T. *Medical Conditions and Massage Therapy: A Decision Tree Approach.* Baltimore, MD: Lippincott Williams & Wilkins; 2010.

Glossário

Agonista Músculo que está se contraindo para realizar uma ação oposta pelo antagonista.

Alongamento passivo Alongamento de um músculo por outra pessoa.

Antagonista Músculo que se opõe à ação do agonista.

Arquitetura muscular Estrutura de um músculo em termos das direções de suas fibras.

Articulação cartilaginosa Articulação na qual duas superfícies ósseas são unidas por cartilagem. Os dois tipos de articulações cartilaginosas são as sincondroses e as sínfises.

Atlas Primeira vértebra cervical, articulada com o osso occipital e que gira ao redor do processo odontoide do áxis. (*Atlas*, na mitologia grega, era um titã que segurava o mundo em seus ombros).

Áxis Segunda vértebra cervical.

Bindegewebsmassage Em alemão, massagem do tecido conjuntivo, uma abordagem terapêutica desenvolvida por Elisabeth Dicke.

Biopsicossocial Dos, relacionados aos, ou concernente aos aspectos biológicos, psicológicos e sociais em contraste com os aspectos estritamente biomédicos da doença.

Bipeniforme Arquitetura muscular em que as fibras formam dois ângulos com o eixo gerador de força.

Caudal Na direção da cauda (cóccix).

Cefálico Na direção da cabeça.

Célula musculoesquelética ou muscular Célula de tecido muscular que contém vários núcleos e muitas miofibrilas, inervadas juntamente com outras células da unidade motora por um único neurônio.

Cifose Flexão excessiva (curvatura convexa) da coluna vertebral.

Compressão Aplicação da pressão no corpo usando a mão, a mão fechada, o cotovelo, as articulações dos dedos, as pontas dos dedos ou o polegar.

Compressão isquêmica Compressão de um ponto no tecido muscular, geralmente um ponto-gatilho, que obstrui o fluxo sanguíneo nesse tecido.

Côndilo Superfície articular arredondada na extremidade de um osso.

Côndilo occipital Faceta oval e alongada na superfície inferior do osso occipital a cada lado do forame magno, que se articula com a vértebra atlas.

Contração concêntrica Contração muscular que resulta no encurtamento de um músculo.

Contração excêntrica Contração muscular durante o alongamento de um músculo, que ajuda a controlar o movimento.

Convergente Tipo de arquitetura muscular em que as fibras musculares provenientes de uma fixação ampla convergem para uma fixação estreita, o que resulta em uma forma de leque.

Coronal Plano vertical perpendicular ao sagital, que divide o corpo nas porções anterior e posterior e é também denominado plano frontal.

Deslizamento profundo em faixas, massagem de deslizamento Compressão deslizante, geralmente ao longo da fibra de um músculo desde sua origem até o ponto de inserção, usando os polegares, as pontas dos dedos, as eminências tenar e hipotenar, as articulações dos dedos, o cotovelo ou o antebraço.

Distal Distante do centro do corpo, ou da origem.

Dorsal Referente ao dorso; posterior.

Encurtamento passivo Redução no comprimento de um músculo, sem contração.

Escoliose Qualquer curvatura lateral da coluna. Os tipos mais comuns são o postural, o idiopático, o neuromuscular e o congênito.

Escoliose idiopática Tipo de escoliose de origem desconhecida, que pode começar na primeira infância (escoliose infantil), na infância (escoliose juvenil) ou na adolescência (escoliose adolescente).

Exaustão Estado das células musculares em que a fonte de energia, o ATP, está temporariamente esgotada.

Faceta Pequena superfície, principalmente de osso. Uma articulação facetária é aquela composta de duas superfícies em contato.

Faceta articular Pequena superfície articular de osso, principalmente de uma vértebra.

Fáscia Tecido conjuntivo fibroso que envolve continuamente o corpo todo, inclusive as vísceras, os músculos individuais e partes dos músculos.

Fascículo Feixe de fibras musculares.

Fibra muscular Sinônimo de *célula muscular*.

Filamento de actina Filamento de proteína em um sarcômero, que é empurrado para dentro pelas cabeças presentes no filamento de miosina para efetuar a contração.

Fisioterapia Tipo de tratamento clínico no qual o movimento passivo e o exercício são os principais meios.

Flexão dorsal (dorsiflexão) Flexão ou dobramento para trás, como ocorre com a mão ou com o pé; consiste em virar a mão ou o pé para cima, na direção do corpo.

Fossa Área oca ou deprimida, rego ou canal.

Fricção transversal das fibras Deslizamento profundo perpendicular às fibras de um músculo, tendão ou ligamento, com as pontas dos dedos, o polegar ou o cotovelo.

Frontal Plano vertical perpendicular ao sagital, que divide o corpo nas porções anterior e posterior e é também denominado plano coronal.

Hellerwork® Tipo de terapia corporal estrutural que enfatiza a manipulação fascial, desenvolvido por Joseph Heller MD (Doutor em Medicina) e baseado no trabalho de Ida Rolf.

HIPAA Nos Estados Unidos, as Leis de Responsabilidade de Portabilidade de Seguros de Saúde têm por meta proteger as informações de identificação pessoal relacionadas aos cuidados de saúde.

Horizontal Plano perpendicular à força da gravidade.

Inibição recíproca Relaxamento de um músculo em resposta à contração de seu antagonista.

Junção neuromuscular Conexão sináptica do axônio do motoneurônio com uma fibra muscular.

Lateral Distante da linha média sagital do corpo; o oposto de medial.

Liberação Relaxamento e afrouxamento palpáveis do tecido miofascial. No alongamento miofascial, o terapeuta sente a liberação como o alongamento do tecido. Na compressão dos pontos-gatilho ou de dor à palpação, o terapeuta sente um afrouxamento no tecido e o paciente relata a diminuição ou eliminação da dor.

Liberação miofascial Sistema do trabalho miofascial que tem como objetivo influenciar a fáscia.

Linhas de Langer (linhas de clivagem) Linhas que indicam o principal eixo de orientação das fibras de tecido conjuntivo subcutâneo. Sua direção varia de acordo com a região da superfície do corpo.

Lordose Extensão excessiva (curvatura côncava) da coluna.

Mandíbula Osso maxilar inferior, que se articula com o osso temporal em ambos os lados.

Massagem sueca Termo geral para a massagem de relaxamento, derivado do tipo de massagem ensinado por Per Henrik Ling. Em geral, os movimentos de *effleurage*, *pétrissage*, fricção, toque (*tapotement*), vibração e fricção nervosa são aplicados de maneira sistemática.

Massoterapia Manipulação manual dos tecidos moles para o relaxamento, o alívio da dor ou outras finalidades terapêuticas.

Massoterapia clínica Manipulação manual dos tecidos moles para solucionar problemas específicos de dor e disfunção.

Mecânica corporal Uso do corpo do terapeuta para realizar uma terapia eficiente, com o mínimo de esforço ou lesão.

Medial Na direção da linha média sagital do corpo. O oposto de lateral.

Medicina ocidental tradicional Abordagem anatômica e fisiológica ao diagnóstico e tratamento das doenças e lesões que predomina nas instituições de saúde das culturas ocidentais; também denominada medicina alopática.

Miofibrila Fio sequencial de sarcômeros dentro de uma célula muscular.

Miofilamento Filamento de miosina ou de actina que, juntos, formam um elemento contrátil do tecido muscular.

Miosina Filamento de proteína em um sarcômero, do qual as "cabeças" moleculares se estendem para empurrar o filamento de actina para dentro e efetuar a contração.

Multipeniforme Arquitetura muscular em que as fibras estão dispostas em múltiplos ângulos com o eixo de geração de força.

National Certification Board for Therapeutic Massage and Bodywork Organização norte-americana que testa e credencia massoterapeutas e terapeutas corporais qualificados.

Osteopatia Tipo de medicina que combina técnicas convencionais de diagnóstico e tratamento médico com a manipulação física.

Palmar Referente à palma, a superfície anterior da mão na posição anatômica.

Paralela (longitudinal) Arquitetura muscular em que as fibras musculares se dispõem em paralelo ao eixo gerador de força.

Peniforme Qualquer arquitetura muscular na qual as fibras se localizam em dois ângulos em relação ao eixo de geração da força.

Plano sagital Plano vertical perpendicular ao frontal (coronal), que divide o corpo nos lados esquerdo e direito (do latim *sagitta*, seta).

Ponto de dor à palpação Qualquer ponto do corpo que apresente sensibilidade apenas em sua localização; os pontos de dor (ou sensíveis) à palpação não referem dor a outros locais.

Ponto-gatilho Ponto no músculo ou no tecido conjuntivo que apresenta dor em resposta à pressão e desencadeia a dor referida ou a irradia para alguma outra área do corpo. Os pontos-gatilho musculares são encontrados em faixas rígidas do tecido.

Ponto-gatilho ativo Ponto-gatilho que causa ativamente a dor referida, sem ser estimulado diretamente.

Ponto-gatilho latente Ponto-gatilho que causa a dor referida ou outras sensações apenas quando é pressionado. No entanto, ele pode limitar o alongamento do músculo no qual se situa, ou causar encurtamento do músculo em sua área de dor referida.

Ponto-gatilho primário Ponto-gatilho original a partir de um trauma ou lesão, que pode produzir outros pontos-gatilho satélites.

Ponto-gatilho satélite Ponto-gatilho secundário, ativado por um primário. Os pontos-gatilho satélites não respondem ao tratamento sem a solução do ponto-gatilho primário.

Processo Projeção ou saliência a partir de um osso.

Processo articular Pequena projeção plana encontrada nas superfícies dos arcos das vértebras em ambos os lados, incorporando uma superfície articular.

Processo odontoide Processo que se projeta para cima a partir do corpo da vértebra áxis, ao redor do qual o atlas gira.

Profundo Distante da superfície do corpo; antônimo de superficial (p. ex., o m. peitoral menor é mais profundo que o m. peitoral maior).

Proximal Mais próximo do centro do corpo ou da origem.

Quiropraxia Disciplina de saúde que se concentra sobretudo no tratamento das articulações, em particular das vértebras. Seus praticantes atribuem a dor e outros problemas de saúde a problemas de alinhamento das articulações vertebrais que colidem e comprimem raízes nervosas, resultando em funcionamento anormal do sistema nervoso.

Recrutamento Ativação das unidades motoras pelos motoneurônios.

Retículo sarcoplasmático Complexo de vesículas e túbulos que forma uma estrutura contínua ao redor das miofibrilas e transporta o desencadeador químico, o cálcio, necessário para iniciar a contração muscular no nível molecular.

Rolagem ou deslocamento da pele Técnica de tratamento fascial na qual o terapeuta pega dobras de pele e fáscia superficial com as pontas dos dedos, alternando as mãos.

Rolfing® Tipo de trabalho corporal estrutural originalmente denominado integração estrutural, desenvolvido por Ida Rolf, PhD., que se concentra na manipulação da fáscia.

Saliência da costela Elevação sintomática das costelas posteriores em um dos lados, durante a flexura para a frente na escoliose idiopática.

Sarcômero Grupo de miofilamentos que forma a unidade de contração em um músculo.

Semipeniforme Tipo de arquitetura muscular em que as fibras estão dispostas em apenas um ângulo com o eixo de geração de força.

Sinapse Ponto de contato de uma célula nervosa com outra, com o músculo, as células de uma glândula ou uma célula receptora sensitiva, através da qual os neurotransmissores químicos se movimentam para transmitir os impulsos nervosos.

Sincondrose União entre dois ossos, formada por cartilagem hialina ou fibrocartilagem.

Sínfise União entre dois ossos formados por fibrocartilagens.

Superficial Mais próximo da superfície do corpo; o oposto de profundo (p. ex., o m. peitoral maior é mais superficial do que o m. peitoral menor).

Tecido conjuntivo Tecidos de suporte do corpo, compostos de substância fundamental e tecidos fibrosos, que assumem uma grande variedade de formas. Embora o osso, o sangue e a linfa sejam tecnicamente tecidos conjuntivos, o termo é normalmente usado na massoterapia e na terapia corporal para descrever tendões, ligamentos e fáscias.

Teoria do controle do portão Teoria que propõe que a dor física não é resultado direto da ativação dos neurônios receptores da dor; ao contrário, a percepção da dor é modulada pela interação entre diferentes neurônios.

Teoria da neuromatriz Teoria da dor que afirma que a percepção dos estímulos dolorosos não é resultante do registro passivo no cérebro de traumas teciduais, mas de sua geração ativa de experiências subjetivas ao longo de uma rede de neurônios.

Teoria das pontes cruzadas A teoria que propõe a combinação da actina com a miosina e o ATP (adenosina trifosfato), para gerar contração muscular.

Terapia miofascial Core® Abordagem sistêmica da estrutura através da fáscia, que trabalha de acordo com as linhas de Langer.

Terapia neuromuscular Abordagem sistemática do tratamento miofascial, que tem como objetivo interromper o *feedback* neuromuscular que mantém a dor ou a disfunção. As duas principais tradições são a inglesa (Leon Chaitow) e a americana (Judith Walker Delaney, Paul St. John).

Trabalho corporal (*bodywork*) Qualquer abordagem holística para exame e manipulação dos tecidos moles do corpo, com finalidade terapêutica.

Túbulos transversos Tubos microscópicos que cercam e penetram as miofibrilas que conectam o retículo sarcoplasmático com a membrana da célula muscular.

Unidade motora Um único motoneurônio e o grupo de células musculares que ele inerva.

Ventral Sinônimo de anterior, geralmente aplicado para o tronco, a partir do latim *venter*, ventre.

Volar Referente à palma da mão (ou, com menos frequência, à planta do pé), em geral usado em referência ao antebraço anterior.

Referências bibliográficas

Capítulo 1

1. Quintner JL, Bove GM, Cohen ML. A critical evaluation of the trigger point phenomenon. Rheumatology (Oxford). 2015. Disponível em: http://www.ncbi.nlm.nih.gov/pubmed/ 25477053. Acessado em: 5 de janeiro de 2015.
2. Cherkin D, Sherman K, Kahn J, et al. A comparison of the effects of 2 types of massage and usual care on chronic low back pain: a randomized controlled trial. Ann Intern Med. 2011;155(1):1-9.
3. IASP Task Force on Taxonomy. Part III: pain terms, a current list with definitions and notes on usage. In: Merskey H, Bogduk N, eds. Classification of Chronic Pain. 2nd ed. Seattle, WA: IASP Press; 1994:209-214.
4. Engel GL. The need for a new medical model: a challenge for biomedicine. Science. 1977;196:129-136. doi:10.1126/science.847460.
5. Melzack R. Pain and the neuromatrix in the brain. J Dent Educ. 2001;65(12). Disponível em: http://www.jdentaled.org/content/65/12/1378.full.pdf. Acessado em: 3 de janeiro de 2015.
6. Melzack R, Wall PD. Pain mechanisms: a new theory. Science. 1965;150(3699):971-979.
7. Melzack R. Evolution of the neuromatrix theory of pain. Pain Pract. 2005;5(2):85-94. Disponível em: http://neuromodulation.wordpress.com/2007/06/06/neuromatrix-theory-ofpain/. Acessado em: 4 de janeiro de 2015.
8. Roberts AS. Central sensitization: clinical implications for chronic head and neck pain. Clin Med Diagn. 2011;1(1):1-7. doi:10.5923/j.cmd.20110101.01.
9. Transcript of Ida Rolf lecture, Tape A5 1970, Side 1. Guild for Structural Integration Web site. Disponível em: www.rolfguild.org. Acessado em: 4 de janeiro de 2015.
10. Schleip R. Fascial plasticity: a new neurobiological explanation. J Bodyw Mov Ther. 2003;7(1):11-19.
11. Guimberteau JC. Strolling Under the Skin [vídeo]. Disponível em: http://www.guimberteau-jc-md.com/en/videos.php. Acessado em: 28 de maio de 2015.
12. Cheng JW, Tsai WC, Yu TY, Huang KY. Reproducibility of sonographic measurement of thickness and echogenicity of the plantar fascia. J Clin Ultrasound. 2012;40(1):14-19. Disponível em: http://www.ncbi.nlm.nih.gov/pubmed/22109854. Acessado em: 28 de maio de 2015.
13. Langevin H, Stevens-Tuttle D, Fox J, et al. Ultrasound evidence of altered lumbar connective tissue structure in human subjects with chronic low back pain. BMC Musculoskelet Disord. 2009;10:151. Disponível em: http://www.ncbi.nlm.nih.gov/pmc/articles/PMC2796643/. Acessado em: 28 de maio de 2015.
14. Chaudhry H, Schleip R, Ji Z, et al. Three-dimensional mathematical model for deformation of human fasciae in manual therapy. J Am Osteopath Assoc. 2008;108(8):379-390. Disponível em: http://www.ncbi.nlm.nih.gov/pubmed/ 18723456. Acessado em: 4 de janeiro de 2015.

Capítulo 3

1. Centers for Disease Control and Prevention. Table 47. Severe headache or migraine, low back pain, and neck pain among adults aged 18 and over, by selected characteristics: United States, selected years 1997-2012. Disponível em: http://www.cdc.gov/nchs/data/hus/2012/047.pdf. Acessado em: 2 de fevereiro de 2015.
2. http://www.daltonarticles.com/public_html/42 PoundHead.html.
3. Sun A, Yeo HG, Kim TU, et al. Radiologic assessment of forward head posture and its relation to myofascial pain syndrome. Ann Rehabil Med. 2014;38(6):821-826.

Capítulo 4

1. Shultz SJ, Houglum PA, Perrin DH. Examine injuries of the shoulder joint. Human Kinetics Web site. Disponível em: http://www.humankinetics.com/excerpts/excerpts/examine-injuries-of-the-shoulder-joint.
2. Gaskill TR, Braun S, Millett PJ. Multimedia article. The rotator interval: pathology and management. Arthroscopy. 2011;27(4):556-567. Disponível em: http://www.ncbi.nlm.nih.gov/pubmed/21295939.

Capítulo 6

1. Simons DG, Travell JG, Simons LS. Travell & Simons' Myofascial Pain and Dysfunction: The Trigger Point Manual. Vol. 1. 2.ed. Baltimore, MD: Lippincott Williams & Wilkins; 1999:261-263, 354, 436, 809-8122.

Índice remissivo

A

Abdome 27, 28, 157, 231, 233, 236
Abertura
  superior do tórax 89
  torácica inferior 89
Abordagem
  da avaliação 31
  da massoterapia clínica 1
  holística 37
  fascial 14
Acrômio 112
Actina 6
Aderências 11
Adolescentes 51
Agonistas 10
Agregação das informações e
      encaminhamento 46
Alinhamento corporal 39
Alongamento 10, 26
  do músculo quadrado do lombo 248
  do músculo romboide 126
  do retináculo dos músculos flexores 193
  dos músculos extensores do pé 332
  dos músculos pronador e supinador 183
  manual aplicado ao músculo sóleo 338
  manual aplicado nos músculos flexores
      dos dedos 346
  manual do músculo intercostal inferior
      155
  manual do músculo intercostal superior
      156
  miofascial 216, 237, 238, 246
  passivo 5, 26, 276
Amassamento (*pétrissage*) 216
American College of Obstetrics and
      Gynecology 50
Amostra 49
Amplitude de movimento 42
Anatomia
  da fáscia da perna 323
  da fáscia plantar 327
  da superfície do pescoço 62, 63
  da superfície do ombro e da região
      cervical 110
  da superfície do tórax e do ombro 109
  de superfície da coxa 289
  de superfície da mão 171
  de superfície da perna e do pé 320, 321
  de superfície da região pélvica 258
  de superfície do abdome e da região
      lombar 236

de superfície do braço e do antebraço 170
de superfície do dorso 214
do bíceps femoral 298
do diafragma 150
do esternocleidomastóideo 87
do músculo abdutor curto do polegar
    201
do músculo abdutor do dedo mínimo
    208, 348
do músculo abdutor do hálux 347
do músculo abdutor longo do polegar
    191
do músculo adutor curto 305
do músculo adutor do hálux 348
do músculo adutor do polegar 200
do músculo adutor longo 305
do músculo adutor magno 304
do músculo ancôneo 177
do músculo bíceps braquial 173
do músculo braquial 174
do músculo braquiorradial 183
do músculo coccígeo 266
do músculo coracobraquial 178
do músculo deltoide 131
do músculo digástrico e do músculo
    estilo-hióideo 85
do músculo espinal do tórax 223
do músculo esplênio da cabeça e do
    pescoço 96
do músculo extensor curto do polegar
    189
do músculo extensor curto dos dedos
    346
do músculo extensor do dedo mínimo
    187
do músculo extensor do indicador 188
do músculo extensor dos dedos 187
do músculo extensor longo do hálux 331
do músculo extensor longo do polegar
    190
do músculo extensor longo dos dedos
    330
do músculo extensor radial curto do
    carpo 184
do músculo extensor radial longo do
    carpo 185
do músculo extensor ulnar do carpo 186
do músculo fibular curto 333
do músculo fibular longo 332
do músculo fibular terceiro 334
do músculo flexor curto do dedo mínimo
    207, 344

do músculo flexor curto do hálux 345
do músculo flexor curto do polegar 200
do músculo flexor curto dos dedos 344
do músculo flexor longo do hálux 341
do músculo flexor longo do polegar 198
do músculo flexor longo dos dedos 340
do músculo flexor profundo dos dedos
    196
do músculo flexor radial do carpo 194
do músculo flexor superficial dos dedos
    197
do músculo flexor ulnar do carpo 195
do músculo frontal e da aponeurose
    epicrânica 66
do músculo gastrocnêmio 336
do músculo gêmeo inferior 277
do músculo gêmeo superior 276
do músculo glúteo máximo 268
do músculo glúteo médio 269
do músculo glúteo mínimo 270
do músculo grácil 307
do músculo ilíaco 263
do músculo iliocostal do lombo – parte
    lombar 218
do músculo iliocostal do lombo – parte
    torácica 219
do músculo iliocostal do pescoço 221
do músculo levantador do ânus 266
do músculo longuíssimo do tórax 222
do músculo masseter 75
do músculo multífido 226
do músculo oblíquo externo do abdome
    242
do músculo oblíquo interno do abdome
    242
do músculo obturador externo 279
do músculo obturador interno 278
do músculo occipital 68
do músculo oponente do polegar 202
do músculo orbicular do olho 70
do músculo palmar longo 194
do músculo pectíneo 306
do músculo piramidal 240
do músculo piriforme 274
do músculo plantar 338
do músculo platisma 82
do músculo poplíteo 335
do músculo pronador quadrado 182
do músculo pronador redondo 181
do músculo psoas maior 260
do músculo psoas menor 264
do músculo quadrado do lombo 245

382 Massoterapia clínica

do músculo quadrado femoral 280
do músculo quadrado plantar 343
do músculo quadríceps femoral 291
do músculo reto do abdome 238
do músculo sartório 296
do músculo semiespinal do tórax 223
do músculo semimembranáceo 298
do músculo semitendíneo 297
do músculo serrátil posterior superior 152
do músculo sóleo 337
do músculo supinador 180
do músculo temporal 73
do músculo tensor da fáscia lata e do trato iliotibial 301
do músculo tibial anterior 328
do músculo tibial posterior 339
do músculo transverso do abdome 244
do músculo trapézio 93
do músculo tríceps braquial 175
do osso hioide e músculos nele fixados 84
dos músculos eretores da espinha 217
dos músculos escalenos e da abertura torácica inferior 89
dos músculos intercostais 153
dos músculos interósseos 350
dos músculos interósseos dorsais 204
dos músculos interósseos palmares 204
dos músculos lumbricais 206, 349
dos músculos multífidos e rotadores cervicais 98
dos músculos posteriores do pescoço 96
dos músculos pterigóideos 77
dos músculos rotadores 228
dos músculos suboccipitais 99
dos músculos tensor e levantador do véu palatino 79
dos músculos zigomáticos maior e menor 72
dos retináculos dos músculos flexores, extensores e fibulares 325
intraoral 61
Antagonistas 10
Antebraço 22, 164, 166, 170, 299
Aponeurose
epicrânica 66
palatina 78, 79, 80
plantar 327, 328
Áreas sensíveis 22
Arquitetura muscular 8, 9
Arte da manipulação direta dos tecidos 20
Articulação(ões) 16, 215
cartilagíneas 215
da pelve 18
dos dedos 20, 199
glenoumeral 16, 111, 119
interfalângicas 20
radiulnar distal 172
sinoviais 215
Assoalho pélvico 254, 265
Atividades da vida diária (AVD) 36
Avaliação 31
corporal integral 37
da amplitude de movimento do ombro 44
da amplitude de movimento do quadril 44
da marcha 43

da postura 38, 39
da postura e do alinhamento 42
geral dos tecidos 45
respiratória 146, 147
Avental de exame 29
Axila 119

B

Bandagem 10
Biomecânica corporal 15, 18
Biomedicina 3
Bochecha 72
Braço 161, 164, 170

C

Cabeça 25-27, 53-59, 64, 217
Caixa torácica 157
Cálcio 7
Camadas de tecidos 13
Campo da saúde 3
Capilares 11
Cartilagem 11
Cefaleias 50, 67
Células
musculares 6
nervosas 7
Centers for Disease Control and Prevention 64
Centro de gravidade 17
Ciência da dor 5
Cifose 215
Cintura 237
Claustrofobia 83
Clavícula 111
Cóccix 267
Códigos de ética 27
Colocando a teoria em prática 30, 52
Coluna vertebral 97, 211
Componentes da região do ombro 111
Compressão 22, 23
ampla com a mão 24
com pinçamento no músculo latíssimo do dorso 128
da região inferior do músculo subescapular 141
deslizante 20
deslizante com a eminência tenar e hipotênar 21
do músculo adutor magno 310
do pé 352
do ponto-gatilho do músculo orbicular do olho 70
do ponto-gatilho do músculo supinador 180
do ponto-gatilho no músculo fibular longo 333
do ponto-gatilho no músculo latíssimo do dorso 128
do ponto-gatilho no músculo oponente do polegar 202
do ponto-gatilho no músculo poplíteo 335
do ponto-gatilho no músculo quadrado plantar 343
do ponto-gatilho no músculo serrátil posterior inferior 144
do ponto-gatilho no músculo serrátil posterior superior 153

do ponto-gatilho no músculo sóleo 338
dos músculos pterigóideos 78
fixa 20
intraoral com movimentação do músculo masseter 81
intraoral por pinçamento dos músculos zigomáticos 73
localizada 24
móvel dos flexores 199
na fixação do músculo adutor curto 308
na fixação do músculo adutor magno 308
na fixação do músculo pectíneo 308
na inserção do músculo piriforme no trocanter maior 275
na região da fixação do músculo supraespinal 134
na região de fixação do músculo peitoral menor no processo coracoide 120
na região de inserção do músculo psoas maior no trocanter menor 263
nas fixações do músculo reto do abdome no púbis 240
nas fixações nos músculos posteriores da coxa contra o túber isquiático 300
no músculo iliopsoas abaixo do ligamento inguinal 262
no músculo infraespinal 137
no músculo obturador externo através da virilha 280
no músculo obturador interno 268
no músculo peitoral maior 117
no músculo peitoral menor 122
no músculo piramidal 241
no músculo piriforme 275
no músculo psoas maior 262
no músculo quadrado do lombo 246-248
no músculo quadrado femoral 281
no músculo tensor da fáscia lata 302
nos músculos suboccipitais 101
por pinçamento 23, 25
por pinçamento do músculo esternocleidomatóideo 88
por pinçamento do músculo redondo maior 130
por pinçamento do músculo trapézio 95
por pinçamento do ponto-gatilho no músculo abdutor do dedo mínimo 209
por pinçamento no músculo peitoral maior 115
profunda nos músculos escalenos 91
transversal nas fibras dos músculos rotadores na região torácica 229
transversal nas fibras no músculo reto do abdome 240
transversal nas fibras nos músculos rotadores na região lombar 229
Comunicação profissional 47, 48
Consciência 19
Consequências cômicas/trágicas com a perda do equilíbrio 18
Contração 7
isométrica 10
isotônica concêntrica 10
isotônica excêntrica 10
muscular 10
Corpo

do terapeuta 20
em movimento 42
em repouso 41
Costas 64
Costelas 39, 40, 215
Cotovelo 21, 22, 134, 136
Couro cabeludo 66
Coxa 29, 283, 284, 289
Crânio 65
Crianças 51
Cuidado(s)
ético 32, 48, 51, 114, 237, 259, 265, 268, 290, 303
habituais 3

D

Dentes 80
Desenhos do corpo para mostrar as áreas de dor 35
Desfiladeiro torácico 89
Deslizamento (*effleurage*) 216
em faixas no músculo sartório 296
em faixas ou massagem de deslizamento 25
intraoral sobre o processo coronoide 81
profundo bidirecional em faixas nos músculos posteriores do pescoço 101
profundo em faixas na fáscia da perna com a eminência tenar e o cotovelo 323
profundo em faixas com movimentação nos músculos posteriores do pescoço 101
profundo em faixas da cabeça clavicular do músculo esternocleidomastóideo 88
profundo em faixas da região externa no músculo masseter 76
profundo em faixas dos flexores 199
profundo em faixas e compressão no músculo coracobraquial 179
profundo em faixas e deslizamento transversal nas fibras do músculo ilíaco 264
profundo em faixas entre a maxila e a mandíbula 81
profundo em faixas na aponeurose plantar 327, 328
profundo em faixas na cabeça esternal do músculo esternocleidomastóideo 88
profundo em faixas na eminência tenar 203
profundo em faixas na margem lateral do músculo reto do abdome 239, 240
profundo em faixas na região superolateral do músculo trapézio 94
profundo em faixas no feixe do músculo eretor da espinha 224, 225
profundo em faixas no músculo abdutor do hálux 347
profundo em faixas no músculo adutor magno e grácil 309
profundo em faixas no músculo ancôneo 178
profundo em faixas no músculo bíceps 174
profundo em faixas no músculo braquial 175
profundo em faixas no músculo braquiorradial 184
profundo em faixas no músculo escaleno anterior 90
profundo em faixas no músculo escaleno posterior 91
profundo em faixas no músculo extensor longo dos dedos 331
profundo em faixas no músculo iliocostal do lombo – parte torácica 220
profundo em faixas no músculo infraespinal 135, 136
profundo em faixas no músculo multífido nas fixações inferiores 227
profundo em faixas no músculo occipital 69
profundo em faixas no músculo orbicular do olho 71
profundo em faixas no músculo platisma 82
profundo em faixas no músculo pronador redondo 182
profundo em faixas no músculo redondo menor 138
profundo em faixas no músculo reto do abdome 239
profundo em faixas no músculo reto femoral 293
profundo em faixas no músculo serrátil anterior 143
profundo em faixas no músculo serrátil posterior inferior 144
profundo em faixas no músculo subclávio 113
profundo em faixas no músculo subescapular 139, 141
profundo em faixas no músculo supraespinal 134
profundo em faixas no músculo tensor da fáscia lata 302
profundo em faixas no músculo tibial anterior 329
profundo em faixas no músculo trapézio 94
profundo em faixas no músculo tríceps 176, 177
profundo em faixas no músculo vasto lateral 294
profundo em faixas no músculo vasto medial 292, 293
profundo em faixas no primeiro músculo interósseo dorsal 205
profundo em faixas no retináculo dos músculos flexores 326
profundo em faixas no trato iliotibial 302, 303
profundo em faixas no ventre posterior do músculo digástrico 86
profundo em faixas nos adutores 310
profundo em faixas nos músculos adutores curto e longo 310
profundo em faixas nos músculos adutores magno e longo 309
profundo em faixas nos músculos da eminência tenar 203
profundo em faixas nos músculos da panturrilha 342
profundo em faixas nos músculos escalenos 91, 92
profundo em faixas nos músculos extensores 192
profundo em faixas nos músculos glúteos 272
profundo em faixas nos músculos infra-hióideos 85
profundo em faixas nos músculos intercostais 154, 155
profundo em faixas nos músculos interósseos dorsais 205, 351
profundo em faixas nos músculos interósseos palmares 205
profundo em faixas nos músculos oblíquos do abdome 243
profundo em faixas nos músculos posteriores da coxa 299
profundo em faixas nos músculos posteriores do pescoço 100
profundo em faixas nos músculos posteriores laterais da coxa 300
profundo em faixas nos músculos supra-hióideos 84
profundo em faixas nos músculos zigomáticos 72
profundo em faixas nos retináculos do tornozelo 326
transversal das fibras do músculo frontal 67
transversal nas fibras do músculo iliocostal do lombo – parte torácica 221
transversal nas fibras dos músculos posteriores do pescoço 101
transversal profundo das fibras do músculo temporal 74
Deslocamento da pele 13
Diafragma 148, 150
Dor
no ombro 49
no pescoço 49
Dorso 29, 212, 213, 214
Drapejamento 26, 27

E

Effleurage 20, 68, 237
Eixo gerador da força 9
Eminência
da costela na escoliose idiopática 40
hipotênar 20, 21
tenar 20, 21, 272
Empilhamento das articulações 21
Encurtamento 10
ativo 5
passivo 5
Entrevista 20, 36
Escápula 16, 111, 112
Escoliose 39
idiopática 39
Espaço poplíteo 299
Espinha
da escápula 112
ilíaca anteroinferior (EIAI) 290
ilíaca anterossuperior (EIAS) 47
ilíaca posterossuperior (EIPS) 42, 259

Estresse 33
Estrutura(s)
esqueléticas da coxa 284
esqueléticas da escápula, do tórax e do ombro 104
esqueléticas da mão e do punho 163
esqueléticas da perna e do pé 314
esqueléticas da região abdominal e lombar 232
esqueléticas da região lateral do tórax e das regiões posteriores do ombro e da região cervical 105
esqueléticas da região pélvica 252
esqueléticas das vistas anterior e lateral da cabeça e do pescoço 54
esqueléticas da vista posterior da cabeça e do pescoço 55
esqueléticas do dorso 212
esqueléticas do membro superior 162
muscular 7
ósseas da escápula, tórax e ombro 112
Estudo de caso 102, 158, 209, 229, 248, 281, 311, 353
Exame 45
do diafragma 148
do paciente 43
e compressão nos músculos glúteos 273
externo e tratamento entre as nádegas 267
externo sob o cóccix 267
formal da postura 37
manual (palpatório) 45
respiratório 44
Exercício físico 145
Expressões faciais 64
Extensão 215
Extensores do pé 331

F

Face 53
Facetas articulares 215
Falanges 20
Fáscia 10, 11, 14
da perna (crural) 322, 323
plantar (aponeurose plantar) 327
subcutânea (superficial) 12, 13
visceral 13
Fascículos 8
Feedback
neural 5
sensitivo 33
Fêmur 259
Ferramentas do corpo do terapeuta 20
Fibras musculares 8, 9
convergentes 9
paralelas (longitudinais) 9
peniformes 9
Fibroblastos 11
Fibrocartilagem 215
Fibrose 11
Filamentos
de actina 7
de miosina 7
Fisioterapia 4
Flexão 15, 215
lateral 215
Fonte de energia 8
Força muscular 15

Formulário 34
de admissão 34
de informações pessoais 33
Fotografias 38
Fricção transversal 294, 295

G

Gestantes 49
Glicogênio 8
Grupo
iliocostal 218
muscular específico 19

H

Hellerwork® 14
Hiperextensão 15, 215
das articulações 16
História
atlética 37
da saúde 36
do paciente 33
ocupacional 37
pessoal/familiar/social 37

I

Ida, Rolf 27
Idosos 51
Incisura supraescapular 83
Influência do músculo psoas maior na rotação pélvica anterior 260
Inspiração 146
Integridade estrutural 11
International Association of the Study of Pain 5

J

Jarrete 296
Junção neuromuscular 7

L

Lençol 28
Liberação 9, 10
da aponeurose palatina 80
do músculo diafragma com o polegar 151
miofascial 14, 148-150, 271
posicional 9
Ligamento(s) 11
da patela 294
da região pélvica 253
inguinal 262
transverso do carpo 192
Linha
média frontal (coronal) 39
de Langer 13
Líquidos corporais 11
Lordose 215

M

Macas 26
Mandíbula 81
Manguito rotador 132
Manipulação direta dos tecidos moles 4, 19
Mão 161-171
fechada 20
Marcha 42, 43

Massagem
de deslizamento 25
de deslizamento muscular 4
de deslizamento profundo em faixas em todas as partes do músculo deltoide 132
de deslizamento profundo em faixas no músculo latíssimo do dorso 128
de deslizamento profundo em faixas no músculo levantador da escápula 124
de deslizamento profundo em faixas no músculo peitoral maior 116
de deslizamento profundo em faixas no músculo redondo maior 130
de deslizamento profundo em faixas no músculo subclávio 113
de deslizamento profundo em faixas nos músculos romboides 125
de relaxamento (sueca) 32
do tecido conjuntivo 14
miofascial 323, 324
sueca 68
Massoterapeutas 33
Maxila 81
Mecânica respiratória 145
Medicina
ocidental tradicional 3
osteopática 4
Membro
inferior 28
superior 162
Mesas ou macas 26
Metabolismo 8
Miofibrila 6
Miofilamentos 6
Miosina 6
Mobilização
das articulações 47
manual no pé 352
Modelo biopsicossocial da dor 5
Movimento(s) 17, 42
clássicos 19
Músculo(s) 7
abdominais e da região lombar, 234
abdutor curto do polegar 201
abdutor do dedo mínimo 207, 208, 348
abdutor do hálux 346, 347
abdutor longo do polegar 190
adutor curto 304, 305, 308
adutor do hálux 347
adutor do polegar 199, 200
adutor longo 303, 305
adutor magno 303, 304, 308
adutor magno isquiopúbico 304
adutores do quadril 287, 302, 307
ancôneo 177
anteriores da cabeça e do pescoço 56
anteriores da coxa 290
anteriores da pelve e do assoalho pélvico 254
anteriores da perna 327
anteriores do abdome 233
bíceps braquial 172, 173
bíceps femoral 298
braquial 174
braquiorradial 183, 184

cervicais 66
cervicais posteriores 92
coccígeo 265, 266
coracobraquial 178
da coxa 285, 286, 288
da face dorsal (posterior) da mão 169
da face posterior do antebraço 166
da face posterior do braço 165
da mão 199
da panturrilha 341, 342
da pelve 255-257
da perna 315, 316, 317
da região anterior do braço e do
     antebraço 164
da região lombar 235, 244
da região medial da coxa 302
da respiração 145
das costelas 112, 141
deltoide 130-132
diafragma 150, 151
digástrico 85, 86
do abdome 237, 238
do antebraço e da mão 179
do assoalho pélvico 265
do braço 172
do couro cabeludo 66
do dorso 213
do ombro e da região cervical 107
do polegar 199
do tórax 27, 28
do tórax e do ombro 106
eretor da espinha 217, 224, 225
escaleno anterior 89, 90
escaleno posterior 89, 91
escalenos e a anatomia lateral do pescoço
     58
esternocleidomastóideo 87, 88
estilo-hióideo 85
extensor curto do polegar 189
extensor curto dos dedos 345
extensor do dedo indicador 188
extensor do dedo mínimo 186
extensor dos dedos 187
extensor longo do hálux 330, 331
extensor longo do polegar 189, 190
extensor longo dos dedos 329, 330
extensor radial curto do carpo 184
extensor radial longo do carpo 185
extensor ulnar do carpo 186
extensores 192
extensores (flexores dorsais) do pé 332
extensores da mão, do punho e dos dedos
     184
faciais 66
fibular curto 333
fibular longo 331-333
fibular terceiro 334
fixados no osso hioide 83
flexor curto do dedo mínimo 207, 343, 344
flexor curto do hálux 345
flexor curto do polegar 200
flexor curto dos dedos 344
flexor longo do hálux 340, 341
flexor longo do polegar 197, 198
flexor longo dos dedos 340
flexor profundo dos dedos 196
flexor radial do carpo 194
flexor superficial dos dedos 197

flexor ulnar do carpo 195
flexores do punho e dos dedos 191
flexores, extensores e fibulares 325
frontal 66, 67
gastrocnêmio 335, 336
gêmeo inferior 277
gêmeo superior 275, 276
glúteo máximo 268
glúteo médio 269
glúteo mínimo 270
glúteos 267, 272, 273
grácil 307
ilíaco 262-264
iliocostal do lombo – parte lombar 218
iliocostal do lombo – parte torácica 219,
     220
iliocostal do pescoço 221
iliopsoas 262
infra-hióideos 83
infraespinal 134-137
intercostais 152-155
intercostais inferiores 154, 155
intercostais superiores 155, 156
interósseo dorsal 205
interósseos da mão 203
interósseos do pé 350
interósseos dorsais 204, 205, 351
interósseos dorsais da mão 205
interósseos palmares 204, 205
interósseos palmares da mão 204
intrínsecos do pé 318, 319, 341
laterais da cabeça e do pescoço 57
laterais da perna 331
latíssimo do dorso 126, 127, 128
levantador da escápula 123, 124
levantador do ânus 266
levantador do véu palatino 78, 79
longuíssimo 224
longuíssimo da cabeça 95
longuíssimo do tórax 222
lumbricais da mão 205
lumbricais do pé 349
mandibulares 66
masseter 74-76, 81
multífidos 97, 98, 225-227
oblíquo externo do abdome 242
oblíquo interno do abdome 242
oblíquos do abdome 241, 243
obturador externo 278-280
obturador interno 268, 277, 278
occipital 68, 69
occipitofrontal 66
oponente do polegar 202
orbicular do olho 69, 70
palmar longo 192
paraespinais superficiais 216
pectíneo 306
peitoral 121
peitoral maior 113-117
peitoral menor 118-122
pélvicos 259
piramidal 240, 241
piriforme 274-276
plantar 338
platisma 82
poplíteo 334, 335
posteriores da coxa 296, 299
posteriores da perna 334

posteriores do pescoço 96, 100, 101
posteriores laterais da coxa 300
profundos da coluna vertebral 225
profundos da face palmar (anterior) da
     mão 168
profundos do pescoço 60
pronador e supinador 182
pronador quadrado 181, 182
pronador redondo 181, 182
psoas maior 259-261
psoas menor 264, 264
pterigóideo lateral/externo 76-78
pterigóideo medial/interno 76-78
quadrado do lombo 244-248
quadrado femoral 279-281
quadrado plantar 341, 343
quadríceps femoral 290, 291
redondo maior 129, 130
redondo menor 137, 138
respiratórios 108, 112
reto do abdome 238, 239, 240
reto femoral 293
romboides 125, 126
romboides maior e menor 124, 125
rotadores 97, 98, 227-229
rotadores cervicais 98
rotadores laterais profundos do quadril
     274
sartório 295, 296
segundo as áreas de dor referida 367
semiespinais da cabeça e do pescoço 95
semiespinal do tórax 223
semimembranáceo 297, 298
semitendíneo 296, 297
serrátil anterior 141-143
serrátil posterior inferior 142-144
serrátil posterior superior 152-153
sinergistas 10
sóleo 336, 337
subclávio 112, 113
subescapular 138-141
suboccipitais 99, 101
superficiais da face palmar (anterior) da
     mão 167
superficiais da parte posterior da cabeça
     e do pescoço 59
supinador 179, 180
supra-hióideos 83, 84
supraespinal 132-134
temporal 73, 74
tensor 79
tensor da fáscia lata 299-302
tensor do véu palatino 78
tibial anterior 327-329
tibial posterior 339
transverso do abdome 243, 244
trapézio 91-95
trapézio ascendente (inferior) 93
trapézio descendente (superior) 93
trapézio transverso (médio) 93
tríceps 176
tríceps braquial 175
vasto lateral 294
vasto medial 292, 293
zigomáticos maior e menor 71, 72

N

Nádegas 28, 29, 267

386 Massoterapia clínica

Nervos braquiais 118
Neuromatriz 5, 6
Neurônios 7
Nuca 25

O

Observação informal 37
Olécrano da ulna 21
Ombros 29, 43, 44, 103-112, 217
Organismo global 4
Órgãos do corpo 11
Osso(s)
 cranianos 65
 hioide 83, 84
Osteopatia 4

P

Paciente grávida 29
Padrões
 de fixação dos músculos multífidos
  e músculos rotadores de toda a
  coluna 97
 de sustentação 65
Palpação 9, 15, 23, 45, 83
Panturrilha 342
Parte superior do tórax 103
Patela 294, 295
Pé 313, 341, 352
Pelve 251
Penação 9
Perda do equilíbrio 18
Perguntas para revisão 30, 52, 102, 158, 209,
  230, 249, 281, 311, 353
Pernas 17, 29, 313, 327
Pescoço 27, 53-64, 96
Peso 15
 do corpo 15
Pessoas enfermas 51
Polegar 16, 21
Ponte cruzada 6
Ponto-gatilho 3, 9, 21, 26, 70
 ativo 10
 latente 10
 primário 10, 48
 satélite 10, 48
Pontos de dor à palpação 9
Populações especiais 49
Posição
 da mão para a massagem no músculo
  psoas maior 261
 da massoterapia clínica no campo da
  saúde 3
 dos nervos e vasos braquiais, em relação
  ao músculo peitoral menor 118
Postura 37, 217
 com a orelha à frente da linha média
  sagital 65
Preensão 22, 23
 com compressões variadas 23
 intencional 23
 simples 22
Prefixos e sufixos anatômicos 355
Pressão 15-17
 com suporte 16

Princípios da massoterapia clínica 4
Problemas musculares 47
Processo(s)
 coracoide 81, 120
 espinhosos 98
 estiloide 85
 xifoide 147
Profissionais da saúde 48
Pronação 172
Púbis 240
Punho 163

Q

Quadrado do lombo 245
Quadril 44
Questões de avaliação para o terapeuta 46
Quiropraxia 4

R

Região
 abdominal e lombar 232
 anterior do ombro 112
 cervical 105, 110
 do ombro 103, 111
 glútea 271
 lateral da coxa 299
 lateral do tórax 108
 lombar 229-236, 244, 246
 pélvica 252, 253
 superior do tórax 123
 torácica 229
Reich, Wilhelm 27
Resistência 10
Respiração
 diafragmática 145, 155, 157, 158
 paradoxal 145
Restrições fasciais 11
Retículo sarcoplasmático 6
Retináculo(s) 326
 dos músculos fibulares 325
 dos músculos flexores 172, 192, 324
 dos músculos flexores, extensores e
  fibulares 324
 inferior/superior dos músculos
  extensores 324
Retroalimentação (*feedback*) 5
Reversão da rotação pélvica anterior
 em decúbito dorsal 273
 em decúbito ventral 273
Revisão do capítulo 30, 52, 102, 158, 209,
  229, 248, 281, 311, 353
Rolagem 13
 da pele 14
Rolf, Ida 12, 27
Rolfing® 2, 14
Rotação 215
 pélvica 260, 273

S

Sarcômero 6, 7
Schleip, Robert 12
Síndrome do túnel do carpo 172
Sistema
 musculoesquelético 4, 47

nervoso 10
 terapêutico 9
Suavidade 16
Supinação 172

T

Tecido
 conjuntivo 11, 322
 de cicatrização 11
 mole 5, 19
 muscular 5, 6
Técnicas específicas de tratamento 22
Tendões 11, 294
Tensão muscular 145
Teoria das pontes cruzadas 6, 8
Terapeuta 20
Terapia 12
 manual geral para o pé 352
 manual para os flexores dos dedos do
  pé 345
 manual para os músculos da panturrilha
  341
 manual para os músculos extensores da
  mão, do punho e dos dedos 191
 manual para os músculos flexores da
  mão, do punho e dos dedos 198
 miofascial *core* 14
 neuromuscular 14
Terminologia
 anatômica 11
 direcional e cinética 359
Toque 5
Tórax 29, 103, 104, 105, 106, 112, 123
Tornozelo 313
Trabalho
 corporal 2, 51
 fascial direcionado 14
 intraoral 71
Tração dos dedos 352
Tratamento 48
 do músculo peitoral maior 116
 do músculo peitoral menor 120, 121
 fascial 13, 14
Trato iliotibial 299, 300-302
Triagem da escoliose 40
Triângulo suboccipital 99
Trifosfato de adenosina 8
Tuba auditiva 78
Túber isquiático 300
Túbulos transversos 6
Túnel do carpo 172, 193

U

Úmero 111
Unidade motora 8

V

Variedades de manipulação do tecido
  mole 19
Vasos 11
 braquiais 118
Vértebras 98, 215
Virilha 28, 280